한의학의 재조명

홍창의

홍창의

- 가톨릭관동대학교 교수
- 대한병원 및 동의보감한의원 자문 경력
- 뉴질랜드 오클랜드 의과대학 및 서울대학교 보건대학원과 함께 세계보건기구(WHO) 프로젝트 수행 경력
- MBC 라디오 금요아침 칼럼 담당 역임
- SBS 라디오 방송칼럼 담당 역임
- 교통방송 목요칼럼 담당 역임
- 각종 TV 프로그램 패널 참여
- 각종 신문칼럼 저술

한의학의 재조명
REEXAMINATION OF ORIENTAL MEDICINE

"보이는 게 다가 아니다." 보이지도 않고 만져지지도 않지만 그 무언가가 우리 삶을 이끌어 가고 있다. 우리 눈에 보이지 않고, 만져지지도 않지만, 우리를 행복하고 편안하게 해주는 그 무언가를 찾는 노력을 끊임없이 하여야 한다. 어제의 한의학이 지금과 다르듯, 지금의 한의학은 앞으로 계속 바뀌어야 한다. 진화하지 않고 멈추어 서있으면 도태된다. 진화를 위한 재조명은 필수적으로 이루어져야 한다.

홍창의

시간의물레

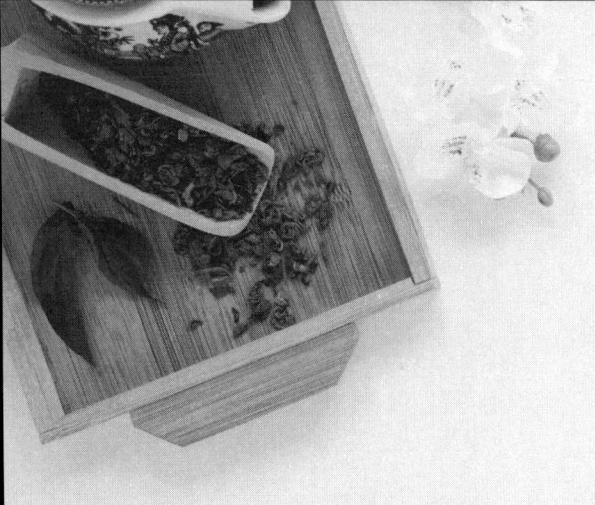

韓醫學

서론

　황제내경은 한의학을 공부하는 입문서다. 인생을 담은 철학서이기도 하다. 사람의 삶은 인간관계로 늘 고달프다. 여러 인간관계의 고통을 주로 다룬 것이 일반 철학책이라면, 고독한 인간 자체, 하나의 인체를 대상으로 주로 생로병사 때문에 발생하는 인간의 육체적, 정신적 고통을 다룬 책이 황제내경이다.

　오늘날에는 한의학의 경전으로만 황제내경이 알려져 있지만, 사실 그 내용을 자세히 살펴보면, 인체를 하나의 우주로 보고 자연과 더불어 살아가는 지혜를 알려주기에 일반인들이 읽어도 되는 훌륭한 교양서적임에 틀림없다.

　황제내경은 희곡의 형식으로 구성되어 있다. 마치 드라마 대본 같다. 늘 대화가 이루어진다. 황제(일반인)와 그의 신하인 기백(의사)과의 대화다. 일반인은 늘 질문하고, 의사는 자신이 알고 있는 지식을 일반인에게 친절하게 설명해 준다. 그 과정에 많은 철학적 사상이 내포되어 있다.

한의학의 경진인 황제내경의 사상은 다음 구절로 요약된다.

"麤守形 上守神" 추수형 상수신

여기서 추(麤)는 실력 없는 의사를 말하고, 상(上)은 명의를 말한다. 실력 없는 의사는 아픈 부위만을 보는 데, 명의는 늘 몸 전체 경락(經絡)의 기(氣) 흐름을 본다는 것이다. 즉, 옷이 한쪽으로 접히고 비뚤어졌거나, 팔뚝 피부에 점이 있거나 발진이 있다면, 혹은 한 쪽 발목이 부었다면,… 그 형태만 보는 것이 아니고 '왜 거기에?', '균형이 흐트러졌나?', '어떤 경락의 소통이 문제인가?'를 살피고 몸 전체의 허실과 균형을 따지는 것이 훌륭한 의사라는 것이다.

형(形)을 보는 것에 그치지 않고, 형(形)을 통해 신(神)과 기(氣)까지 보게 되어야 상의(上醫)가 된다. 그 방법론은 경락에 있다. 경락과 기는 보이지 않지만, 생명의 근원이며 활동의 주체가 되므로, 경락과 기를 늘 유추해 보는 과정이 필요하다는 얘기다.

형(形)은 눈에 보이는 것이고, 신(神)은 눈에 보이지 않는 것이다.

보이는 것은 극히 일부이고, 보이지 않는 더 많은 것들을 더해야 전체가 된다. 우리가 보는 빙산은 10%에 불과하고 보이지 않는 얼음이 물속에 90%가 잠겨 있는 것과 마찬가지 논리다.

지진이나 싱크홀이 발생하여 땅이나 건물이 무너졌다고 그 주변만을 복구한다고 문제가 해결되지는 않는다. 원인을 찾아야 한다. 진앙지가 어디이며, 어떤 메커니즘에 의해 이런 참사가 일어났는지를 밝히는 것이 근본적인 해결책이다.

경제학자 아담 스미스는 시장을 움직이는 것은 '보이지 않는 손'이라 했다. 그 메커니즘을 가격, 즉 수요와 공급의 균형이라고 주장했다. 황제내경의 화두(話頭)도 늘 균형이다. 그 균형이 깨진 상태를 '병(病)'이라 하였다. 병의 원인도 건강의 비결도 근본적인 원인은 보이지 않는 경락의 기(氣) 흐름에 있다고 말한다. 결국 황제내경이 가르치는 균형은 음기(陰氣)와 양기(陽氣)의 조화다.

"보이는 게 다가 아니다." 보이지도 않고 만져지지도 않지만 그 무언가가 우리 삶을 이끌어 가고 있다. 우리 눈에 보이지 않고, 만져지지도 않지만, 우리를 행복하고 편안하게 해주는 그 무언가를 찾는 노력을 끊임없이 하여야 한다.

황제내경 이후, 후한시대에 이르러 장중경이 나온다. 상한론은 그림으로 따지면 사실화다. 추상화였던 황제내경을 뒤로 하며, 경험과 실증에 바탕을 두고 한의학을 설명하고 있다. 탕약의 작용은 물론이고 부작용까지 상세히 기록하여 후세의 시행착오를 줄여 주었다. 장중경 이전의 한의학은 일종의 논리철학이다. 장중경 이후의 한의학은 프래그머티즘이 된다.

그리고 송나라 시대가 끝나고 금원사대가의 철학이 펼쳐진다. 여진족의 금(金)나라와 몽골족의 원(元)나라가 전쟁을 일삼았다. 전쟁하는 동안 내내, 사람들은 늘 배고픔에 고통 받고 온갖 전염병이 유행하였다. 이전의 치료법으로 별 효과를 내지 못하자 원기(元氣)와 비위(脾胃)의 보강을 강조하기에 이르렀다.

우리나라에서는 이제마의 동의수세보원이 나오면서 중의학과 다름을 시도하는 의미에서 '동의'라는 용어가 등장한다. 또한, 허임이 침술의 보사법을 심화시키고 드디어 사암도인이 창시한 우리나라 고유의 독특한 침법이 나온다. 중국 것을 받아들이되, 재조명하여 중국보다 더 나은 우리 것을 만들려 한 시도였던 것이다.

그 후 중국에서는 왕청임이 등장하고 인체해부를 단행하여 중풍의 개념을 혁신적으로 바꾼다. 원나라 시대 때, 잦은 전쟁부상으로 얻어진 일반외과와 정형외과의 풍부한 해부경험이후, 청나라 시대 때 시행된 오장육부의 해체는 중국 한의학을 업그레이드 시켰다.

비슷한 시기에 일본에서는 길익동동이라는 걸출한 인물이 나타나, 중국 한의학에서 탈피하여 일본의 독특한 한의학을 우뚝 서게 한다. 길익동동이 지은 약징(藥徵)이라는 책은 중국의 본초강목을 넘어서는 혁신적인 임상 검증서이며, 오늘날까지 일본 한약을 이끄는 원동력이 된다.

중국의 청나라는 멸망하고 서양의학이 지배하게 되었고, 우리나라와 일본도 서양의학이 주도하고 있다. 오늘날 우리의 한의학은 왕청임 이전 상태에 머물러 주춤하는 것도 모자라, 서양의학의 위세 눌려 점점 위축되어 소멸해 가기 일보직전이다.

수천년의 경험들이 축적된 한의학을 헌신짝처럼 버리는 것은 인류 문명의 낭비라 본다. 다시 재조명 해보고 잘못된 것은 시정하고 잘 된 것은 계승 발전 해나가는 것이 중요하다. 어제의 한의학이 지금과 다르듯, 지금의 한의학은 앞으로 계속 바뀌어야 한다. 진화하지 않고 멈추어 서있으면 도태된다. 진화를 위한 재조명은 필수적으로 이루어져야 한다.

目次

■ 서론 ………………………………………………………………… 4p

1. 인간은 몇 살까지 살 수 있나? ………………………………… 12p
2. 살아 있다는 의미는? …………………………………………… 16p
3. 인간(人間)이란? ………………………………………………… 21p
4. 계절이란? ………………………………………………………… 26p
5. 몸속엔 기(氣)의 통로(通路)가 있다? ………………………… 32p
6. 12개의 경맥? …………………………………………………… 42p
7. 침을 맞으면 기가 더해지나? 기가 빠지나? ………………… 52p
8. 한의원에서는 왜 진단에 관해 이야기를 해주지 않을까? … 61p
9. 동병이치란? ……………………………………………………… 68p
10. 노인은 왜 새벽에 잠에서 깨는가? ………………………… 73p
11. 귀는 왜 차가운가? …………………………………………… 85p
12. 대변을 보면 병이 보인다 …………………………………… 88p
13. 왜 얼굴은 추위에도 옷을 입히지 않는가? ………………… 93p
14. 몸이 찌뿌둥하고 무거운 건 무슨 이유일까? ……………… 95p
15. 육경병이란? …………………………………………………… 99p
16. 풍(風)과 마비(麻痺)란? ……………………………………… 107p
17. 탕약에 숨겨진 공식 …………………………………………… 111p
18. 만두는 왜 귀모양으로 만드는가? …………………………… 115p
19. 맥으로 알 수 있는 것은? …………………………………… 117p

20. 한열왕래 란? ·· 122p
21. 도량형 ··· 125p
22. 더 이상 쓰지 말아야 할 용어들... ··· 130p
23. 열이란? ·· 134p
24. 똥이 중요하다 ·· 138p
25. 백출과 창출의 차이 ·· 142p
26. 이진탕에 대하여 ·· 145p
27. 어혈에 대하여 ·· 149p
28. 불인이란? ··· 153p
29. 개합추란? ··· 159p
30. 병은 어디서 오는가? ·· 167p
31. 감기 이야기 ··· 172p
32. 갈근탕, 마황탕, 소청룡탕 어느 것이 내 몸에 맞을까? ·········· 179p
33. 계지탕, 연교패독산, 구미강활탕 어느 것이 내 몸에 맞을까? ·· 183p
34. 한약엔 해열제란 개념이 없다? ··· 187p
35. 수승화강 이란? ·· 190p
36. 음양 이란? ·· 193p
37. 마음이 편한 상태 ·· 197p
38. 감초의 부작용에 대해 ·· 200p
39. 한약끼리 꼭 붙어 다니는 단짝친구 ··· 202p
40. 임신부 탕약에 대하여 ·· 205p
41. 자하거 ··· 209p
42. 기침 ··· 212p
43. 소화불량 ··· 216p
44. 아토피 ··· 224p
45. 보중익기탕의 배신 ··· 227p
46. 어깨 통증 ··· 230p
47. 변비가 무서운 이유 ·· 233p
48. 족저근막염 ··· 236p

49. 허리 통증 ··· 239p
50. 머리가 아픈 이유 ·· 243p
51. 전침이란? ·· 247p
52. 한의원은 치료 순서가 제각각 ························· 252p
53. 생리불순 ·· 255p
54. 밤에 오줌 싸는 아이 ···································· 258p
55. 이명 ··· 261p
56. 땀이 많이 날 때에는 ···································· 266p
57. 스트레스로 늘 피곤한 정신 ··························· 271p
58. 하품과 재채기 ··· 274p
59. 보약이란? ·· 277p
60. 고혈압 약의 부작용은 당뇨병 ························ 281p
61. 정력 스토리텔링 ·· 285p
62. 주수상반 ·· 287p
63. 탕약복용 방법 ··· 290p
64. 봉침 ··· 295p
65. 약과 독은 백지장 차이 ································· 298p
66. 합곡혈 ·· 305p
67. 배오금지 ·· 310p
68. 우등생 만드는 한약, 총명탕 ·························· 316p
69. 발바닥 각질이 주는 교훈 ······························ 318p
70. 탈모 ··· 321p
71. 얼굴에도 색깔이 있다 ·································· 325p
72. 발가락 골절 ··· 329p
73. 온병이란? ·· 332p
74. 문진표 ·· 336p
75. 화법이란? ·· 343p
76. 계내금 ·· 346p
77. 체질 문진표 ··· 349p

78. 침과 뜸의 차이 …………………………………………………………… 363p

79. 마목이란? ………………………………………………………………… 366p

80. 온담탕(溫膽湯)의 네이밍 ……………………………………………… 370p

81. 귀비탕의 네이밍 ………………………………………………………… 372p

82. 손사막 …………………………………………………………………… 375p

83. 화피 네이밍 ……………………………………………………………… 378p

84. 귀경설(歸經說) …………………………………………………………… 380p

85. 막걸리 …………………………………………………………………… 383p

86. 한의학의 재조명 ………………………………………………………… 386p

87. 염증 ……………………………………………………………………… 389p

88. 이명래 고약 ……………………………………………………………… 394p

89. 부항 ……………………………………………………………………… 397p

90. 곤충 ……………………………………………………………………… 402p

91. 다이어트 한약 …………………………………………………………… 408p

92. 오수혈 …………………………………………………………………… 414p

93. 강삼이조 ………………………………………………………………… 417p

94. 산수신산 ………………………………………………………………… 423p

95. 자궁을 떼어 낸다면 …………………………………………………… 426p

96. 육두구 …………………………………………………………………… 429p

97. 아들 낳게 해주는 한의원 ……………………………………………… 433p

98. 탕약의 방향성 …………………………………………………………… 437p

99. 추나 ……………………………………………………………………… 443p

100. 축수(蓄水)와 축수(逐水) ……………………………………………… 450p

■ 참고문헌 ……………………………………………………………………… 456p

1. 인간은 몇 살까지 살 수 있나?

인간은 누구나 죽게 되어 있다. 언제 죽느냐가 초미의 관심사다. 옛날 사람들도 "인간의 수명은 얼마나 될까?"에 관심이 많았나 보다.

황제내경의 '상고천진론(上古天眞論)'을 보면, 황제가 어의인 기백에게 묻는다. "옛날(上古)에는 사람이 100세가 되어도 잘 움직이고 건강했다는데, 왜 요즘 사람들은 50세만 되어도 잘 움직이지 못하고 건강이 나빠지게 되는 것인가?"

황제의 발언을 분석하면, 상고시대는 오래전의 '옛날'이라는 뜻이 되는 데, 황제내경이 기록될 때인 2500년 전보다도 훨씬 이전의 이야기인 셈이다. 원시시대 사람들은 100세가 되어도 건강했다는 뜻은 100세 이상이 본래 인간의 수명이라는 의미를 가르쳐 주기 위해, 이상적인 조건을 괜히 '시대'에 비유해서 한 말일 것이다. 황제내경 기록 당시의 평균 수명은 50세이지만, 본래 잘만 관리하면, 인간은 100세 이상 살 수 있다고 추정한 것이다.

2500년 전 학자들은 동물을 관찰할 때, 동물들 대부분이 성장기의 6배 이상을 살지 못한다는 사실을 알아차렸을 것이다. 인간이 스무 살까지 성장한다고 봤을 때 그 6배인 120세 언저리가 수명 한계가 될 것으로 쉽게 추정했을 것으로 본다.

어떤 근거로 산정된 기대수명인지는 정확히 기록되어 있진 않지만, 황제내경 속의 "100세" 발언은 지금까지도 상당한 설득력이 있다. 인류 최장수 역사 기록을 보면, 1875년 2월 21일 태어나 1997년 8월 4일 숨져 122년 164일을 산 '장 칼망' 할머니(프랑스)가 이 분야 최고 기록자다. 지금도 세계적으로 100세 이상 살고 있는 인구수는 약 45만 명에 달하는 것으로 추산된다.

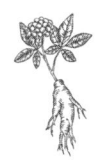

그러면 왜 보통사람들은 100세 이상을 살지 못할까?

어의 기백이 천수를 못 누리는 그 이유를 황제에게 이렇게 답한다. "자연계의 질서인 음양의 법칙을 따르지 않고, 음식을 절도 있게 먹지도 않고, 거처하는 환경을 잘 관리하지 못하고, 무리하게 일하는 등, 몸과 정신을 온전하게 유지하지 않기 때문이다."

기백의 정답은 마지막 부분에 있다. 결국 정신, 마음가짐이라는 얘기다. 인간은 재물에 대한 욕심, 이성에 대한 애욕, 먹을 것에 대한 탐욕, 명예에 대한 욕망, 남보다 더 높아지려는 욕망 등에 사로 잡혀 몸과 마음을 상하게 만든다. 적절한 욕망은 인생의 의미와 건강에 보탬이 되지만, 지나친 욕망은 수명을 단축시키는 것이다.

황제내경은 천수를 누리지 못하는 2가지 이유(질병과 사고) 중 질병에 집중하고 질병의 근본적인 원인을 크게 자연계의 질서인 음양법칙 위반으로 보고 있다. 물론 질병이 없어도 결국 어느 순간에는 죽음을 맞이하는 노화의 과정도 상세히 기술하고 있다.

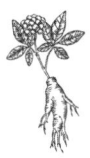

여자와 남자는 무엇이 다른가?

인간은 태어나면서부터 노화의 과정을 밟는다. 젖니가 나고 간니로 대체되고 성인이 되고 나중에 노인이 되면, 치아가 모두 빠지게 된다. 노화 과정에서 여자와 남자의 차이가 나타난다. 여자는 신체변화 주기가 7세 단위로 이루어지고 남자는 8세 단위로 나타난다. 여자는 보통 14세에 초경을 해서 49세에 폐경을 한다. 남자는 보통 16세에 자식을 낳을 수 있고, 64세에 생식기능이 끝난다고 보았다. 지금은 남자가 70~80대에도 생식 기능이 왕성한 사람도 있으니, 옛날 사람들의 추론은 틀린 이야기가 되어 버렸다.

황제내경에서 말하는 사람의 성장과 노화는 치아와 머리털, 뼈와 근육, 생식능력을 기준으로 삼고 있으며, 이런 기준들을 주관하는 장기로 신(腎)을 지적하고 있으며, 신(腎)을 노화의 진앙지로 보고 있다. 이런 부분들은 현대의학에서도 설명되고 있다. 30대에 비해 80대는 콩팥의 크기가 25~50%까지 줄어드는 것으로 알려져 있다. 물론, 황제내경에서 말하는 신(腎)은 콩팥만이 아니라 여자의 자궁과 남자의 고환 및 부신피질 등을 포함한 비교적 광범위한 개념이다.

  여자가 남자보다 더 오래 산다는 건 사실이다. 근력의 힘이 더 강한 남자가 더 빨리 죽는다는 것은 아이러니다. 그런데 통계는 분명히 여자의 수명이 더 길다고 역사적으로 증명하고 있다. 황제내경에서 보는 그 이유는 정(精)이다. 신(腎)은 몸속의 물(水)을 다스리고, 응축시켜 음정(陰精)을 간직하고 있다. 그 한정된 용량의 귀중한 정(精)이 거꾸로 세워진 모래시계의 잔여량인 셈이다. 여자는 정(精)을 소모하는 나이를 49세에 그친다. 그러나 남자는 64세에 그치거나 더 오랫동안 소모를 지속하는 사람도 있다. 정(精)을 소모하는 만큼 수명은 단축되는 것이다. 조선시대에 고환을 제거한 내시들은 그 당시 남자평균 수명보다 20년 이상을 더 살았다는 것은 남성의 '테스토스테론' 호르몬이 수명단축의 주범이라는 또 다른 증거가 된다. 결국 성욕은 새 생명을 태어나게 하는 원동력이지만, 지나친 성욕과 음란한 마음가짐은 수명을 단축시킨다는 교훈을 주고 있다. 치아와 머리털, 뼈와 근육, 생식능력에 쓰여야 할 귀중한 재산인 정(精)을 단순한 쾌락에 쏟는다면, 그 대가를 생명단축이라는 벌로 톡톡히 치르고 있는 것이다.

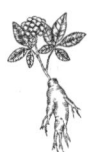

노화의 바로미터는 신(腎)인가?

  신(腎)은 몸속의 물(水)과 정(精)을 주관하기에 노화와 밀접한 관계에 놓인다. 그 중 물(水)은 주로 콩팥이 관여한다. 신(腎)중의 한 부분인 콩팥을 보면, 2개의 콩팥이 있다. 1개는 심장(心) 밑에 있고 1개는 간(肝) 밑에 있다. 그래서 옛날 사람들은 신(腎)과 심장(心), 신(腎)과 간(肝) 사이에 핫라인이 있다고 생각했다. 예를 들면, 심신불교(心腎不交)와 간신음허(肝腎陰虛)가 대표적인 용어다. 심신불교란 신(腎)과 심장(心) 사이의 물과 불의 정상적인 협조 관계에 장애가 발생한다는 뜻이고, 간신음허란 간과 신은 너무 가까운 이웃이라, 신(腎)에 물이 부족하면, 간에도 문제가 발생하며, 반대로 간에 문제가 발생하면 신(腎)도 나빠진다는 뜻이다.

노화란 사실 몸속의 물이 점점 없어지는 것이다. 죽기직전의 사람 피부는 너무 얇아 백지장 같다. 고대 그리스의 철학자 아리스토텔레스도 "'노화'란 우리 몸이 차츰 '건조'해지는 현상이다."라고 말했다. 사과나무 가지에서 방금 딴 싱싱한 사과도 시간이 지날수록, 껍질부터 말라 쭈글쭈글해지다 결국 속까지 말라비틀어진다. 인체도 마찬가지다. 젊을 때, 촉촉하고 윤기 나던 피부는 나이가 들수록 메마르고 거칠어진다. 노인이 되면, 눈도 뻑뻑해지고, 손끝의 촉촉함도 없어져 책장을 넘길 때면 으레 침을 묻히게 된다. 이런 물의 의미에서 보면, 신(腎)은 노화의 중심에 서 있다.

노인이 되면 신허(腎虛)가 되는 것은 당연하다. 60세 이후에 걸음걸이가 늦어지기 시작하는 것이 신허(腎虛)의 신호다. 노인성 신허(腎虛)는 성기능의 감퇴, 대소변 조절의 불편 등의 증상과 하체운동 및 반사기능퇴행 등의 현상이 나타난다. 현대의학에서는 중추계신경의 일부인 허리부위의 척수신경조직에 퇴화현상이 일어나 생기는 것으로 보고 있다. 하체의 무기력과 위축 및 체온의 하강, 반사기능의 둔화, 대변과 소변의 배설 장애, 정신적 문제 등이 한방에서 말하는 노인성 신허(腎虛)가 된다.

한편, 정(精)은 선천적 정(精)과 후천적 정(精)으로 나뉜다. 선천적 정(精)이란 정자와 난자로부터 비롯되는 DNA를 말하고, 후천적 정(精)이란 소화기관이 음식물을 소화시킨 뒤 응축시킨 진액이나 정액 등을 말한다. 그러므로 정(精)은 자궁이나 고환과 같은 생식기관과 부신피질과 같은 호르몬을 분비하는 내분비기관이 관여한다고 보는 게 한방의 논리다. 노화는 호르몬의 변화라는 현대의학의 관점에서 보더라도, 노화의 핵심 키(key)는 신(腎)으로 모아진다.

2. 살아 있다는 의미는?

생명이란 생물이 살아서 숨 쉬고 활동할 수 있는 힘이다.

생명에서 가장 중요한 것은 호흡이다. 목숨이 곧 생명이다. 인간은 공기가 없으면 3분 이상을 살 수 없고, 체온을 일정하게 유지하지 않으면 3시간 이상을 살 수가 없으며, 물이 없으면 3일 이상을 살 수 없고, 음식 없이는 3주 이상을 살 수가 없다고 한다. 살기 위해 당장 가장 급한 것은 공기다.

자동차에서 가장 중요한 기관이 무엇이냐 물으면, 대부분의 사람들은 '엔진'이라 답한다. 그런데 '바퀴'라고 말하는 사람도 있다. 왜냐하면, 엔진만 있고 바퀴가 없으면 자동차는 굴러가지 않는다고 생각하기 때문이다. 사람의 생명관점에서 '심장'이 엔진이라면 '폐'는 바퀴에 해당한다고 볼 수 있다. 인체에서 심장이 가장 중요하지만, 폐가 항상 전제조건과 우선순위가 된다. 일단, 숨을 쉬어야 다른 활동들이 가능한 것이다.

몸속의 기(氣)흐름도 숨 쉬는 폐로부터 시작된다. 폐로부터 시작된 기(氣)가 엄지손가락 끝으로 올라가면서 생명의 기(氣)가 시작된다(12 경맥의 유주는 수태음폐경부터 시작함). 그러면 그 기(氣)는 어디로부터 나오느냐가 의문이다. 황제내경을 보면, 기(氣)는 정(精)에서부터 나온다고 되어 있다. 황제내경이 신봉하는 생명종교의 패러다임은 바로 "정기신(精氣神)"이다. 정(精)은 기(氣)를 낳고 기(氣)는 신(神)을 낳는다.

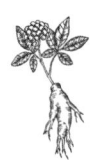 도대체 정(精)은 무엇을 말하나?

생명의 근본적 바탕을 정(精)이라고 할 수 있는데, 한자를 가만히 들여다보면, 쌀미(米)

부수가 들어간다. 음식물이 응축된 맑은 물 혹은 덩어리라는 뜻이리라. 사실, 기(氣)라는 글자에도 쌀미(米) 부수가 들어가 있다. 기(氣)라는 한자의 구성논리는 정(精)이라는 액체나 고체가 기체(기운)로 변하는 데 그 속에 들어 있는 본질은 영양분이라는 뜻일 것이다. 지금도 우리말에는 '곡기(穀氣)로 산다.'는 표현이 있는 데, 이에 부합한다고 말할 수 있다. 쌀이 정(精)의 근간을 이루고 그것이 기(氣)로 생(生)하며, 신(神)으로 거듭 생(生)할 수 있다는 것이다. 다시 말하면 쌀로 상징되는 음식이 없으면 신(神)을 이루기는커녕 인간으로서의 유기적 시스템이 생명 기초부터 붕괴된다는 뜻이기도 하다. 정(精)과 기(氣)에 쌀(米)이 들어있으니, '정기신(精氣神)' 세 글자에서 쌀이 2/3의 지분을 갖는다. 다른 관점에서 보면, 소화작용(消化作用)이 생리(生理)와 병리(病理)의 2/3를 차지한다 해도 과언이 아니다.

현대 과학에서 말하는 용어 중 정(精)에 가장 근접한 물질은 단백질이다. 본래 어원은 계란 흰자위를 뜻하나, 사실 노른자에도 상당한 량의 중요 단백질이 포함되어 있다. 생명체의 거의 모든 과정에 작용하는 물질이 단백질이다. 오늘날 현대과학에서는 단백질을 생명 현상의 정수라고까지 부르고 있다.

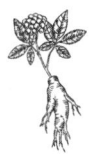

기(氣)는 상태 변수다?

인간의 생명은 육체(정: 精)와 정신(신: 神)으로 이루어져있다. 육체와 정신을 잇는 가교 역할이 기(氣)가 된다. 몸(정: 精)과 마음(신: 神)은 동전의 앞뒷면과 같고, 이를 붙여주는 매개체가 바로 기(氣)다. 기(氣)는 순환과 소통 및 연락을 통해 몸과 마음을 꽁꽁 묶어 주고 있다. 그래서 몸과 마음은 하나가 된다. 육체가 건강하면 정신이 건강하고, 마음이 편하면 몸도 튼튼해진다.

우리말에 '기막히다', '기가 세다', '기를 쓴다' '기를 편다', 또 '기가 죽었다', '기가 살았다'는 표현들이 있다. 여기서 '기(氣)'란 활동하는 힘, 그러니까 우리 몸의 원동력을 말한다. 동양 철학에서는 만물이 생겨나고 움직이는 힘을 '기(氣)'라고 한다. 두렵거나 놀라서, 아니면 큰 슬픔 때문에 잠시 정신을 잃는 것을 '기절(氣絶)'이라고 하는데, 이 말도 몸속을 흐르는 기가 어느 한순간 끊어진 상태를 뜻하는 것이다. 기(氣)는 변화무쌍하고, 기(氣)가 잠시 모여서 형성된 형태가 만물의 현(現) 상태가 된다. 정(精)을 살아있는 동안의 불변적 본질이라고 칭한다면, 기(氣)는 본질을 시시때때로 크게도 만들고 작게도 만드는 등, 혹은 세기를 변화시켜, 겉으로 드러나게 표현해 주는 현재의 상태를 말한다. 정(精)은 존재에 관한 상수이고, 기(氣)는 상태에 관한 변수다.

우리는 기(氣)를 볼 수는 없지만, 충분히 느낀다. 기(氣)의 출입은 <u>호흡</u>에서 경험할 수 있고, 기(氣)의 배출은 <u>발성</u>, <u>언어</u>로 이미 알고 있으며, 훌륭한 가수가 부르는 노래를 들으며 가수 몸속의 어느 부분에서 기(氣)의 <u>공명</u>이 멋지게 이루어지고 있음을 인지한다. 열차가 터널을 지날 때, 귀가 멍멍해지고 고산지대를 여행할 때, 심한 고통을 느끼면서 우리는 기(氣)가 우리 몸속에서 어떤 경우에는 <u>압력</u>으로 작용하고 있음을 확신한다.

서양의학에서는 동맥의 혈액이 흐르는 이유를 심장의 박동으로 설명한다. 그러나 정맥이 심장으로 돌아갈 때의 힘의 원천에 대해서는 설명을 제대로 하지 못하고 있다. 황제내경은 동맥과 정맥의 혈류 동력학(動力學)을 모두 (氣)로 설명하고 있다.

기(氣)가 육체(정: 精)에 붙으면 체력이 되고, 기(氣)가 정신(신: 神)에 붙으면 정신력이 된다. 기(氣)가 음(陰)에 붙으면 음기(陰氣)가 되고 기(氣)가 양(陽)에 붙으면 양기(陽氣)가 된다.

음기(陰氣)에 대해 말하자면, 오장의 기가 음기에 속하며 영위(營衛)의 기에서는 속(裏)에 해당하는 영기(營氣)가 음기에 속하고 몸속의 운동 방향에서는 발에서 머리와 손을 향해 위로 올라가는 것 등이 음기에 속한다. 음기의 상태변화는 인체에서 형화(形化), 정화(靜化), 한화(寒化) 현상을 일으키는 세력이 된다. 골수가 피를 만들고 피가 살을 만들고 살이 다시 뼈를 만드는 상태변화를 형화(形化)라 하여 모두 음기로 본다는 얘기다.

양기(陽氣)는 다이내믹한 운동성과 이동성 그리고 움직임을 보여주는 분주함이고, 육부(六腑)의 기(氣)가 양기에 속하며 영위(營衛)의 기에서는 겉(表)에 해당하는 위기(衛氣)가 양기에 속하고 몸속의 운동 방향에서는 하늘 향해 뻗은 손에서 시작하여 머리와 발을 향해 아래로 내려가는 것 등이 양기에 속한다. 인체에서 기화(氣化), 동화(動化), 열화(熱化) 현상을 일으키는 것을 양기라 말한다.

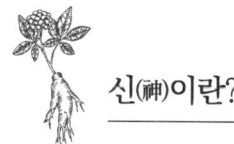
신(神)이란?

신(神)은 '마음'과 '생각'이다. 육체나 물질과는 대립되는 영혼을 말할 때도 있다. 사물을 느끼고 생각하며 판단하는 능력이기도 하다. 때로는 '의식'으로도 표현된다. 영어로는 'mind, spirit, soul, consciousness'로 번역된다. 철학에서는 "우주의 근원을 이루는 비물질적 실재"라는 어려운 표현도 쓴다. 혼절한 친구를 흔들며, "정신 차려!"라고 외치는 그 한마디에 신(神)은 정리될 수 있다. 의식을 잃으면 아무리 건장한 사람이라도 쓰러지게 된다.

신(神)이 기(氣)를 만나 밖으로 드러난 얼굴 표정을 안색(顔色)이라 한다. "낯빛이 어둡다"라는 표현도 안색(顔色)에 속한다. 얼굴의 색은 7가지가 있다한다. 그것은 어떤 현상이나 사건에 대해 일어나는 마음이나 느끼는 기분을 표현한다. 즉, 안색(顔色)의 뿌리는 감정(感情)이다. 일곱 가지 감정을 의미하는 칠정(七情)은 불교에서는 희노애락애오욕(喜怒哀樂愛惡欲)이지만, 황제내경에서는 희노우사비공경(喜怒憂思悲恐驚)이다.

칠정(七情) 중 불교에서는 욕(欲)을 주목하지만, 황제내경에서 특히 주목하는 것은 공(恐)이다. 예로부터 '놀라움'은 특이한 감정으로 분류했다. 기쁘고-화나고, 좋아하고-싫어하고, 슬프고-즐겁고 등의 감정들은 서로 반대쪽의 마음상태가 있어, 시계추처럼 왔다 갔다 하면서 경계가 있고 기(氣)의 복원력이 작동하지만, 욕구처럼 '놀라움'은 반대적 정념(情念)이 없고, 기(氣)가 치솟을 때, 그 한계가 없기 때문이다. 경(驚)은 자신이 모르는 상태에서 일어나는 놀라움이지만(외부에서 날라 온 첫 번째 화살에 비유를 많이 함), 공(恐)은 자신이 안다고 생각하는 일에 대한 두려움과 놀람이다(스스로가 자기 자신에게 쏘아대는 두 번째 화살에 많이 비유됨). 공(恐)은 과거에 대한 나쁜 기억과 미래에 대한 나쁜 예상을 통해 현재를 괴로운 상태로 자기 스스로 몰아가는 발작을 말한다. 공(恐)과 같은 마음의 병은 불안, 초조, 긴장, 흥분 등으로 표출되기도 하고 공즉기란(恐則氣亂)을 가져온다. 기(氣)가 난동(기의 흐름이 거꾸로 되거나 순서가 뒤죽박죽 바뀌어 질서가 무너지는 혼돈상태가 옴)을 부리면, 육체에도 그 영향이 미치게 된다. 얼굴로 열이 달아오르고 손발에 진땀이 나고 머리가 어지럽고 뒷목과 어깨가 뻣뻣하게 결리고 매일 밤을 새다시피 잠을 못 이루고, 소화가 안 되면서 복통과 설사를 동반하기도 한다. 현대의학에서는 '공황장애', '교감신경 항진', '부교감신경 저하'라 불리지만, 황제내경은 한마디로 끝내고 있다. "공즉기란(恐則氣亂)". 즉, 마음을 움직이는 기가 무질서해졌다는 뜻이니, 마음을 움직이는 무질서한 기의 흐름을 바로 잡으면 된다는 얘기다.

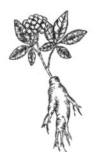

인체에서 가장 중요한 장기(臟器)는?

황제내경에서 "정기신(精氣神)"을 오장육부(五臟六腑)에 배속시키고 있다. 정(精)은 신(腎)에서부터 나오고 기(氣)의 원천은 폐(肺)이고 신(神)의 뿌리는 심(心)이라 정하고 있다. 즉, 심(心)의 전제조건을 폐(肺)로 하고 있지만, 아주 깊숙한 곳에서 눈에 보이지 않게 폐(肺)에게 밑천을 대주는 역할을 신(腎)이 한다는 것이다. 생명에 직접적 영향을 주는 것은 여러 장부(臟腑)들 중 부(腑)보다는 장(臟)이 중요하며, 5장(五臟) 중에서도 3장(臟)인 심(心)-폐(肺)-신(腎)이 치명적이라는 얘기를 전해주고 있다. 결국 심폐신이 가장 중요한 "생명 필수 불가결" 내장이라는 얘기다.

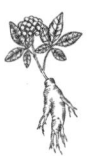

"정기신(精氣神)"은 생명의 논리체계다.

실제로 황제내경의 "정기신(精氣神)" 이론은 후세에 도교를 탄생시켰고, 상한론 등의 역대 한의학 원전들도 "정기신(精氣神)" 이론을 근간으로 발전해 나왔다. '단전호흡', '기수련', '마음수련', '단학', '요가', '필라테스' 등도 "정기신(精氣神)" 이론을 응용한 훈련법이라 할 수 있다. 몸과 마음을 좋은 기(氣)를 통해 다스리는 것이야말로 살아있다는 의미를 바르게 되새기는 일이 될 것이다.

3. 인간(人間)이란?

　인간은 태어나면서 부터 생활을 한다. 생활이란? 변화하는 환경에서 인간이 합당한 활동을 하며 살아가는 것을 의미한다. 인간(人間)이라는 단어를 살펴보자. 마지막 글자인 사이 '간(間)'자는 하늘과 땅 사이에 있는 존재라는 뜻을 품고 있다. 이 경우의 하늘이란 태양을 주로 지칭한다. 하늘의 법칙과 땅의 법칙을 순응하는 것이 합당한 인간의 활동이며, 하늘과 땅의 중간입장에서 적응을 해 나가는 것이 생활이다. 황제내경에 나오는 하늘은 전체집합으로서 하늘, 하늘의 부분집합인 태양, 자연이란 뜻의 하늘, 이 세 가지가 공존한다.

　태초(太初) 이전에는 아무것도 없었다. 그 상태를 무극(無極)이라 한다. 빅뱅이 일어난 후, 태극(太極)이 생겼다. 음양이 생기고 하늘에 태양과 땅이 생겨났다(하늘은 전체집합이고 태양과 땅은 부분집합이나 보통 태양을 하늘로 지칭하기도 함). 이른 바, 불교에서 말하는 "세계(世界)"가 탄생한 것이다. 세(世)는 시간을 의미하고, 계(界)는 공간을 의미한다. 인간은 하늘에 있는 태양이 움직이는 시간과 땅(지구)이 움직이는 시간 사이에 있고, 하늘이 있는 공간과 땅이 있는 공간 사이에 있는 것이다. 인간은 시(時)와 공(空)의 2개의 간(間)을 생활영역으로 갖고 산다.

　세계는 세상이라 불리기도 하고 천하(天下)라 불리기도 한다. 세상이 변화하는 근본원리는 음양의 기(氣)다. 형체가 있는 세상 만물의 근원을 따져보면, 동양에서는 다섯 가지 원소가 있다고 주장한다. 다섯 가지 원소가 바로 "木-火-土-金-水"이다. 오행은 "목-〉화-〉토-〉금-〉수"가 차례대로 움직이는 원리를 말한다.

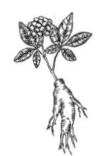
형체가 있는 인간(만물)은 어떻게 만들어지나?

음양은 그림자와 빛이다. 음(陰: 간자체 阴)은 어떨 때에는 달(月)로 표현되고 양(陽: 간자체 阳)은 해(日: 太陽)로 표현된다. 그러나 음양이란 절대적 개념이 아니고 상대적 개념이다. 음양은 고정값이 아니고 변동값이다. 하늘과 땅만을 비교할 때에는 하늘이 양이고 땅이 음이 된다. 하늘과 땅이 하나의 덩어리가 된다면, 그것이 천지합기(天地合氣)다. 즉, 눈에 보이지 않는 무극(극이 없음: 캄캄한 하늘)의 기(氣)는 태극(극이 있음: 밝은 하늘)이 되어, 하늘에 있는 태양의 양기와 땅의 음기로 나뉘고, 양기(陽氣)는 인간의 몸으로 들어오면 그냥 눈에 보이지 않는 무형(無形)의 기(氣)로 남아 있고, 음기(陰氣)의 기는 인간의 몸에 들어오면 눈에 보이는 유형(有形)의 형(形: 血)으로 바뀐다.

결국 인간은 기혈(氣血)로 대표된다. 기혈(氣血) 두 글자 중 기(氣)는 그 뿌리가 하늘이고 태양의 빛에너지다. 기혈 중 혈(血)이란 하늘의 빛에너지가 땅과 만나서 결합한 광합성의 결과물인 형(形: 식물)이 근원이 되어 만들어진 것이다. 땅이 만들어낸 그 형(形: 음식물)을 인간이 먹게 되면, 몸속에서 이동이 쉽게 다시 음기(陰氣)로 변하고 필요한 위치에 도달하여 결국은 또 다른 형태인 혈(血)을 만든다. 양기는 기(氣)로 남고 음기는 형(形)으로 남는다(陽化氣, 陰成形). 전자의 기(氣)는 인간 몸속에 호흡으로 들어오고 후자의 형(形)은 인간 몸속에 음식으로 들어 와서 혈(血)이 된다는 논리다. 물론 그 중간에 음기와 양기가 다시 합치고(合一) 헤어지는(分離) 과정이 일어난다.

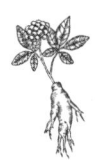
생기통천(生氣通天)이란?

황제내경에는 생기통천(生氣通天)이란 용어가 등장한다. 생기(生氣)는 동식물의 생명력을 가리키고, 통천(通天)은 하늘과 통한다는 뜻이다. 인간은 자연(하늘과 땅 사이의) 속의 음과 양의 기운을 받고 생활하여야 한다는 뜻이다. "하늘의 기를 잘 받아들여 하늘과 통하면 정신이 밝아진다(服天氣 而通神明: 복천기 이통신명)"라는 구절도 있다. 특히 신명(神明)이라는 단어에 주목할 필요가 있다. 황제내경이 궁극적으로 추구하는 목표 지향점일 수가 있기 때문이다. 하늘과 인간이 잘 소통하면 신명(神明)을 이룬다는 얘기다. "황제내경 신명 개념연구"(동의생리병리학회지, 2007년)라는 논문을 살펴보면, "신명(神明)은 몸과 마음을 손상시키는 나쁜 기운을 예방하고 다스려 정기(精氣)를 잘 보존하고 지켜 생명력을 왕성하게 하고, 항상성(恒常性)을 유지하여 심신을 건강하게 하고, 인간의 마음으로 하여금 만물의 이치를 알아서 총명하고 지혜롭게 한다."는 뜻이다. 즉, 최상의 건강상태를 신명(神明)이라 정의한다.

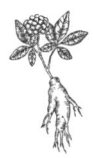
색즉시공 공즉시색(色卽是空 空卽是色)

황제내경이 바라보는 인간 몸속의 양기(陽氣)는 이중성을 갖는다. 첫째, 양기가 일종의 입자(성분)를 품고 있어 형을 만나, 음기로 분해도 시키고 또 다시 음기와 만나 또 다른 형태의 형인 혈(血)을 합성해 내기도 한다. 둘째, 양기가 마치 하나의 줄(끈)과 같아 줄넘기의 곡선처럼 느슨해지다가 빨래 줄처럼 팽팽해지기도 하고, 또는 반복적으로 바다의 파도처럼 파동(波動)의 힘으로 스스로 이동하고 다른 대상을 운반하는 일도 한다. 서양과학은 황제내경 이후 2500년이 지나서야 겨우, 빛의 입자설과 파동설을 모두 인정하는 이중성에 동의하고 있는 형국이다.

양기(陽氣)를 에너지 측면에서만 보면, 태양 에너지는 열(熱) 에너지(태양열)로도 빛(色) 에너지(태양광)로도 발현된다. 태양에너지는 운동에너지로도 전환이 가능하다(태양광 발전기로 모터를 돌린다). 양기(陽氣)와 음기(陰氣)가 붙었다 떨어졌다 하면서, 에너지가 흡수도 되고 발산도 된다. 태양의 기인 양기(陽氣)와 땅의 기인 음기(陰氣)와 만나 형(形)이 될 때, 가장 처음에 나타나는 물질이 나무(木)다. 그 나무가 타서 불(火)이 되고, 불이 다 타면 재가 되어 흙(土)이 된다. 흙이 점점 단단해지고 딱딱해지면 돌이 되고 바위가 되고 철광석이 되고 쇠(金: 돌)가 된다. 바위틈에 찬 공기가 부딪치면서 습기가 모여 이슬이 맺히게 되고 이슬이 모여 바위 속에서 샘물(水)이 솟는다. 물이 다시 나무를 크게 자라게 만든다는 스토리텔링이 오행설이다. 목화토금수가 계속 순환하기 때문에 무엇이 시초인지는 "닭이 먼저인지 알이 먼저인지"를 따지는 논쟁과 크게 다를 바 없다. 빅뱅처럼 폭발이라면 화(火)가 시초일 수도 있다. 한편, 하늘의 수많은 별 중에 생명체가 살고 있는지 없는지를 따질 때, 물(水)의 존재를 먼저 살피는 것을 보면 지구(땅)에서는 물이 시초일 수도 있다. 어쨌든 옛날 사람들은 그 시초를 목(木)이라 정했다. 목(木)을 제일 중요하게 생각하고, 목(木)이 생명이라는 뜻이리라.

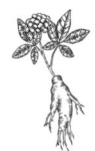

태양에 가장 가까운 인간의 신체부위는 손가락이다.

인간도 생명이기에 나무처럼 보는 관점도 있다. 인간이란 만물처럼 하늘에 있는 태양의 기운과 땅의 기운을 받아 생겨난 물질이며, 하늘에 있는 태양을 향해 두 팔 벌린 나무와 같이 본 것이다. 몸통이 줄기이고 팔이 가지이고 다리가 뿌리가지인 것이다. 손톱이 나뭇잎이다. 그래서 양기가 몰려 있는 곳은 머리가 아니고 손이다. 손에 있는 양기가 발로 내려가고 발의 음기가 손으로 올라가야 음양의 조화와 균형이 이루어진다. 머리가 아니고 손이 양기의 출발지이고 음기의 목적지인 셈이다. 머리는 음기와 양기가 모두 모이는 합일(合一) 중심지로서 무극상태의 하늘의 통합 기(氣: 양기와 음기가 하나 된 氣)가 이루어지는 곳(백회혈: 百會穴: 모든 기가 모이는 곳)이다. 고로 인간이 바로 목(木)인 것이다. 그래서 사람이 죽으면 화장을 한다. 그리고 뼛가루를 뿌리면 결국 흙으로 돌아간다. 서양의 스토리텔링은 그 과정이 매우 단축되어 있다. 흙으로 인간이 빚어졌고 죽으면 바로 흙속에 묻는다. 결국, 인간의 음기(陰氣)인 형체(形體)는 땅으로 돌아가고 양기(陽氣)인 혼백(魂魄)은 하늘로 올라간다.

오행은 인간 중심적 사고에서부터 시작되기에 항시 일정한 시작 규칙인 목으로 출발점을 정해 놓았다. 그래서 하늘도 '목화토금수'이고 땅도 '목화토금수'로 변한다고 생각했다. 사실 하늘의 대표주자는 태양인 화(火)이다. 땅은 화(火)에 상응하여야하기에 수(水)가 대표 주자다. 하늘과 땅, 그리고 땅에 있는 모든 것을 통틀어 자연(自然: 저절로 생겨난 것)이라 한다. 하늘의 양기와 땅의 음기에 순응하는 인간의 활동을 동의보감에서 천인상응(天人相應)이라 한다. 인간의 생명활동이 자연계와 상응한다는 개념이다. 여기서 천(天)은 자연계(하늘+땅)를 뜻하며, 상응(相應)이라는 것은 자연계의 변화가 인체에 영향을 미칠 때 인체는 반드시 자연계에 상응하는 반응을 일으킴을 가리킨다. 천인상응(天人相應)은 본래 황제내경의 중심사상 중 하나이며 동의보감은 그대로 차용한 것에 불과하다.

천인상응(天人相應)에 관련된 사례를 언급한 황제내경의 첫 구절은 "하늘과 땅은 인간의 머리와 발에 상응한다."이고 마지막 구절은 "자식(후손)이 없는 사람이 있는 것은 땅에 풀 한포기 나지 않는 사막이 있는 이치와 같다" 고 이야기 하고 있다. 때론 사계절과 신체의 팔다리 4지(四肢)를 비유하고, 높은 산이 있듯이 어깨와 무릎처럼 톡 삐져 나온 부분이 있다고 연결 짓고 있다. 약간은 억지 같고 견강부회(牽強附會) 같아 보이지만, 인간사에서 이해되지 않는 부분이 있다면, 그것을 하늘의 이치나 땅의 이치에서 찾으면, 모든 문제는 각기 다 원인과 이유와 해결 방법이 있다는 의미를 던져 준다고 생각된다. 하늘과 땅 사이에 사는 모든 동식물이 그러하듯이, 인간은 늘 자연이 던져 주는 물음과 자극에 바로바로 바른 대답과 응대를 하는 것이 도리(道理: 法)인 것 같다. 반대로 모르는 것이 있다면, 자연에게 물으면 반드시 답을 찾을 것이다. 쥐를 이용하여 많은 신약을 개발하는 것도, 곤충을 관찰하여 과학기기를 만드는 것도, 자연에서 답을 찾는 지혜에서 비롯된다고 본다.

4. 계절이란?

인간이 느끼는 세상변화 중 가장 대표적인 것이 계절이다. 계절에 적응하는 것이 인간의 중요한 생활이다. 물론 하늘(天)에는 계절이 없다. 계절이란 땅(地)의 색(色)다른 모습이다. 봄-여름-가을-겨울이 매년 늘 반복된다. 1년 12달이 3달씩 나뉘어, 4계절이 있는 것이다.

황제내경에서는 하늘의 법칙을 5운(運)이라 하고 5운(運)에 따른 땅의 법칙을 6기(氣)라 하였다. 5운은 사실 태양에너지를 오행(五行: 목(木)-화(火)-토(土)-금(金)-수(水))으로 표현한 것이다. 5운만을 4계절에 대입하면, 토(土)가 남는다. 오행관점에서 구분해 보면, 땅의 계절은 5계절로 간주할 수 있다. 4계절 중 여름만 세분화 한 것이다. 목은 봄, 화는 여름, 토도 여름인데, 장하(음력 6월, 긴 여름이라는 뜻)라 부르고, 금은 가을, 수는 겨울을 뜻한다. 토는 늘 중앙값(치우침이 거의 없는 상태)을 의미하기도 한다. 그래서 5계절의 가운데 세 번째에 해당한다.

6기(六氣)는 땅에 도달한 태양복사 에너지를 땅속에 보관하고 있다가 다시 땅위로 방출하는 지구복사 에너지의 차이로 생기는 날씨변화에 따른 분류라 본다. 육기(六氣: 풍(風)/화(火)/서(暑)/습(濕)/조(燥)/한(寒))는 바람기, 불기운, 더운 기운, 습한 기운, 바짝 마른 기운, 찬 기운을 말한다. 4계절 중 봄과 여름만을 세분화 한 셈이다. 봄은 풍화(風火)에 해당하고, 여름은 서습(暑濕)에 해당하고 가을은 조(燥), 겨울은 한(寒)이 된다. 오행과 결부시키면, 풍은 목이고, 화는 군화이고, 서도 상화이고, 습은 토이며, 조는 금이고, 한은 수에 해당한다. 동일한 이름인 화(火)가 2개이므로 육기의 화에 해당하는 오행의 화를 군화(君火)라 칭하고 육기의 서에 해당하는 화를 상화(相火)라 칭한다. 군화는 양(陽)의 화(火)이고 상화는 음(陰)의 화(火)가 된다.

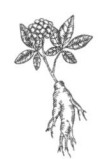 왜, 땅위에서는 화(火)가 두 개(陽火, 陰火)로 나뉘어 나타나는가?

하늘의 법칙인 5운을 음양이라는 2개의 잣대로 나누면, 10개가 된다. 이를 10개의 천간(갑을병정무기경신임계)이라 부른다. 예를 들면, 목(木)을 '양(陽)의 목'과 '음(陰)의 목'으로 나누고 양목을 '갑(甲)'이라 칭하고 음목을 '을(乙)'이라 칭한다. 같은 논리로 오행 맨 끝의 수(水)에 해당하는 임(壬)은 양수(陽水)이고, 계(癸)는 음수(陰水)가 된다. 특히 화(火)를 보면, 양화(陽火)와 음화(陰火)가 있는데, 병(丙)은 양의 화이고 정(丁)은 음의 화가 된다. 즉, 양(陽)의 성질인 '갑/병/무/경/임'은 넘치는 에너지이고 음(陰)의 성질인 '을/정/기/신/계'는 부족한 에너지라는 뜻이다.

땅의 법칙인 6기를 음양이라는 2개의 잣대로 나누면, 12개가 된다. 이를 12개의 지지(자축인묘진사오미신유술해: 子丑寅卯辰巳午未申酉戌亥)라 한다. 12 지지(地支)는 목(木)으로 시작하지 않는다. 수(水)부터 시작한다. 즉 첫 글자 자(子)가 수(水)다. 자(수)-축(토)-인(목)-묘(목)-진(토)-사(화)-오(화)-미(토)-신(금)-유(금)-술(토)-해(수)의 순이다. 토(土)가 두 글자 사이(예: 수와 목, 화와 금, 금과 수)에 매번 끼어들어 중성자 역할을 하고 있다. 여기서 양(陽)은 자, 인, 진, 오, 신, 술 6개 이고 음(陰)은 축, 묘, 사, 미, 유, 해 6개다.

오운육기 운동은 전부 천간지지 개념의 변화운동이다. 하늘의 기운은 5개인데, 땅에서 표현되는 모습(色)은 6개다. 땅속 깊은 곳에 하늘의 '목화토금수'라는 5개의 기운이 깃 들여 있지만, 땅밖으로 나올 때에는 화(火)가 2개로 나뉘어 발현된다. 땅위에서 적절한 조화를 이루기 위함이다. 대통령격인 본래 불의 성질을 가지고 있는 실력자 양의 군화(君火)가 나오고 장관격인 겉으로만 뜨거운 체 만하는 음의 상화(相火)가 나온다. 이른 바 거세고 힘찬 태양불의 조정(조절)이 땅에서 이루어진다. 하늘의 기운은 땅속 깊은 곳에 보관되어 있다가 때가 되면, 땅위로 나오는데, 땅속의 성질과 땅위의 성질은 <u>정반대로 작용</u>(대칭, 상응)하여 중화가 되고 순응(順應)이 된다. 본래 땅속의 성질은 하늘의 기운이고 땅위의 기운이 땅의 기운이다. 하늘이 양이면 땅은 음이 되어 조화를 이룬다. 인간은 하늘을 이불로 덮고 땅을 요로 깔고 살기에 인간의 음양 이치는 더 복잡해진다.

하늘의 오운에서는 발생(發生)만 시켜주고, 형성(形成)시키진 못한다. 발생(發生)이란 기운만을 던져준다는 의미이고, 형성(形成)이란 물질을 만드는 의미일 것이다. 아버지는 기운만 던져주고 어머니가 자식을 만들어내는 것과 같은 이치다. 땅의 육기가 물질을 비로소 만들어낸다. 육기는 오운에서 비롯됨이니 오운이 생(生)이고 육기는 성(成)이며, 오운육기는 생성(生成)이다. 즉, 물질화시킨다는 개념이다. 땅에서 드디어 물질화를 시키게 된다. 만물이 생성되는 곳은 땅이다.

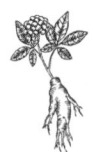

음양의 분화(分化)? 세분화(細分化)?

본래는 무극(無極: 극이 없음)이고 빅뱅이 일어나고 태극(太極: 양극이 태어남)부터가 음양이다. 기본적으로 음은 수(水)이고 양은 화(火)다. 처음엔 1개의 음, 1개의 양인 것이다.

5행에 접목 시킬 때, 목(木)화(火)는 양이고 금(金)수(水)는 음이다. 여기에 문제가 생긴다. 토(土)가 남는다. 이 때 토(土)를 혹자는 중성이라 표현도 하고 음양이 서로 합쳐진 극이 무뎌지고 없어진 무극의 상태라고도 한다.

또 의문이 생긴다. 목(木)도 양이고 화(火)도 양이면, 똑같은 양인가? 그래서 목을 소양(少陽)이라 하고 화를 태양(太陽)이라 칭한다. 마찬가지 이치로 금은 소음(少陰)이 되고 수는 태음(太陰)이 된다. 2개의 음과 2개의 양, 그리고 1개의 중성으로 분류된다.

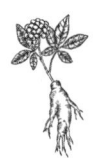

땅속의 상태는? 삼음삼양?

삼음삼양은 하늘의 기운(5운)을 받아 땅속에 보관되어 있는 음양의 상태를 말한다. 5개의 하늘의 기운을 받아 땅속에서는 6개로 나누어 갈무리를 한다는 것이 삼음삼양의 논리체계다. 3개의 음과 3개의 양으로 균형을 맞추고 있다는 뜻이다. 삼음에 해당하는 것은 궐음(厥陰), 소음(少陰), 태음(太陰)의 세 가지이며, 삼양에 해당하는 것은 소양(少陽), 태양(太陽), 양명(陽明)의 세 가지이다.

궐음은 음이 소진되어 가는 상태를 말한다. 소음은 음기에 의해 만물의 양기가 모두 억제되어 드날리지 못하는 것이다. 태음은 음기가 가장 커진 상태를 말한다. 소양은 양의 창조과정의 첫 단계이다. 양명은 소양과 태양의 중간에 위치하여 양의 작용이 소양처럼 불급하지도 않고 태양처럼 태과하지도 않은 것이다. 태양은 현상으로 보면 가장 큰 양이다.

에너지 양으로 볼 때, 음의 구분은 태음(-3), 소음(-2), 궐음(-1) 이고 양의 구분은 소양(+1), 양명(+2), 태양(+3) 이어서 다 합하면 균형(무극: 0)이 된다. 혹자는 절대값 개념으로 1궐음, 2소음, 3태음과 1소양, 2양명, 3태양으로 부르기도 한다.

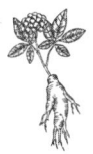

땅위의 상태는?

땅위의 상태는 이른 바 六氣(풍, 화, 서, 습, 조, 한)가 나타난다. 오행을 육기에 대입하면, 목, 군화, 상화, 토, 금, 수, 순(順)이다. 목은 양, 군화는 양, 상화는 음, 토는 양에 치우친 중성(토도 세분하면 양토와 음토가 있음), 금은 음, 수도 음이 된다. 결국 "양->양->음->양->음->음" 이 땅위에서 나타나는 음양의 발현이다.

1년 365일을 六氣(풍, 화, 서, 습, 조, 한)에 대입하면, 풍목(風木: 1월 중순 대한부터 3월 중순 경칩 끝까지), 군화(君火: 3월 중순 춘분부터 5월 중순 입하 끝까지), 상화(相火:暑: 5월 중순 소만부터 7월 중순 소서 끝까지), 습토(濕土: 7월 중순 대서부터 9월 중순 백로 끝까지), 조금(燥金: 9월 중순 추분부터 11월 중순 입동 끝까지), 한수(寒水: 11월 중순 소설부터 1월 중순 소한 끝까지) 라고 부르기도 한다. 6개의 계절을 6기(六氣)라 한다. 인간이 느끼는 계절감은 땅속에 있는 삼음삼양도 아니고, 하늘에 있는 5기도 아니다. 오직 6기(六氣)를 느낄 뿐이다.

六氣를 삼음삼양에 대조해 보면 다음과 같다. "궐음(땅속 음):풍목(땅위 양)", "소음(땅속 음): 군화(땅위 양)", "소양(땅속 양): 상화(땅위 음)", "태음(땅 속 음): 습토(땅위 양)", "양명(땅 속 양): 조금(땅위 음)", "태양(땅 속 양): 한수(땅위 음)"

계절은 덧없다. 실제 음양의 조화는 땅속에서 이루어지고 있으며, 땅위에는 반대의 힘으로 작용하여 계절이 나타날 뿐이다. 계절은 본질이 아니고 겉으로 드러나는 현상이며 기표(記標: 빙산의 일각)다. 땅 속에 실제의 음양 값이 존재하며 그것이 본질이며 기의(記意: 빙산의 몸체)다. 땅속과 땅위의 상태는 다르다. 그것을 표리부동(表裏不同)이라 한다. 겉과 속이 다르다는 얘기다. 땅속의 삼음삼양과 땅위에서 반대로 대응하는 현상을 제대로 이해 못한다면, 다음과 같은 문제에 봉착한다.

가장 처음 막히는 의문이 있다. '태음'이 왜 여름에 있고 '태양'이 왜 겨울에 있는가? 첫 번째 견해는 '태음'과 '태양'은 하늘의 상태다. 사실 겨울에 지구가 태양과 가장 가깝고, 여름에 지구가 태양과 가장 멀리 떨어져 있다. 지구가 태양과 가장 멀리 떨어져 있을 때를 '태음'이라 하고 지구가 태양과 가장 가까이 떨어져 있을 때 '태양'이라 한다.

두 번째 견해는 기의 흐름과 물질의 흐름은 방향은 반대라는 주장이다. 기의 관점에서는 양기가 가장 작은 것을 소양, 중간을 양명, 가장 많은 것을 태양이라 하고 음기가 가장 작은 것을 궐음, 중간을 소음, 가장 많은 것을 태음이라고 한다. 반면 형의 관점에서는 새싹이 나오는 것처럼 형이 시작되는 것을 궐음, 잎이 점점 커가듯 형이 커지는 것을 소음, 가장 크게 자란 형을 태음이라 한다. 그리고 형의 팽창을 멈추고 수렴을 시작하는 모습을 소양, 잎의 색이 변하고 시들기 시작하여 형이 작아지는 것을 양명, 잎이 떨어져 형이 아주 작아지고 양이 응축되는 현상을 태양이라 한다.

그래도 안 풀리는 게 하나 남는다. '소양'의 위치다. 궐음->소음->태음->소양->양명->태양의 순서가 맞는 게 아닐까? 이 부분에 대한 설명을 어떤 이는 다음과 같이 하고 있다. 1년 365일에 배속시킨 논리는 땅(地)위의 상태(6기)가 기준이라는 것이다. 삼양삼음은 각기 표(表)를 갖고 있는 데, 궐음(厥陰)의 표(表)는 풍(風), 소음(少陰)의 표(表)는 화(火-君火), 소양(少陽)의 표(表)는 서(暑=熱-相火), 태음(太陰)의 표(表)는 습(濕), 양명(陽明)의 표(表)는 조(燥), 태양(太陽)의 표(表)는 한(寒)이라고 주장하는 것이다.

이런 논박들은 크게 틀리는 말은 아니고 일견 맞는 말이지만, 땅속 음양의 조화와 반대로 작용하는 땅위 음양의 표현을 제대로 이해하지 못하고 나온 말들, 언어의 잔치가 난무한다. 하늘의 기운과 똑같이 움직이면 5운 5기지, 왜 5운 6기가 되는가? 하늘의 기운을 땅이 적절히 소화해 나가는 과정이 6기가 되는 것이다. 6기의 뿌리에는 삼음삼양이 있는 것이다. 하늘이 양이면 땅은 음로 대응하여 순화시키고 중화시켜야 생명이 살아갈 수 있는 것이다. 하늘과 땅이 똑같다면 조화가 필요 없다. 똑같이 돌아가면 된다. 조화란 서로 다름이 존재하기에 부딪치지 않고 사이좋게 잘 어울리는 것을 말한다. 하늘과 땅은 이렇게 음과 양이 서로 어울리고 있는 것이다. 2개의 톱니바퀴가 맞물려 돌아 갈 때, 같은 방향으로 돌아가면 톱니가 부러진다. 첫 번째 톱니바퀴가 시계방향으로 돈다면, 맞물린 2번째 톱니바퀴는 시계반대방향으로 돌아야 정상이다. 하늘의 기운이 담긴 땅속의 상태가 음이라면 당연히 땅위의 상태는 양으로 대응하여 돌아가는 것이 하늘과 땅의 법칙이다. 음과 양이 합하면 생명이 태어나는 이치와 같다.

한의학에서 말하는 음양오행론은 거시적 관점에서 보면, 매우 흥미롭고 아름다운 이야기다. 그러나 미시적 관점에서 보면, 맞지 않는 부분이 너무 많다. 음양오행론은 한의학 네이밍에 많은 공헌을 하였으나, 속성이나 본질과는 무관하다. 생리나 병리의 현상을 지칭하고 구별하는 용도로 사용되었을 뿐, 지칭하는 대상의 성질까지 음양오행에 배속시키려 든다면, 그것은 비과학의 길로 가는 것이다. 기호나 이름 짓기 수준에서 멈추어야, 새로운 문물과 사상을 받아들일 수 있다. 모든 것을 음양오행에 억지로 맞추려 한다면, 한의학은 의학이 될 수 없다. 역사나 언어학 수준에 머무를 수밖에 없을 것이다.

5. 몸속엔 기(氣)의 통로(通路)가 있다?

한방에서는 "우리 몸에 기(氣)가 달리는 통로(通路)가 있다"고 주장한다. 그 길을 맥(脈)이라 부른다. 맥(脈)은 경(經)과 낙(絡)의 두 길로 나뉜다. 세로로 놓인 길을 경맥(經脈)이라 하고 가로로 놓인 길을 낙맥(絡脈)이라 한다. 이 같은 통로에 기(氣)는 마치 빛처럼 '파동과 입자'의 양면성을 갖고 움직인다. 파동처럼 이동할 때, 기(氣)중의 기(氣)라고 입자처럼 이동할 때 기(氣)중의 혈(血)이라 표현하기도 한다.

기가 달리는 통로에는 늘 교차로(交叉路)가 존재한다. 경맥과 경맥도 서로 만나 교차점을 만들고 낙맥과 낙맥 사이에도 서로 만나 교차점을 만든다. 물론 경맥과 낙맥이 서로 만나기도 한다. 이 같은 지점들을 통틀어 교혈(交穴)이라 부른다. 피부를 기준으로 얕은 곳에 흐르는 위기(衛氣: 문지기 역할)와 깊은 곳에 흐르는 영기(營氣: 핵심본부 역할) 사이에도 입체교차로가 존재한다.

보통은 기(氣)가 정해진 통로에서 통상적 이동을 하고 필요에 따라 수시로 움직인다. 그런데 특이하게 여러 통로를 규칙적으로 순환하는 동력(動力)이 있다. 마치 서울시를 한 바퀴 도는 2호선 순환 지하철과 같은 현상이다. 그것을 12경맥 유주(流注)라 부른다 (12개의 다른 이름을 가진 도로를 빠짐없이 중복됨 없이 계속 순회함).

12 경맥 유주(流注)는 경락(경: 세로, 락: 가로) 중 경맥(세로: 인체가 서있는 상태에서 상하방향)이라는 커다란 통로(通路)를 달리는 대표적인 정기노선이다. 태음경, 양명경, 소음경, 태양경, 궐음경, 소양경이라는 정기노선의 큰 통로가 6개(손발로 세분화하면 모두 12개) 있다. 오운육기에 나오는 삼음삼양과 일치시키고 있다. 큰 도로에는 수시로 필요에 따라 움직이는 비정기 노선과 작은 도로(경락 중 낙맥: 옆과 옆, 가로의 흐름)들이 늘 존재한다. 물론 몸의 정중앙을 흐르는 중앙선 급행 경맥도로인 임맥과 독맥은 별도로 존재한다고 주장한다.

6개 통로에는 12유주(流注)가 아니더라도, 빛에너지처럼 늘 '입자와 파동'이 이동운동을 한다. 그리고 12 유주(流注)라는 이정표 간판을 매단 커다란 배(선박)가 고동소리를 내며 6개 통로를 12번 갈아타며 달린다. 6개 통로를 수로(水路)에 비유하자면, 수로 자체에도 물의 흐름이 있고, 그 수로(水路)를 달리는 커다란 배(선박)는 힘차게 큰 물결을 일으키며 구석구석 순회하면서 돌아다니는 것이다. 6개 통로는 삼음삼양 경이고, 6개 통로는 달리 말하면 인프라(infrastructure: 도로, 수로, 터미널)다. 커다란 배가 달리면서 만들어 내는 거센 물살과 물결의 모습이 유주(流注)다. 유주는 기존 물살을 거슬리며 달리기도 하고 때론 물살을 따라 달리기도 한다. 돛단배의 역풍과 순풍 개념이기도 하다. 사실, 6경 자체의 흐름은 "손에서 팔꿈치"까지 구간과 "발에서 무릎까지"의 구간은 늘 몸 쪽으로 파도친다. 이를 구심성이라 하고 유주의 방향과 다를 경우 역풍을 뚫고 유주가 달리는 것이고 유주의 방향과 같다면 순풍에 돛단 듯이 달리는 것이다.

6개의 도로를 손과 발을 기준으로 둘로 나누니, 12개가 된다. 그러므로 계속 순환하는 전체 노선은 12개다. 12개를 방향별로 크게 두 가지로 분류한다. 상행선(아래에서 위로 향함)은 음경(陰經)이라 하고 하행선(아래에서 위로 향함)은 양경(陽經)이라 한다. 본래 음의 본질은 밑에 가라앉고 양은 위에 뜨는 본성을 지니고 있기에, 두루두루 섞이게 하기 위해 기(氣)가 반대로 작용하여 음은 올라가고 양은 내려가는 것이다. 이것이 유주의 원리이고 이유다. 음양의 균형을 항상 유지하도록 기(氣)가 쉴 새 없이 오르락내리락 한다는 것이다.

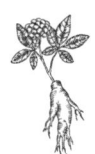 기(氣)의 통로(通路)에는 출발지와 목적지의 방향(方向)이 있다.

음경과 양경의 2개 방향도 손과 발을 기준으로 또 둘로 나누면, 4개의 방향이 생긴다. 즉, 음경(陰經)이라는 도로의 출발지는 발(足)이고 최종 목적지는 손(手)이다. 양경(陽經)이라는 도로의 출발지는 손(手)이고 최종 목적지는 발(足)이다. 족음경(足陰經)은 발에서부터 시작한다는 뜻이고 수음경(手陰經)은 손이 최종 도착지라는 얘기다. 수양경(手陽

經)은 손에서부터 시작한다는 뜻이고 족양경(足陽經)은 발이 최종 도착지라는 얘기다.

기(氣)가 처음엔 음경(陰經)으로 시작하여 그 다음은 양경(陽經)을 따라간다. 순서는 "음->양"이 된다. 최초 출발지는 폐(肺)이지만, 순환을 하다 보면, 일반적으로 기(氣)는 가슴이나 복부쪽에 있는 장부(臟腑)에서 시작하여 머리를 거쳐 손으로 올라갔다가 다시 손에서 나와 머리를 다시 거쳐 장부(臟腑)를 지나면서 발로 내려가고 다시 발에서 시작하여 흉복부의 장부로 들어가는 순서가 된다. 그러므로 "수(목적지 手)->수(출발지 手)->족(목적지 足)->족(출발지 足)"이 차례대로 이어진다[(수)태음폐경->(수)양명대장경->(족)양명위경->(족)태음비경].

혹자는 음(陰)을 물(水)로 보고 양(陽)을 불(火)로 설정하면서, 이 같은 정상적인 기(氣)의 수직운동을 수승화강(水昇火降)이라는 표현으로 압축해서 쓰기도 한다. 불교경전의 참선에서도 "잡념이 없어지고 마음이 평순(平順)하면 머리가 서늘하고 정신이 명랑하여 맑은 침이 입 속에 도나니, 이는 물 기운이 오르고 불기운이 내리는 연고니라"라고 표현하고 있다.

자연의 이치도 같다. 비는 땅과 바다(水)에서 증발(升)하는 수증기가 모여서 태양(火)의 온도 차이로 물방울이 되어 내리는(降) 것이다. 몸속에서는 신(腎)의 물이 증발하여 수증기가 되어 심(心)의 열을 식히면서 그 열이 이슬과 함께 내려와 신(腎)을 다시 따뜻하게 하여 신(腎)의 물이 수증기로 쉽게 바뀌도록 하는 메커니즘을 기(氣)순환이라 한다. 심(心)은 본질이 뜨거운 존재이지만 기(氣)를 통해 열을 식혀야 정상 상태가 되고, 신(腎)은 본래 차가운 성질이지만 기(氣)를 통해 데워져야 정상상태가 되는 것이다.

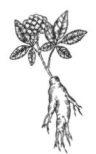
유주(流注)란 기가 돌고 도는 순환도로 속의 운행이며,
주기(cycle: 사이클)를 형성한다.

그러므로 각종 기의 흐름은 유주(경혈이라는 점들이 모인 선의 개념)와 함께 몸 전체(낙맥이라는 작은 도로라는 선들의 모임과 다른 기경팔맥과 같은 경맥 선들이 구성하는 면의 개념)에 늘 존재한다. 다만 그 흐름들 중에 힘차게 뺑뺑이를 돌고 있는 것이 순환이고, 그것이 유주(위-아래, 음양의 흐름, 세로의 흐름)다.

　12 유주는 3 세트(set)로 되어 있다. 몸의 앞면(첫 번째 세트), 몸의 뒷면(두 번째 세트), 몸의 양 옆면(세 번째 세트)이다. 1세트만 보면, "음-〉양-〉양-〉음[수태(음)폐경-〉수(양)명대장경-〉족(양)명위경-〉족태(음)비경]" 과 같이 양경은 논스톱(무정차)으로 달리고 음경은 쉬었다 환승하고 달린다. 1세트의 양상은 양(양명경)이 가운데 있고 그 둘레를 음(태음경)이 감싸고도는 모습이다.

　1세트와 2세트, 3세트를 연결하면, "(음-〉양-〉양-〉음)-〉(음-〉양-〉양-〉음)-〉(음-〉양-〉양-〉음) 과 같이, 양경도 음경도 논스톱(무정차)으로 달리고 있음을 알 수 있다. 결국 세트 당 음-양이 한 번씩 교대로 나타남을 알 수 있다. 세트가 총 3세트이므로 3개의 음경과 3개의 양경이 나타난다. 이를 삼음삼양(三陰三陽) 이라 부른다.

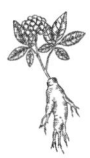 **음과 양은 상대적 개념이기도 하다.**

　양은 위에서 아래로 흐르고(손-〉발), 음은 아래에서 위로 흐른다(발-〉손). 음과 양은 상대적 개념이 된다. 음중의 양도 존재하고 양중의 음도 존재한다. 남성은 일반적으로 양의 개념이지만 남성중에 음적 성질을 가진 사람도 있고 여성 중에 양의 성질이 강한 사람도 있는 이치와 같다. 가장(家長)은 집에선 대장(양)이지만 직장에 나가서는 졸병(음)일 수가 있다. 음양은 사실, 기(氣)를 세분화하기 위해 붙인 차별화 이름이다.

　신체의 중요 부분을 "장(臟: 채워져 있음)"이라 하고 그 다음 중요한 부분을 "부(腑: 비어 있음)"라 부른다. 보통 5장 6부(五臟六腑)로 말한다. 그런데, 12경맥에서는 짝을 맞추기 위해 6장 6부로 분류한다. 6개의 "장(臟)"은 폐, 비, 심, 신, 심포, 간이 있다. 6개의 "부(腑)"는 대장, 위, 소장, 방광, 삼초, 담이 있다. 일반적으로 "장(臟)"은 속이 채워져 있고 "부(腑)"는 속이 비어있다. 사실, 여기서 심포와 삼초는 명실상부(名實相符)하지 않고 유명무실(有名無實)하다. 오늘날 비판의 대상이고 사족임에 분명하지만, 해부(解剖) 지식이 부족한 시절에 논리체계의 구색을 맞추기 위해 끼워 맞춘 것이라 생각하면 크게 어긋나지 않을 것이다.

유형의 형태를 띠고 있는 것이 "음"이고 무형의 형태를 띠고 있는 것이 "양"이라는 개념과 장부의 속을 보고 "장(臟)"이 "음"이고 "부(腑)"가 "양"이라고 네이밍하는 것은 서로 일맥상통한다. 장은 음이고 부는 양이다.

유주에 있어서 기의 흐름은 음에서 시작하고 음에서 끝난다. 음의 장(臟)과 양의 부(腑)는 동전의 앞뒷면처럼 표리(表裏)로 붙어 짝을 이룬다. 음이 있으면 바로 양이 나온다(夫唱婦隨처럼). 예를 들면, 음경의 폐와 양경의 대장이 짝을 이루듯, 유주의 시작은 폐로부터 출발하여 바로 대장으로 이어진다.

다른 관점에서 본다면, 대장의 병이 깊어지면 폐의 병으로 심각해 질 수 있다. 음은 깊은 곳에 있기에 6장(臟)의 병은 치명적이기에 6부(腑)의 병을 서둘러 치료해서 6장(臟)으로 깊어지지 않도록 해야 한다.

폐와 대장은 오행 중 '금(金)'에 속하고 '건조함'을 의미하지만 대장이 양이므로 대장이 폐보다 건조함이 더 강하다. 위와 비는 토에 속하고 습함을 의미하지만 비가 음이므로 비의 습함이 더 막중하다.

음경에서 양경으로 바꾸어 타는 것(예: 수태음폐경에서 수양명대장경으로 이동)은 일종의 환승(주요 환승역은 손과 발에 있으며 플랫폼은 손가락과 발가락 사이의 움푹 들어간 공간임)이며 이 과정에 연락용 작은 도로들이 존재한다.

인체에서 양의 시작점은 두 손을 머리위로 올린 상태(하늘 향해 가지를 뻗고 있는 나무들처럼: 중력에 의해 수양버들 가지처럼 손이 내려와 있을 뿐, 본래의 생장점은 손끝이 맨 위쪽이 됨)에서의 손이 되며 음의 시작점은 발끝이 된다.

유주의 도선사(선박들의 길잡이 겸 앞잡이 배를 말함) 역할은 폐가 한다. 폐는 주로 코로 바깥세상과 소통하며 이를 호흡이라 한다. 입이나 코로 들여 마신 기(氣)가 기도를 거쳐 폐로 들어가고 다시 폐로부터 음의 기운이 나와 손끝으로 올라가면서 유주가 시작된다. 폐는 또한 피부와도 소통을 하며, 피부로 부터 들어오는 기(氣)는 처음엔 소상혈[1](이름에서 "商"자는 '금: 金'에 해당하는 각치궁상우 음 중의 하나)에 모여 폐로부터 나온 음기의 유주 방향과는 다르게 반대방향으로 어제, 태연, 경거, 척택으로 흐른다. 이 때 유주는 물살을 거슬러 달리는 셈이다.

유주는 1개 싸이클(cycle: 1회 회전 주기)이 3세트(3개의 phasing, 즉, 3개의 동류항, 3개의 소그룹, 3개의 가족군)로 구성되어져 있다. 1세트(first phase)는 태음경과 양명경이고 주로 인체의 앞면을 돈다. 2세트는 소음경과 태양경이며 인체의 뒷면을 돈다. 3세트는 궐음경과 소양경으로 인체의 양 옆면을 돈다.

1세트는 습도 조절역할을 하고 습토(濕土)와 조금(燥金)의 조화와 균형을 기본으로 한다. 2세트는 냉온 조절(주로 온도조절)역할을 하고 군화(君火)와 한수(寒水)의 조화와 균형을 기본으로 하는데, 즉 센 불과 눈부신 빛의 차단, 완화, 추위와 냉기의 난방 역할을 하게 된다. 3세트는 압력조절이다. 온도가 높아지면 압력이 올라가고 고기압에서 저기압으로 공기가 이동하면 바람이 생기고 결국 바람(선풍기 바람)은 온도를 떨어지게

---

[1] 소상(少商)혈의 이름 중 "商"은 '금'에 해당하는 징소리다. 오행의 소리로 오음(五音)이 나오는데 궁상각치우를 목화토금수의 오행에 배치한 것을 보고 처음엔 혼란에 빠진다. 오행의 순서로는 각치궁상우가 목화토금수의 순서로 배속되는데, 양음악과 비교하다보니, 오음을 단지 도레미솔라 라는 음의 높이를 동양식으로 표현했기 때문이다. 결국 少商은 폐에 해당하는 징소리가 작게 들리는 혈자리라는 뜻이 된다.

만들고 온도가 떨어지면 압력이 내려간다. 바람에 해당하는 풍목(風木)과 군화로 데워진 열(체감온도)만 남은 상화(相火)가 서로 적절한 압력을 위해 조화를 이뤄 인체의 쾌적성을 도모한다. 이렇게 한 바퀴 순환을 반복하면서, 몸의 전체적인 습도/온도/압력의 균형을 잡아준다.

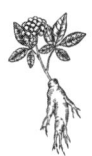

12 경락에도 교통 혼잡이 발생한다.

외상없이 나타나는 통증은 인체에서 기의 흐름이 어딘가 잘못되었다는 신호다(不通則痛). 그 신호의 발신지를 찾는 것이 진단이다. 도로가 막힌다면 혼잡구간이 원인이 아니고, 뭔가 근본적인 원인이 있을 것이다. 상류 교차로에서 신호등이 잘못되었든지 하류 구간에서 1개 차로를 공사로 막아 놓았든지 그 근본원인이 있을 것이다. 사람의 몸도 마찬가지다. 어깨에 통증이 온다면 통증이 느껴지는 피부의 표피 지점은 표(表: 빙산의 일각 10%)에 불과하다. 즉, 리(裏: 물속에 잠겨 있는 빙산의 90%)를 찾는 것이 중요하다. 표리(表裏) 중 리(裏)는 필히 경락에서 찾아야 한다. 경락에는 어딘가 통증신호(진앙지)의 진원(근원적 원인)이 존재하기 때문이다. 기(氣)가 제대로 원활하게 통하지 않으면, 인체는 그것을 통증으로 느낀다(不通則痛).

기(氣)가 제대로 원활하게 통하지 않는 이유는 근본적으로 음양의 부조화다. 인체에서 양은 왜 아래로 가고 음은 왜 위로 올라가는가? 열역학적으로 설명하면 열은 늘 평형을 이루고자 한다. 그래서 온도가 높은 쪽에서 온도가 낮은 쪽으로 움직여 온도의 평형을 이룬다고 사람들은 생각하기 때문이다. 압력도 마찬가지, 농도, 부피도 늘 평형을 이루기 위해 이동을 하게 된다. 이런 이동과정을 물질과 에너지를 별도로 생각하여, 음의 기운과 양의 기운이 움직인다고 2500년 전 할아버지들이 추론했다 하니 대단한 일이 아닐 수 없다.

기(氣)가 제대로 원활하게 통하지 않을 때, "기가 막혔다"는 표현을 쓴다. 그것을 다시 세분하면, 오적(五積)이라 한다. 기(氣)·혈(血)·담(痰)·한(寒)·식(食)등 5가지가 몸에 적체되어 있다는 것이다. 세면대에 하수관이 막혀 물이 내려가지 않을 때에 뚫어 주는 방식과 같다. 중요한 것은 어느 경맥이 막혔는가를 찾아내는 것이 관건이고 뚫는 방법은 두 번째다.

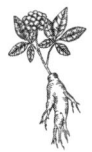

경락은 혈관과 같은 것인가?

혈관도 경락에 속한고 주장한다. 경락이 전체집합이라면, 혈맥은 부분 집합으로서 피가 통한다. 경락에는 주로 기가 통한다. 즉, 기맥인 셈이다. 지금의 현대의학으로 말하면, 경락은 혈관, 림프관, 신경, 호르몬과 기타 체액의 이동통로, 근육의 트리거 포인트, 세포와 세포 사이의 이동통로 등과도 밀접한 관계가 있다. 혹자는 위기(衛氣)가 혈관 밖의 경맥을 따라 흐르는 기(氣: 림프)이고 영기(營氣)는 혈관 속을 흐르는 기(氣: 혈액)라 부르기도 한다.

기혈(氣血)이라는 용어는 매우 중의적이다. 기혈(氣血) 전체가 사실 기(氣)다. 이 기(氣)가 기(氣)와 혈(血)로 나뉜다. 분류된 후의 기(氣)는 신경, 근육의 트리거 포인트, 세포와 세포사이의 이동통로 등으로 이동한다. 혈(血)은 피(血)와 액(液)으로 나뉜다. 피는 혈관(동맥, 정맥, 모세혈관)으로 통하고 액은 림프관이나 호르몬과 기타 체액 등의 이동통로로 움직인다.

현대의학에서 4대 순환이라 하면, 동맥, 정맥, 신경, 림프를 말한다. 황제내경에서 말하는 유주는 이 4가지를 포함하고 넘어서는 이동에너지의 근원을 의미한다.

진맥을 하는 것도 혈관이 경락에 속함을 말해주는 증거다. 경락의 상태를 살피는 것이 진맥이기 때문이다. 대개는 손목의 동맥을 진맥하고 목의 동맥을 진맥하는 경우도 있다. 동맥은 큰 혈관이다. 동맥속의 움직임은 혈(血)이고 동맥바깥쪽에서의 진동은 기(氣)가 된다. 동맥은 혈맥이면서 기(氣)를 쉽게 느낄 수 있는 포인트가 된다.

사실 경락은 세분하면, 경맥과 낙맥으로 구분된다. 경맥은 세로로 움직이므로 상하이동을 하는 큰 도로이고 낙맥은 가로로 움직이므로 좌우이동을 하는 상대적으로 작은 도로이다. 경맥은 낙맥보다 깊은 곳에 있다. 대개 피부근처에 떠 있는 맥이 낙맥이다. 경맥이 굵다면 낙맥은 가늘다. 상병하치(上病下治)-하병상치(下病上治)의 논리는 경맥에 있고 좌병우치(左病右治)-우병좌치(右病左治)의 개념의 비결은 낙맥에 있다. 딸기즙을 빨대로 먹다가 딸기 씨가 빨대 밑 부분에서 막히면, 위에서 불어 뺄 수도 있고 밑에서 오히려 빨아들여 빼낼 수가 있다. 날계란을 이빨로 깨서 먹을 때, 오른쪽 끝을 톡톡 깨서 입으로 빨아 먹으면, 흰자와 노른자의 액체가 천천히 나온다. 그리고 다시 왼쪽의 끝마저 이빨로 톡톡 깨서 먹으면 정말로 순식간에 조그만 구멍으로 계란 안의 액체가 통째로 확 쏟아짐을 알 수 있다. 맥(脈)을 관(管)에 비교하면, 토목공학의 유체역학(流體力學) 이론과 동일하다.

대한민국 사람이면 누구나 발목이 삐었는데, 뼈에 이상이 없다면 정형외과에서 깁스를 하는 것보다 한의원에서 침 치료를 받는 것이 더 효과적이라는 사실을 알고 있다. 더 신기한 것은 다친 발목에 침을 찌르지 않고, 반대편 발과 혹은 손에 시술하면 환부를 자극하지 않고도 치료효과가 훨씬 더 좋아지는 것을 경험하게 된다. 경우에 따라서는 종아리에 침 한방을 꽂은 채 곧바로 걸을 수 있는 한방의 신비를 체험하기도 한다. 12 경맥의 혈자리는 대개 좌우 대칭인 짝수이고 12경맥은 결국 6경이며, 그 6경이 손과 발로 구분된 것이기에 신기할 것도 이상할 것도 없다. 좌우의 혈자리는 이름마저 같은 똑같고, 수태음폐경과 족태음비경이나 다 똑같은 태음경이기에 손 쪽의 태연(太淵穴)과 발쪽의 상구(商邱穴)는 형제와 같은 사이다. 특히 좌우는 유주의 순환력에 낙맥까지 힘을 보태니 속도와 힘의 세기가 클 수밖에 없다. 그래서 좌우를 "불이(不二)"라 칭한다. 둘처럼 보이지만 둘이 아니고 하나라는 뜻이다.

"퉁퉁 부어 통증이 극심한 환측 발목에 침이나 부항을 가하여 아픔을 가중시키기 보다는 반대편 건측 발목의 똑같은 지점에 치료를 하는 것은 매우 효율적이기도 하다. 이것을 황제내경에서는 무자법(繆刺法)이라 한다. 그러나 양방병원에서 아픈 왼쪽 다리 대신에 오른쪽 다리를 절단하는 어처구니없는 의료사고를 매스컴에서 많이 접한 사람들은 한의원에서 반대편만을 치료할 때, 똑같은 생각을 하고 의심한다. 그러니 어쩔 수 없이, 아픈 발목은 소극적으로 치료하고 주로 윗부분인 복숭아뼈 주위부터 종아리 쪽까지를,…. 환자에게 반대편도 치료한다고 설명한 뒤, 건측을 적극적으로 치료한다는…" 일선 한의사들의 고충은 경맥에 대한 확신과 현실과의 괴리를 말해준다.

  그러면 경락이란 개념이 한방에서는 어디에 쓰일까? 한방은 크게 침과 한약으로 나뉜다. 경락은 주로 침술에 밀접한 관련이 있다. 어떤 이들은 경락이 탕약에도 활용된다고 주장하기도 하고, 옛날 한의학 서적에도 약초를 설명할 때, 약성(藥性)이 "간(肝)으로 들어간다", "인경(引經)한다", "귀경(歸經)[2]한다"는 기록이 있지만, 장부배속 중 극히 몇 가지만 맞을 뿐, 대부분은 실증이 되지 않은 추측에 불과하다. 장부(臟腑)에 한약을 적용하는 것도 무리수인데, 경락 개념을 한약에까지 적용하는 것은 자칫 모순에 빠질 위험이 많다.

  경락은 침술에 국한되며, 아직도 미지의 세계다. 그렇다고 경락을 무작정 부정하기에는 침술의 놀라운 효과를 설명할 방법이 없다. 경락은 앞으로 연구를 많이 해서 밝혀내야할 분야임이 분명하다. 지금처럼 "모르고 치료되는 것"보다는 확실히 경락의 메커니즘을 과학적으로 알고 치료받는 것이 더 좋은 한의학의 길이다.

---

2) 한약 약성 이론의 하나. 한의학에서는 사람에게 한약을 쓰면 그것이 온 몸에 고루 작용하는 것이 아니라 선택적으로 작용하는 장부와 경맥이 있다고 보고 그것을 귀경이라고 하였다.

6. 12개의 경맥?

12개의 경맥은 잘 짜인 지하철 노선도와 같다. 문제는 검증이 안 되었다는 것이다. 맞는다는 검증도 틀리다는 검증도 제대로 이루어진 게 없다. 어쩌면 상상의 날개를 편 것일 수도 있다. 예수님이 죽었다가 사흘 만에 부활했다는 얘기를 2000년간 믿는 현실과 다를 바가 없다. 12개의 경맥은 앞으로 과학적 실험과 검증이 철저하게 진행되어야 할 부분이다.

그러나 인체를 하나의 유기체로 보고 서로 연결되어 기가 규칙적으로 순환하여 생명과 건강이 유지된다는 사상은 훌륭한 철학이고 깔끔한 논리임에 틀림없다. "12개의 경맥론"은 음과 양의 대립이 대강의 줄거리다. 결론은 음과 양이 서로 겨루다가 균형을 이룬다는 얘기다.

음(陰)으로 시작해서 양(陽)으로 이어지면서 음양이 반복되고, 몸통에서 시작하여 손으로 갔다가 손에서 다시 발로 가고 발에서 다시 유턴해서 몸에서 끝나는 시리즈는 마치 연속극 같기도 하고, 테니스 경기의 규칙 같기도 하다. 어떨 때에는 손이나 발쪽에서 환승이 이루어진다는 스토리텔링에서는 지하철 환승역의 플랫폼을 연상시키기도 한다. 옛날 사람들이 만든 단어의 뜻, 네이밍을 새롭게 살펴보는 일도 흥미로울 것이다.

1) 1세트

(1) 수태음폐경(手太陰肺經)의 네이밍

① 수(手)는 목적지: 손으로 향함, 최종 도착 플랫폼은 1번 손가락

② 태음(太陰): 태란 지극히 작음도 의미하고 지극히 큰 것도 의미함. 여기선 후자다. 태음은 하늘에서의 음의 기운과 땅속에서의 음의 기운이 100%인 상태를 말

한다. 즉 태양이 우리나라와 가장 멀리 떨어져 있을 시기이다. 그래서 음이 최고조로 오른 상태다. 태음은 음 기운의 크기가 (-3)을 의미한다. 그러나 땅의 기운은 장마로 축축하다. 즉, 땅속의 상태는 태음이고 땅위의 상태는 습토가 된다. 습토에서 '습'은 안개나 구름 같은 것이다. 안개나 구름은 조금 더 분열하면 화(火)가 되어서 사라져버린다. 그런데 그것이 응고하면 오히려 물방울이 된다. 이처럼 화(火)와 수(水)의 중간에 있는 것이 습의 모습이다.

태음경이란 본래 발에서 시작하여 손끝으로 올라가고 전체적으로 습토의 성질을 띠고 있는 도로(道路)이기에 수태음경 구간은 비록 폐(肺)가 금(金)과 조(燥)의 성질을 가지고 있다손 치더라도 폐의 부분 관리아래 습토의 전체적 주관은 비(脾)가 한다. 안개가 자욱하게 낀 도로자체(태음경)의 인프라가 습을 주관하나 수태음 구간에서는 폐가 건조함을 불어 넣어 전체적인 습한 분위기속에서도 나름의 습도를 낮추는 완화 조절을 한다. 여기에서 폐의 성질이 두드러지게 나타나지 않으며, 수태음경은 습(濕)이며 차가운 습(濕)이다.

③ 음(陰)은 방향성: 손을 머리 위로 올린 상태에서 가슴에서 시작하여 위로 향함(상행선 윗부분)
④ 폐(肺)는 소속과 관리 주체: 폐가 6장의 하나이므로 음과도 일치(臟은 음, 腑는 양), 이 구간은 폐가 적극 관리하며 제습기 역할을 하여 나름 습도 조절을 한다. 폐의 대변인은 코가 한다.

수태음폐경은 다기소혈(多氣少血)이라는 주장도 있다.

(2) 수양명대장경(手陽明大腸經)의 네이밍
① 수(手)는 출발지: 손으로 부터 시작함. 최초 출발 플랫폼은 2번째 손가락
② 양명(陽明): 해와 달이 합쳐서 밝을 명이 됨. 양명이란 양 기운의 크기가 (+2)인 상태

를 말한다. 땅속의 상태는 양명이다. 반면, 땅위의 상태는 바짝 마른 건조한 상태의 조금(燥金)이다. 본래 양명경은 손에서 시작하여 발로 내려가고 전체적으로 조금의 성질을 띠고 있는 수양명경은 양명경 도로의 일부분이고 양명경 도로전체를 대장(大腸)이 주관하며, 수양명경 구간도 대장이 관리한다. 양명경의 관리책임자는 대장(大腸)이고, 관리 부책임자는 위(胃)가 한다. 수양명구간은 결국 차가운 조가 된다.

③ 양(陽)은 방향성: 손을 머리 위로 올린 상태에서 손으로부터 아래로 향함(하행선 윗부분)

④ 대장(大腸)은 소속과 관리 주체: 대장(大腸)은 6부(腑)의 하나이므로 양(陽)과 일치, 이 구간은 대장(大腸)이 적극 관리하며 강력 건조기 역할을 한다. 대장은 소화된 음식물을 전도(傳道: 운반하고 수송하는 역할)하고 변화(變化: 독소를 제거하고 물을 흡수하고 유익한 물질로 만드는 역할)시킨다.

수양명대장경은 다기다혈(多氣多血)이라는 주장도 있다.

(3) 족양명위경(足陽明胃經)의 네이밍

① 족(足)은 목적지: 발로 향함. 최종 도착 플랫폼은 2번째 발가락

② 양명(陽明): 전체적으로 양명경이란 대장(大腸)이 주관하는 건조한 도로이나 족양명경 구간은 위(胃)가 관리하며, 습을 보충하며 심각하게 건조해지는 것을 조절해준다. 족양명 구간은 따뜻한 조가 된다.

③ 양(陽)은 방향성: 손을 머리위로 올린 상태에서 발 아래로 향함(하행선 아랫부분)

④ 위(胃): 위는 6부(腑) 중의 하나이므로 양(陽)에 일치, 위(胃)는 일종의 가습기 역할을 함

족양명위경은 다기다혈(多氣多血)이라는 주장도 있다.

(4) 족태음비경(足太陰脾經)의 네이밍

① 족(足)은 출발지: 손에서 시작함. 최초 출발 플랫폼은 1번 발가락임

② 태음(太陰)은 습토에 해당: 대음이라는 전체 도로는 전체적으로 습하고 관리 책임자는 비(脾)가 되고 부책임자가 폐(肺)임. 족태음경 구간은 따뜻한 습(濕)이다.
③ 음(陰)은 방향성: 위로 향함(상행선 중에서 아랫부분에 해당함, 윗부분은 폐가 담당)
④ 비(脾)는 소속: 비는 6장에 속하므로 음에 일치, 비는 안개 제조기 역할을 함. 비는 입으로 개규하며 대변인은 입술이다.

족태음비경은 다기소혈(多氣少血)이라는 주장도 있다.

2) 2세트

(1) 수소음심경(手少陰心經)의 네이밍

① 수(手)는 목적지: 손으로 향함. 최종 도착 플랫폼은 손가락 5지. 그러나 심경(心經)은 특이하게도 3갈래 길로 나뉜다. 첫 번째 길은 소장(小腸)으로 들어가고, 두 번째 길은 머리로 가서 눈 뒤에 있는 혈관 묶음 속으로 들어가고, 제일 큰 길은 폐로 들어가서 겨드랑이를 거쳐 새끼손가락으로 간다. 또한 소음경 자체가 신(腎)에서 시작하므로, 심은 소장, 폐, 신과 직접적 관계를 맺고 있는 셈이다.
② 소음(少陰)은 군화(君火)에 해당: 소음은 음(陰) 기운의 크기가 (-2)인 상태를 말한다. 소음은 땅속의 상태가 적은 음이라는 뜻이다. 반대로 땅위의 기운은 불덩이 같고 환하게 밝다.

본래 소음경이라는 도로는 전체적으로 뜨겁고 빛이 환하다. 소음경 전체 관리책임자는 심장(心)이고 부책임자는 신장(腎)이 된다. 수소음경 구간은 심장이 적극 관리한다. 군화(君火)란 보일러 속에 타오르는 불꽃처럼 빛과 열이 함께 존재한다.

③ 음(陰)은 방향성: 위로 향함(상행선 중 윗부분에 속함)
④ 심(心)은 소속: 심(心)은 6장(臟)에 속하므로 음에 일치. 심(心)은 아궁이(보일러실)에서

활활 타오르는 장작불과 이치가 유사하다. 심(心)은 혀를 통해 주로 바깥세상과 소통한다. 혀가 대표적인 심장의 대변인이다. 그러나 몸속의 아홉 개 구멍(9규: 九竅)이 모두 열을 밖으로 내보내는 굴뚝이기에, 심은 9규(九竅)와 밀접한 연관이 있다.

수소음심경은 소혈다기(少血多氣)라는 주장도 있다.

(2) 수태양소장경(手太陽小腸經)의 네이밍

① 수(手)는 출발지: 손으로 시작함. 최초 출발 플랫폼은 손가락 5지. 머리의 귀(耳) 쪽 부분으로 향한다.
② 태양(太陽)은 한수(寒水)에 해당: 태양은 양 기운의 크기가 (+3)인 상태를 말한다. 태양은 땅속은 매우 뜨거우나 반대로 땅위의 기운은 차가운 물(水)의 기운이다.

본래 태양경이라는 도로는 전체적으로 차갑고 춥다. 관리책임자는 방광이고 부책임자는 소장이 된다. 한수란 한랭을 의미한다.

③ 양(陽)은 방향성: 아래로 향함(하행선 중 윗부분에 속함)
④ 소장(小腸)은 소속: 소장은 6부(腑)에 속하므로 양(陽)에 일치. 소장은 본래 화의 기운이고 태양경이 너무 차가워지는 것을 화롯불 정도로 데워주는 역할을 한다. 소장은 음식물을 음기로 만들어 주는 역할을 한다. 즉, 소장(小腸)은 음식물(물: 物)의 형체를 부수어 흡수되기 부드러운 상태로 만들어 주는 역할(생화: 生化)을 한다.

수태양소장경은 다혈소기(多血少氣)라는 주장도 있다.

(3) 족태양방광경(足太陽膀胱經)의 네이밍

① 족(足)은 목적지: 발을 향해 출발함. 최종 종착 플랫폼은 발가락 5지. 주로 등 뒤

척추 쪽을 지나간다. 등 뒤에 있는 수혈(輸穴: 유혈이라고도 함)들은 일명 고지질 혈자리라 하여 5장 6부와 직접 연결되어 있어, 5장 6부의 이상과 병리(病理)를 알려주는 역할을 한다.

② 태양(太陽)은 한수(寒水)에 해당: 방광(膀胱)은 수액이 머무는 곳이고 수액은 온몸에 공급되어 신체를 습윤(濕潤)시킨다. 난로나 화롯불 주변에 약간의 물을 뿌리듯, 차가운 물로 난로불이 번지거나 주변을 태우지 않도록 화재를 예방하는 역할을 주로 한다. 체온조절을 하는 셈이다.

③ 양(陽)은 방향성: 아래로 향함(하행선 중 아랫부분에 속함)

④ 방광(膀胱)은 소속: 방광(膀胱)은 6부(腑)에 속하므로 양(陽)에 일치. 방광(膀胱)은 본래 수의 기운이고 태양경의 차가움을 유지시켜주는 역할을 한다. 방광(膀胱)은 진액(津液)을 저장하였다가 오줌으로 배출시킨다. 오줌 배출도 황제내경에서는 기화(氣化)라 칭한다.

족태양방광경(足太陽膀胱經)은 다혈소기(多血少氣)라는 주장도 있다.

(4) 족소음신경(足少陰腎經)의 네이밍

① 족(足)은 출발지: 발에서 시작함. 최초 출발 플랫폼은 발바닥 용천임. 주로 대퇴부 안쪽으로 해서 장부 깊은 곳을 통과한다.

② 소음(少陰)은 군화에 해당: 군화는 뜨거운 열과 빛이다. 신(腎)은 본래 물(水)의 기운인데, 소음경에서 심(心)이 과해 혹시 발생할 수 있는 화재를 예방하는 소방수 역할인 셈이다.

③ 음(陰)은 방향성: 위로 향함(상행선 중 아랫부분에 속함)

④ 신(腎)은 소속: 신(腎)은 6장(臟)에 속하므로 음에 일치. 신(腎)은 열을 내리고 기(氣)를 생성하는 역할을 한다. 신(腎)의 기화작용을 통해 방광(膀胱)의 물이 수증기가 되어 가슴 위로 올라가서 심(心)을 식혀주어 심(心)의 뜨거운 기운이 다시 신(腎)으로 내려와서 신(腎)을 데워주어 기화를 쉽게 하는 논리다. 신(腎)은 심

(心)이란 뜨거운 보일러의 불을 완화시키는 역할을 한다. 북구의 사우나에서 뜨겁게 불로 달궈진 빨간 돌 위에 물을 한바가지 훅 뿌려서 화상이 입지 않을 정도의 고온을 유지하는 역할을 신(腎)이 하는 것이다. 이때 수증기가 생기는 원리와 같은 이치다. 신의 대변인은 귀(耳)가 된다.

족소음신경은 소혈다기(少血多氣)라는 주장도 있다.

3) 3세트

(1) 수궐음심포경(手厥陰心包經)의 네이밍

① 수(手)는 목적지: 손으로 향함. 주로 가슴과 복부를 돌다가 겨드랑이를 거쳐 최종 도착 플랫폼은 손가락 3지가 된다.

② 궐음(厥陰)은 풍목(風木)에 해당: 궐음은 음 기운의 크기가 (-1)인 상태를 말한다. 생리적 상태의 풍(風)은 살랑살랑한 반면, 병리적 상태의 풍(風)은 강한 바람, 즉 딱딱한 증상들이 나타날 수 있다. 본래 궐음경이라는 도로는 전체적으로 저기압이다. 관리책임자는 간(肝)이고 부책임자는 심포(心包)가 된다. 풍목(風木)이란 바람, 저기압, 상승기류, 말랑말랑함, 유연함 등으로 이해되는 개념이다.

③ 음(陰)은 방향성: 위로 향함(상행선 중 윗부분에 속함)

④ 심포(心包)는 소속: 심포은 6장(臟)에 속하므로 음(陰)에 일치. 심포(心包)는 심장의 바깥막 즉 기혈(氣血)이 지나는 통로이며 낙맥(絡脈)이 연결되어 있고 심장을 보호하며 심장의 기능을 돕는 작용을 하는 장기(臟器)라는 주장이다. 심포는 간(肝)이 바람을 빼면서 압력을 낮추는 것을 열로 너무 압력이 떨어지지 않게 유지시켜주는 역할을 한다. 심포는 감정의 보물상자라고 주장하는 스토리텔링도 있다. 희노애락(喜怒哀樂)의 감정이 모두 심포에서 비롯된다는 이야기다. 심포는 장기가 아니며, 실질적 물체가 존재하는 것도 아니며, 단지 기능에 관한 설명에 불과하다.

수궐음심포경은 다혈소기(多血少氣)라는 주장도 있다.

(2) 수소양삼초경(手少陽三焦經)의 네이밍

① 수(手)는 출발지: 손에서 시작됨. 최초 출발 플랫폼은 손가락 4지가 된다.
② 소양(少陽)은 상화(相火)에 해당: 소양은 양 기운의 크기가 (+1)인 상태를 말한다. 소양상화는 고기압에서 발생한 열에너지라 볼 수 있다. 특히 상화는 방바닥 밑에 깔려 있는 난방파이프 속에 담긴 따뜻한 온수로 비유한다. 군화(君火)가 보일러 속에서 환하게 타오르는 불이라 하면, 상화는 군화로 데워진 열을 의미한다.

본래 소양경이라는 도로는 전체적으로 고기압이다. 관리책임자는 삼초(三焦)이고 부책임자는 담(膽)이 된다. 상화란 고기압에서 생기는 열에너지로 인해 상대습도가 떨어지면서 맑은 날씨가 형성된다.

③ 양(陽)은 방향성: 아래로 향함(하행선 중 윗부분에 속함)
④ 삼초는 소속: 삼초는 6부에 속하므로 양에 일치. 삼초는 인체의 수분대사를 관장하는 일종의 물길도 되며, 기의 주요 통로가 된다. 상초(上焦), 중초(中焦), 하초(下焦)를 통틀어 이르는 말이다. 상초는 가로막 위(심폐기관), 중초는 가로막과 배꼽 사이(소화기관) 하초는 배꼽 아래의 부위(신장, 생식기관)에 해당한다. 삼초는 데워진 물을 나르면서 고압력을 일으킨다. 삼초(三焦)는 수도(水道)이며 때론 이슬방울의 형태, 때로는 안개의 형태, 때로는 수증기의 형태로 움직이는 수분의 이동경로다. 삼초란 실질적 장기가 아니라, 사지를 제외한 몸통의 위치를 구분하기 위해 차용된 용어에 불과하다. 상중하로 구분된 것은 기의 막힘을 위치로 특정하기 용이하게 해준다.

수소양삼초경은 소혈다기(少血多氣)라는 주장도 있다.

(3) 족소양담경(足少陽膽經)의 네이밍

① 족(足)은 목적지: 발로 향함. 최종 도착 플랫폼은 발가락 4지가 된다.
② 소양(少陽)은 상화(相火)에 해당: 소양은 양 기운의 크기가 (+1)인 상태를 말한다. 소양상화는 고기압에서 발생한 열에너지라 볼 수 있다. 특히 상화는 방바닥 밑에 깔려 있는 난방파이프 속에 담긴 따뜻한 온수로 비유한다. 군화가 보일러 속에서 환하게 타오르는 불이라 하면, 상화는 군화로 데워진 열을 의미한다.

본래 소양경이라는 도로는 전체적으로 고기압이다. 관리책임자는 삼초이고 부책임자는 담이 된다. 상화란 고기압에서 생기는 열에너지로 인해 상대습도가 떨어지면서 맑은 날씨가 형성된다.

③ 양(陽)은 방향성: 아래로 향함(하행선 중 아랫부분에 속함)
④ 담(膽)은 소속: 담은 6부에 속하므로 양(陽)에 일치. 담경은 순행하는 경로가 가장 긴 경맥 중의 하나이다. 다리 외측으로 흐른다. 간(肝)과 표리(表裏) 관계에 있어 생리적으로나 병리적으로 서로 밀접한 관계가 있다. 간기(肝氣)가 약해지면 담기(膽氣)도 약해지며 간양(肝陽)이 왕성해지면 담화(膽火)도 왕성해진다. 주로 소화에 영향을 준다. 담은 삼초가 열로 상승시킨 고압을 약간씩 빼주는 작은 밸브역할을 한다. 담은 "추진력"이다. 즉, 한방에서는 담(膽)에서 부터 "결정(決定)하고 판단(判斷)하는 힘"이 나온다고 믿고 있다.

족소양담경은 소혈다기(少血多氣)라는 주장도 있다.

(4) 족궐음간경(足厥陰肝經)의 네이밍

① 족(足)은 출발지: 발에서부터 시작됨. 최초 출발 플랫폼은 발가락 1지가 된다.
② 궐음(厥陰)은 풍목(風木)에 해당: 궐음은 음(陰)기운의 크기가 (-1)인 상태를 말한다.

생리적 상태의 풍은 말랑말랑한 반면, 병리적 상태의 풍은 강한 바람 즉 딱딱한 증상들이 나타날 수 있다.

본래 궐음경이라는 도로는 전체적으로 저기압이다. 관리책임자는 간(肝)이고 부책임자는 심포(心包)가 된다. 풍목이란 바람, 저기압, 상승기류, 말랑말랑함, 유연함 등으로 이해되는 개념이다.
③ 양(陽)은 방향성: 아래로 향함(상행선 중 아랫부분에 속함)
④ 간(肝)은 소속: 간은 6장에 속하므로 음에 일치. 간경은 12유주의 마지막 경로다. 간은 바람을 일으킨다. 압력은 온도와도 영향이 있다. 온도가 높아지면서 고기압이 되려 할 때 바람을 빼 줌으로써 기압을 낮춰 준다. 간은 주로 팽팽한 고무풍선에서 약간의 바람을 빼주어 안정된 압력 상태로 만들어 주는 큰 밸브 역할을 한다. 간의 대변인은 눈(目)이 된다.

족궐음간경은 다혈소기(多血少氣)라는 주장도 있다.

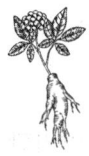

12경맥의 음양조화란?

- 태음경(-3)과 양명경(+2)으로 이루어지는 1세트는 음이 승리한다(-1).
- 소음경(-2)과 태양경(+3)으로 이루어지는 2세트는 양이 승리한다(+1).
- 궐음경(-1)과 소양경(+1)으로 이루어지는 3세트는 무승부다(0).

결국 3세트 종합결과는 무승부다. 즉, 음양의 균형이 된다는 것이 한방의 주장이다. 몸속의 음양(陰陽)균형을 유지하기 위해 기(氣)는 12경락을 쉴 새 없이, 계속 반복하여 돌고 있는 것이라는 이야기다.

7. 침을 맞으면 기가 더해지나? 기가 빠지나?

침을 맞으면 기(氣)가 빠지므로 기운을 보충해가면서 3일에 한 번씩 맞아야 한다는 속설이 있다. 침 치료 이후 기운이 빠지는 느낌이 드는 사람도 실제로 있다. 그러나 실제로 기운이 빠지거나 몸에 해가 오지는 않으니 너무 걱정하지 않아도 좋다고 한의원 원장들은 설명한다. 사실, 침을 매일 맞아도 아무 이상 없는 노인들도 많다.

허준이라는 드라마를 보면, 허준이 의녀들을 교육시키면서 토론하는 장면이 나온다. 의학 지식이 풍부한 의녀 하나가 고전을 인용하면서 모든 침은 기(氣)를 빼게 한다고 주장한다. 이에 허준은 침이란 기(氣)를 빼기도 하고 더해 주기도 하는 데, 토론이 길어질 수 있으니, 다음에 하자고 한다.

너무 배가 고픈 상태나 너무 배부른 상태에서 침을 맞지 않는 게 좋다고 한다. 물론 음주 후에 침을 맞는 것은 금기로 되어 있다. 침이란 환자의 질병을 유발하는 기운을 조절하여 고통을 완화시키는 작용을 하는 데, 식사라는 변수가 기운의 변화를 방해할 수 있기 때문이다.

흔하지 않지만, 침 치료 시 아픔은 신경수축을 일으키면서 전신에 긴장을 야기한다. 그 긴장의 세기에 따라서 급성 뇌빈혈이 생기면서 침을 맞다가 졸도하는 현상이 발생한다. 이런 현상을 '훈침'이라고 한다. 훈침 현상은 신체가 허약해서 발생할 수도 있고, 침에 대한 공포증이 주된 원인이 된다. 극도로 수면이 부족하거나, 공복, 당뇨 환자, 불편한 자세로 침 맞는 것이 원인이 될 수 있다. 또한, 침의 숫자를 너무 많이 자입 했을 때에도 발생할 수 있다.

시술 도중 훈침이 일어나면 침을 빼고 다리를 올려 머리로 혈액순환이 잘 되게 한 이후, 30분 정도 침상에서 안정을 취하고 따뜻한 물을 마시면 증상이 사라진다. 증세가 심하면 구급혈자리인 인중을 자극하고 기도확보 등의 응급처치를 시행할 수 있다.

그러나 훈침은 일상에서 거의 발생하지 않는다.

보통의 경우, 침에 의해 좋은 기(正氣)가 빠지는 것은 아니고, 나쁜 기(邪氣)만 빠져 건강해지는 것이고 간혹 좋은 기(正氣)가 부족할 때에는 좋은 기를 다시 불어 넣어 정상으로 회복시키므로 침은 나쁜 기(邪氣)를 뺄 수 있고 좋은 기(正氣)를 불어 넣을 수도 있다.

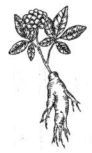
보사법(補瀉法)이란?

황제내경에서는 원칙적으로 침은 보(補)도 되고 사(瀉)도 된다고 말한다. 즉, 기를 불어넣기도 하고 기를 빼기도 한다는 것이다. 그러나 황제내경 대부분의 글에는 통증치료에 있어 침이란 기를 빼는 것이라 표현하고 있다. 기(氣)가 제대로 원활하게 통하지 않으면, 인체는 그것을 통증으로 느낀다(不通則痛). 통하지 않은 것은 뚫어야하기에 대부분의 침은 사(瀉)가 된다는 주장이다.

하수관이 막혔다면, 막힌 곳에 구멍을 뚫으면, 가스와 물이 왈칵 쏟아지면서 통하게 된다. 그리고 뚫었던 구멍만 메꿔주면 문제는 해결된다. 침도 마찬가지다. 침으로 구멍을 뚫고 막혔던 기와 혈이 빠져 나오면 통하게 되고, 침을 빼고 나면 자연스럽게 구멍은 저절로 메꾸어진다. 그러므로 통증치료에 있어, 침의 주된 효과는 사(瀉)가 맞다.

또한, 점자출혈은 막힌 기를 뻥 뚫어준다. 부항으로 피를 뽑는 사혈은 피부와 기육에 뭉쳐있어 위기(피부 바로 밑에 흐르는 수위역할)와 영기(기육 밑에 있는 본부 역할) 사이의 통로를 막고 있는 어혈을 뽑아 준다. 이를 보(補)라 하진 않는다. 분명 사(瀉)인 것이다. 오늘날 대부분의 통증 치료의 침은 사(瀉)가 일반적이다.

황제내경에서는 왜 원칙은 보사(補瀉)라 했을까? 음양의 균형 때문이다. 음이 많으면 음을 빼고 양이 많으면 양을 빼주면 균형이 맞추어진다. 문제는 음도 절대량이 적고 양도 절대량이 적은 상태에서, 상대적으로 음이 많다고 음을 빼주면 되겠냐는 것이다. 허약한 사람은 침을 맞고 기가 빠져 한참을 누워 있다가 일어서는 경우도 있고, 어지럽고 입이 바짝 마르고 며칠을 몸살을 앓는 사람도 있다. 이럴 때에는 양을 보충하여 음양의 조화를 이루어야 한다는 논리다.

황제내경에서 말하는 보법(補法)은 간단하다. 침을 찌를 때 천천히 하고 침을 뺄 때에는 빨리 빼라는 것이다. 황제내경에서 말하는 사법(寫法)도 매우 간단하다. 침을 찌를 때 빨리 하고 침을 뺄 때에는 매우 천천히 빼라는 것이다.

이후에 시계방향이나 반대방향으로 돌린다든가(염전보사: 捻轉補瀉), 유주방향으로 혹은 반대방향으로 비스듬히 사자(斜刺)한다는 식으로 발전해 나오고 있다.

또한 호흡보사법(呼吸補瀉法)이라는 것도 있다. 그 개념은 간단하다. 숨을 내쉴 때에 배(복부)는 쏙 들어간다. 이 때 침을 넣는 것은 누르는 것이 배의 모양과 같다(順行)하여 보법(補法)이라 한다. 반대로 숨을 들이 쉴 때에는 배(복부)가 불룩 나온다. 이 때 침을 넣는 것은 불룩 나오는 피부와 반대방향(逆行)의 개념이기에 사법(寫法)이라 한다.

최근에는 자율신경 중 부교감신경을 안정시키는 것이 통증환자의 침 효과를 높인다는 연구결과에 따라 자율신경관점의 호흡보사법(呼吸補瀉法)까지 나왔다. 환자가 숨을 내쉴 때 침을 자입하고 내쉴 때 뽑는 것이 부교감신경을 최대 자극하는 것이고, 환자가 숨을 내쉴 때 침을 자입하고 들이쉴 때 빼는 것이 부교감신경을 자극하고 교감신경의 힘까지 빼어 진통효과를 극대화시킨다는 것이다. 숨을 내쉴 때 부교감신경이 작용을 하고 숨을 들이쉴 때 교감신경이 작용을 하는데, 숨을 천천히 내쉴 때 침을 찌른다는 것은 부교감신경이 작용할 때 자입한다는 개념으로 최대한 몸을 더 긴장시키지 않는다는 논리체계. 보사의 개념을 떠나서 환자에게 호흡을 지시하고 이에 맞춰서 침을 놓을 때, 환자는 억지로라도 규칙적인 심호흡을 통해 자율신경을 안정시키게 되고, 호흡의 리듬이라는 매개체를 통해 환자와 의사의 교감이 이루어져 진통효과가 극대화된다는 주장이다.

영수보사법이란 경맥의 유주 방향과 같으면 보법(순행)이고 반대방향이면 사법(역행)이라 하여, 침을 원하는 방향에 맞춰 비스듬히 자입하는 것을 말한다. 그러나 오수혈은 모두 구심성이므로 주슬방향이면 보법이고 주슬반대방향이면 사법이 된다.

사암침에서는 오행을 일상생활에 접목시킨다는 논리체계다. 대한민국에만 있는 침법이 사암침법이다. 사명대사의 제자 사암도인이 창안한 사암침법이다. 사암도인은 사상의학의 이제마와 함께 조선 2대 명의로 인정받는 인물이며 스님이라는 것 이외에는 알려진 게 별로 없다. 사암침법이란 독특한 침술을 창안한 전대미문의 의학자(醫學者)이지만 행적은 물론, 본명(황연학이라는 주장[3]도 있음), 태어나고 생을 마감한 기록조차 남아있지 않다. 치료 경험의 사례가 손에서 손으로 전해 내려와 '침구요결'이라는 책 한권이 남아 있을 뿐이다.

사암침에는 상생(相生)은 보(補)하고 상극(相剋)은 사(瀉)한다는 대원칙이 있다. 6장(臟)은 6장(臟)끼리 6부(腑)는 6부(腑)끼리 구분하여 생각한다. 사암침에서는 보법을 정격이라 칭하고 사법을 승격이라 칭한다. 자모보사법(子母補瀉法)은 장부나 경락 질병에서 허실(虛實)에 따라 오행배속상 모(母)에 해당하는 장부를 보(補)해주거나, 혹은 자(子)에 해당하는 장부를 사(瀉)하는 보사법(補瀉法)을 말한다. 다시 말해 보(補)할 때에는 모혈(母穴)을 사용하고 사할 때에는 자혈(子穴)을 사용한다. 예를 들어 간경(肝經: 木)일 경우, 오수혈은 대돈(木), 행간(火), 태충(土), 중봉(金), 곡천(水)이다. 간경 자체가 목(木)이기에 엄마혈(母穴: 水生木)은 수혈(水穴)이 된다. 간경이 허(虛)할 때에는 수혈(水穴)인 곡천을 보(補)한다. 반대로 간경이 실(實)하여 얼굴이 벌겋고 눈이 충혈되어 간양상항이 일어난다면, 간경(木)의 자식혈(子穴: 木生火)은 화혈(火穴)이 된다. 간경이 실하면, 화혈(火穴)인 행간을 사(瀉)하면 된다. 오행에서 모(母)는 보(補)하고 자(子)는 사(瀉)한다는 것이 대원칙이다. 1개의 단수(單數) 경(經)에서만 생각할 때에는 모보자사이지만, 2개 이상의 복수(複數) 경(經)에서 생각할 때에는 관(官: 상극)의 개념이 더 들어 간다.

복수(複數) 경(經)에서의 정격은 엄밀히 말하면, 모보관사(母補官瀉)다. 승격은 관보자사(官補子瀉)다. 모보관사란 모를 보하고 관을 사한다는 뜻이다. 관보자사란 관을 보하고 자를 사한다. 예를 들어 간경을 정격으로 치료한다고 한다면, 간경이 목이므로 모는 수(수생목)가 되고 자는 화(목생화)가 된다. 그래서 간경의 모혈은 곡천이다. 간경의 모경은 신경이 된다. 신경의 진오행혈은 음곡이 된다. 그러므로 음곡하고 곡천을 보

---

[3] 1973년 조증강 논문.

하면 된다. 간경자체의 관혈(금극목: 金剋木)은 중봉(금혈)이 되고 간경에서 관경에 해당하는 것은 폐경이며 폐경의 진오행혈은 경거가 된다. 그러므로 중봉과 경거를 사하면 된다. 결론적으로 간이 허하여 간경을 보할 때에는 음곡과 곡천을 보(母補)하고 중봉과 경거를 사(官寫)하면 된다. 반대로 간이 실하여 간경을 사할 때에는 중봉과 경거를 보(官補)하고 소부(간경의 자경은 심경이고 심경의 진오행혈은 소부)와 행간(간경내의 진오행혈은 대돈이고 대돈의 자혈은 화혈인 행간이 됨)을 사(子寫)하면 된다.

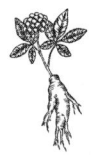

총통침법이란?

바쁘게 돌아가는 임상 상황에서 사암침법은 적용하기에 제약사항이 너무 많다. 그래서 총통침법이란 사암침법의 복잡성을 단순하게 풀어 간단한 치료에 응용하는 것을 말한다. 보사법보다는 선혈과 취혈을 더 중요시 한다. 수태음폐경은 폐이므로 금(金)경이다. 오수혈은 소상(목)-어제(화)-태연(토)-경거(금)-척택(수)이다. 경거혈은 금(金)이므로 수태음폐경이 금경이므로 폐경의 대표혈이다. 폐경에 문제가 있으며 가만히 있어도 아플 경우에는 화혈을 사용한다. 그러므로 어제에 자침한다는 논리다. 통증의 빈발 부위와 경맥을 비교하여, 일단 가장 문제가 있는 6장6부에 배속된 경을 선택한 뒤, 그 경내에서 해당 혈자리를 선택한다. 움직일 때만 아프면 목혈을, 가만히 있어도 아플 경우에는 화혈을, 몸이 무겁고 찌뿌둥하면 토혈을, 피부에 감각 이상이나 찌릿찌릿 하고 내살 같지가 않다면, 금혈을, 아침에 일어날 때 무릎이 안 펴지고 손가락이 뻣뻣한가, 움직이면 조금 나아진다면, 수혈을 자침한다는 논리체계다.

또한, 내상병일 때에도 선풍기나 에어컨 바람을 싫어하는 한증이면 화혈을, 조습의 문제가 있을 때에는 토혈을, 가래나 역류성 식도염과 같은 담음의 경우에는 금혈을, 어혈에는 목혈을 자음강화, 허열, 갱년기, 원기부족 미열과 오한에는 수혈을 사용한다.

본래 통증환자에게는 6부에 해당하는 경의 진오행혈에 단침요법이 원칙이다. 즉 침을 단 1개만 놓는다는 것이다. 6부의 진오행혈은 담(목경)의 경우, 임읍(목혈)이 되며 몸 전체의 경근소통방이 된다. 염증이 동반된 통증에는 소장(화경)의 진오행혈인 양곡(화혈)이 된다. 사실, 통증치료에서 가장 많이 쓰는 혈자리는 이 2개다. 만일 환자에게 침 1개만을 놓는다고 가정했을 때, 불만이 대단할 것이다. 그래서 6장에도 침을 놓아 몸의 밸런스를 찾아 준다. 또한, 아시혈에도 자침하여 표증관리도 한다.

　진오행혈이란 6장을 말하는 음경에서는 폐경이 금경(金經)이고 금경 중의 금에 해당하는 오수혈자리는 경거다. 그래서 경거를 폐의 대표혈이며 진오행혈이라 한다. 몸전체의 습도 조절을 하게 된다. 심경은 화경이기에 화혈인 소부가 진오행혈이 되어 혈맥과 한열을 조절한다.

　그러나 이런 방법으로도 환자가 치료가 되지 않을 경우에는 결국 사암침법의 보사법으로 해결방법을 찾고 있어 총통침법의 심화는 사암침법과 대동소이해 진다. 물론 총통침법의 경우, 취혈에 대한 연구를 많이 하여 침을 자입하기 전에 시술자의 반대편 손가락으로 혈자리 주위를 여러 번 살살 문지르면서, 혈관과 신경을 건드리지 않고, 정확하게 자침하는 방법론을 많이 소개하고 있는 점은 의의가 크다고 말할 수 있다.

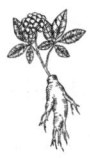

기혈의 많고 적음은?

　기혈의 많고 적음은 정확한 것이 아니라는 것이 중론이다. 각경(各經)의 기혈다소(血氣多少)의 개략적인 상황(槪況)을 이해하기 쉽게 설명한 것으로 침으로 자극했을 때, 침하(鍼下)의 후기(候氣)와 출혈여부(出血與否)에 참고할 만한 의의가 있을 뿐이다. 다시 말해, 다혈경(多血經)은 피가 나오기가 쉽다는 얘기다. 그리고 시대를 거쳐 오면서 약간씩 지칭하는 경(經)이 차이가 있다.

　계현자(啟玄子)의 주석에서 "혈기의 다소는 자연계의 상수(常數)이므로 침을 놓는 방법은 항상 많은 것을 사(瀉)하는 것이다." 즉, 태음경에 침을 놓는다는 것은 기(氣)를 사하는 일이다.

　십이경맥은 혈기(血氣)를 운행하고 각 경(經)의 혈기(血氣)의 분포는 다(多)와 소(少)가 있다. 혈다(血多)한 곳은 출혈(出血)이 적의(適宜: 알맞고 마땅함) 하고 기다(氣多)한 곳은 출기(出氣)가 적의(適宜: 알맞고 마땅함)하며 혈기(血氣)가 소(少)하면 출혈(出血), 출기(出氣)는 마땅하지 않다.

황제내경에 설명하기를 "양명경에 침을 놓는 것은 혈과 기를 모두 빼는 것이고, 태양경에 침을 놓는 것은 혈을 빼는 것이다."

허임선생의 침구경험방에서 정리한 기혈의 다소는 다음과 같다.

"양명경은 기도 많고 혈도 많다.
기가 많고 혈이 적은 경맥은 태음경, 소음경, 소양경이다.
혈이 많고 기가 적은 경맥은 태양경, 궐음경이다."

혈위(穴位)의 유래를 결합하면 족삼양경(足三陽經)의 삼리(三里), 내정(內庭), 충양(衝陽) 등의 혈(穴)은 다혈다기(多血多氣)로 설명될 수 있고 음릉천(陽陵泉) 등의 혈(穴)은 소혈다기(少血多氣)로 설명될 수 있으며 위중(委中) 등의 혈(穴)은 다혈소기(多血少氣)로 설명될 수 있다. 족삼음경(足三陰經)의 삼음교(三陰交), 혈해(血海), 태충(太衝), 행간(行間) 등의 혈(穴)은 또한 다혈소기(多血少氣)라 할 수 있고 복유(復溜), 태계(太谿) 등의 혈(穴)은 소혈다기(少血多氣)라 할 수 있다.

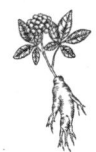

12 경혈 유주는 주(肘: 팔꿈치)와 슬(膝: 무릎)까지만 일방통행이다.

기(氣)는 늘 흐른다. 외부로 부터 들어오는 기(氣)인 경기는 유주와는 반대방향으로 손발 끝에서 장부를 향해 몸속 방향으로 들어 갈 수 있다. 입출입이 비교적 자유로운 위기의 경우, 바깥쪽으로부터 들어 온 외부의 기(氣)가 사지말단에서 주슬방향으로 흐르는 것(구심성)을 볼 수 있다.

예를 들어 오수혈의 흐름을 보면, 음경은 유주와 동일한 방향이나 양경은 유주와 정반대 방향이 된다. 본질적으로 기(氣)는 왕래의 개념이며 왕래의 방법론에 대해서는 낙맥과 사지말단의 연락관계는 미시적 흐름의 관점이고 유주의 흐름은 거시적 관점이므로 12경맥의 대로(큰 도로)인 일방통행로는 주슬까지이고 주슬부터 사지말단은 양방통행의 소로(작은 도로)이되, 주슬로 부터 사지말단을 향한 도로는 여러 갈래의 극히 작은 오솔길로 흩뿌려지듯 맥외로 나가는 양상이라면, 사지말단에서 주슬 쪽으로 향하는 길은 정, 형, 수, 경, 합의 형태로 샘물이 조금씩 조금씩 모여 세력을 형성하는 양상을 갖추고 있다. 그것을 오수혈이라 하고 오수혈은 12경락의 유주와는 별도로 통증분야에서는 오수혈의 흐름방향을 독립적으로 다루어야 하는 중요한 개념이 된다.

이런 논리로 귀결하는 것은, 두 가지 견해가 존재하기 때문이다. 사실, 황제내경을 읽는 사람들은 누구나 다음과 같은 의문을 갖는다.

"황제내경을 보면, 수태음폐경에서 시작하여 족궐음간경으로 끝난다는 '12경맥의 유주'는 순서와 방향이 설명되어 있다. 이것은 증명이 된 것일까? 왜냐하면, 오수혈은 모두 구심성(바깥에서 몸의 중심을 향함)인데, 수음경과 족양경의 오수혈은 경맥의 순행순서와 반대로 가는 이유가 이해가 안 되기 때문이다."

첫 번째는 황제내경이전의 저작을 보면 오수혈과 경락의 유주방향이 분명히 다르다. 그 후 세월이 흐르면서 최초 설정된 흐름방향의 진위가 불분명해졌고 최근에는 세세한 흐름에 크게 가치를 두고 있지 않는 분위기다. 그렇다고 버려야할 정도로 확실한 반증이 있는 것도 아니다. 향후 실증적인 방법으로 수정하고 개선하면 된다는 주장이 있다. 즉, 12경맥의 유주는 절대적 지식이 아니라, 계속 수정되고 보완해야 하는 대상이라는 것이다.

두 번째는 기는 본래 영기와 위기로 구분되는데, 오수혈은 맥외의 위기가 맥내의 경맥으로 합쳐지는 경로다. 그러므로 오수혈은 원칙적으로 경맥이 관통하는 곳은 아니라는 주장이다. 즉, 12경맥은 주슬(肘膝: 팔꿈치와 무릎)까지만 말한다는 것이다. 따라서 황제내경의 내용들은 오수혈 이론과는 상충되며, 현대의학에서 말하는 장부개념과는 상당히 동떨어진 내용들이 많다.

지금까지의 논의 과정을 종합하면, 오수혈은 전제조건이 구심방향이다. 12경맥 유주와는 별도로 움직인다. 왜냐하면 12경맥의 유주에서 발쪽의 음경은 구심방향성을 갖고 발쪽의 양경은 원심방향성을 갖으며, 손쪽의 음경은 원심방향성을 갖고 손쪽의 양경은 구심방향성을 갖기 때문이다. 오수혈에 대한 자극은 12경맥의 유주를 따라 움직이지 않고 즉각 구심성으로 독자적으로 빠르게 전달된다는 주장이다.

8. 한의원에서는 왜 진단에 관해 이야기를 해주지 않을까?

　서양의학에서는 변병을 중요시하고 한의학에서는 변증을 더 중요하게 생각한다. 변병은 치료의 핵심에서 병명을 밝히고자 한다. 변병에 중점을 둔다는 것은 병명이 같다면, 어떤 환자이든 치료법이 같다(同病同治)는 뜻이다. 동양의학에서의 변증이란 환자의 여러 가지 증상들을 조합하고 살피어 치료의 방향을 정하는 것을 말한다. 변증 목표에 맞으면 병명에 관계없이 치료할 수 있다. 한방에서는 변증목표만 맞으면 감기에 쓰는 약을 암에도 사용할 수 있고 암에 쓰는 약을 감기에도 사용할 수 있다. 그렇다고 한의학이 병리적 관점을 무시한다는 것은 아니고 상대적으로 변병보다는 변증에 초점을 더 맞춘다는 뜻이다. 변증에 주로 의존한다는 것은 치료에 있어서 개개 환자의 장부상태 및 환자마다의 장부특성을 핵심으로 본다는 것이다. 그래서 동병이치(同病異治), 이병동치(異病同治)라는 말이 성립할 수 있다.

　양방에서는 외상없이 왼쪽 갈비뼈나 그 아래에 통증이 발생하여도 X-ray나 CT 촬영, MRI 등을 검사한다. 그리고 늑간 신경통이라 진단하여 약물치료와 주사치료를 한 달 정도 해준다. 그러면 통증은 사라진다. 그러다 6개월 뒤에 또 다시 재발하여 처음 겪었던 과정을 되풀이 한다. 한방에서는 같은 증상을 왼쪽 갈비뼈 쪽은 장내 가스가 차있어 생긴 것이 원인이라 변증하여 조위승기탕이나 가스가 제거되는 소화제 중 하나를 처방한다. 양방은 1개월에 100만 원 이상의 비용이 발생하고 심지어 재발이 빈번하다. 한방은 단 3일에 해결되며, 비용은 1만 6천 원이 전부다.

　변증이란 현재 나타나고 있는 증상들을 한의학적인 기본이론을 통하여 이해하고 또한 병의 특이성을 나타내는 증상들을 종합적으로 파악하여 얻게 되는 진단이면서, 치료방향도 지시하는 결과이다. 변증은 질병의 한열, 조습, 허실, 장부, 기혈 등의 병변의 성질과 부위를 밝히는 것을 포함한다. "증"이란 질병의 진행 과정 중 한 시기에 나타나는 증상의 조합이다. 각종 증상들을 유형별로 분별하여 판단한다. 영어로는 "Pattern Diagnosis" 라 한다. 일종의 유형학인 "Symptom Typology" 인 셈이다. 동류항으로 묶는다는 것은 질병이 표출된 부위로부터 시작하여 병의 근원이 되는 뿌리를 찾는 과정을 알려 주는 훌륭한 방법론이 된다.

변증의 기술방법은 예를 들면 문진으로 '간신음허', 설진으로 '설홍', 맥진으로는 '맥침세' 촉진으로는 '흉협고만' 등으로 기술한다. 한의사는 '간신음허', '설홍', '맥침세' '흉협고만' 등을 모두 환자에게 고지하여 한다. 혀를 내밀라 해놓고 백태와 이빨자국(부은 혀의 모습: 몸의 부종)을 보고 소화기에서 수분의 흡수가 안 되어 습이 생긴 상태라는 것을 알아채고서도 아무 말도 하지 않으면, 환자는 "왜 혀를 볼까?"하고 의문을 갖게 된다. 진단이 틀리는 것보다 한의사의 소견을 환자에게 얘기 안하는 것이 더 큰 잘못이다. 한의사가 자기가 진단한 내용을 환자에게 알려주지 않는다면, 환자는 여러 가지 생각을 하게 된다. "진단을 제대로 한 거야?" "진단을 치료에 응용이나 하나?" "아무것도 모르는 거 아냐?"… 한의사가 환자에게 진단내용을 알려준다면, 호기심이나 의심이 많은 환자는 반드시 그 용어가 무엇이냐고 물어 본다. 이것을 두려워하면 안 된다. 아는 한도 내에서 대답과 설명을 해주면 된다. 이 과정이 매우 중요한 대목이다. 질문과 대답을 반복하다 보면 더 쉬운 용어를 찾게 되고, 환자에게 어떻게 설명해야 이해를 올바르게 시킬 수 있을까에 대한 고민이 생긴다. 그렇게 되어야, 한의사가 황제내경의 기백처럼 원리원칙과 이론으로 무장하고 성장하는 원동력이 되기 때문이다. 환자와의 소통 없이 올바른 치료가 되기는 어렵다고 본다.

한의학을 한의사만 공부하고 알기에는 너무 아깝다고 생각한다. 대중 속에 스며들기도 하고 지식인들의 고관여를 이끌어 내야 한다. 농사짓는 사람도 한의학을 알아야 하고, 언어학 하는 사람도 공부해야 하고 공학 전공자도 한의학을 공부해야 한다. 지식의 공유가 중요하다. 다학제적 관심을 유도하고 비판이 가해지고 개선이 있어야 발전한다. 옛날에는 한학을 공부하던 사람들이 의학서를 많이 정리를 해 두기도 했던 것처럼 한의사들 스스로가 소통의 장으로 나와야 한다. 거대담론을 소수의 사람들이 이끌기에는 역부족이고 불통만 초래한다.

어깨가 아프다면 정형외과에서는 "유착성관절낭염"이라고 환자에게 알려준다. "유착성관절낭염"이라면 환자는 그 용어를 모른다. 환자가 그게 뭐냐고 물으면, 자세히 설명해 주고 일명 "오십견"이라고 풀어서 말해 준다. 어깨가 아파서 한의원에 오면, 한의사도 똑같이 "맥부", "풍한습", "담음", "기혈응체" 이런 식으로 진단내용을 그대로 알려주면 된다. 질문이 들어오면 자세히 설명해주고 일명 "오십견"이라고 풀어 설명해주면 된다. 사실 오십견은 한의원에 더 어울리는 용어일 수 있다.

변증시치의 방법론은 세 가지가 있다. 첫째, 현재의 증상(現症)을 보고 증상의 음양을 조화롭게 하는 것이다. 둘째, 환자의 기본적인 체질과 평소 증상(素症)을 보고 체질의 음양을 조화롭게 하는 것이다. 셋째, 병리적인 원인을 살펴보고 그 독소를 제거하는 것이다. 첫 번째와 두 번째는 매우 한의학적인 접근이며 음과 양 중에서 부족한 부분(虛)을 채우거나 기우는 부분을 채워서(補) 균형을 이루게 하는 방법론이다. 세 번째는 실증이라는 확신을 갖고 실증만을 표적으로 하여, 독소(實)를 찾아 체내에서 중화 내지는 녹이거나 체외로 배출(瀉: 땀, 소변, 대변, 증발)시키는 방법론이다.

문제의 핵심은 허증이냐 실증이냐를 먼저 판별하는 것이다. 대개는 허증이면 채우고 보충해 주는 것이고, 실증이면 그 독소를 없애주는 것이다. 허증은 기, 혈, 양, 음에 관한 4가지 허증이 있다. 사람의 몸은 섭취한 영양소와 산소를 이용하여 화학적 연소를 통한 에너지생성과 외부의 공격으로부터 방어하기 위해 움직이며, 아프다는 것은 몸의 균형이 무너진 것이고 몸의 균형의 근본이 기·혈·양·음 이기에 기혈양음에 대한 올바른 이해가 있어야 균형의 기준점을 세울 수 있다.

실증에는 기혈(氣血)이 울결(鬱結)된 것, 수음(水飮), 담음(痰飮), 식적(食積), 충적(蟲積), 징가(癥瘕), 적취(積聚) 등이 있다. 일반적으로 변비나 열이 있으면 실증으로 보고, 설사나 땀을 많이 흘리면 허증으로 본다. 실증에 대표적인 약이 '오적산'이다. 몸에 열이 나고 땀은 없으면서 머리와 온 몸이 아프며 소화불량에 효과가 있는 약이다. 그러나 오적산에 들어 있는 마황, 창출이 땀을 배출시키고 복령이 소화기관의 수분을 오줌으로 배출시켜 사실상 몸을 건조하게 만들기에 평소 변비라든가 생리량이 적은 사람에게는 부작용이 발생할 수 있다.

즉, 오적산은 습기에 손상되어 열이 나는 사람을 치료하는 약인 셈이다. 열이 나는데 물을 확 부어서 끄지 않고 오히려 물을 빼서 열을 끄는 논리다. 병의 근원이 한랭과 습기라고 보기 때문이다. 한의학에서는 물이 오히려 열을 발생 시킬 수 있다고 본다. 마치 물분자를 진동시켜 분자 운동에서 열을 발생시켜서 식품을 가열하는 전자레인지의 원리와 같다.

실증에는 '통경탕'도 많이 사용된다. 기체혈어(氣滯血瘀)로 현운(眩暈: 현훈이라고도 발음함)이 있고 가슴이 울렁거리면서 아랫배가 그득하고 변이 굳으며 월경이 없어지는 데 쓴다. 오적산과 비교하면 대황으로 대변적체를 뚫어서 사(瀉)하고 오히려 사물탕 계열로 물과 혈을 보충하여 수분을 유지시키며, 홍화와 소목으로 어혈을 제거하고 후박으로 기를 뚫어 주는 역할을 한다. "오적산'과 대척점에 있는 처방이 된다.

동네 한의원 수준에서 실증과 허증을 명확히 판별하는 것은 쉽지 않다. 왜냐하면, 실증과 허증이 매우 상대적 개념이기 때문이다. 그런데 실증은 발병 1달 이내이고 허증은 발병 후 1달을 초과한 구병(久病)일 경우로 간주하면 크게 어긋나지 않는다. 동네 한의원에 근무하는 모든 한의사가 허준이나 허임일 수는 없다. 크게 벗어나지 않고 여러 번 시도를 통해 방향을 제대로 잡으면 길을 잃지 않는다.

위에 언급한 변증시치의 첫 번째 방법론은 직관적이기에 열이 나면 한열 시키는 차가운 약을 처방하고 추워서 덜덜 떤다면 따뜻해지는 약을 처방하는 것이다. 두 번째 방법론은 사상의학, 8체질 등에 기초를 둔 것으로서 환자의 체질이 본래 차가운 쪽으로 기울어져 있다면 현재의 증상이 뜨겁게 나타나더라도 따뜻해지는 약을 처방할 수도 있다는 것이다. 즉 심층(深層: 素症)을 먼저 치료하고 표층(表層: 現症)을 나중에 치료한다는 논리[4]다. 이 부분은 서양의학 관점에서 보면 비논리적으로 보일 수 있다. 그러나 서양의학에서 같은 병인데도 똑같은 약을 썼을 때, 대부분의 환자들은 치료가 되나, 일부는 치료가 전혀 안 되는 환자들을 거론해 보자. 이런 환자들까지도 한의학에서는 설명이 되고 역발상 치료가 된다는 의미이기도 하다. 세 번째 방법론은 주로 에도시대 일본(Yoshimasu Todo[5])에서 많이 주창되어 발전되어지고 있다. 증상이나 체질이 차갑고 따뜻하고를 따지지 않고 병리적 독소만 찾아내어 제거하면 병이 나을 수 있다는 논리다.

금궤요략 14조 4항에 이런 글이 나온다. "몸이 무거우면서 냉하여 증세가 마치 주비(周痺)와 유사하고, 흉중에 질식감(胸中窒)이 있고 음식을 먹지 못하는데 반대로 통증이 몰려 저물 무렵만 되면 조(躁)하여 잠을 이루지 못하고,… 통증(痛證)이 관절 부위에 한정되고 기침을 하면서 천식(喘息)하는데 갈(渴)하지 않으며,… 땀을 내면 낫는다." 이 글에서 진찰한 증상은 '몸이 무겁다', '몸이 냉하다', '가슴이 꽉 막혀 답답하다', '음식을 먹지 못한다', '관절통이 있다', '마음이 평안하지 못하다', '불면증이 있다', '기침을 한다', '숨이 차다', '목이 마르지는 않는다' 등의 10개 이상의 문장들로 구성되어 있다. 아마도 환자가 쏟아낸 언어들 중 진찰에 필요한 일부만을 정리한 의안(醫案)일 것이다. 그런데 최종 진단은 딱 1개다. 몸에 물이 너무 많다는 것이다. 처방의 방향도 명확하다. 땀을 내면 낫는다는 것이다. 아마도 갈증(渴證)이 있는데다 하리(下利)를 하고 소변(小便)이 삭(數)하다면 이런 처방의 방향은 내리지 않았을 것이다.

많은 증상들 중에 몸에 물이 너무 많다는 진단은 어떻게 나온 것일까? 아무리 찾아봐도, 직접적 관련성이 있는 부분은 딱 두 개의 문장이다. '몸이 무겁다'와 '갈증이 없다'이다. 나머지 증상들은 모두 몸에 물이 너무 많아 생길 수 있는 색다른 모습의 증

---

[4] 침술에서도 적용되는 데, 문제되는 경락의 중요 혈자리를 원위(손발/팔다리)에서 취혈하고 그다음에 통증이 발생한 근위 혈자리를 취혈하는 것과 같은 이치다.

[5] 일본 에도시대에 활동한 의학자로 의가(醫家)의 이론 중 관념적일 수 있는 음양오행·오운육기 등을 배격하고 실증적이고 경험적인 의학을 추구하였다. 일본의 의가(醫家) 중 고방파(古方派) 의학에 지대한 영향을 끼쳤다고 평가 받는다. 대표적인 저서로 방극, 유취방, 약징, 의사혹문, 의단 등이 있다.

상들이라는 것이다. 만 가지 증상들 중에서 아니, 오만 가지 병세들 중에서 오직 단 한 개의 독(毒)을 찾는 것이 한의학이다. 마치 형사가 피의자의 여러 가지 진술이나 행적 중에서 결정적 단서(端緖)를 찾아 가는 방법과 한방의 진단과정은 비슷하다.

대개 동네 한의원에는 탕약처방보다는 침을 맞으러 많이 온다. 진단은 실/허로 판별하고 그 다음에 한/열을 가름하고 조/습을 판단한다. 실증인 사람은 사하고 허증인 사람은 보한다. 몸이 찬 사람은 화보수사(火補水寫)한다. 첫째 발가락은 비경과 간경이고 둘째와 셋째 발가락은 위경이고 4번째 발가락은 담경이고 5번째 발가락은 방광경이고 발바닥은 신경이다. 문제가 있는 해당 경락을 찾아 보하고 사한다. 몸이 더운 사람은 수보토사(水補土寫) 한다. 몸이 건조한사람은 수보금사(水補金寫) 한다. 몸이 빼빼하면 토보목사(土木補寫) 한다. 몸에 살이 많으면 토사목보(土寫木補) 한다.

가장 중요한 허/실은 황제내경에 의하면 기구맥으로 판단한다. 기구맥의 좁은 뜻(협의)은 환자 오른손의 촌맥만을 말하며, 침을 놓기 전과 침을 놓은 후에 간단히 진맥하는 방법이기도 하다. 즉, 폐의 기운만을 측정한다. 맥의 움직임이 힘이 있으면 실(實)이다. 맥이 뜨고(부맥) 크고 매끄럽고 빨리 뛰면 음/양 중 양으로 본다. 사실 기구맥이란 위(胃)의 기운이 폐(肺)로 표현된 것으로 보며, 위의 기운이 6장(臟)을 주관한다는 논리체계에서부터 비롯된다. 최소한, 실증인지 허증인지를 환자에게 알려 주어야 한다.

총통침의 이론은 매우 간단하다. 사암침은 경과 혈을 함께 보는 것이기에 복잡하지만, 총통침에서는 혈을 중점적으로 보아 매우 간단하다. 진단도 맥진보다는 복진과 배수혈을 중심으로 어혈, 한열, 조습, 담음, 혈허 등으로 간단하다. 목혈은 6장(六臟)에서는 어혈방이고 6부(六腑)에서는 경근소통방이 된다. 화혈은 6장(六臟)에서는 한열조절방이고 6부(六腑)에서는 염증제거방이다. 토혈은 6장(六臟)에서는 조습조절방이고 6부(六腑)에서는 체중절통방이 된다. 금혈은 6장(六臟)에서는 담음제거방이고 6부(六腑)에서는 가벼운 습을 제거한다. 수혈은 6장6부(六臟六臟) 공히 자음강화방이 된다.

결국 진단은 왜 하는 가? 치료에 적용하려고 하는 것이다. 진단 내용을 왜 환자에게 말해야 하는가? 환자와 소통하기 위함이다. 1개의 진단에 1개의 치료 방법만이 있는 것이 아니고 여러 방법론이 있다는 것을 환자가 알아야 참을성을 갖고 여러 방법의 시도에 대해 합의하고, 한의사를 믿고, "치료"라는 멀고 긴 길을 환자와 한의사가 함께 떠날 수 있는 것이다. 완치가 중요하지만, 완치되었는데 왜 낫게 되었는지를 설명하지 못하면 그것은 의학이 아니다. 소 뒷걸음치다가 우연히 들어맞는 요행은 다음 케이스에 재활용하지 못하기 때문이다. 진단은 논리학이고 그 논리학을 실천했을 때, 낫지 않으면 틀린 진단이고, 다시 바꾼 진단으로 치료했는데 나았다면, 진단이 올바로 된 것이다. 그러므로 진단은 완치의 이유이자 설명이기도 하다.

9. 동병이치란?

한의학에서 병은 증상들의 군집명사로 귀결된다. 예를 들어, '鬱(울)'이라는 한자는 빽빽한 나무 숲 사이에 갇혀 있고 입구가 매우 작은 항아리처럼 배가 불룩한 형태를 띠며, 활이 빽빽이 꽂힌 활통처럼 터럭 하나 겨우 들어갈 틈밖에 없는 답답한 지경을 가리킨다. 특히 기울은 도모했던 일이 이루어지지 않거나, 크게 성을 내거나, 지나친 생각으로 일어나기도 한다. 우울하고, 가슴이 그득하고, 옆구리가 아프고 식욕이 부진하며 배가 불러 오르고 아프며 구토와 트림이 나고 입이 마르며 혀에는 기름때 같은 설태가 엷게 낀 증상들을 통틀어서 말하는 용어다.

기울에 대해서는 기가 잘 통하게 뚫어주는 행기를 해주고, 기의 통로를 막고 있는 담음 제거(거담)를 하거나, 소화가 안 되고 있는 식적(食積)을 소도(疏導)를 해주는 치법을 사용한다. 그러나 이 같은 방법을 쓰기 전에 항상 전제조건은 몸이 따뜻한 자는 시원한 약재를 사용하고 몸이 찬 사람은 따뜻한 약재를 사용한다는 것이다. 기를 막고 있는 그 무언가가 습기이거나 습이 뭉쳐 있는 담이거나 습이 쌓여 있는 적이라는 개념이다. 그러므로 이를 말리거나 녹여서 물을 빼내는 것이 관심사가 된다.

반면, 울화는 양기(陽氣)가 몰리거나 막혀서 생긴 화증(火證)이며, 일반적으로 울화일 때에는 머리가 몹시 아프고 눈이 충혈 되며 입 안이 헐고 배가 아프며 변비가 오고 소변이 벌겋게 되며 혀가 붉어지고 누런 설태가 끼며 맥이 삭(數)하면서 실(實)한 증상이 나타난다. 이때에는 울을 푸는 정도에서 끝나는 것이 아니라 불을 꺼야 하는 방법을 사용해야 한다. 불을 끄고 식히고 하는 일은 반대로 물을 투입하는 것이다. 큰불을 일단 물로 끄고, 불씨를 덮어버리는 약재로 완전히 소멸 시킨 다음에, 남아 있는 열을 바람이나 청량한 약재로 식히고 화상 입은 부분을 부드럽게 감싸 주어야 한다.

동병이치(同病異治)란 병(病)은 같더라도 증상이 다르면 다른 방법으로 치료하고, 이병동치(異病同治)란 병(病)은 다르더라도 증상이 같으면 같은 방법으로 치료하라는 뜻이다. 감기도 그 원인에 따라 풍열감모(風熱感冒)와 풍한감모(風寒感冒)로 나누기 때문에 치료 역시 신량해표법(辛涼解表法)과 신온해표법(辛溫解表法)으로 각각 달리 한다는 것이다.

위십이지장궤양(胃十二指腸潰瘍)이라는 병에서 위완부(胃脘部)의 동통, 희온희안(喜溫喜按), 입에 청연(淸涎)이 넘치는 것, 안색은 하얀 것조차 없는 등의 증상이 있는 사람은 온양비위(溫養脾胃)로 치료하여야 한다. 위십이지장궤양(胃十二指腸潰瘍)이라는 병에서 위완부(胃脘部)의 창통(脹痛)이 있고, 애기(噯氣), 탄산(吞酸) 등의 증상이 있고, 맥현(脈弦)인 사람은 간위기체증(肝胃氣滯證)이기에, 이것에 대한 치법은 소간이기(疏肝理氣)를 주로 한다. 위십이지장궤양(胃十二指腸潰瘍)이라는 병에서 설질자(舌質紫)인 사람은 기체혈어증(氣滯血瘀證)이기에, 이것에 대한 치법은 활혈화어(活血化瘀)를 주로 한다.

임상에서 어떤 질병은 상호간 병위, 증후가 각각 다르지만, 그 병기(病機)가 같은 경우가 있다. 동일한 병기에 대해서는 같은 치법을 채택해서 치료한다. 이것은 이병동치(異病同治)의 근거가 되는 것이다.

협륵부(脇肋部)의 창통(脹痛)이 있고, 빈번하게 애기(噯氣)가 나오는 사람이 있다고 하자. 협륵부는 족궐음간경이 주행하고 있고, 간기울체(肝氣鬱滯)가 되면 이 부위에 동통이 일어난다. 치법은 당연히 소간이기(疏肝理氣)가 된다. 간기범위(肝氣犯胃)에 의해 위완부(胃脘部)에 창통이 일어나고, 그것이 양협부(兩脇部)로 방산(放散)하는 사람의 치법도 마찬가지로 소간이기(疏肝理氣)가 주(主)가 된다. 또 소복부(少腹部)의 동통, 또는 경련, 또는 창통 및 산기(疝氣)로 고환(睾丸)의 동통이 소복부에 미치는 사람 등은 대부분 간기울체(肝氣鬱滯)에 의한 것이다. 동시에 치법은 소간이기(疏肝理氣)가 주(主)가 된다.

황제내경에는 이법방이(異法方宜)란 얘기가 등장한다. 한 가지 병을 이런 방법을 써도 낫고 저런 방법을 써도 낫는다는 뜻이다. 명의란 여러 가지를 종합하여 치료하고, 각각 그 마땅한 바를 그때그때 적용하기에, 치료가 서로 다른데도 병이 모두 낫는 것이다. 즉, 병의 정황(情況)을 정확히 파악하여 치료의 줄거리를 줄줄 꿰고 있기 때문이다.

동병이치(同病異治)와 이병동치(異病同治)의 끝판왕은 체질에 의한 처방이다. 태음인에게는 열다한소탕 계열로 치료하고 태양인에게는 미후등식장탕 계열로 치료하고 소음인에게는 황기계지부자탕 계열로 치료하고 소양인에게는 지황백호탕 계열로 치료한다.

갱년기에 여성은 얼굴에 열이 나고 붉어지며 땀이 많이 나며 불면증, 불안함, 초조함 등으로 나타나고 남성은 만성피로, 의욕저하, 흰머리증가, 탈모, 성욕저하, 발기능력 저하 등으로 인해 우울감 등이 온다. 갱년기 특효약은 오자연종환(五子衍宗丸)이다. 구기자, 토사자, 복분자, 오미자, 사상자 5가지 한약재가 들어간다.
그러나 오자연종환(五子衍宗丸)만으로는 갱년기 증상을 모두 치료할 수 없다. 사람의 몸은 체질(태양인, 태음인, 소양인, 소음인)마다 다르기 때문에 남성갱년기 치료 또한 체질별로 달라져야하기 때문이다.

신장의 기능이 약한 소양인은 유전적으로 정력이 약하고 흰머리가 빨리 나타나는 경향이 있는데 이럴 때는 오자연종환과 더불어 신장과 성기능을 정상화시키고 남성갱년기를 완화시킬 수 있는 육미지황탕과 독활지황탕이 도움이 된다.
지나치게 꼼꼼하고 예민한 성격의 소음인은 부자, 육계 등의 약으로 신장을 따뜻하게 해 성기능 향상과 우울증 등 남성갱년기를 치료할 수가 있으며 오자연종환과 함께 팔미지황탕(팔미원)을 복용하면 더욱 좋다.
폐 기능이 지나치게 강한 태양인은 폐 기능을 억제하고 약한 간 기능에 도움을 주는 미후등식장탕이 도움을 주며 간 기능이 지나치게 강한 태음인은 열다한소탕[6]을

---

6) 태음인(太陰人)의 상한(傷寒), 열은 많고 한은 적은 증에 쓰이며, 갈근(葛根) 16g, 황금(黃芩), 고본(藁本) 각 8 g, 나복자(蘿葍子), 길경(桔梗), 승마(升麻), 백지(白芷) 각 4g이 들어간다.

복용하면 간 기능을 억제시키고 약한 폐 기능을 보완 할 수 있다.

장중경도 병명보다는 병증에 집착한 사람이다. 그의 사고(思考)는 수기(水氣)의 변조(變調)로부터 시작된다. 몸속의 수분(水分) 상태의 균형이 깨지면서 외부의 자극이 합해져서 병이 생기므로 병의 원인을 먼저 알 수 없고 일단 드러난 증상으로 파악해야 한다는 것이다. 몸속의 물은 언제든 기(氣: 기체 상태나 수증기)로 바뀔 수 있고 반대도 가능하다는 주장이다. 수(水)와 기(氣)가 서로 전환하는 과정에서 열(熱)이 발생하기도 하고 화(火)가 소모되기도 한다는 것이다. 그러므로 기준점을 물(水)로 보고, 기(氣)도 물(水)에서 생기고 화(火)도 열(熱)도 물에서 비롯된다고 출발지(물: 水)와 도착지(氣나 火)를 설정해 놓았다.

장중경의 논리는 늘 몸속의 물을 어떻게 빼느냐와 어떻게 채우느냐에 있었다. 인체는 코와 입을 통해 호흡이나 토(吐)를 통해 수분이 나가고, 땀구멍을 통해 땀이라는 상태로 수분이 증발되고, 대변을 통해 수분이 배출되고, 소변을 통해 수분이 배출되고, 생식기를 통해 월경상태나 정액 상태로, 혹은 적은 양이지만, 눈에서 눈물로 수분이 몸 밖으로 나온다. 그 중에서 수분변조(水分變調=水氣變調)의 보정에 대해 가장 손쉬운 방법으로 땀 배출을 으뜸으로 삼았다. 어떤 병이든 초기 치료방법은 늘 한가지였다. 계지(지금의 육계)를 써서 은근하게 땀을 내게 하는 것이다. 그 대표적 작품이 계지탕이다. 계지탕은 일종의 파일럿 프로그램으로서 진단키트였던 셈이다. 물론 계지탕만으로도 대부분 상당히 호전되었다. 그러나 미진한 부분이 있거나 전혀 호전되지 않는 환자에게는 두 번째로 마황을 사용하여 땀을 과도하게 많이 뿜어내게 하는 것이다. 그 대표적 작품이 마황탕이다. 그래도 해결이 되지 않을 때에는 칡을 사용했다. 그 대표적 작품이 갈근탕이다. 대변의 수분변조에는 대황을 활용한 승기탕류를 사용하여 물 조절을 하였다. 지금의 두통, 화병, 스트레스, 짜증, 우울, 분노조절 장애와 같은 신경정신과적 병들도 번(煩: 불화 변에 머리혈 획의 조합 글자)이라는 한 개의 글자로 요약했다. 즉, 수분변조에 의해 머리에 불이 생겼다는 논리구조다. 기본적으로 물 조절을 하고 더 필요하다면, 불 끄는 약을 보충하면 된다는 식이다. 다시 말해, 정신병도 계지탕 계열로 어느 정도 치료가 가능하다는 얘기다.

장중경은 계지탕을 마치 김치처럼 애용했다. 우리나라 요리가 김치가 들어가서 찌개도 되고 국도 되고 각종 반찬이 되는 상황과 비슷하다. 계지탕이 일종의 베이스이고 기준이 되고 출발점이 되는 것이다.

계지탕이 중심점에 설 수 있는 이유는 병명에 집착하지 않고 인체라는 체계 속에서 증상들을 모아 증후에 집중했기 때문이다. 예를 들어 숨참은 하나의 증상이다. 어떤 증상은 곧바로 병의 원인이 되지만, 숨참은 병의 원인이 아니고 병의 원인을 찾을 수 있는 실마리일 뿐이다. 다른 증상이 더 필요하다. 숨참과 땀이 나지 않은 증상이 겹치면(無汗而喘), 이를 증후로 간주할 수 있다. 장중경이 마황탕을 사용하는 것은 증상보다는 증후에 사용하는 경우가 더 많았다.

숨참과 배에 가스 찬 증상이 겹치면(服滿而喘), 대승기탕을 쓴다. 숨참과 가슴, 옆구리가 그득하면(胸脇苦滿而喘), 소시호탕을 쓴다. 숨참과 아랫배가 빵빵하면(小腹苦滿而喘), 도핵승기탕을 쓴다. 숨참과 배꼽주위가 뛰면(奔豚而喘), 영계출감탕을 쓴다. 숨참과 소변이 나오지 않으면(小便不利而喘) 오령산을 쓴다. 숨참 대신에 기침을 대입해도 처방의 답은 동일할 것이다.

증상은 개별적인 낱말이다. 증후는 언어체계다. 언어에서 의미를 찾아내듯, 증후에서 병인과 병독, 병세를 찾아내는 것이 진단이다. 영어에서는 증상이나 증후가 다 같은 'symptom'으로 번역되지만, 한의학에서 말하는 증후는 증후군(symptom complex)에 해당한다. 양방에서는 병의 원인을 끝까지 찾아내어 질병 이름을 붙여서 다시 개별적인 낱말로 돌아가는 데 반해, 한방에서는 증후군이라는 언어체계에 머물러 대승적 소통을 꾀한다.

고방의 장점은 계지탕을 기본으로 레고블록처럼(땀-)대변-)소변-)생식기-)호흡기 수분조절) 약재들을 추가로 쌓아 올리면, 그것이 소화제도 되고, 감기약도 되고 정신과 치료제도 된다는 얘기다. 오늘날 세세한 병명에 따라 더욱 더 완벽해지고 정교해진 것이 후세방이겠지만, 고방은 나름대로 무난하면서도 위험성이 적고 방향성이 명확하여 많은 한의사들이 수 천년이 지난 구닥다리 처방임에도 아직도 애용하고 있는 이유이기도 하다.

10. 노인은 왜 새벽에 잠에서 깨는가?

옛말에 "잠이 보약이다"라는 말이 있다. 잠을 잘 자야 몸과 마음이 개운해진다. 요즘시대에는 잠을 못 이루는 사람이 너무 많다. 세상이 복잡해지고 사람관계가 어렵고 식품이 온전치 못하기 때문이다. 불면증은 잠에 들기 어렵고, 잠들더라도 쉽게 깨는 증상을 말한다. 그런데 이러한 불면증 환자들은 우울증에도 쉽게 빠질 수 있기에 세심한 주의를 기울여야 한다.

불면증의 기준은 무엇인가? 정확한 계량적 기준은 존재치 않는다. 대략적으로 잠에 드는 시간이 1시간 이상 걸리거나 잠에 들어도 간헐적으로 계속해서 깨는 등의 증세가 지속되느냐에 달려있다. 물론 잠의 깊이도 고려사항이다. 수면이 부교감신경 작용에 의한 것이라면, 불면증은 신체 교감신경이 흥분된 것을 의미하기도 한다. 따라서 불면증은 두통, 호흡곤란 등의 불안장애를 유발하고 조증, 불안장애, 강박신경증 등 각종 정신질환으로 악화할 수 있다.

인간에게 수면은 절대적으로 필요하다. 수면시간 동안 인체는 낮 동안의 활동으로 인한 피로를 회복하고 신진대사를 재정비하며 주요 장기의 기능을 안정화시킨다. 뿐만 아니라 뇌에서는 기억과 사건들을 분류하고 정리하며, 스트레스를 해소해 맑고 쾌적한 정신 상태를 유지할 수 있도록 한다. 수면은 에너지를 발산하기 보다는 에너지를 보존하는 방향에 속한다. 따라서 수면에 문제가 생기면 근육의 통증이나 이상 감각, 만성 피로 등으로 이어지기 십상이다.

대개 나이가 들어 늙어 가면, 잠자는 시간이 자꾸 앞당겨진다. 60대 노인의 경우, 밤잠은 줄어들게 되고, 나이가 들수록 깊은 잠이 줄고, 자주 깨는 경향이 있으며 이러한 영향으로 인해 낮잠이 늘어난다. 낮잠은 밤잠을 방해한다. 이처럼 노년기의 생리변화로 수면 유지와 숙면이 어려워지고, 수면리듬이 앞당겨지는 경향 때문에 일상생활에 크게 지장을 준다.

　노년기 불면증의 가장 큰 특징은 젊은 성인에 비해 신체질환이나 정신질환에 동반된 불면증이 많다고 한다. 이 같은 노년기 수면의 변화는 치매, 우울증 등을 유발시킨다. 사실 수면은 기운의 회복, 호르몬 조절, 기억의 저장 등을 위해 인간 활동을 잠시 쉬게 하는 멈춤의 시간이다. 하루가 24시간이라면 1/3에 해당하는 8시간을 자야 정상이다. 수면시간이 짧아지고 입면시간이 당겨지고, 소변 때문에 자다 깨다를 반복하다 보면, 수면의 깊이 또한 엉망이 되어 버린다. 노인들의 바람은 한번 잠에 빠져 들고는 한 번도 깨지 않고 계속해서 푹 8시간을 자는 것이다.

　양방의 신경정신과에 가면, 불면증 환자가 줄을 선다. 치료비도 매우 저렴하다. 처음엔 반짝 불면증이 없어졌다가 약이 점점 독해져도 불면증은 더욱 심해진다. 신경안정제 약에 중독이 된다. 부작용은 더욱 심해지고 약에 대한 의존도는 깊어만 간다. 그래서 한의원을 찾는다. 단점은 한약의 가격이 높다는 것이다. 그런데 양방처럼 건강보험이 적용되는 불면증 관련 값싼 약들이 한방에도 많이 있다. 그러나 양방에서 오래 동안 독한 약에 중독된 사람들이 건강보험이 되는 순한 한방제재로 치료되는 경우는 드물다. 그 건강보험용 한방약은 초기의 불면증 환자에게나 적합한 것이기 때문이다. 개인별 맞춤형 탕약을 써야 한다. 그것도 오래 써야 한다. 탕약 값은 가격이 높다. 한두 번 복용하고 비용 때문에 효과가 없다고 중단하고 포기하기 일쑤다. 그리고 또 양방으로 가서 신경안정제를 먹는다. 악순환의 되풀이가 안타깝다. 문제의 핵심은 불면증이란 양방으로 근본 치료가 안 되고 한방으로는 근본 치료가 되지만, 환자 본인에게 적합한 탕약을 찾기까지의 시간이 많이 걸린다는 것이다.

　황제내경에 다음과 같은 구절이 나온다.

　"노인은 잠을 자려 누워도 쉽게 잠에 이르지 못하고, 젊고 건장한 사람은 잠을 자면서 잘 깨지 않는 것은 왜 그럴까? 젊었을 때에는 혈기가 왕성하고 근육이 팽팽하고 기(氣)가 흐르는 길이 원활하게 통하여 영위의 운행이 정상에서 벗어나지 않으므로 낮에는 깨어 있고 밤에 깨지 않는다. 그러나 늙으면, 혈기가 쇠약하고 살이 마르고 기육이 윤활하지 못하여 영위의 흐름이 뻑뻑하고, 기가 도는 길이 막히며 오장의 기가 맞

부딪치고 영기는 쇠약하고 위기가 안을 침범하기 때문에 낮에는 정신이 맑지 못하고 밤에도 잠을 자지 못하므로 노인이 잠을 자지 못하는 것이다."

옛날사람들은 노인이 되면 피부가 얇아지고 피부 밑에 있는 근육(기육: 飢肉)이 약해져서 위기(支部)와 영기(本部)가 서로 통하는 공간과 길이 막힌다고 생각했다. 위기(衛氣)란 대문 앞에서 보초를 서는 것을 말하는 데, 외부 불순세력이 들어오지 못하도록 긴장을 하면서 보초를 서는 사람도 교대를 해주어야 하고 쉬어야 한다. 본부(本部: 營氣)에 쉬던 사람이 새로운 보초병이 되어 교대를 하는 이치와 같은 것이다. 위기와 영기의 소통은 업무교대와 비슷하고 에너지 소진과 에너지 충전의 개념이기도 하다.

위기와 영기가 소통하는 길이 막힌다면, 기의 흐름이 원활하지 않고 기가 거꾸로 돌기도 하고 바깥으로부터 침범하는 사기를 위기가 막지 못하기 때문에 낮에 활발해야 하고 밤에 고요해야 하는 생체리듬을 잃어버려 너무 일찍 잠에 들고 꼭두새벽에 깬다고 추측했다.

옛날사람들은 꿈은 모두 혼백[7]이 물질세계에 작용하여 생기는 것이라 여겼다. 육체가 물건을 접하고 자꾸 욕심이 생기며, 정신이 깨끗하지 못해 꿈이 된다고 믿었다. 도통한 도인(道人)은 잘 때 꿈을 꾸지 않는다고 했고, 이것은 정신이 물욕에 휘말리지 않고 온전히 존재하기 때문이라고 생각했다.

황제내경에서는 "위기(衛氣)의 운행으로 낮에 양분(陽分)이 돌면 눈을 뜨고 깨어나며, 밤에 음분(陰分)이 돌면 눈을 감고 잠을 잔다."고 하였다. 황제가 묻기를, "사람이 눈을 감지 못하고 잠들지 못하는 것은 어떠한 기 때문인가?"라 하니, 백고가, "위기(衛氣)란 낮에는 양분(陽分)으로 돌고 밤에는 음분(陰分)으로 돌게 되는데, 늘 족소음(足少陰)[8]으로부터 시작하여 오장육부를 운행합니다. 궐기가 오장육부에 들어오면 위기(衛氣)가 바깥을 호위하기만 할 뿐 음분으로 들어가지 못하고, 양분으로만 다니면 양기가 왕성해지고, 양기가 왕성해지면 양교맥에만 가득 차서 음분에 들어가지 못하여 음기가 허해

---

[7] 사람의 몸에 있으면서 몸을 거느리고 정신을 다스리는 비물질적인 것. 몸이 죽어도 영원히 남아 있다고 생각하는 초자연적인 것이다.

[8] 족소음신경(足少陰腎經)의 준말.

지므로 눈을 감지 못하는 것입니다."

　노인이 되더라도 혈기가 왕성하도록 영양분을 충분히 공급하고 근육운동을 열심히 한다면 청년처럼 꿀잠을 잘 수 있다는 뜻이 된다. 노인의 불면증은 주로 음기가 허해서 잠을 이루지 못한다고 판단하는 게 일반적이다. 한의원에서 불면증 관련으로 주로 처방하는 한약은 대략 27가지 정도가 된다. 이를 5가지로 유형을 분류하면 다음과 같다.

① 황련타입: 소화가 잘 안 되는 유형, 양(+) 유형-)흥분, 분노
② 복령타입: 소화가 잘 되는 유형, 수분변조형, 음(-) 유형-)걱정, 조급함(분돈), 마음이 불안하고 생각이 많은 편
③ 치자향시 타입: 가슴이 답답한 유형, 음(-) 유형-)슬픔, 억울함, 말수가 적고 감정기복이 적은 편
④ 용골모려 타입: 열성이 원인, 가슴 답답함이 없는 유형, 평소 겁이 많고 잘 놀라는 편
　ㄱ: 모려는 양(+) 유형 → 불안
　ㄴ: 용골은 음(-) 유형 → 두려움, 놀람
⑤ 계지감초 타입: 발한 후, 진액부족, 차수자모심(叉手自冒心)[9]

　불면 치료에 도움을 주는 약재로는 산조인, 치자, 합환피, 석창포, 죽여, 자초, 용안육, 서미(좁쌀) 등이 있다. 그러나 이와 같은 약재들만을 섞어 주는 것은 돌팔이나 하는 짓이다. 이런 약재들은 표(表)증 치료로 들어가는 보조약재일 뿐이다. 주된 약재는 늘 장부의 허실진단에 따른 리(裏)증 치료에 관한 것이다.

　일반적으로 편히 눕지 못하고 잠들지 못하는 것은 모두 심의 열이라 본다. "잠자다가 깨면 심장이 두근거리고 미친 듯이 빨리 뛴다." "악몽도 많이 꾸고 두려운 마음이 든다" "걱정이 많다" 이런 식의 증상을 한방에서는 뭉뚱그려서 '심열(心熱)', '심허(心虛)'라고

---

9) 두 손으로 심장 부위를 누르고 있는 환자의 자세를 말한다. 상한(傷寒) 때 땀을 지나치게 내면 심양(心陽)이 상하여 명치 밑이 툭툭 뛰고 마음이 불안하기 때문에 차수자모심한다고 했다.

부른다. 그러므로 스트레스나 분노와 화가 많이 난 상태의 불면증은 우선 마음(心)을 다스린다. 분노와 화가 난 방향의 '심열'은 전중혈(가슴 정중앙)을 눌러봐서 압통을 느끼면 심(心)의 화(火)를 끄는 쪽의 탕약을 사용한다. 스트레스, 걱정과 불안, 공황장애 방향이라면 심허로 보고 몸을 보(補)하고 안심(安心)시키는 약을 기본 베이스로 사용한다.

소변이 누렇고 허리가 묵직하거나 요통이 심한 경우, 불면증의 일반적인 증세가 동반되어도 '신허(腎虛)'로 본다. 자다가 소변 때문에 깨는 것도 신허(腎虛)로 본다. 한방에서 신(腎)과 심(心)은 밀접한 관계에 있기 때문에, 신허(腎虛)와 '심열(心熱)' 및 '심허(心虛)'는 구분을 명확히 하여야 한다. 허리통증, 오줌소태, 소변불리 등의 병력은 신허(腎虛)로 먼저 접근한다. 이 경우는 신(腎)을 보하는 탕약을 기본 베이스로 사용한다.

평소 속이 더부룩하고 가스가 많이 차고 머리가 어지럽고 불면증의 일반적인 사항을 동반한다면, 담적(痰積)으로 본다. 담적이란 담이 쌓였다는 뜻이다. 체내로 들어온 음식물이 소화되지 못하고 정체되어 담이 생성되었다는 스토리다. 담(痰)은 평소에 비위가 약하고 잘 체하며 많은 스트레스를 받는 환자의 위장에서 주로 나타난다. 담(痰)은 열(熱)을 발생시키는 수가 많은 데, 인체의 상부로 담열(痰熱)이 치솟아 올라 어깨나 머리에 영향을 미칠 수가 있다. 두통과 어깨 통증, 소화불량과 불면증 공통증상이 동반된다면, 담(痰)을 녹이는 탕약을 기본 베이스로 쓴다.

어지럽고, 눈이 충혈되고, 두통 중에서도 머리가 깨지는 것처럼 강렬하게 아프며, 이명이 있고 얼굴이 빨갛게 달아오르는 안면홍적이 있으면서 불면증의 제반 증상이 나타나면, 간양상항으로 먼저 접근한다. 간양상항(肝陽上亢)[10]으로 인한 불면증의 경우 간(肝)의 음허를 다스리는 탕약을 기본 베이스로 사용한다.

병리적인 측면에서 음양이 조화되지 못한 것, 음기가 몹시 성하여 양기와 서로 조화되지 못하는 것을 격(格)이라 하고 양기가 몹시 성하여 음기와 서로 조화되지 못하는 것을 관(關)이라 하며, 음양이 다 몹시 성하여 서로 조화되지 못하는 것을 관격이라 한다. 각각의 경우에 의한 불면증도 있다.

---

10) 간양(肝陽)이 성하여 위로 오르는 일. 간신음이 부족하여 간의 양기를 제약하지 못하거나 간기가 몰려 화(火)로 변하여 생기는데, 머리가 아프고 어지러우며 얼굴이 벌겋게 달아오르고 눈앞이 아찔하게 된다.

불면증에 대해서는 한의학 원서에 수없이 등장한다. 그만큼 치료하기가 어렵다는 반증이기도 하다. 불면증에 관한 탕약은 수천년간 이미 연구될 만큼 되었고, 효과가 입증될 만큼 되었다는 얘기다. 문제는 27개의 기본방과 수를 헤아릴 수 없는 가미방 중에서 어떤 것을 선택하느냐의 고민이다.

고금도서집성 의부전록에는 이런 구절이 나온다. "불면증을 앓았는데, 가슴이 두근거리고 겁이 나는 것이 마치 사방에서 적의 공격을 받는 듯했으며, 밀실에 가만히 누워있어도 눈을 붙이지 못했다. 의사를 불러 진찰하게 했더니, "좌관(左關)의 양맥(陽脈)이 부(浮)하면서 허(虛)하고, 안색을 보면 소양(少陽)의 지맥(支脈)이 바깥에서 눈으로 넘쳐 들어갔으니, 담(膽)이 허(虛)한 틈을 타서 풍(風)이 들어갔기 때문에 잠들지 못하는 것입니다."라 하였다. 오매탕(烏梅湯)과 포담환(抱膽丸)을 투여하여 하루에 두 번 복용시키자 마침내 깊이 잠들었으며, 깨어나 보니 병은 씻은 듯 나아 있었다. 그 신효(神效)함이 대체로 이와 같았다."

광제비급에는 이런 구절도 나온다. "불면증은 산조인을 볶아 가루 내고 2돈씩 따뜻한 물에 타서 복용한다. 허번으로 잠을 이루지 못할 경우에는 측백잎을 달여서 복용한다. 또 청죽여 3돈을 물에 달여 복용한다. 또 원지, 산조인(볶은), 연육 각각 같은 양을 물에 달여 복용한다. 온담탕(溫膽湯)을 쓴다. 처방은 다음과 같다. 진피, 반하, 백복령, 지실 각 2돈, 죽여 1돈, 감초 5푼. 이상의 약재에 생강 3쪽과 대추 2개를 넣고 물에 달여 복용한다. 온담탕에 산조인, 오미자, 원지, 인삼, 숙지황을 더한 것을 가미온담탕이라 한다. 《보감》부인이 생각이 맺혀 잠을 이루지 못할 경우에는 토하게 하는 약을 써서 막힌 담을 토하게 하면 효험을 본다. 또 백로수(百勞水)[11]로 약을 달이거나 밥을 짓거나 끓여서 복용한다. 《역험》 갈근을 찧어서 즙을 내어 1돈씩 계속 먹는다. 또 야합수피(夜合樹皮)를 물에 달인 뒤 화피를 태운 가루와 섞어 1술씩 계속 복용한다. 이 약은 잠이 오지 않는 것도 아울러 치료한다."

급유방에는 이런 구절도 있다. "비장은 오행에서 토(土)에 속하며 색으로는 황색이고,

---

11) 폭포수.

피곤함을 주관한다. 실하면 혼수상태에 빠져 눈동자가 보이지 않으며 몸이 뜨겁고 미친 듯이 목말라하며 구토와 설사 및 불면증이 생기니 사황산을 써야 한다."

본경소증에는 오미자가 소개되어 있다. "기(氣)가 치밀어서 생기는 불면증을 치료하는 비방(祕方)에서는 귤피, 생강, 자소에 오미자를 섞는다."

본경소증에는 다양한 불면증 치료법도 소개되어 있다. "황련아교탕증(黃連阿膠湯證)은 상한병(傷寒病)이다. 이것은 본래 급성병과 관련이 있으며 소음병(少陰病)이 거의 2~3일 이상 지났다면, 역시 위급한 질환임을 상상할 수 있다. 산조인탕증(酸棗仁湯證)은 허로병(虛勞病)이며 본래 완만한 허증(虛證)이다. 따라서 치법은 '사화(瀉火)'와 '자음(滋陰)'으로 아주 다르다. 산조인(酸棗仁)은 원래 불면증을 치료한다. 황련아교탕증은 아교와 계란 노른자로 심(心)과 피를 안정시키면서, 외부는 맛이 쓰면서 건조한 황금, 황련과 음(陰)을 여는 작약으로 치료한다. 산조인탕증은 산조인과 복령으로 물을 열어서 위로 대고(啓水上滋), 외부는 달고 윤택한(甘潤) 지모와 양(陽)을 여는(開陽) 천궁(川芎)을 보태어 치료한다. 두 질환은 이렇게 완전히 다르다."

본경속소에서는 하고초를 거론하고 있다. "하고초(夏枯草)는 피를 많이 흘린 후에 생기는 불면증을 치료한다고 하였는데, 반하탕(半夏湯) 뜻을 모방하여 하고초(夏枯草)로 대용하였다. 반하(半夏)는 단지 양(陽)을 끌어서 음(陰)으로 들여보내지만(導陽入陰) 하고초(夏枯草)는 음(陰)을 따라 양(陽)을 변화한다(陽從陰化)."

본초강목에서는 비의 습담을 불면증의 원인중 하나로 보고 자세히 설명하고 있다. "《갑을경(甲乙經)》에서 반하를 써서 불면증을 치료하였으니, 이것이 과연 마르는 성질이 있는 것인가? 기백(岐伯)은 '위기(衛氣)는 양에서 운행하는데, 양기가 가득하여 음으로 들어가지 못하면 음기가 허해지므로 눈이 감기지 않는다고 하였다. 치료법으로는, 반하탕(半夏湯) 1제(劑)[12]를 마셔서 음양이 이미 통하게 되면 눕자마자 잠이 든다. 병이 처음 발생한 자는 약을 다 마시고 누워서 땀을 내면 맞는다. 오래된 자도 세 번만 마시면 된다고 하였다."

---

12) ① 생지황(生地黃)·산조인(酸棗仁: 덖은 것) 각 20g, 반하(半夏)·생강(生薑) 각 12g, 원지(遠志)·적복령(赤茯苓) 각 8g, 황금(黃芩) 4g, 서미(黍米: 기장) 150g. [《동의보감(東醫寶鑑)》]

본초강목습유에서는 노인불면증에는 복령이 효과가 있다고 언급하고 있다. "노인의 불면증에는 복령을, 어린아이가 밤에 울 때는 주사를, 여아의 야뇨증에는 구기를 복용한다."

식물본초에서는 죽순을 설명한다. "고순(苦筍: 고죽순)은 맛이 쓰고, 성질이 차다. 불면증을 치료하고, 얼굴과 눈, 그리고 혀 위의 생기는 열로 인한 황달을 없애준다."

의감중마(목판본)에서는 죽여와 산조인을 거론한다. "죽여는 구역을 멎게 하고 열담을 제거할 수 있다. 위열로 기침과 딸꾹질을 하고, 불면증이 있는 경우에 편안하게 안정된다." "산조인은 신맛으로 땀을 수렴하고 번갈을 제거한다. 잠이 많으면 생것을 쓰고, 불면증에는 볶아서 쓴다."

"반하탕 1제를 마셔서 음양이 화통하면 누운 즉시 잠이 올 것이다. 불면증에는 2가지가 있는데, 큰 병을 앓은 후 허약해진 경우와 고령자의 양기가 쇠하여 잠들지 못할 때에는 육군자탕에 산조인(볶은)과 황기를 넣는다. 담(痰)이 담경(膽經)에 있어 신(神)이 제자리로 돌아가지 못하여 잠들지 못할 때에는 온담탕에 남성과 산조인(볶는다)을 넣는다. 《의감》 상한이나 잡병에 잠을 많이 자는 것은 양이 허하고 음이 성한 것이고, 잠이 없는 것은 음이 허하고 양이 성한 것이다. 밝은 곳을 좋아하는 것은 양에 속하고 어두운 곳을 좋아하는 것은 음에 속한다. 수면 시에 벽을 향하거나 바깥쪽을 향해 눕는 것도 모두 원기의 허와 실에 대한 증험이다.《회춘》" "당귀, 용안육, 산조인, 원지, 인삼, 황기, 백복령 각 1돈, 목향 5푼, 감초 3푼, 생강 3쪽, 대추 2개. 허번증으로 인한 불면증을 치료한다.《활투》"

의적고에서는 익힌 유자가 불면증에 좋다고 언급되어 있다. "익힌 유자(蕤子)[13]는 수면을 유도하고 날 것 유자는 불면증을 유발한다."

의종손익에서는 고음전에 산조인을 더한 처방에 대해 언급하고 있다. "고음전은 음

---

13) 유인이라 하며, 딴 이름은 유자(蕤子)·유핵(蕤核)이다. 장미과 식물인 참빈추나무 Prinsepia uniflora Batal.의 여문 씨를 말린 것이다. 여름부터 가을 사이에 여문 씨를 받아 햇볕에 말린다. 맛은 달고 성질은 약간 차다. 간경(肝經)·심경(心經)에 작용한다. 풍열사(風熱邪)를 없애고 간(肝)을 튼튼하게 하며 눈을 밝게 한다. 눈이 충혈되면서 붓고 아픈 데, 눈물이 흐르고 눈초리가 허는 데, 코피 등에 쓴다. 하루 4.5~9g을 달여 먹는다. 외용할 때는 달인 물로 씻는다.

이 허하여 생기는 활설, 대탁, 임병, 유정 및 부녀자의 월경이 멎지 않는 등의 증상을 치료한다. 이 처방은 전문적으로 간(肝)과 신(腎)의 질환을 치료한다. 숙지황 3~5돈, 토사자(향이 나도록 볶은 것) 2~3돈, 산약(볶은 것) 2돈, 산수유 1.5돈, 인삼 적당량, (볶은) 감초 1~2돈, 원지 7푼, 오미자 14알. 물에 달여 식사 후 한참 뒤에 따뜻한 상태로 복용한다. 불면증과 다한증에는 산조인 2돈을 더해 볶아 사용한다.《경악》"

의종손익에서는 귀비탕도 언급한다. "근심과 생각으로 심비(心脾)를 상하여 건망과 정충이 있는 증상을 치료한다. 당귀, 용안육, 산조인(볶은 것), 원지(법제한 것), 인삼, 황기, 백출, 복신 각 1돈, 목향 5푼, 감초 3푼, 생강 5쪽, 대추 2개.《보감》 노인이 밤에 불면증에 시달리면 인삼을 배로 넣고, 숙지황을 추가로 넣는다."

의종손익에서는 일음탕도 언급한다. "신수가 부족하고 심화가 성한 증상을 치료하는 약제이므로, '일음전'이라고 한다. 대체로 신수의 진음이 허손되고, 맥과 증상이 대체로 양증에 속하며, 허화로 열이 나고 음허로 혈이 움직이는 증상을 치료한다. 또는 학질과 상한병에 여러 차례 발산시킨 뒤에 땀을 많이 내어 맥이 허하고 기가 약하면서 번갈증이 그치지 않고 조열이 사라지지 않는 경우가 있는데, 이는 땀을 많이 내서 음을 손상시키는 바람에 신수가 부족해서 그런 것이니, 모두 이 약을 가감해서 주로 쓰는 것이 좋다. 숙지황 3~5돈, 생지, 맥문동, 작약, 단삼 각 2돈, 우슬 1.5돈, 감초 1돈. 불면증에 땀을 많이 흘리면 산조인, 당귀를 더 넣어 쓴다.《경악》"

제세보감에서도 불면증 치료에 귀비탕을 언급한다. "당귀, 용안육 각 2돈, 산조인(볶는다), 원지, 인삼, 황기, 백출, 백복신 각 1돈, 목향 1돈, 감초 3푼이 기본방이고 근심과 생각이 지나쳐 심비를 상하여 건망이나 정충이 된 경우와 또, 자극이 있을 때마다 정이 새는 경우를 치료한다. 불면증에는 숙지황을 5~7돈, 생강 5쪽, 대추 2개를 더한다."

증주유증활인서에는 불면증의 여러 치료방법에 대해 논하고 있다.

"태양병(太陽病)을 치료하려고 발한했는데 땀이 너무 많이 나오면 위(胃) 속이 마르고 가슴이 갑갑하고 조급하여 잠이 오지 않는다. 이때 물을 찾는다면 물을 조금씩 먹여서 위(胃) 속을 조화하면 바로 낫는다. 만약 맥상이 부(浮)하고 소변이 시원하게 나오지 않으면서 갈증이 있으면 오령산(五苓散)으로 치료한다." "사하한 후 다시 땀을 내면, 낮에는 갑갑하고 조급하며 잠을 자지 못하고, 밤에는 몸이 안정되어 구토도 없고 갈증도 없으면서 표증(表證)이 없고 맥상이 침(沈)하고 미(微)하며 몸에 심한 열은 없다. 건강부자탕(乾薑附子湯)으로 치료한다."

"발한하고 토하고 사하한 후 신체가 약해져서 가슴에 불이 있는 것처럼 갑갑하면서[허번(虛煩)] 잠이 오지 않고, 심하면 엎칠락 뒤치락거리면서 가슴 속이 두근거리면 치자시탕(梔子豉湯)으로 토한다. 치자시탕(梔子豉湯) 한 대접 반을 한 첩으로 하여 두 번 나누어 복용한다. 한 번만 복용해도 토할 때는 다시 더 복용하지 않는다."

"상한병으로 심하게 열이 오르고 헛구역질과 신음 소리로 말을 제대로 하지 못하면서 잠을 자지 못하면 황련해독탕(黃連解毒湯)으로 치료한다."

"상한병을 치료하려고 토하고 사하한 후 가슴에 불이 들어 있는 것처럼 갑갑하고 기운이 없으며 낮이나 밤이나 계속 잠을 자지 못하면 산조탕(酸棗湯)으로 치료한다."

"소음병으로 가슴에 열이 나는 것처럼 갑갑하고 잠을 못자면 황련아교탕으로 치료한다."

"소음병으로 설사하고 갈증이 있고 불면증이면 저령탕으로 치료한다."

"상한병이 나은 후, 열기와 모든 양기와 합하고 음기를 회복하지 못할 때에는 치자오매탕으로 치료한다."

진양신방에서는 가미귀비탕이 나온다.

"건망, 경계(驚悸), 정충(怔忡), 불면증과 심비(心脾)가 상하여 혈허(血虛)로 열이 나는 것이나, 생각이 많아 비(脾)가 상하여 피를 생성할 수 없어 피를 토하는 것과, 나력을 치료한다. 인삼, 백출(볶는다), 황기, 백복신, 용안육, 원지, 당귀, 산조인(볶는다) 각 1돈, 목향, 감초(굽는다) 각 5푼, 생강 3쪽, 대조 2개를 달여서 복용한다. 시호, 산치자를 더하면 가미귀비탕이라고 한다."

진우신방에도 비슷한 처방이 언급된다.

"심을 보하고 혈을 생성하며 정신을 편안히 하고 심지를 굳게 한다. 관청에서 정사(政事)에 마음을 너무 쓰거나, 불빛 아래나 창문가에서 힘들게 책을 읽거나 건망, 정충

(怔忡), 불면증과 잘 기억하지 못하고 잘 잊어버리는 사람이 복용하면 하루에 천 마디를 외울 수 있고 가슴 속에 만권의 책을 간직할 수가 있다. 원지(생강즙으로 법제한다), 용안육, 생건지황(술로 씻는다), 현삼, 주사, 창포 각 3돈, 인삼, 복신, 당귀(술로 씻는다), 산조인(볶는다), 맥문동, 백자인(기름을 제거한다) 각 2돈. 이상의 약재를 가루 내고 돼지 염통의 피에 개어 녹두알만 하게 환을 빚는다. 금박으로 겉을 입혀 찹쌀 끓인 물로 20-30환씩 먹는다."

향약집성방에서는 불면증에 관한 약재 중에서 산조인을 상세하게 소개하고 있다.

"《당본주(唐本註)》에서 다음처럼 말했다. 이것은 바로 이조(樲棗)의 열매인데, 모양은 일정하지 않다. 큰 대추 중에 맛이 신 것이 이것이다. 〈본경(本經)〉에서는 오직 열매만 써서 불면증(不眠症)을 치료했다고 하였으며, 씨를 쓴다고는 하지 않았다. 하지만 지금은 처방에 씨를 쓴다. 씨는 속을 보(補)하고 기(氣)를 북돋는다. 속을 보하고 간기(肝氣)를 돕는다고 서술한 그 이하는 모두 산조인(酸棗仁)의 효능이다. 또 하품(下品)에 있는 백극(白棘)의 조목(條目)에는 그 열매를 쓴다고 하였다. 요즘 의서(醫書)에서는 극실(棘實)을 산조(酸棗)라고 하는데, 완전히 틀린 말이다. 요즘 주해(註解) 중에서, 도은거(陶隱居)는 이것을 복용하면 잠이 오지 않는다고 했고, 《본경》에서는 불면증을 치료한다고 하였다. 대개 열매 육질(肉質)의 맛이 신 것을 복용하면 잠이 오지 않으며, 열매 속에 있는 씨는 불면증을 치료한다. 이것은 마치 마황(麻黃)이 땀이 나게 하고, 그 뿌리가 땀을 그치게 하는 것과 같다. 이것은 다른 것이 아니고 바로 극실(棘實)이다. 대조(大棗)의 맛이 시다고 한 말은 완전히 틀린 것이다. 산조는 작고 둥글며, 열매 속에 약간 납작한 씨가 있지만, 대조의 씨는 크고 기니, 같지 않다."

"《도경(圖經)》에서 다음처럼 말했다. 산조(酸棗)는 야생의 언덕과 성벽(城壁) 사이에 많이 난다. 이것은 대추나무와 비슷하나, 껍질이 얇고, 나무의 속이 붉으며, 줄기와 잎은 모두 푸르고, 꽃은 대추의 꽃과 비슷하다. 음력 8월에 홍자색(紅紫色)의 열매를 맺으며, 대추와 비슷한데 둥글고 작으며 맛이 시다. 8월에 열매를 채취하여 속 씨를 빼서 그늘에서 40일 동안 말린다. 《이아(爾雅)》에서 대추의 종류를 나눌 때, 열매가 작고 신 것을 이조(樲棗)라고 하였고, 《맹자(孟子)》에서는 이조를 기른다고 하였는데, 주기(趙岐)

는 이것을 산조(酸棗)라고 풀이하였다. 일설에 오직 산조는 매달려 나오는 것이 진품(眞品)이라고 했다. 나무의 높이는 몇 장(丈)이고, 둘레는 1-2척(尺)이며, 나무의 결이 매우 곱고 단단하며 무겁다. 도시 사람들은 이것으로 차축(車軸)과 젓가락을 만든다. 그 껍질은 가늘고 무늬가 뱀의 비늘과 같다. 속 씨는 약간 길고, 색은 단(丹)처럼 붉은데, 쉽게 구하지 못한다. 요즘 시장에서 파는 것은 모두 극실(棘實)이다. 쓸 때에는 더욱 상세히 감별해야 한다. 《본경(本經)》에서 심번(心煩)으로 인한 불면(不眠)을 치료한다고 하였다. 요즘 의사들은 두 가지로 쓰는데, 잠이 많으면 날것을 쓰고, 불면증에는 볶아서 쓴다. 날것과 익힌 것의 작용은 다르다."

진장기본초(陳藏器本草)에서 다음처럼 말했다. "고죽순(苦竹笋)은 불면증(不眠症)을 치료하고, 얼굴과 눈과 혀에 열이 있으면서 누렇게 되는 증상, 소갈(消渴) 등을 치료한다. 눈을 밝게 하고, 술독을 풀어주며, 열기(熱氣)를 없애고, 몸을 튼튼하게 한다. 각종 죽순(竹笋)은 모두 냉혈(冷血)과 냉기(冷氣)를 유발한다. 담죽(淡竹)의 뿌리를 달인 즙으로는 단석(丹石)을 복용하고 열이 나면서 갈증이 생긴 증상을 치료하고, 번열(煩熱)을 없앤다."

"일화자(日華子)는 다음처럼 말했다. 담죽(淡竹)과 뿌리는 맛이 달고, 약성(藥性)이 차며, 무독(無毒)하다. 담(痰)을 삭이고, 열광(熱狂)으로 번민(煩悶)한 증상, 중풍(中風)으로 인해 소리 내지 못해서 말을 못하는 증상, 장열(壯熱)로 인한 두통(頭痛), 두풍(頭風), 임신부(姙娠婦)의 심한 어지러움 등을 치료한다. 경계(驚悸), 온역(溫疫), 정신이 혼미하면서 답답한 증상, 소아의 경간(驚癎), 천조(天吊) 등도 치료한다. 줄기와 잎은 효능이 같다. 또 고죽(苦竹)은 맛이 쓰고, 약성(藥性)이 차며, 무독(無毒)하다. 불면증(不眠症)을 치료하며, 소갈(消渴)을 멎게 하고, 술독을 풀며, 번열(煩熱)을 없애고, 땀이 나게 한다."

한약으로 불면증을 치료한다는 것은 마지막 단계다. 그 전에 노인들은 몸 관리를 스스로 해야 한다. 식사 후, 산책을 하고 저녁에는 물을 많이 마시지 않고, 약간의 근력 운동을 매일 꾸준히 하는 것이 도움이 된다. 음식도 육식보다는 상추와 죽순 같은 채소류를 의식적으로 많이 섭취하고 오래 달인 대추차를 늘 음용하는 것도 도움이 된다. 그리고 돈에 대한 욕심을 버리고 자식이나 가족에 대한 걱정도 자꾸 덜어내고 잊는 연습도 매우 중요하다.

11. 귀는 왜 차가운가?

귀(耳)는 각종의 소리를 듣는 감각기관이다. 귀가 오음을 들을 수 있는 것은 신화(腎和)[14] 때문이라고 한다. 한편, 귀는 우리 몸 중에 가장 차가운 기관이다. 몸의 온도가 36.5도 라면, 귀의 온도는 31도 밖에 되지 않는다. 귀 다음으로 온도가 낮은 신체 부위는 코와 발이다. 그래서 추우면 코가 빨갛게 되고, 발 역시 동상에 잘 걸린다. 일상생활에 있어서도 뜨거운 물건을 만진 뒤 못 견딜 때, 얼른 귀를 잡는 것은 귓불의 온도가 차기 때문이다. 반대로 부끄럽거나 갑자기 열을 받으면 귀는 빨개진다. 보통은 차갑지만 속마음이 즉각적으로 드러나는 곳이기도 하다. 열이 올랐다 추웠다 하는 증세가 반복되는 '한열왕래'가 그대로 노출되는 곳이 바로 귀다. 귀는 인체의 온도 조절의 계기판에 해당한다.

더운 지역에 서식하는 사막여우는 귀가 매우 크다. 열을 방출하는 기관이 귀라는 얘기도 되고 차가운 기관인 귀가 크므로 해서 체온을 낮추는 효과가 있다고 추론할 수도 있다. 사람이나 동물이나 귀는 결국 체온조절의 역할을 하는 것이다.

한방에서 귀는 본래 신(腎)이 주관한다. 귀는 표(表)이고 신(腎)은 리(裏)다. 참외꼭지나 오이꼭지를 보면, 꼭지는 쓰지만 먹는 부분은 달콤하다. 근본과 드러나는 것이 일치하지 않는 경우가 많다. 파의 뿌리는 희지만 파의 줄기는 파랗다. 이렇게 근본과 나타나는 현상이 일치하지 않는다. 땅속의 기운과 땅위의 기운이 다르고 항상 표(表)와 리(裏)가 다를 수밖에 없다. 이를 표리부동(表裏不同)이라 한다.

한의학에서 신(腎)은 물이다. 신의 표현은 방광이 한다. 방광은 태양경을 주도하고 태양경의 윗부분은 소장이 주관한다. 실제로 귀를 통과하는 경락유주는 2번 째 세트인 소

---

14) 신장이 조화로움.

음경(심과 신)과 태양경이다. 열을 조절하는 시스템이다. 몸의 뒷면을 담당한다. 이명이 생기고 귀에 문제가 발생하면 신, 심, 방광, 소장 등에 탈이 난다. 그럼에도 불구하고 한방에서는 귀에 나타나는 병의 뿌리는 신(腎)이라 판단한다.

단곡경험방에는 다음과 같은 구절이 나온다. "신(腎)이 기혈을 간직하고 신기(腎氣)가 강성하고 조화로우면 귀가 모든 소리를 잘 듣고 총명하다. 만약 과로로 기혈을 상한데다 풍사(風邪)의 침범까지 받아 신장(腎臟)이 손상되고 정(精)이 일탈되면 귀가 먹어 듣지 못하게 된다.

그러므로 위(胃) 속이 비면 종맥[15])이 허(虛)하게 되면서 위에서는 헛된 울림이 있게 된다. 위의 기운이 부족하면 수해도 부족해지니 어지럽고 귀에서 소리가 난다. 담과 삼초경의 기운이 부족하면 기운이 거슬러 올라서 귀에서 소리가 나게 된다.

사람이 취미나 욕망에 절제가 없거나, 성생활이 지나치게 많거나, 혹은 중년이 지나서 큰 병을 앓은 뒤에, 신수(腎水)가 고갈되어 음화가 떠올라 귀가 가렵거나 귀에서 소리가 쉬지 않고 나는데, 더러는 매미소리 같기도 하고, 또는 새소리 같기도 하고, 또는 종이나 북을 치는 소리 같기도 하다.

왼쪽 귀가 먹는 것, 오른쪽 귀가 먹는 것, 양쪽 귀가 모두 다 먹는 것을 구분해야만 한다. 왼쪽 귀가 먹는 것은 족소양경의 화(火)이니, 화를 잘 내는 사람에게 많다. 용회환을 주로 쓴다. 오른쪽 귀가 먹는 것은 족태양경의 화(火)이니, 색을 밝히는 사람에게 많다. 육미지황환을 주로 쓴다.

양쪽 모두 귀가 먹는 것은 족양명경의 화(火)이니, 독한 술과 기름진 음식을 좋아하는 사람에게 많다. 통성산을 주로 쓴다. 3가지를 통틀어 말하면 화를 내서 귀가 먹는 경우가 많으니 족궐음경과 족소양경의 화(火)가 많기 때문이다."

침구경험방에서는 귀는 위경, 소장경, 삼초경에 속하고 귓구멍은 심(9규가 심에 배속)에 속한다고 했다. 본래 심은 혀로 개구하나, 혀에 구멍이 없기에 결국 귓구멍으로 개구한다는 주장이다.

---

15) 여러 경맥이 모인 곳. 옛 의학서에 눈과 귀는 종맥이 모이는 곳이라고 하였다.

신장이 좋은 사람은 소리를 잘 듣고 귓병에 걸리지 않으나 신장의 기능이 허한 사람은 늘상 가는 귀가 먹은 것처럼 소리를 제대로 듣지 못하고 중이염 등 귓병으로 고생하게 된다. '이명(耳鳴)' 현상이란 외부로부터 음향자극이 없는데도 사람 귀에 소리가 들게 되는 일종의 귀울림 현상이다. 소리의 형태도 물 흐르는 소리, 바람소리, 종소리, 매미우는 소리 등 다양하다. 이런 귀울림은 일시적인 경우도 있지만 지속되면서 사람을 괴롭히기도 한다. 최근에는 과도한 스트레스와 소음 증가, 노령화, 약물 남용 등으로 환자가 급증하는 추세다. 한방에서는 이런 현상은 신의 기능이 약하고 음(陰)이 허해져서 귀울림 현상이 나타나 소리를 재대로 듣지 못하는 것이라고 말한다.

역대 왕들도 '이명'에 많이 괴로워했다. 특히 스트레스가 많았던 왕들은 '이명'을 자주 앓았고 잘 낫지도 않았다. 조선왕조실록에 보면 상기증(上氣證)이라는 표현이 많이 등장한다. 피가 머리로 몰려 홍조, 두통, 귀울림을 일으키는 현상을 말한다.

귀에 병이 난다는 것은 몸의 체온조절 기능에 탈이 났다는 얘기다. 특히 심신불교(心腎不交)가 대표적이다. 수화부제(水火不濟) 심양(心陽)과 신음(腎陰)의 생리적 관계가 실조(失調)되어 생긴 병변을 말한다. 신음이 부족하거나 심화(心火)가 요동하면 양자의 협조 관계를 잃게 된다.

신(腎)의 차가운 기운이 위로 올라가서 심(心)의 불을 꺼줘야 한다. 귀가 차갑다는 것은 수승화강(水昇火降)이 순조롭게 이루어진다는 증거다. '물은 위로, 불은 아래로'라는 의미로 본래 음양오행설에서 나온 용어이다. 우주에서 물은 수증기가 되어 하늘로 올라가며, 태양의 따뜻함은 땅 속에 흡수돼 내려간다는 뜻이다. 그렇게 되어야 우주가 음양의 조화를 이루고 생명체들이 살아갈 수가 있다. 인체에서 차가운 기운을 상체로 올리고 뜨거운 기운을 하체로 내리는 것이 건강의 기본이다. 오장(五臟)의 측면에서 보자면 화(火)를 담당하는 심장과 수(水)를 담당하는 신장이 있는데, 하부의 수(水)는 화(火)의 도움으로 상부로 올라가고 상부의 화는 수의 도움으로 하부로 내려오는 순환을 하게 된다. 또한 '잠을 잘 때 머리는 시원하게 하고 발은 따뜻하게 하라'는 말이나 반신욕(半身浴)도 수승화강의 원리를 활용한 것이다.

12. 대변을 보면 병이 보인다

옛날에는 왕들의 대변 모양으로도 건강을 점검했다고 한다. 왕을 위해 제작된 변기의 명칭은 '매우틀'이라 한다. 여기에서 '매(梅:매화)'는 대변을, '우(雨)'는 소변을 의미한다. 어의는 매일 왕의 똥을 매화향기가 난다고 자기세뇌를 하면서 똥의 모양과 색깔, 냄새 등으로 몸의 상태를 살펴보았다. 충성스런 어의는 왕의 대변을 먹어 보기까지 하면서 분석했다고 한다. 건강 상태에 따라 똥의 양과 모양, 냄새와 색깔, 묽기가 다르기 때문이다.

사람들은 하루에 한 번 또는 적게는 3일에 한 번 정도는 대변을 본다. 그런데 대변 상태가 가끔씩 다른 경우를 경험한다. 우리는 대변 색깔, 형태를 통해서 건강 상태를 확인 할 수도 있다. 보통 건강한 사람의 대변은 2cm 굵기 정도로 길쭉한 형태를 보이고, 황금색과 갈색을 띠는 특징이 있다. 그런데 음식, 생활환경, 건강상태에 따라서 대변의 색깔이 크게 달라질 수가 있다.

진한 고동색을 띠는 대변은 변비를 의심할 수 있다. 이유는 장 속에서 오래 머물러 농축이 되어 짙은 색을 띠기 때문이다. 특히 대변이 대장 내에서 장시간 머물게 되면, 장내로 수분이 많이 흡수되어 변비가 되고 짙은 색으로 변해간다. 이런 경우에는 식생활을 개선하거나 운동으로 변비를 극복해야 한다.

대변이 녹색에 가깝다면 녹색을 띠는 채소를 많이 섭취했다거나 식중독, 급성 위염이 있음을 의심할 수 있다. 식중독과 급성 위염의 경우 담즙의 빌리루빈 성분이 밤색의 스테르코빌린으로 변화하지 못한 상태에서 배설이 되어 초록색의 변으로 나오게 되는 것이다.

대변의 색이 흰색이거나 옅은 점토 빛깔이라면, 간이나 소장, 췌장에 이상이 있음을 의심해볼 수가 있다. 간, 담낭, 췌장의 질환으로 소화액 분비가 장애를 일으키게 되면서 담석증과 담낭 혹은 담관이 막혀 담즙이 원활하게 분비되지 못하는 경우 색이 옅거나, 흰색 변을 보게 될 수가 있다.

특히나 주의를 해야 하는 변색으로는 혈변, 즉 빨간색 변이나 피가 섞여서 나오는 경우를 생각할 수 있으며, 이 경우에는 치질, 심각한 콜레라, 대장암, 궤양성 대장염 등을 의심해 볼 수가 있다. 대장의 궤양이나 염증성 대장염, 심한 콜레라로 인해 대장벽이 손상되었을 때도 나타날 수가 있다. 또 치질 등으로 인해서 항문 근처 출혈이 생기면 피가 섞인 대변이 나올 수가 있다. 현대에 와서 건강검진 중 분변검사는 혈변이 있는지를 먼저 검사하고 혈변이 있는 경우 정밀 검사를 통해 대장암을 찾아내기도 한다.

그리고 배변의 형태 중 일명 토끼 토끼똥 모양이라면, 대표적인 변비로 변이 장에 오래 머물러 딱딱해지고 굳어진 경우로 대장 내 수분 부족이 원인일 수 있다. 흔히 바나나 형태의 대변을 보면 건강하다고 말하며 적당히 굵기가 되어야 장이 깨끗하게 비워질 수 있고 너무 묽지도 되지도 않은 정도도 매우 중요하다. 모양이 잘 잡혀 깔끔하게 나오는 대변은 기분을 좋게 한다.

크림이나 물처럼 나올 경우엔 체내에 수분이 과도하게 포함되어 있거나 체질에 따라 배가 차가워도 이런 대변을 볼 수 있다. 스트레스를 받거나 소화력이 떨어질 경우 설사를 하는 경우가 있다. 또한 점액질 섞여 나오는 경우 일시적인 경우는 스트레스나 알레르기, 음식에 따라 나타날 수 있지만 증상이 계속된다면 염증이 있다는 신호일 수 있어 정밀검사를 받는 것이 좋다.

변에 기름이 섞여 나오는 경우 전날 지방이 많은 음식을 섭취했을 경우가 대부분이며 이런 증상이 계속된다면 지방분해를 못하는 경우로 간, 담낭, 췌장에 이상신호일 수 있기 때문에 병원에 가보는 것이 좋다.

울퉁불퉁 소시지 모양이라면 불규칙한 식습관이나 많은 시간을 앉아 일하는 경우 화장실에서 변을 보기 힘들 때 이런 모양인 경우가 많다.

소화시키기 어려운 질긴 음식물은 몸속에서 얼마나 머물러 있는가?

'경보신편'에 보면, "어떤 부인이 창증(脹症)이 있었는데, 여러 가지 약이 효과가 없었다. 나는 배꼽이 보이지 않는 부인의 배를 보고 중완(中脘) 부위만 부풀어 올랐으므로 분명히 위 속에 정체된 음식물이 있다는 것을 알았다. 지각좌산(枳殼剉散)[16]을 쓰자, 1번 복용하고 배가 매우 아프다가 한밤중이 지나 대변을 쏟아냈는데 5개월 전에 먹은 호박나물이 있었다. 한 이름 난 의원이 뒤이어 평위산(平胃散)에 나물을 소화시키는 약재를 더하여 주었는데 2첩 만에 원기(元氣)가 탈진되어 혀를 내밀어 늘어뜨리고 죽었다. 이 병에서는 나물로 생긴 적(積)을 내린 뒤에 강하게 보하는 약을 사용해야 했는데 도리어 더욱 삭혀 내렸다. 이것이 "어리석은 사람도 맞을 때가 있고, 지혜로운 사람도 틀릴 때가 있다"라는 경우이다." 이 글에서 발견한 특이한 사항은 5개월 묵은 음식물이 위안에 머물 수 있다는 얘기인데, 믿기 어려운 얘기다.

황제내경에서는 "창름(倉廩)[17]에서 갈무리를 못하여 바로 대변을 보는 사람은 문호(門戶)가 묶지 못하는 것이요," 양명경에 해당하는 신체 장기는 대장(大腸)과 위장(胃腸)이다. 그중에서도 양명을 기능 삼아 생활을 길러내는 것을 '수양명(手陽明)대장(大腸)'이라 하고, 양명을 구조 삼아 생존을 지켜내는 것을 '족양명(足陽明)위장(胃腸)'이라고 한다. 대장을 '전도지관(傳導之官)으로 변화출언(變化出焉)한다'고 정의했고, 위장을 '창름지관(倉廩之官)으로 오미출언(五味出焉)한다'고 했다. 즉, 위(胃)는 창름(倉廩)의 관(官)이니 다섯 미(味)가 나오며, 대장(大腸)은 전도(傳道)의 관(官)이니 변화(變化)시키는 것이 나온다.

대변과 관련해 가장 걱정하는 상황은 설사와 변비이다. 일반적으로 설사는 허증이고 변비는 실증이라고 구분하는 경우도 있다. 아마도 장중경의 대황으로 부터 나온 구분법이리라. 장중경 기록에 '실(實)'이 나오면 주로 대황이 나왔고 '허(虛)'라 하면 부자가 나왔기 때문이다. 물론 예외도 있다.

양방에서 말하는 설사는 주로 세균이나 바이러스 등에 의한 염증을 원인으로 삼는다. 그리고 만성염증이나 항암후유증, 우유 등을 소화시키지 못하는 것 등의 식사요인으로도 분석되고 있다.

반면, 한의학에서 보는 설사의 종류는 매우 복잡하다. 대변이 희박하고, 나오다가

---

16) 열창을 치료한다. 후박, 지각, 길경 각 2돈, 대황(찐다), 감초(굽는다) 각 1돈. 이 약들을 썰어 1첩으로 하여 생강 5쪽, 대추 2개를 넣어 물에 달여 먹는다.

17) 곳간.

멎다가 하는 것을 설(泄)이라 하고, 대변이 물을 붓는 것처럼 직하하는 것을 사(瀉)라 한다. 설사는 이런 증후들을 포괄적으로 일컫는 말인 셈이다. 아마도 무른 변을 포함 개념이 설사인 듯싶다. 여름철에 날 것과 찬 것을 지나치게 먹어서 생기는 설사도 있다. 잠잘 때 배를 덮지 않고 자서 대장이 차갑게 되어 설사가 생기기도 한다. 이런 설사를 한설(寒泄)이라고 한다. 찬 기운 때문에 나오는 설사라는 뜻이다. 몸이 찌뿌듯하고 무거우며 식욕이 떨어질 때에 보는 물같은 변은 습설(濕泄)이라고 한다. 이외에도 서설(暑泄), 허설(虛泄), 활설(滑泄), 열설(熱泄) 손설(殞泄), 주설(酒泄), 담설(痰泄), 당설(溏泄: 진흙같이 무른 변), 식적설(食積泄) 등 다양한 원인에 의해 설사가 유발된다고 본다. 또 장부의 기능이상 때문에 설사가 생긴다고 보아 위설(胃泄), 비설(脾泄), 대장설(大腸泄), 소장설(小腸泄), 신설(腎泄) 등으로 나누기도 한다.

설사의 원인은 2가지로 본다. 첫 번째 허한(양허)이다. 만성질환, 노화 등으로 몸의 기능상태가 저하되고 동화작용의 감약, 순환불량, 에너지 대사의 저하 등에 의해 나타난다. 몸이 평소에 차고, 추워하며, 한냉을 싫어한다. 뜨거운 것을 좋아하고 원기가 없으며, 피로하기 쉽고 안면이 창백하다. 두 번째는 실한이다. 한냉의 환경이나 날것, 찬 음식을 먹음으로써 급격히 발생한다. 한냉, 동통 등의 한증을 말한다. 한냉 자극 등에 의한 내장이나 말초의 혈관수축 또는 평활근 경련에 의해 생기는 증후는 특별히 한사직중 혹은 중한이라고도 한다. 허한인 사람은 기능저하가 있어 한냉 자극에 의해 증상이 더 심해지고, 실한이 오래되면 순환장해로부터 기능저하를 초래하기 쉬우므로, 실한과 허한은 번갈아 나타나거나 동시에 나타나는 경우가 많다.

반대로 변비가 생기는 가장 큰 이유는 위장관의 열 때문으로 본다. 위장관이나 삼초(三焦)에 열이 머물러 있으면 진액이 마르게 되고, 더불어 대변도 단단해져 배변이 힘들어진다. 폐(肺)의 기운이 약해도 대장에 영향을 주어 배변이 어려워질 수 있다(폐와 대장은 표리관계). 노인성 변비도 있다. 나이가 들어가며 위장관의 운동력이 떨어지는 데다, 근육도 처지고, 위장관의 진액도 부족해져 생기는 변비이다. 젊은 여성의 변비는 다이어트로 인한 경우가 많다. 음식 섭취량이 적으면 당연히 대변의 양도 줄어들기 마련이다. 대변이 직장에 어느 정도 쌓여야 직장의 압력이 올라가고, 그 압력이 배변중추를 자극해야 대변을 볼 생각이 나게 된다. 다이어트로 직장에 모이는 대변양이 줄어 3~4일이 지나야 배변중추를 자극할 정도라면 직장 내에 오래 있던 변은 수분이 과도하게 빠져 장내로 흡수된다. 더욱 단단해진 변의 배출은 장을 빠져 나오기 힘들게 된다.

설사와 변비는 수분함량의 차이로 구별될 수 있다. 그렇다면 설사 때 나오는 그 많은 물은 도대체 어디에서 생긴 걸까? 물론 섭취한 음식물에서 나온 것도 어느 정도 있을 것이다. 그런데 여름철에 오징어 회 한 젓가락 먹고 나서 2~3일을 계속하여 설사를 하였다면, 물처럼 쫙쫙 끊임없이 나오는 그 수분은 도대체 어디로부터 나온 것일까? 아마도 대부분은 몸속에서 분비되어 나온 것이다. 입에서 나오는 침에서부터 위, 소장, 대장을 거치면서 엄청난 소화액이 분비되는 것이다. 소화액은 음식물과 작용하여 없어지기도 하고 대장에서 다시 흡수되기도 한다. 변비는 소화액 분비가 적거나, 음식물 이동이 느리거나 재흡수가 너무 잘되는 것이고 설사는 그 반대인 경우에 해당한다.

13. 왜 얼굴은 추위에도 옷을 입히지 않는가?

　너무 추우면 손에는 장갑, 발에는 양말, 머리에는 모자를 쓴다. 그러나 얼굴에는 아무런 옷을 입히지 않는다. 옛날 사람들도 왜 얼굴에는 옷을 입히지 않을까에 대한 궁금증이 있었나 보다. "황제께서 기백에게 질문하셨다. 얼굴과 몸은 뼈와 힘줄 근육으로 연결되고 모두 같은 기혈로 이루어져 있습니다. 날씨가 추우면 땅이 갈라지고 얼음이 얼며 갑자기 추워지면 손발이 얼어 감각이 없고 움직이기가 어렵지만, 얼굴을 천으로 감싸지 않는 것은 어째서입니까?"

　기백이 대답한다. "12경맥과 365낙맥의 혈기가 모두 얼굴로 올라가 공규로 달려갈 때 정미로운 양기는 눈으로 달려가 볼 수가 있고 정양지기에서 갈라진 기운은 귀로 달려가서 들을 수 있으며 종기는 코에서 나와 냄새를 맡고 곡기는 위에서 나와 입술과 혀로 달려가 맛을 볼 수 있습니다. 각종 기에서 화생된 진액이 모두 얼굴로 올라가 훈증을 하고 피부 또한 두꺼우며 기육이 견고하기 때문에 날씨가 몹시 춥더라도 이를 이길 수는 없습니다."

　"오장육부의 정기가 모두 얼굴에 집중하여" 있음을 알 수 있다. 그래서 웬만한 추위는 견딜 수가 있는 것이다. "모든 양경 양락이 모이는 곳은 모두 다 얼굴에" 있기에 얼굴을 천으로 감싸지 않아도 되는 것이다. "얼굴만 추위를 견디는 것은 왜 그런가? 머리는 모든 양맥이 모이는 곳이다. 모든 음맥은 목 앞이나 뒷덜미에 이르러 되돌아가고 오로지 양맥만이 모두 머리까지 올라가는 까닭에 얼굴이 추위에 견딜 수 있는 것이다."

　황제내경의 말을 쉽게 풀어 쓰면, 머리와 얼굴은 모두 몸의 일부로 같은 뼈와 근육으로 연결되고, 같은 혈(血)과 기(氣)로 연결되어 있다. 사람의 12경맥과 365낙맥의 혈기(血氣)는 모두 얼굴의 감각기관으로 흘러간다. 그 정기(精氣)중의 양기(陽氣)는 눈동자로

93

올라가서 볼 수 있게 하고, 거기에서 갈라져 귀로 가면 들을 수 있게 한다. 종기(宗氣)가 코로 올라가 냄새를 맡을 수 있게 하고, 탁기(濁氣)는 위장(胃腸)에서 나와 입술과 혀로 가서 맛을 볼 수 있게 한다. 이러한 기에서 나온 진액은 모두 얼굴로 올라가 데워준다. 또 얼굴은 피부도 두터우며 살도 튼실하다. 그러므로 큰 더위나 심한 추위도 이겨낼 수 있는 것이다. 얼굴이 추위를 비교적 잘 견디는 이유가 각종 기와 진액이 모두 얼굴로 모이기 때문이라고 설명하고 있다.

물론 엄청난 한파에는 얼굴에도 동상이 걸린다. 상대적으로 발가락, 손가락, 귀가 잘 얼고 얼굴은 웬만한 추위에도 잘 얼지 않는다. 잘 얼지 않기 때문에 얼굴에 옷을 입지 않는 것은 확실해 보인다. 얼굴에 옷을 입히는 것에 대한 예외는 있다. 아직도 아랍국가에서는 여성들이 '부르카'라는 천으로 얼굴을 가리기도 하고 코로나 전염병 때문에 모든 사람들이 얼굴에 마스크를 착용한 적도 있다. 물론 추위 때문은 아니고 종교적 이유나 바이러스 전염을 막기 위한 용도였다.

얼굴이 추위에 강한 이유가 한방에서는 기와 진액이 모두 얼굴로 모이기 때문이라고 말하고, 양방에서는 실핏줄이 많이 모여 있기 때문이라고 말한다. 추운데 있다가 따뜻한 곳으로 오면 얼굴이 쉽게 빨갛게 달아오르고, 술이 약한 사람은 소주 1잔만 마셔도 얼굴이 빨개진다. 양방에서 안면홍조를 설명할 때, 얼굴 볼에 모세혈관이 많이 모여 있는데, 모세혈관이 확장되기 때문이라고 말한다. 사실, 모세혈관의 형태와 분포에 대해서는 잘 알려져 있지만, 모세혈관의 기능에 대해서는 아직 모르는 게 너무 많다.

양방이든 한방이든 왜? 얼굴에는 추위에도 옷을 입히지 않는 지에 관한 이유를 속 시원하게 풀어주었으면 좋겠다.

14. 몸이 찌뿌둥하고 무거운 건 무슨 이유일까?

    옛날 사람들은 몸속에 물을 매우 중요하게 생각하였다. 몸속에 물이 정체해 있으면 다리가 무겁고 소화도 안 되고 피로하고 두통도 일어난다고 생각했다.
    황제내경에 이런 글이 나온다. "황제께서 기백에게 질문하셨다. 수분으로 인해 몸이 붓는 수창(水脹)과 부창(膚脹), 고창(鼓脹), 장담(腸覃), 석가(石瘕), 석수(石水)를 어떻게 구별합니까? 기백이 대답하여 말하였다. 수창이 시작될 때에 눈꺼풀 부분인 목과(目窠)의 윗부분이 약간 붓는 것이 잠에서 깨어난 것과 같고 경동맥이 때때로 빨리 뛰고 넓적다리 안쪽이 간간히 차고 다리가 부어오르고 배 또한 크게 부어오르면 수창증이 형성된 것입니다. 손으로 배를 누르면 누른 자리가 손을 따라 올라와 물을 싸고 있는 상태와 같으니 이것이 그 증상입니다."
    선인들은 몸속의 물과 대척점에 있는 것을 불(火)이라 여겼다. 몸속의 과도한 물이 열을 발생하기도 하고 몸속의 열이 물을 감소시켜 주기도 한다. 물과 불은 서로 서로 견제와 균형을 도모하는 묘한 관계다. 광제비급에서는 이렇게 표현하고 있다.
    "화기가 심해지면 수분이 마르기 때문에 정기가 고갈되게 한다. 여름이 되면 내외에 모두 열이 있으므로, 수분이 없어질수록 화기가 더욱 심해져, 양기가 홀로 치밀어 오르는 것을 전궐[18]이라 한다."
    몸속에는 물과 불이 적절하게 균형을 이루어 수분의 양이 최적 상태가 되어야 한다. 대개 수분이 많을 때에는 "피부의 수분은 땀으로 내보내고 오장의 수분은 소변으로 내보내며 육부의 수분은 설사시킨다."고 광제비급에 기록되어 있다.
    사실, 몸속의 물이 데워지면 기체가 되어 날아가고 차가워지면 수증기가 액체가 되고

---

18) 내열(內熱)이 음액(陰液)을 소모하여 허손(虛損)되거나 정(精)이 끊어짐으로써 기절하는 병증.

하는 물의 상태변화는 일부분의 현상에 불과하다. 몸속에서는 수많은 화학반응이 일어나 기체가 액체가 되기도 하고 액체가 기체가 되기도 한다. 포도당이라는 고체는 산소와 반응하여 물을 만들기도 한다. 옛날 사람들이 몸속의 물과 열의 관계 속에서만 좁게 생각하던 것을 현대의 과학은 화학반응이라는 추가적인 영역이 늘어난 것이다.

옛날 사람들은 가능한 모든 방법을 동원하여 과도한 물 혹은 신체의 한 곳에 정체되어 있는 물을 없애는 목표에 골몰했다. 그 중에 상한론을 지은 장중경이 으뜸이다. 장중경은 계지탕을 통해 몸속 수분의 최적화를 꾀한 인물이다. 그러나 고방은 사라지고 난데없이 동의보감에서 변형된 계지탕이 우리나라에서는 일반화되어 있다. 약재의 구성비가 달라지면 완전히 다른 약이 되기 때문에 매우 혼란스럽다.

장중경의 계지탕은 거피 계지 3양과 작약 3양, 자감초 2양, 생강 3양, 대추 12개(핵을 제거하고 과육으로만 3양, 19.5g)이다. 사실 상한론 시대에는 계지가 아니고 계심이다(실제로 금궤요략의 거피라는 의미는 작은 가지(지금 유통되고 있는 계지)를 거피할 수 없으므로, 거피란 육계에서 거피를 뜻함). 복용량은 하루에 3양(19.5g)이 일반적이다. 1회분에는 계심이 1양(6.5g)이 된다. 그러므로 고방의 계지탕은 1회분이 계심 6.5g, 작약 6.5g, 자감초 4.3g, 생강 6.5g, 대추육 6.5g 이 되고 하루에 3번 복용해야 하는 것이다.

동의보감의 계지탕은 1첩 분량이 계지(桂枝) 12g, 백작약(白芍藥) 8g, 감초(甘草) 4g, 생강(生薑) 3쪽(6g), 대조(大棗) 2개(6g)이 된다. 20첩은 대략 30회분의 분량이므로 1회 분량은 계지 8g, 백작약 5.3g, 감초 2.7g, 생강 4g, 대조 4g가 된다.

동의보감의 계지탕으로는 거의 효과가 나지 않기에 여러 가지 다른 약재를 가감하는 촌극이 벌어진다. 동의보감을 비판하는 사람들은 동의보감 내용 대부분이 황제내경과 중국의서들의 카피본이라고 말한다. 내경이라 인용한 것도 황제내경이요, 영추라 인용한 것도 황제내경이요, 난경의 내용을 그대로 옮긴 것도 있고, 장중경의 얘기를 그대로 옮긴 것에 불과하다는 비판도 있다. 인용을 하지 않고 황제내경을 그대로 차용한 것도 부지기수다. 또한, 잘못 옮긴 것도 있어 혼란스런 부분도 많다. 물론 우리나라에서 자생하는 토종약재를 당시 비싼 중국수입약재를 대체하여 사용케 한 것은 의의가 있으나 동의보감 처방의 경우, 시간을 흘러 왜곡된 사실들을 수정 없이 그대로 기록하여 후세에 많은 오치(誤治)를 가져왔다는 비판을 받고 있다. 그 중에 대표적인 것이 계지탕이다. 그래서 동의보감의 계지탕은 필히 육계와 백작약을 동량으로 교정하여 사용하여야 한다고 단서를 달고 있는 형편이다. 사실 방약합편에서도 육계와 백작약은 동일 비율로 기록하고 있다. 동의보감을 국내에서 자랑하는 것은 좋으나, 결국 황제내경과 중국서적들을 돋보이게 하는 것이고, 독창성을 내세우고 싶으면 차라리 '사암도인침법' 이나 '동의수세보원'을 자랑하라고 주장하는 사람도 많다. 동의보감을 편집의 기술인 백과사전의 의미로 자랑하고 싶으면, 차라리 방약합편이 더 정교하다고 말하는 이도 있다. 오래 써도 되는 장기(長期)복용 가능한 약인 상통(上統), 어느 정도 중기(中期)로 써도 되는 약인 중통(中統), 아주 단기(短期)간에만 써야 하는 하통(下統)으로 구분하여 다음 쪽까지 연계 시킨 편집의 기술은 세계에서 독보적인 것이다. 처음에는 불편해도, 보면 볼수록 방약합편의 편집은 실무에서 절대적으로 편리함을 추구한 모양새임에 틀림없다.

지금도 동의보감의 계지탕을 사용하여 효과가 없던 것이 고방(장중경)의 계지탕을 사용해 보았더니, 적응증에 즉각적인 효과가 일어난다는 치료사례가 수도 없이 많이 나오고 있다. 물론 복용방법이 특이하다. 계지탕은 빈속에 먹어야 하고 복용 후 30분이 지나서 미음이나 흰쌀 죽을 먹어 위를 데우고 일부러 두꺼운 옷이나 이불을 덮어 피부를 데워서, 땀을 약간 내어야 한다는 것이다. 고방의 계지탕은 복용하자마자 일시적으로 땀도 배출하고 오줌도 배출하고 약한 설사도 일으켜 불필요한 수분을 세 가지 방향으로 제거시키는 명약인 것이다. 계지탕의 장점은 수분(水分)의 강력한 배출보다는 수분(水分) 재정비의 성격이 강하기 때문에 땀이 크게 배출되는 것도 아니고, 오줌이 쏟아지는 것도 아니고, 설사가 쏟아지는 것도 아닌, 약하게 배출시켜 부작용이 크지 않다는 것이다.

사실상, 동의보감의 계지탕 구성은 제약회사에서 이미 폐기된 사항이다. 왜? 엉터리이니까. 대한민국이든 일본이든 제약회사에서 나오는 계지탕은 장중경의 구성비를 따른다. 제약회사에서 나오는 계지탕은 탕약으로 끓인 계지탕보다는 훨씬 약하다. 한의원에서는 동의보감 처방으로 몇 번 처방이 나가다가 효과가 없으니까, 그 다음부터는 계지탕은 취급도 안한다. 그러나 장중경의 구성비로 나간 계지탕은 증상이 맞았다하면, 외감풍사로 인한 병의 성약(聖藥)이라는 표현이 과언이 아니다.

계지탕은 본래 추위와 찬 기운을 싫어하고 열이 나며, 두통과 땀이 나는 비교적 허약한 체질의 환자에게 쓰는 감기약의 대명사였다. 이제 계지탕은 감기약뿐만 아니라 수분변조 때문에 발생하는 모든 증상에 두루 쓰이는 약이 되었다.

한방에서는 위기(衛氣)와 영기(營氣)가 부조화를 일으키는 원인을 수분 적체로 본다. 상충(上衝)이라 해서 기(氣)가 위로 솟구치는 가장 큰 원인도 수분의 적체로 본다. 사실 물(水)이 공기(氣)가 되고 공기(氣)가 물(水)이 되는 것이기에 기(氣)가 막혔다는 의미와 기(氣)가 서로 충돌한다는 의미가 물이 막혀 있다와 서로 다른 길에서 오는 물끼리 상충(相衝)한다는 의미와 크게 다르지 않다. 계지탕으로 기육과 근육을 말랑말랑하게 해주고 나쁜 노폐물을 땀, 오줌, 대변으로 배출시키는 메커니즘은 신체를 본래의 정상적이고 균형적인 모습으로 리셋(reset) 시킨다는 뜻이다.

"몸이 찌뿌둥하다."에서 '찌뿌둥'이라는 단어의 뜻은 몸살이나 감기 따위로 몸이 무겁고 거북하다는 것이다. 손발이 저리고, 다리가 무겁고, 허열이 나고, 두통이 나고, 가슴이 답답하고, 어깨가 쑤시고, 뒷목이 뻣뻣하고, 소변이 신통치 않고, 무릎이 쑤시고, 허리가 끊어질 듯 아프고 하는 증상들의 근본적인 원인을 우선적으로 몸속 물의 순환 문제로 보았다는 것이 선조의 지혜다.

물론 물의 문제가 아닌 다른 문제들도 있겠지만, 최우선적으로 물로 보고 시작한다는 것이다. 그 같은 물의 문제점을 해결하는 처방의 최우선 순위도 계지탕이라는 것이다. 대부분 계지탕으로 낫겠지만, 계지탕으로 치료가 안 되는 사람들도 있기에 마황탕이 나오고 갈근탕이 나오는 것이다. 그리고 수많은 탕약들이 계지탕으로 부터 파생되어 쏟아져 나오는 것이다. 계지탕은 모든 탕약의 출발점이다.

15. 육경병이란?

　　삼양삼음의 경락 이름에 병증을 결합시킨 것을 육경병증이라 한다. 태양병(太陽病), 양명병(陽明病), 소양병(少陽病), 태음병(太陰病), 소음병(少陰病), 궐음병(厥陰病) 등 6가지 병증을 말한다. 상한론 주석서들을 읽다보면, 상한론에 나오는 육경병과 황제내경에서 말하는 경락과 억지로 연계시키는 것이 이해가 가지 않는다. 기존 학자들 사이에도 상한육경과 황제내경 육경전변의 이론 연관성은 많은 쟁론이 있는 주제임에 틀림없다. 그러나 논리적으로 맞지 않는 것은 걸러내야 함이 마땅하다. 즉, 황제내경에서 말하는 경락과 육경병은 후대의 주석에서는 해당 경락에 사기가 들어와 생긴 병인 양 언급하고 있지만, 사실은 큰 연관이 없는 듯하다. 다만, 조각 조각난 죽간에 써진 상한론의 책이 어지럽게 순서가 바뀌고 유실되어 전해져 내려오는 것을 안타깝게 여겨 위나라의 태의령(御醫 우두머리)인 왕숙화가 편집하는 과정에서 귀에 익숙한 이름을 붙여 순서를 정했던 것 같다. 그러므로 육경병증을 경락에 결부시키는 것은 억지이며 이치에 맞지 않기에, 이름만 차용하여 목차의 범례로 삼은 것으로 보는 게 타당하다. 6경병은 해당 경락에 생긴 병명이 아니라, 수많은 증상들을 보기 좋게 6가지 그룹으로 묶어 놓은 이름에 불과하다.

　　육경병증은 2가지 관점에 부합된다. 하나는 증상이 나타나는 위치다. 주로 표면에 있는지, 몸속에 있는 지, 혹은 중간에서 왔다 갔다 하는지에 대한 관점이다. 두 번째는 개합추의 적용관점이다. 주로 열려 있는 지, 주로 닫혀 있는지, "열었다와 닫았다"를 반복하면서 조절하는지에 대한 관점이다.

　　질병의 발생위치는 본래 표(表), 외(外), 리(裏), 내(內)로 구분한다. 표(表)증은 머리, 어깨, 목 등을 범위로 한다. 외(外)증은 가슴부위(흉부)를 말한다(기침, 가래). 리(裏)증은 가슴 아래서부터 배꼽 윗부분을 말한다(간, 담, 소화기관: 위, 소장, 대장). 내(內)증은 배꼽 밑 부분을 말한다(생식기, 자궁, 방광, 전립선 등). 다소 2차원적인 평면개념과 3차원적인 입체개념이 혼합된 네이밍 같다.

육경병을 질병발생의 위치에 배속하면 다음과 같다. 태양병은 주로 표증, 외증에 해당한다. 그리고 표증과 리증이 함께 나타나는 것도 태양병이다. 양명병은 리증, 내증에 해당한다. 그리고 리증과 내증이 함께 나타나는 것도 양명병에 속한다. 소양병은 태양병증에 리증이 함께 나타나는 경우를 말한다.

태음병은 양명병증이 악화된 상태다. 소음병은 표증, 외증, 리증, 내증의 모두 함께 나타나는 경우를 말한다. 궐음병은 소음병증이 악화된 중증 상태다. 궐음병 다음 단계는 사망이다.

개합추(開闔樞)의 개(開)에 해당하는 것은 태양병과 태음병이다. 합(闔)에 해당하는 것은 양명병과 궐음병이다. 추(樞)에 해당하는 것이 소양병과 소음병이다. 개는 주표에 해당하고 합은 주리에 해당하고 추는 거중에 해당한다. 바깥으로 향해 있는 것은 태양병과 태음병이며, 안으로 들어가는 것은 양명병과 궐음병이며, 중간에 조절하는 것은 소양병과 소음병이다.

태양병은 주로 교감신경, 심폐, 뇌활성의 문제에 관계가 있고 계지와 마황계열 약재와 관련이 많다. 양명병은 대개 대사항진, 활성화된 염증의 제어불능 문제와 연관 있고 석고계열, 대황계열, 황련계열, 치자계열과 관련이 깊다. 소양병은 호르몬에 관여하며 시호계열이 떠오른다. 태음병은 소화기관의 문제이며, 반하계열, 건강계열, 인삼계열, 대조계열에 해당한다. 소음병은 보통 대사저하, 부신피로, 만성염증의 문제로 나타나고 감초계열, 부자계열로 적합하다고 본다. 궐음병은 소음병이 심해진 상태라 보며, 6개의 증상 중에 가장 위험한 증으로 보고 오매계열, 당귀계열에 결부시키는 경우가 많다.

상한론이라는 책에서는 육경병 중에 태양병이 가장 많이 언급되어 있다. 표증, 감염증을 떠올리기 쉬운 것이 태양병이다. 몸이 쑤시고 아프거나 열이 나거나 오한이 나는 몸살 증상을 태양병증이라 한다. 태양병증에 대표적인 것이 감기초기의 증상이다. 그리고 비염, 신체의 상부 통증(분돈), 산후풍, 수술 후의 후유증 등이 태양병에 속한다. 태양병을 치료하는 약들은 대부분 따뜻한 성분으로 인체의 순환을 돕고 체온을 올려 면역반응을 높여준다. 계지와 마황이 태양병을 치료하는 대표적인 약재가 된다. 즉 피부 밑에 적체되어 있는 수분(습: 濕)을 날려 주는 발산과 해표역할이 치법의 핵심이다. 마황을 쓰면 빨리 낫지만, 마황을 견디지 못하는 사람도 있다. 체력이 부족하고 커피를 마시면 두근거리거나 잠을 못 자는 등 심혈관계의 민감성이 있는 사람들은 마황을 줄이고 계지로 조절해야 한다는 논리다.

육경병 중에 양명병은 고열, 변비, 설사, 피부소양증, 독감 등을 지칭한다. 양명병은 염증이 심한 상태를 말한다. 주요 증상에는 한출(汗出: 땀이 나는 증상), 번조(煩躁: 가슴속이 달아오르면서 답답하고 편안치 않아서 팔다리를 가만히 두지 못하는 증상), 섬어(譫語: 섬언(譫言)이라고도 함. 헛소리), 복만(腹滿: 복창만(腹脹滿)이라고도 함. 배가 창만한 증상) 등이 있다. 이럴 때 신온지제를 사용하면 열이 더 심해져 진액이 더 소모된다. 청열제, 사하제를 위주로 응용한다.

양명병은 크게 양명경병과 양명부병으로 나눌 수 있는데 이는 대변이 막혔는지의 여부로 판단하는 것이다. 양명경병의 주약은 백호탕, 양명부병의 주약은 승기탕류가 있다. 일반적으로 변비가 없으면 석고를 쓰고, 변비가 있으면 대황을 사용한다. 양명병에서 서술되는 열성 질환의 치법은 비교적 한정적이라, 세세하게 염증을 잡고자 할 때는 온병학을 응용하는 것이 좋다.

온병학은 상한론에서의 양명병을 포괄하며, 염증을 잡는 한의학적 기술을 모아둔 학문이다. 신량지제의 약한 발산과 진액 소모에 대한 부분을 고려하며 청열의 기법도 다양하게 설명되어 있다.

양명병에서 간과해서 안 될 사항은 양명병 환자는 지속적인 에너지 소모 상태라는 점이다. 염증이 심하다는 것은 계속적으로 면역반응이 나타난다는 것이고 진액과 에너지의 소모가 지속되는 것이다. 따라서 양명병이라고 무조건 실(實)하다고 간주할 수는 없다. 맥과 설증을 바탕으로 열과 진액의 상태를 확실히 파악해서 치료해야 한다. 당뇨병도 양명병에 속한다고 볼 수 있다.

육경병 중에 소양병은 갱년기 증상이나 스트레스 혹은 예민한 성격에서 비롯되는 각종 질환을 가리킨다. 소양병은 만성 스트레스 상황에서 발생하는 장기간의 염증, 면역력 저하를 말한다. 어찌 보면, 염증 반응을 확 일으키지는 못하고 완치도 안 된 상태에서 조금씩 몸에 지니고 사는 셈이다. 림프절 염증이나 편도염, 흉협부의 통증 내지는 불편감이나 안구 건조, 충혈, 입이 쓰거나 입이 마른 증상, 말하기가 귀찮거나 음식을 먹기 싫어하거나, 의욕이 없고 우울한 증상 등이 나타날 수 있다. 소양병을 치료하는 약들은 대부분 울화를 풀어 주는 역할을 한다. 시호와 황련이 소양병을 치료하는 대표적인 약재가 된다.

본래 반하와 생강은 구토를 그치고 음(飮)을 없애지만, 열은 없애지 못하고, 황금(黃芩)은 열은 없애지만 상초를 못 뚫는다. 소시호탕(小柴胡湯)에서 상초를 뚫는 것은 시호뿐이다. 시호는 뚫어서 열과 한을 다 없애 준다. 즉, 한열왕래는 소시호탕(小柴胡湯) 주증이며, 한열왕래는 상초(上焦)가 막혀서 생긴다. 담(痰)이 응결하고 기(氣)가 정체하면 승강작용이 막히기 시작한다. 그래서 올라갈 것이 올라가지 못하면 양(陽)이 갇히고 화가 나서(불노: 怫怒) 몸에 열이 발생하며, 내려갈 것이 내려가지 못하면 음(陰) 세력이 커져서(치장: 鴟張) 몸이 식는다(寒). 이때에는 반드시 막힌 근본을 반드시 뽑아내야 하는데, 시호(柴胡)의 힘이 아니면 안 된다.[19] 시호는 주로 간기능 향상에 작용한다.

소양병의 주요 약대는 시호-황금, 시호-작약이 있다. 시호-황금은 염증성 상황에 보다 적합하며, 시호-작약은 보다 뇌의 안정 및 근 긴장도 해소에 적합하다. 소양병의 각종 혹증[20]들이 나타날 때 염증성이 더 많다고 하면 시호-황금이 들어간 처방 중

---

19) 본경소증.

20) 적방을 찾는 방법 중에 임상적 중요도가 높은 증상 중 발현빈도가 낮은 증상을 혹증이라 하며, 그 뜻은

에서 찾으면 좋다. 소양병의 각종 혹증에 염증성도 있지만, 정신적인 증상들이 위주라면 시호-작약이 좋다.

시호를 활용할 때, 황련을 쓸 환자에게 시호를 쓰면 더 항진되기도 하고 계지를 쓸 환자에게 시호를 쓰면 괜히 더 가라앉기도 한다. 화해퇴열(和解退熱)의 효능과 승거양기(升擧陽氣)라는 효능이 함께 있을 만큼 한열이 미묘한 약재라 한다. 그리고 소간해울(疏肝解鬱)로 몸의 전체적 안정을 도모한다.

황련은 습열(濕熱)을 모두 없앤다. 대체로 습(濕)을 없애는 약은 반드시 열(熱)을 조장하고, 열(熱)을 제거하는 약은 결코 습을 제거하지 못한다. 그런데 황련(黃連)은 쓴맛으로 습(濕)을 말리고 한성(寒性)으로 열(熱)을 없앤다. 일거양득(一擧兩得)이다.[21] 황련은 주로 심장의 화(火)를 치료하는 약이 된다. 황련은 소염작용이 강하다. 황련과 돼지고기는 상극이다.

음병은 양병과 달리 병을 이겨내려는 반응이 상대적으로 부족한 사람들에 해당된다. 항병 반응이 부족하고 가만히 놔둬서는 회복 반응이 일어나기 힘들다. 가진 힘이 부족하기 때문에 외부 상황에 대해서도 수동적인 반응을 나타내기 쉽고 반응이 늦다.

육경병 중에 태음병은 쉽게 말하면 소화기 계통에 탈이 난 병이다. 주요 증상으로는 복만, 구토, 소화가 잘 안되고, 음식을 잘 못 먹고, 설사, 복통, 간 기능 이상의 황달 등이 있다. 대표적인 약재는 소화기를 튼튼히 해주는 인삼, 반하, 건강(생강을 말린 것), 작약 등이 있다. 주요 처방으로는 이중탕 등이 있다.

양병에서도 대부분 약대[22]를 활용하는 형태로 태음의 구조를 포함한다. 양적, 염증적인 부분이 있고 태음이 망가져있는 경우도 많다. 대표적으로 반하사심탕 계열을 들

혹시 있을 수도(有), 혹시 없을 수도(無) 있다 의미. 빈증에 더하여 혹증까지 있다면 선방에 확신을 더 할 수 있게 된다.

21) 본경소증.
22) 용약법 즉 약대(藥對), 혹은 대약(對藥)

수 있다.

소양병 역시 소화기가 썩 좋은 병증은 아니기 때문에, 그 치료구조 기반에 태음 구조를 단단히 해주도록 약물이 배합된다. 소화기가 안 좋으면 음식물 섭취가 부진해지고 영양소에 대한 흡수도 부진해질 수 있어, 기본적인 에너지(氣)를 만들기 힘들어지고 다른 조직에도 여러 가지 문제를 파생시키기 쉽다. 그래서 비위를 중심으로 하는 보토파[23]가 생긴 것이다. 태음병도 지속되면 허탈로 빠지기 쉽기에 소화기계는 그 기능을 바로잡아 주는 것이 중요하다.

육경병 중에 소음병은 심혈관계 기능과 항병능력이 저하된 체액 부족상태의 병을 의미한다. 양기가 매우 부족하고 진액도 부족하다. 맥은 침세약으로 나타난다. 소음병의 감기약인 마황부자세신탕 등을 보면 염증이나 열이 약간 있더라도 이미 부자가 들어있다. 주요 처방에는 사역탕, 진무탕, 감초건강탕 등이 있다.

소음병의 주약을 부자로만 알고 있는 경우가 많은데 사실 소음병의 주약은 감초다. 감초는 위알도스테론의 작용을 하며 소음병의 몸에 체액을 보존시킬 수 있도록 도와주는 온순한 약물이 된다.

또한 소음병 인통(咽痛) 처방에 있는 저부탕은 돼지 껍데기다. 단백질, 콜라겐 등을 보충하여 체액의 삼투압을 높은 상태로 유지하려는 방편이다. 후세, 온병에는 귀판, 별갑 등을 이용한 복맥탕류가 이들의 기법을 대체했다.

이렇게 소음병은 기본 영양소나 체액량 마저 부족하기 때문에, 부족한 양만큼 공급해줘야 할 정도다. 그런 상황에서 대사 작용도 압도적으로 부족하다면, 부자를 사용해서 강심작용을 일으켜 전신적 순환을 높여주는 것이다.

육경병 중에 궐음병은 해당 내용이 가장 짧은 병이다. 즉 자료가 너무 부족하다. 궐

---

23) 이동원(李東垣)은 보토파(補土派)라고 하여 여러 장부 중에서도 비위의 기능을 특히 중요하게 여겼다. 위장이 음식물을 연마(鍊磨)하여 죽처럼 만들면, 소장에서 더욱 잘게 만들어서 흡수를 한다. 비장은 음식물에서 영양을 흡수하고 인체 전신에 분포하는 역할을 하며, 소장과 기능적으로 관련이 깊다고 보고 있다.

음병은 소양병보다 상대적으로 더 허탈상태에 있다고 보면 된다. 궐음병은 손발이 싸늘해지는 증상을 말한다. 과민성대장, 심한 설사, 배꼽 아래가 차며 아픈 것, 수족냉증 등으로 나타난다. 한열왕래 대신에 상열하한, 한열착잡의 형태로 나타나 치료가 매우 까다롭다. 역(厥)의 처방으로 당귀사역탕, 리(利)의 처방으로 오매환 등이 있다. 궐음병 처방을 바탕으로 살펴보면, 한(寒)이 극해서 열(熱)이 생겨난다는 원리에서 소양병과 유사한 증상을 가지는 부분이 있음을 알 수 있다.

동의보감에서도 육경병에 관한 언급이 있다. "상한의 육경병 중에 태음병은 두통이 없고 몸에 열이 나지 않는다. 소음병은 도리어 열이 나지만 두통은 없다. 궐음병은 두통이 있고 발열이 없다. 곧 두통이 있고 몸에 열이 나면 양증이니 함부로 뜨거운 약을 투여하면 안 된다."

〈표 1〉 6경병의 증상

구분	두통(ox)/정신	통증	열	땀	오한	맥[24]	목마름	구토	복부	설사	변비
태양병	o	전신 목덜미 뻣뻣	身熱	o/x	o	浮/無力	o/x	-	간혹 소변 불리	o/x	o/x
양명병	불면/섬어	目痛	惡熱	o	x	長/有力	o 코가 건조	o/x 구역질 하법금지	胃家實	x	o
소양병	o/현기증/귀가 안들림	가슴 답답	寒熱往來	발한금지	o/x	弦細/浮弦小	갈증/口乾,口苦	o 토법금지	흉협고만	o/x	o/x 하법금지
태음병	x/머리에 땀	복통	x	x	x	沈	x	o	복만/황달	o	x
소음병	x/자꾸 졸림/목소리가 잘 안나옴	심장 답답	o	x	o	微細/沈/弱	口乾,口苦	o	더부룩	o	x
궐음병	o/氣上衝	수족 냉증	x	x	x	微緩	혀가 굳음	o	음낭수축	o	x

---

[24] 태양병이라 하더라도 의서(醫書)마다 각종 맥이 다양하게 등장하므로, 정확한 판별 기준은 될 수 없음.

<표 2> 6경병의 처방

구분	처방
태양병	계지탕, 마황탕, 대청룡탕, 마황계지탕, 구미강활탕, 오령산, 계비각반탕, 계마각반탕, 저당탕
양명병	조위승기탕, 대승기탕, 마인환, 백호탕, 창출백호탕, 인삼백호탕, 죽엽석고탕, 갈근해기탕, 저령탕, 인삼황기탕, 서각지황탕
소양병	소시호탕, 황금탕, 십조탕
태음병	이중탕, 이중환, 치중탕, 반하사심탕, 반하후박탕, 인진호탕, 사역탕, 감길탕, 소건중탕
소음병	해백탕부자탕, 강부탕, 마황부자세신탕, 마황부자감초탕, 황련아교탕, 사역탕, 사역산, 통맥사역탕, 백통탕, 적석지우여량탕, 도화탕, 진무탕, 백두옹탕, 삼황숙애탕, 저부탕, 감초탕, 길경탕, 반하산
궐음병	당귀사역탕, 삼미삼유탕, 사순탕

동네 한의사가 세상의 모든 병과 모든 처방을 다 알 수도 없고, 다 알 필요도 없다. 육경병은 단순한 분류체계다. 수만 가지 병들의 타이폴로지(Typology)인 셈이다. 진찰의 첫 단계는 육경병 중의 하나로 선정하는 일이다. 그리고 그 그룹에 속한 처방의 방향을 수립하는 게 순서다. 그러나 육경병으로 분류할 수 없는 온병도 있고 잡병도 있으며, 어혈도 있다.

동해안 백사장에서 잃어버린 금 팔지를 찾을 때, 무작정 모래들을 헤집으면서 찾는 것보다 몇 개의 구획으로 일단 구분하여 머물렀던 장소를 특정 하는 것이 중요하다. 마찬가지로 몸이 아픈 환자도 육경병의 6가지 분류와 온병, 잡병, 어혈의 3가지 분류를 합하여 9개의 그룹으로 분별하는 것이 한방 진단의 핵심이라는 사실이다.

16. 풍(風)과 마비(麻痺)란?

　오늘날 풍(風)이란 진단은 별로 인정받지 못한다. 왜냐하면 중풍(中風)이 뇌졸중을 의미하고 뇌졸중이란 바람의 문제가 아니고 혈관과 피의 문제이기 때문이다. 청나라 시대 때 한의사였던 왕청임이 뇌를 해부하여 중풍이란 바람(풍)의 문제가 아니고 어혈의 문제라고 진단하기 전까지 한의학계에서는 바람(風)에 원인을 두었었다.

　그러나 중풍을 제외한 나머지 모든 풍들마저 인정하지 않는다는 것은 큰 손실이다. 그 나름대로의 의미가 있기 때문이다.

　황제내경에서 풍은 "풍기가 피부의 사이에 잠장되어 있어서 안으로 정기와 통하지도 못하고 밖으로 사기를 끌고 나가지도 못하면, 풍(風)은 잘 돌아다니며 자주 변하는지라, 주리(腠理)가 열리면 오싹하여 춥고 주리가 닫히면 열이 나면서 가슴이 답답하며, 그 찬 기운은 식음을 먹지 못하게 하고 그 더운 기운은 기육(肌肉)이 사그라지게 하니, 그러므로 사람으로 하여금 정신을 차리지 못하고 떨면서 음식을 먹지 못하게 하는 것,…"으로 정의된다. 일단 병이 돌아다닌다는 데 특성이 있고 한열이 왔다갔다 하는 게 요상해 보였다.

　팔다리가 저리고 내 살 같지 않다는 사람이 많다. 이런 증상을 마목(麻木)이라 한다. 살갗의 감각 기능이 제대로 발휘되지 못하는 병증이다. '잡병원류서촉(雜病源流犀燭)'이라는 책에서 "마목(麻木)은 풍허병(風虛病)이면서 한습과 담혈(痰血)을 겸한 병이다. 마(麻)는 가려운 것도 아픈 것도 아니나 살 속에 마치 천만 마리의 벌레가 어지러이 기어다니는 듯하며, 온몸이 벌레가 기어 다니면서 소리를 내는 듯이 저린데, 눌러도 그치지 않으며 긁으면 더욱 심하여지니 마치 삼이 얽힌 꼴이다. 목(木)은 가렵지도 아프지도 않으나 자신의 살이 마치 남의 살처럼 느껴져 눌러도 모르고 꼬집어도 느끼지 못하며 나무처럼 무디다." 바람에 의한 병이라는 얘기다.

황제내경에도 비(痺)[25]라는 단어가 나온다. 일종의 병명이다. "풍한습(風寒濕)의 세 가지 사기가 섞여 들어오면 합하여 비병(痺病)이 된다…" 실제로 풍은 한습과 같이 오는 경우가 많다. "아프지 않고 남의 살 같은 것은 병이 오래 되어 사기가 깊이 들어가, 영위의 운행이 껄끄러우면, 경락이 가끔 소통되므로 아프지는 않지만, 피부를 영양하지 못하므로 남의 살같이 느껴진다. 몸이 차가운 것은 평소에 양기가 적고 음기가 많던 사람인데 병으로 더욱 심해져서 몸이 차갑다. 환자의 몸이 뜨거운 것은 양기가 많고 음기가 적던 사람이 병기(病氣)로 양기가 음을 극하여 몸이 뜨겁다. 환자가 땀이 많고 몸이 축축한 것은 평소에 양기가 적고 음기가 많던 사람이 습의 침입을 받아 내외의 습이 서로 합하여 땀이 많고 몸이 축축하다. 황제께서 말씀하시기를 마비의 증세가 있는데도 아프지 않은 것은 어째서입니까? 기백이 말하길 비(痺)가 골(骨)에 있으면 무겁고, 맥에 있으면 혈이 엉켜 흐르지 않고, 근에 있으면 오그라들어 펴지지 않고, 육에 있으면 남의 살 같고, 피(皮)에 있으면 차가운데 이 다섯 가지를 갖춘 것은 아프지 않다. 무릇 비(痺)의 종류는 추위를 만나면 근육이 땅기고 더위를 만나면 근육이 늘어진다."

얼굴에 급작스러운 마비(麻痺)가 나타나게 되는 경우, 바람을 맞았다는 의미로 와사풍(喎斜風)[26]이라 한다. 중요한 점은 얼굴의 윗부분과 밑 부분 전부에게서 마비 증상이 나타난다. 얼굴근육의 신경지배(innervation)를 담당하는 뇌신경 7번은 눈썹을 경계로, 눈썹 위의 얼굴근육을 담당하는 부분과 눈썹 밑의 얼굴근육을 담당하는 부분으로 나뉘어져 있다. 중풍이 중추신경마비라 한다면, 와사풍은 말초신경 마비에 해당한다. 구안와사는 침술로 입술 끝부분에 있는 지창혈에서 턱관절 부위의 협거혈을 관통하는 투자법을 사용하면, 신기하게도 눈이 확 뜨이게 호전이 된다.

결국 한의학에서 말하는 마(麻)나 혹은 비(痺)가 홀로 쓰이면, 현대의학에서는 말초신경 병변에 관련된 것이다. 중증인 통증을 느끼거나 움직임 기능이 저하되는 염증은 담혈(痰血)을 의미하고 손, 발끝이 저리고 화끈거리며 무감각(감각 이상)해지고 장갑을

---

25) 마미의 비, 저릴 비.

26) 구안와사라고도 함.

낀 것 같은 느낌, 내 살이 아닌 것 같은 느낌이나 다리에 힘이 없는 비교적 경증은 그 원인을 풍한습으로 본다. 그러므로 중증은 어혈을 제거하는 방식으로 치료하고 경증은 거풍제로 다스린다.

움직임 기능이 상실되는 것을 황제내경에서는 위병(痿[27]病)이라 한다. "관절이 꺾여 끊어진 듯 하며, 정강이가 처져서 발이 땅을 맡지 못하며, 근이 뻣뻣해지고 뒤틀려서 발동하고, 허리의 척추를 거동하지 못하며 뼈가 마르고 골수가 줄어드는" 병을 말한다. 현대의학에서는 중추신경 병변에 해당한다.

위병의 치료는 주로 양명(陽明)경을 중점적으로 한다. 황제내경에서는 "양명이라는 것은 오장육부의 바다로서 종근(宗筋)을 윤택하게 하니 종근은 뼈를 결속시켜서 관절을 부드럽게 움직이게 하며, 충맥(衝脈)이라는 것은 경맥의 바다로서 주도하여 기육의 틈새로 진액을 스며들게 하여 대주는데 양명과 더불어 종근에서 합치되니, 음양이 종근의 회(會)를 총괄하여 기가(氣街)에서 모이고, 양명이 맏이 역할을 하여 모두 대맥(帶脈)에 접속하고 독맥(督脈)에 이어지기" 때문이란다. "영혈(榮血)을 보충하며 그 수혈(兪穴)을 소통시키고 그 허실을 조절하며 그 역순을 조화시키고 근, 맥, 골, 육을 각기 그 때로써 하면 병이 낫는다."

풍중에 가장 무서운 중풍은 주로 한쪽에 문제가 생긴다. 그래서 한쪽 팔다리가 저리거나 마비감이 있는 경우, 말이 어눌해지는 경우, 복시가 생기는 경우, 입이 살짝 일그러지면 와사가 생기는 경우, 갑자기 비틀거리면서 어지러워지면서 균형을 못 잡는 경우, 갑자기 심한 두통이 생기는 경우 등을 가볍게 여기면 안 된다.

중풍에 잘 걸리는 체질은 복부비만이 심하고, 목이 짧고 얼굴이 빨갛게 상기되어 있는 사람이다. 또한, 어깨와 가슴 폭이 넓고, 근육의 발달이 좋은 뚱뚱한 체형의 사람에게 중풍이 많이 오는 것으로 알려져 있다.

중풍전조 증상에 대해 '춘감록(春鑑錄)'은 이렇게 기록하고 있다. "무릇 사람이 손발을 점차 마음대로 쓰지 못하게 되거나 팔과 어깨, 넓적다리, 손가락마디가 마비되고

---

[27] 마비. 쩔뚝거림.

무감각해지거나 입과 눈이 비뚤어지고 말을 더듬거나 가슴이 답답하여 어쩔 줄 모르고 계속해서 가래를 뱉어내거나, 육맥(六脈)이 부활(浮滑)하면서 허연(虛軟)하고 힘이 없으면, 비록 아직은 쓰러지지 않았을지라도 이것이 중풍으로 쓰러질 징조가 됨을 며칠 안에 판정할 수 있다."

즉, 중풍엔 맥이 부(浮)한 것이 특징이다. 한쪽 손가락이나 팔에 힘이 빠지고 마비감이 수 분간 나타나다가 곧바로 회복이 되는 경우가 있다. 금세 회복되니 가볍게 여기는 경우가 많다. 집게손가락의 감각이 둔해져서 마비감이 있다면 3년 안에 반드시 중풍이 생긴다는 말이 있다. 처음에는 가벼운 증상이 그 다음에는 돌이킬 수 없는 무거운 증상으로 오곤 한다. 현훈이나 눈의 충혈, 일시적 언어장애도 중풍의 신호일 수가 있다. 중풍의 가장 좋은 치료방법은 무조건 전조증상이라 의심하고, 양방에서 정밀검사를 받는 것이 상책이다.

뇌경색 증상이 발현되면, 무조건 양방병원 응급실로 가야 한다. 6시간 내에 '혈전용해' 치료를 받으면 생명을 구할 수 있다. 대처가 빠르면 빠를수록 예후가 좋다. 반면 중풍 후유증 치료는 양방보다는 한방이 훨씬 효과적이라는 게 중론이다. 꾸준한 침 치료와 탕약 처방은 마비된 사지관절의 기능과 언어장애를 빨리 복원시키는 데 많은 도움을 준다.

결국 중풍(中風)은 옳은 언어 표현이 아니다. 용어가 뇌졸중(腦卒中)으로 바뀌어야 한다. 뇌졸중은 생명을 잃을 수도 있고 적절한 치료 시점을 놓치면, 반신마비나 언어장애 등의 후유증을 평생 달고 살아야 하는 무서운 병이다. 그러나 뇌졸중은 예방을 할 수 있고, 후유증도 최소화 할 수 있는 방법론이 많이 입증되었으니, 순리적으로 적절한 치법을 따르면 크게 두려워 할 필요는 없다고 본다.

17. 탕약에 숨겨진 공식

　한약재는 주로 풀뿌리, 나무줄기, 열매 같은 식물성이 대부분이다. 동물의 뼈, 내장, 곤충과 광물까지 합하면 수천가지가 된다. 2021년 현재, 우리나라에서는 '대한약전'에 수록된 165개 품목과 '대한약전 외 생약규격집'에 수록된 436개 품목을 합쳐 총 601개의 한약재가 법으로 규정되어 있다. 동네 한의원에서 한약 처방에 주로 사용되는 한약재의 종류는 100여 개 남짓이다. 한약재 표준코드 시스템 도입 시행 기관인 건강보험심사평가원은 현재 한약재 표준코드인 13자리 숫자를 바코드 형태로 부여하고 있는데, 이 숫자는 국가코드, 업체식별코드, 품목코드, 검증번호 등이 포함되어 있다. 우리나라는 2015년부터 한약재GMP 인증 제도가 전면 의무화돼 GMP 인증을 받은 업체에서 제조된 한약재만이 한의원, 한방병원, 한약국 등에 유통될 수 있다.

　탕, 산, 환 등의 한약은 이러한 한약재들의 조합이다. 한약재는 엄밀히 말해서 식품의 "부분집합"이다. 식품은 맛으로 섭취하지만, 한약재는 사기(四氣)라고 하는 성질을 바탕으로 일정한 공식이 있고, 상당한 제약이 숨어 있다. 식품에는 한(寒), 열(熱), 온(溫), 량(凉) 등 네 가지 성질(四氣)이 있다. 몸이 차가운 사람이 한성(寒性)을 가지고 있는 돼지고기를 먹을 경우 설사를 할 수 있다. 모든 사람 즐겨 먹는 돼지고기는 식품이다. 돼지고기만 먹으면 유독 설사를 하는 사람이 돼지고기를 애써 먹지 않는다면, 그 때의 돼지고기는 독약에 속하는 한약재인 것이다. 몸에 열이 많은 사람이 돼지고기를 즐겨 먹는다면, 그 경우에 돼지고기는 좋은 한약재가 된다. 콩나물국을 평소에 먹으면 음식이다. 그런데 감기가 걸려 몸살기운이 살짝 있을 때, 뜨거운 콩나물국에 고춧가루를 듬뿍 넣어서 먹는다면, 그때의 콩나물국은 한약이 되는 것이다.

　한(寒)성과 량(凉)성의 약재는 화를 내려주고 해독시켜주며 열을 식혀준다. 따라서 열(熱)증에 좋다. 열(熱)성과 온(溫)성의 약재는 바람과 추위를 없애주고 습을 제거하며 기혈을 잘 통하게 해주기 때문에 한(寒)증에 사용한다. 결국 식품의 성질을 인체의 증상에 맞춰주는 것이 한약재인 셈이다.

그렇다고 한약에서 맛을 무시하는 건 아니다. 한약처방에서는 기(氣)와 미(味) 모두를 중요시한다. 비록 눈에는 보이지 않지만 모든 약재에는 '기미(氣味)'가 있다. 양약이 주로 성분위주로 구분되어 있으나, 한약은 철저히 기미론(氣味論)적 이론체계를 중심으로 나누어져 있기 때문이다.

한의약에서 약초의 성질은 사기(四氣)와 오미(五味)라는 기준에 따라 체계적으로 분류해 놓았다. 여기서 사기(四氣)란 한약의 한·열·온·량(寒·熱·溫·凉)의 네 가지 기운을 말한다. 즉, 차가움(寒), 뜨거움(熱), 따뜻함(溫), 서늘함(凉)을 뜻한다. 온(溫)과 열(熱)은 몸을 데우는 온열(溫熱)작용을 의미하며, 양(凉)과 한(寒)은 열을 내리는 청열(淸熱)작용을 말한다.

열성(熱性) 약물은 발열, 흥분, 발한작용이 있어 손발이 차거나 배가 찰 때 사용한다. 부자(附子), 건강, 육계 같은 약재가 여기에 해당된다. 온성(溫性) 약물은 완화, 강장(强壯), 보양(補陽) 작용을 한다. 인삼과 녹용, 황귀, 당귀, 천궁, 목향, 사인 등이 여기에 해당된다.

반대로 한성(寒性) 약물은 해열, 소염, 진정, 지혈작용이 있다. 석고(石膏), 적작약, 율무, 백련초, 고삼, 어성초, 박하, 구기자, 금은화, 상백피, 사삼(잔대) 같은 약재가 이러한 효능이 있다. 양성(凉性) 약물은 한성(寒性)보다는 작용이 약하고 수렴(거두어들임, 수축)하는 성질이 있어 지혈(止血), 강화(降火) 작용이 있다. 치자(梔子), 맥문동, 생지황, 지모, 목단피, 지골피, 시호 등이 여기에 해당된다.

오미(五味)란 산·고·감·신·함(酸苦甘辛鹹)의 다섯 가지 맛을 뜻한다. 즉, 신맛(酸), 쓴맛(苦), 단맛(甘), 매운맛(辛), 짠맛(鹹)을 뜻한다.

고추같이 매운(辛)맛은 발산하는 기운이 있어 대사를 촉진하고 몸에 활력을 준다. 주로 방향성 정유 성분들이 매운 맛을 띤다. 이는 몸을 따뜻하게 하고 땀샘을 자극해, 과다한 열이나 이물질을 피부로 배설시키는 작용을 한다. 그러나 매운맛이 지나치면 건조한 성질로 말미암아 조직의 체액이 말라 근육과 혈관이 마르고 무력해진다.

설탕처럼 단(甘)맛을 내는 약재는 주로 보약으로 쓰이는 인삼, 녹용, 감초가 해당되며 아미노산과 당분이 많이 있어 자양작용을 한다. 그러나 많이 섭취하면 기혈의 흐름을 느슨하게 하므로 위장이 늘어져 소화도 안 되고 심장이 답답해지고 숨이 찰 수 있다.

식초처럼 신(酸)맛을 가지고 있는 성분들은 주로 세포의 영양성분인 구연산, 유기산 등이다. 신맛은 설사로 인한 영양분의 배설을 억제한다. 산수유와 오미자 등의 약재가 여기에 해당한다. 신맛은 기운을 모으는 성질이 있다.

씀바귀처럼 쓴(苦)맛은 주로 알칼로이드 성분을 함유하고 있는 약초에 많다. 이들은 주로 담즙분비를 도와 식욕(食慾)을 증진하고, 소화기관에 정체되어 있는 내용물의 배설을 촉진하므로 불필요한 수분을 배출시키는 작용을 하며 또 열을 내리기도 한다. 소량의 쓴맛은 건위(健胃) 작용이 있지만, 과하면 복통과 경련을 일으키기도 한다.

소금처럼 짠(鹹)맛의 약재로는 해초류나 해삼 등이 있다. 나트륨이나 마그네슘이 적당한 비율로 함유되어 있어서 짠맛을 주로 낸다. 짠맛은 장(腸)의 유동운동을 강화하여 굳은 대변을 부드럽게 하므로 윤하(閏下)작용을 한다. 그러나 짠맛은 수축시키는 성질이 있어 과다 복용하면 혈압이 높아진다. 요즘 흔히 단맛을 선호하지만 맛의 균형을 맞추는 것이 건강한 몸을 유지하는 데 도움이 된다. 기미론을 숙지하고 맛의 편식을 삼가는 것이 무병장수의 지름길이다.

한약재중 땀을 내야 될 때에는 마황을 쓴다. 반하와 생강은 구토할 때 사용한다. 담음(痰飮)과 수기(水氣)라는 어려운 용어로 병인을 분석하여 말하기 이전부터 옛날 사람들은 구토가 있을 때, 반하와 생강을 함께 먹으면 속이 편해진다는 것을 알았다. 그러나 열에 의한 구토에는 반하와 생강을 아무리 써도 듣질 않는다. 그래서 수기변조에 의한 담음에 때문에 생긴 구토에 국한해서 반하와 생강이 맞는다는 것을 의미한다.

호흡기의 담음인 가래를 없애는 데에는 길경도 사용한다. 도라지 뿌리인 길경은 기침, 가래, 인후통 등을 치료하고 고름을 배농시킨다. 그리고 가슴이 답답한 것을 풀어내고, 대소변을 원활히 해 준다. 길경과 반하는 담을 없애주는 약재이지만, 길경은 습을 더하여 담을 위로 배출 시키는 역할을 하고 반하는 습을 빼어 담을 녹이는 역할을 한다. 길경은 기를 위로 끌어 올리고 반하는 기를 아래로 끌어 내린다고 생각했다. 담을 녹이고 배출하기 위해서는 반하와 길경을 함께 쓰기도 한다. 가래가 없는 마른 기침에는 맥문동을 쓴다. 습을 보충해서 기침을 없애는 방법인 데, 맥문동은 반하와 길경과 달리 찬 약재로 기관지를 촉촉이 해주는 역할을 한다.

행인이란 살구나무의 잘 익은 씨로 매운맛과 쓴맛이 나는 생약제제다. 매운맛은 기관지에 막힌 가래를 제거하고 기침 그치게 도와주며 쓴 맛은 기가 통하지 못해 발생하는 폐병증을 치료해 폐의 기운을 아래로 내려 호흡의 불편함을 예방해준다. 그리고 상온에서 액체인 지방인 지방유를 함유하고 있어 대장을 촉촉하게 하여 변을 묽게 만들 수 있어, 변비에도 좋다.

한약재는 경험과 시행착오의 산물이다. 어쩌면 다수의 확인된 결과를 공식으로 만들었을 수도 있다. 살구(杏)는 심(心)에 속하는 과일로서, 씨(仁)는 폐(肺)로 들어가 기(氣)를 퍼뜨린다(선기: 宣氣). 복숭아(桃)는 폐(肺)에 속하는 과일로서, 씨(仁)는 간(肝)으로 들어가 피를 퍼뜨린다(선혈: 宣血). 대추(棗)는 비(脾)에 속하는 과일로서, 씨(仁)는 신(腎)으로 들어가서 물을 퍼뜨린다(선수: 宣水)고 한방에서 주장하지만, 오장육부(五臟六腑)의 기미론(氣味論)이나 귀경설(歸經說)은 거의 믿을 게 못된다. 다만, 어떤 과일의 씨가 어떤 병증에 효과가 있다는 결과만을 취하면 충분하다고 본다.

열을 식히고 불을 끄는 효과와 함께 갈증을 그치게 할 때에는 석고(石膏)를 사용한다. 우리가 흔히 말하는 석고는 공업용 석고이고, 한약재로 사용하는 석고는 자연적으로 채취하는 식용 목적의 석고를 말한다. 청열사화약에 속하고 황산칼슘에 해당하는데, 성질은 차고 맵고 단 맛으로 인해 과거에 온병 등에 많이 활용하는 한약재다. 석고는 위에 열이 많으면서 파생된 두통, 피부병, 중이염, 비염, 비만 환자들에게 많이 사용하는데, 석고가 들어간 처방으로는 죽엽석고탕, 백호탕, 마행감석탕, 옥녀전 등이 있다.

소화를 돕는 한약재도 있다. 속이 더부룩하고 가스가 많이 차면 후박(厚朴)을 사용한다. 위산과다에는 황련(黃連)을 사용한다. 가슴의 기를 뻥 뚫어주는 역할을 진피(陳皮)가 한다.

한약재에는 기미론(氣味論) 뿐만 아니라 향(香)도 중요시 여긴다. 그래서 전탕법에 후하를 하는 경우가 많다. 약의 성상, 방향성 등에 따라 30분전, 10분전, 바로 전, 세 단계로 나누어서 후하를 한다. 30분전에 후하하는 약재로는 계지, 계심, 계피, 육계, 관계, 다엽, 대황, 목향, 세신, 조구등(딱딱할 경우 50분), 초과, 총백 등이 있다. 10분전 후하하는 약재로는 곽향, 망초, 박하, 백두구, 사인, 자소엽, 조청, 초두구, 형개 등이 있다. 직전에 후하하는 약재로는 자하거액 등이 있다.

18. 만두는 왜 귀모양으로 만드는가?

우리나라 만두는 중국에서부터 들어온 것으로 알려져 있다. 만두는 중국의 삼국시대에 처음 만들어 진 것으로 역사는 기록하고 있다. 만두는 두 가지 종류가 있다. 포자와 교자의 차이는 생긴 모양으로 구분하는 것이 아니라 밀가루 반죽의 차이로 나눈다. 즉 포자(包子)와 교자(餃子)다. 발효시킨 밀가루 반죽으로 빚으면 '포자 만두'라 하고, 생반죽으로 빚으면 교자 만두로 구분하는 것이 원칙이다. 근본이 다르니 유래도 다르다. 제갈공명(諸葛孔明)이 만들었다고 한 것은 포자(包子) 만두다. 교자(餃子) 만두의 유래에는 늘 장중경(張仲景)이 등장한다.

중국의 장중경은 노령(老齡)으로 중국 호남성(湖南省) 장사시(長沙市) 태수 관직을 내려놓고 고향인 남양으로 내려간 뒤, 추운 겨울 날씨에 전란(戰亂)으로 인해 집을 잃고 거적때기만 입은 난민들이 영양부족으로 황달에 걸리고 동상으로 귀가 얼어붙은 모습을 보게 된다. 이에 장중경은 음식으로 영양도 보충하며 동상도 해결 할 수 있는 처방을 연구하게 된다. 동상을 치료하기 위해 약재와 고기를 넣은 요리를 만들었다고 하는데, 그 이름이 취한쟈오얼탕(祛寒嬌耳湯, 거한교이탕)으로 불렸다고 전해진다.

한자를 해석하면 '추위를 떨치고 귀를 아름답게 만드는 탕'이다. 장중경은 마을 광장에 천막을 치고 가마솥에 양고기, 고추, 약재 등을 넣고 탕을 끓였으며, 삶은 양고기로 만든 소를 밀가루 피에 싸서 탕에 넣고 끓였다. 그렇게 만든 음식은 귀 모양을 닮았으며 얼어있는 귀를 아름답게 만든다고 하여 '쟈오얼(嬌耳)'이라 불렀다. 장중경은 이렇게 끓인 고깃국 한 사발에 쟈오얼 두 개씩을 넣어, 가난한 사람들에게 나누어 먹였다. 만두 국(탕: 湯)을 먹은 사람들은 온 몸이 따뜻해지고 귀에도 열이 올랐으며, 두 번 다시 귀에 동상이 걸리는 사람이 없게 되었다.

이것이 취한쟈오얼탕(祛寒嬌耳湯)으로, 우리나라에서 통상 만두로 불리는 교자, "쟈오

쯔(餃子)"의 유래이다. 당시 문서에 의하면 얇은 밀가루 반죽에 고기와 몸을 따뜻하게 해주는 약재들을 넣어 빚은 귀 모양의 음식 쟈오얼(嬌耳, 교이)을 만들고, 이를 넣어 탕을 끓인 탕을 약탕으로 사용했다고 한다.

귀는 우리 몸 중에 체온이 가장 낮은 부위다. 그래서 한 겨울에 추위에 벌벌 떨며 굶주림에 허덕이던 백성들은 특히 귀가 동상에 걸려 떨어져 나가는 아픔을 겪었다. 아마도 중국의 삼국시대에는 지금보다 겨울철 기온이 더 낮았을 것이다. 한기를 없앨 음식을 고민하던 장중경은 양고기와 한기를 잡는 약재를 넣고 귀모양의 교자를 만들어 끓인 '거한교이탕(祛寒嬌耳湯)'을 개발한다. 한약과 음식의 경계가 무너지는 순간이다. 의식동원(醫食同源)인 셈이다. 즉, 음식이 곧 약이다.

장중경이 세상을 떠난 날이 동짓날이어서, 중국인들은 아직까지도 추운 날 가난한 백성들을 위해 만두를 빚던 장중경을 기리며 동짓날엔 만두를 먹는다 한다. 서양인들이 칠면조 고기를 먹고, 캐비어를 먹고, 굴을 먹는 관습과 유사하다. 귀모양의 만두 두 개가 담긴 고깃국을 동짓날부터 설날까지 계속 복용한 백성들은 몸속의 피가 따뜻해져 귀에 열이 오르면서 자연스럽게 동상을 치료했다고 한다. 이때부터 사람들은 귀모양으로 생긴 교자만두를 빚어 먹기 시작했다고 한다. 그래서 중국에는 이런 속담도 남아있다. "동짓날에 교자만두를 먹지 않으면 귀가 떨어진다."

우리나라 서울의 명동에 가면 유명한 칼국수 집이 있다. 언제나 줄을 서고 특히 일본인과 중국인들에게 유명한 관광명소이기도 하다. 이곳의 이름이 '명동교자'다. 이태리의 라비올리도 중남미의 엠빠나다도 다 중국만두가 건너가서 변형된 것이다. 장중경의 만두는 전 세계로 퍼져 다양한 이름으로 사람들의 입맛을 사로잡고 있다. 그렇다고 장중경이 요리사는 아니다. 삼국지에 등장한 화타처럼 유명한 의사였다.

거한교이탕의 교이(嬌耳)란 아리따울 교(嬌)자와 귀 이(耳)자의 합성어다. 즉 동상에 얼어붙은 귀를 아리땁게 만들어 준다는 그런 의미인 것이다. 사람 얼굴 인상에서 귀가 주는 이미지가 큰데, 귀가 없다면 얼마나 무서운 느낌을 줄 것인지를 상상하면, 장중경은 백성의 얼굴 모습까지도 어여삐 여긴 공무원이자 명의였던 것이다.

후세에 아리따울 교자는 음식경단의 교자로 바뀌고 귀이는 자로 바뀌게 된다(嬌耳→餃子). 중국은 12월 22일에 만두를 빚어 먹고, 우리는 설날에 만두를 먹는다.

19. 맥으로 알 수 있는 것은?

　맥진으로만 진단하는 것은 어불성설이다. 맥진은 여러 가지 진찰 중 하나이며, 참고사항일 뿐이다. "맥만 짚어 보고 간암을 알아냈다?, 맥만 짚어 보고 당뇨병을 진단했다. 맥만 짚어 보고 위암을 진단했다…." 등등의 신기한 얘기들이 떠돌고 있는 게 사실이다. 물론 가능하다. 그러나 일반적인 얘기는 아니다. 우리나라 오천년 역사에서도 이 정도 수준에 이른 사람은 한 두 사람 정도다. 그 중에 한사람이 허임이다. 그러나 허임도 오진과 오치를 수없이 하였다고 전해진다.

　결론부터 말하면, '신기천험(身機踐驗)'이라는 책에 맥진의 진실이 적나라하게 잘 서술되어 있다. "대체로 진맥(切脈)이라고 하는 것은 맥의 부(浮), 침(沈), 지(遲), 삭(數)을 구별하여 한열(寒熱)과 허실(虛實)을 구별하는데 지나지 않을 뿐이다. 용렬한 의원은 진맥을 함에 망진(望診), 문진(聞診), 문진(問診), 절진(切診)은 하나도 행하지 않고 맥진(脈診)만을 근거로 하여 멋대로 병증을 단정하여 구습의 병폐를 초래하는데, 이는 오로지 깨닫지 못한 탓이다." 즉, 맥진은 대강의 몸 상태를 파악할 뿐이라는 것이다.

　그러나 사람들은 전설과 신화에 열광한다. 대표적인 것이 '편작 전설'이다. 명의 편작은 환자를 눈으로만 보고도 병을 정확히 진단했다고 한다. 편작의 눈은 투시가 되어 오장육부를 훤히 들여다보았다 한다. 중국 사람다운 허풍이라 생각된다. 망진(望診), 문진(聞診), 문진(問診), 절진(切診)을 철저히 하여 서로의 내용을 크로스 체크하는 것이 중요하다. 특히 문진(問診)이 중요하다. 장중경 이후로 절실해진 복진을 추가로 더 세밀히 한다면, 이것만으로도 한의는 훌륭하다. 왜냐하면, 한의학의 4진은 진단기기에 100% 의존하는 서양식 의사와는 비교가 되지 않는 명의의 요소가 되는 것이기 때문이다.

　사람들은 명의를 갈구하고 한의사들도 명의가 되고자 노력한다. 그러나 이름을 내는 것보다 더 중요한 것은 동네의 괜찮은 한의사가 되고 그 한의사를 찾아 믿고 치료를 받는 것이다. 충청도 어느 곳에 명의가 있다고 한들, 전국의 환자들이 다 거기를 찾아가야겠는가? 이름을 날리는 것과 실속은 전혀 별개의 것이다. 명의랍시고 환자들을 줄 세우고 하루에 도대체 몇 명의 환자들을 제대로 진료할 수 있을까? 환자 개개인에게 얼마나 많은 정성을 쏟을 수 있을까를 가름한다면, 한의사에게 연예인 스타의 인기거품을 적용코자 하는 것에 불과하다. 한명의 환자라도 진단에 많은 시간을 쏟고 환자와 교감하는 한의사가 환자에겐 더 필요한 것이다. 매일 침 맞으러 오는 동네 할아버지의 성격과 몸 상태를 단골 동네 한의사보다 더 잘 알 수 있는 명의는 드물다는 사실이다.

맥진이 진단의 전부가 아닐지라도 맥진을 무시해서는 안 된다. 맥진은 우선 표증(부맥)과 리증(침맥)을 구분하고 실증(유력)과 허증(무력)으로 나눈다. 그리고 열증(삭맥)과 한증(지맥)으로 판별한다. 대개 증을 위배하는 맥은 존재하지 않는다. 맥을 사용하지 않을 경우는 단 하나인데, 사용할 맥이 없는 경우에만 해당한다. 진맥을 해야 하는데 팔이 없거나 혈관이 기형이거나 다쳐서 제대로 맥상이 나오지 않는 경우에만 해당하는 것이다.

그리고 맥진은 환자와의 교감이다. 일종의 스킨십이다. 내 몸을 의사에게 맡긴다는 것은 어느 정도 신뢰를 쌓아가는 과정인 것이다. 맥진을 수시로 하고 초진 때 필수적으로 해야 하는 절차다. 맥진과 복진은 환자의 신뢰를 끌어내고 한의사의 권위를 세우는 초석이다. 한의사에게 자기 손목과 배를 맡긴다는 것은 믿고 복종한다는 뜻이 담겨져 있다.

의문보감을 보면, "맥은 혈기(血氣)가 만든다고 했다. 두루 흘러 쉬지 않는 것은 바로 건도[28](乾度: 하늘의 뜻)의 굳건한 뜻이다. 영기는 맥 속을 운행하고, 위기는 맥 밖을 운행하며, 맥은 영기와 위기를 주재하지만, 혈기에 앞서 신(腎)에 힘입어 시작되고, 위(胃)에 힘입어 생겨난다. 맥박은 한 호흡하는 사이에 4-5번 뛰는 것이 정상적인 기준이다.

그 위치는 삼관(三關)이 있고, 맥의 이름은 27개가 있다. 맥진은 7가지가 있고, 살펴

---

[28] "하늘은 높고 땅은 낮아서 건(乾)과 곤(坤)은 정해져 있다. 하늘에서는 상[象:뜻]이 이루어지고, 땅에서는 형상(形狀)이 이루어지는 변화가 나타난다." 건도(乾度:하늘의 도)는 곤도(坤道: 땅의 도)에 대비되는 용어다.

보는 것은 9가지가 있다. 삼관은 촌, 관, 척이다. 왼쪽의 촌맥은 심과 소장의 상태를 알 수 있고, 오른쪽 촌맥은 폐와 대장의 상태를 알 수 있다. 왼쪽 관맥은 간과 담의 상태를 알 수 있고, 오른쪽 관맥은 비와 위의 상태를 알 수 있다. 왼쪽 척맥은 신과 방광의 상태를 알 수 있다. 촌맥은 양(陽)이고 하늘을 본받아 가슴 이상부터 머리까지의 병을 주관한다. 관맥은 음양의 가운데이고 사람을 본받아 가슴 아래부터 배꼽까지의 병을 주관한다. 척맥은 음이고 땅을 본받아 배꼽 아래부터 발까지의 병을 주관한다.

왼쪽 손 관(關) 앞 1푼 부위가 인영(人迎)이니 외감(外感)을 반영하고, 오른쪽 손 관(關) 앞 1푼 부위가 기구(氣口)이니, 내상(內傷)을 반영한다. 또 상·하·래(來)·거(去)가 있다. 상(上)은 척부에서 촌구로 올라가는 것으로 양이 음에서 생겨난 것이니 표가 된다. 하(下)는 촌구로부터 척부로 내려가는 것으로 음에서 양이 생겨나는 것이니 리가 된다. 래(來)는 뼈와 살이 나뉘는 부위에서 피부 사이로 나오는 것으로 기가 오른 것이니 표(表)가 된다. 거(去)는 피부 사이에서 뼈와 살이 나뉘는 부위로 되돌아가는 것으로 기가 내려가는 것이니 리(裏)가 된다. 상·하·래(來)·거(去)는 바로 음양성쇠의 변화이다.

27맥은 부(浮), 규(芤), 활(滑), 실(實), 현(弦), 긴(緊), 홍(洪)의 칠표맥(七表脈), 미(微), 침(沈), 완(緩), 삽(濇), 지(遲), 복(伏), 유(濡), 약(弱)의 팔리맥(八裏脈), 세(細), 삭(數), 허(虛), 촉(促), 결(結), 산(散), 대(代), 혁(革)의 구도맥(九道脈), 또 장(長), 단(短), 뢰(牢)의 세 종류의 맥이다.

칠진(七診)의 첫째는 마음을 고요하게 하여 정신을 보존하는 것이고, 둘째는 다른 생각을 잊고 근심과 걱정을 없애는 것이고, 셋째는 호흡을 고르게 하고 기(氣)를 안정시키는 것이고, 넷째는 손가락을 피부에 가볍게 대고 육부의 맥을 살피는 것이고, 다섯째는 손가락으로 기육을 약간 눌러 위기(胃氣)를 보는 것이고, 여섯째는 손가락으로 근골까지 깊게 눌러 오장의 맥을 보는 것이고, 일곱째는 환자의 맥과 호흡의 왕래를 살피는 것이다.

구후(九候)는 촌·관·척 각 부위마다 부(浮)·중(中)·침(沈)의 세 가지 살피는 깊이가 있어서 모두 9후가 된다. 또 호맥(互脈)이 있는데, 촌·관·척의 본래 위치에 나타나지 않고, 도리어 합곡(合谷)과 양계(陽谿) 사이에서 나타난다. 진맥(診脈)은 인시(寅時)에 행하는데 중지(中指)를 손바닥 뒤쪽 볼록한 뼈에 대고 나서 검지와 무명지를 앞뒤로 댄다. 팔이 길면 손가락을 벌려서 대고, 짧으면 손가락을 조밀하게 댄다. 남자는 먼저 왼쪽을 잡고, 여자는 먼저 오른쪽을 잡는다. 이것은 왼쪽은 양이 되고, 오른쪽은 음이 되기 때문이다. 그러므로 남자는 왼쪽 맥이 오른쪽 맥보다 성하고, 여자는 오른쪽 맥이 왼쪽 맥보다 성하다.

'빈호맥결(瀕湖脉訣)'을 살펴보면 칠표(七表), 팔리(八裏), 구도(九道)라고 하는 이론도 있다. 맥이란 음양을 상대적 개념에서 알 수 있다는 것이다. 부맥으로 인해 알 수 있는 것은 표증(表症)이고, 침맥으로 인해 알 수 있는 것은 이증(裏症)이라는 주장도 상대적 개념 안에 있다.

부맥이란 손가락으로 누르지 않고 피부에 가볍게 손을 대기만 해도 맥의 움직임을 느낄 수 있는 맥을 말한다. 이는 질병이 몸의 표면에 있다는 신호이다. 부맥을 살짝 눌러 6부가 왕성하고 허약한지를 살핀다. 부맥은 풍증(風證)과 허증(虛證)을 나타낸다. 부(浮)하면서 힘이 있으면 풍증이고, 힘이 없으면 허증이다.

지맥은 맥진시 느린 맥 박동수이고, 삭맥은 빠른 맥 박동수의 형태로 나타난다. 지맥은 1호흡시 대략 3회 이하를 말한다. 삭맥은 열이 있는 것이고 한 번 숨쉬는 동안에 5~6번(1분에 90~110번) 정도 뛰는 맥을 말하는데 양맥(陽脈)에 속한다. 열증(熱證)의 기본맥이다. 결국 맥박수는 몸이 찬 사람인지 혹은 몸이 따뜻한 사람인지를 구분할 수 있다. 김홍경[29]은 그 구분점이 1분 당 58회라 하였다. 맥박수가 1분당 85회를 초과하는 환자나 과거 인삼 복용기억이 좋지 않은 환자는 인삼처방을 하면 안 된다. 그리고 태양인(신체 비율상 머리통이 크고 말 많은 사람)에게 인삼은 독이 될 수 있다. 소양인에게도 인삼은 맞지 않을 수 있다. 이제마 선생의 얘기를 빌리면, 인삼은 우리나라 전 인구의 35%에게는 독이다. 인삼이 맞지 않으면, 복용 후 얼마 지나지 않아, 눈에 충혈이 온다. 인삼 부작용은 의외로 많지만, 남들이 좋다고 하니까, 작은 부작용을 참고 넘어간다. 그러면 장기적으로 큰 독이 된다. 인삼이란 한의사에게 맥을 짚고 먹어

---

29) 사암침법을 재발굴, 연구하고 부흥에 주력한 한의학자이며 2021년 12월에 작고함.

야 하는 의약품이지 명절 때, 아무에게나 선물하는 식품이 될 수 없다. 정부가 일각을 다투어 의약품으로 지정하여야 할 약재가 바로 인삼이다. 홍삼은 괜찮다(?), 삼계탕은 괜찮다(?),… 이런 식의 장사 속 세뇌는 국민의 35%를 독으로 병들게 하는 짓이다.

맥진은 환자의 손목을 짚으며 대강의 상황을 살펴보는 서막에 불과하다. 부맥과 침맥을 구분하고 지맥과 삭맥을 기록하는 것만으로도 상당한 자료의 수확이다. 동네 한의원에서 27맥을 세분할 필요도 없고 가능하지도 않다. 오히려 복진(腹診)으로 배를 살살 만져 보는 것이 더 효과적인 정보취득 방법이다. 환자가 누워있는 상태에서 배가 불룩한지를 보고, 배를 부드럽게 눌러 보고, 쓰다듬고, 톡톡 두드려 보고, 청진기로 들어 보는 것이 매우 중요하다. 어떤 연유로 청진기가 양방의사들의 상징이 되었는지 모르지만, 오늘날 청진기가 정말로 필요한 직업은 한의사라고 생각한다.

동네 한의원에 가면 맥이 약하니, 보약을 드셔야 된다고 권한다. 그러나 옛 명의들의 맥진 사례를 보면, 맥이 강하고 실할 때에 큰 병이라고 판단하지, 맥이 약한 것은 대부분 정상이라 생각하고 있음을 알 수 있다. 진맥을 보약 판촉(?)의 수단으로 여기는 한의원 세태가 한심스러울 뿐이다.

20. 한열왕래 란?

몸이 "추웠다 열이 났다" 하는 것이 번갈아 나타나는 증상을 한방에서는 한열왕래(寒熱往來)라 한다. 한열왕래는 하루에도 몇 차례 나타날 수 있는데 추워할 때는 열이 나지 않고 열이 날 때는 추워하지 않는다. 양(陽)이 허하면 먼저 추워한 다음 열이 나고, 음(陰)이 허하면 먼저 열이 난 다음에 추워한다고 얘기한다. 한열왕래는 반표반리증(半表半裏證) 때의 주요 증상으로 나타나고 음이 허하고 양이 성하거나 음양이 다 허할 때도 나타난다.

한토하법(汗吐下法)으로 치료되지 않는 것을 반표반리병이라 한다. 오한과 발열이 번갈아 나타나기에 한열왕래라고 한다. 일반적으로 발한으로 치료되는 병은 표병(겉병)이라 하고, 설사를 시켜 치료되는 병을 이병(속병)이라 한다. 땀을 내어도, 토하게 하여도, 설사를 시켜도, 낫지 않으면 그것을 반표반리병(半表半裏病)이라 한다.

지금은 한열왕래를 주로 갱년기 증상으로 보고 있지만, 과거에는 학질의 주요 증상으로 보았다. 학질(瘧疾)은 '학(瘧)'이라고도 하는데, 몸을 벌벌 떨며 주기적으로 열이 나는 병이다. 학질에 한 번 걸리면 사람이 견디지 못할 정도로 포학한 질병이라고 해서 붙여진 이름이다. 『황제내경』에는 학질을 여름철에 더위로 몸이 상하면 가을에 발병하는 병으로 기록하고 있으며, 허준이 편찬한 『동의보감』도 이 견해를 따르고 있다. 학질에 걸리면 일정한 시간을 두고 오한과 열증이 반복되는 증상을 보이는데 발작은 하루나 이틀, 때로는 사흘 걸러 규칙적으로 나타난다. 우리나라에서 주로 발생하는 학질은 삼일열이다. 학질에 한 번 걸리면 한열왕래(寒熱往來)라 하여 턱이 떨릴 정도로 심한 오한(惡寒)과 39~41℃ 이상의 높은 열이 나는 증상이 몇 시간 주기로 반복적으로 나타나 사람을 빈사(瀕死) 상태로 만든다.

현대의학에서 학질은 '말라리아'로 불려진다. 말라리아의 증상은 고열, 오한(chills),

근육통(myalgia), 두통, 구토 및 설사가 나타나기에, 처음엔 독감이나 식중독으로 오인하기 쉽다. 2500년전 중국 의사들은 말라리아라는 기생충을 몰랐기에 그냥 여름철에 더위로 몸이 상하면 가을에 발병하는 병으로 치부했던 것이다. 모기가 전염시키는 기생충 때문에 생긴 병이라 세균과 바이러스 감염과는 사뭇 다른 양상으로 보인 것이다. 말라리아는 주로 간에 기생하여 적혈구를 먹기에, 말라리아를 방치할수록 체내에 손상된 적혈구가 쌓이게 되고, 이를 거르는 과정에서 비장에 문제(폐색 및 부종)가 발생하여 사람이 죽게 된다.

한열왕래란 표현은 열과 오한이 번갈아 왔다 갔다 한다는 증상에 관한 오묘한 표현이다. 물론 원인적인 현상은 말라리아 원충이 적혈구를 파먹고 터지는 동안 급격히 열이 올랐다가, 다시 열이 내리길 반복하기 때문이다.

흉협고만(胸脇苦滿)이라는 표현은 말라리아 원충이 간에 기생하여 간이 불편해지고 비장이 붓고 하는 과정에서 환자가 느끼는 복부불편 증상의 표현이 된다. 신기한 것은 고대 중국에서는 말라리아를 몰라도 증상만으로 치료를 했다는 것이다. 그때 주로 사용한 약이 시호(柴胡)다. 지금도 한열왕래와 흉협고만이라는 용어가 나오면 시호라는 약재와 매치가 된다. 서양에서는 근대에 들어와 기나 나무 껍질에서 유래한 성분을 분리한 키니네를 사용하게 되었고 결국 말라리아 치료제인 클로로퀸(Chloroquine)이 탄생하게 된다.

2000년 전에 학질을 치료하기 위해 중국에서는 엄청난 시행착오가 있었을 것이다. 발한(땀을 내는 것)도 시켜보고, 토하게도 해보고, 설사나 오줌으로 확 빼기도 해보았을 것이다. 그런데 낫지 않으니 어쩌랴? 어떤 이는 이런 난치의 어려움을 '반표반리'라는 패러다임으로 설명하였고 어떤 이는 '소양병'으로 분류하였다.

시호라는 약재를 쓰기 전에 마황이나 대황을 써 보고 별 효험이 없자, 전호를 써 보았을 것이다. 전호를 사용하자 흉협고만이 없어지고 해열도 되어 많이 사용되다가, 전호로도 치료가 안 되는 환자들에 대한 고민이 깊어지게 되었을 것이다. 드디어 시호를 사용한 뒤에 확실한 효과를 보게 되어 시호를 베이스로 한 여러 탕약들이 세상에 나오게 된 것이다. 그래서 지금도 전호(前胡)는 시호(柴胡)의 호(胡)를 사용하며, 앞 전

(前)자를 사용한다. 시호 증상의 직전 증상에 사용하는 약재라는 뜻이리라.

다시 말라리아로 돌아와 보자. 현대의학에서는 기생충이 적혈구를 파먹고 터지는 동안 급격히 열이 올랐다가 내려간다고 한다. 결국 말라리아에 걸리면 적혈구량이 급격히 감소한다는 얘기다. 한의학 관점에서는 음허(陰虛)라 볼 수 있다. 음허로 인한 발열이기에 음허화동(陰虛火動)이 될 수 있다. 기생충이 주로 간에 기생하기에 간신음허(肝腎陰虛)로도 표현될 수 있고 간양상항(肝陽上亢)이라는 표현도 가능하게 된다. 황제내경에서의 학질은 양과 음이 번갈아 요동치고 실증과 허증이 교대하는 등, 단순한 이분법이 통하지 않음으로 인해 기존 패러다임의 한계를 보이는 대목이 있게 된다.

시호는 주로 간에 작용하는 약재로 알려져 있다. 적정량을 사용하면 간(肝)에 좋고 과하면 오히려 간(肝)을 상하게 한다고 한다. 사상의학서인 『동의수세보원(東醫壽世保元)』에서는 소양인들에게 잘 맞는 약재라고도 하였다[30]. 현대의학에서 간염의 증상은 고열, 오한, 두통, 복통, 옆구리 통증, 설사, 구역질, 소변문제, 황달 등이 있다. 이런 증상들을 한의학적 관점에서 증상들을 집합명사로 묶는다면, 한열왕래, 흉협고만, 반표반리에 해당된다. 시호는 서양의학 관점에서는 간염치료제중의 하나인 셈이다. 물론 시호라는 단일 약제로 효과가 있는 것은 아니고 다양한 약재들과 혼합하여 그 효과를 볼 수 있기에 한의사의 처방이 있어야 함은 두말할 필요가 없다.

---

30) 이제마선생은 일반적으로는 소양인에게 시호가 맞지만, 소양인표한병에는 시호를 쓰지 말라고 함.

21. 도량형

　옛날 책에 나오는 무게나 부피단위는 그 시대의 관습을 따랐기 때문에 지금의 도량형을 적용하는 데 많은 문제점이 발생한다. 특히 한약재는 중국의 방식을 우리나라가 그대로 답습했기에 혼란이 더 많다. 도량형이란 길이, 양, 무게 따위를 재는 기구 및 단위법을 이르는 말이다. 한자어로 도(度)는 길이를, 량(量)은 부피를, 형(衡)은 무게를 나타낸다. 도량형의 기원은 인류가 물물교환을 시작한 시점이며, 길이로서는 손가락, 손바닥 한 뼘, 두 뼘 등, 부피로서는 양 손바닥으로 가득히 담을 수 있는 양으로서의 한 줌, 두 줌 등 신체 일부를 기준으로 삼았다. 1875년 5월 프랑스 주도로 국제미터협약이 체결된 이후, 세계 각국은 미터법 통일 사업을 추진해 현재 미국과 일부 국가를 제외하고는 거의 대부분의 국가가 미터법을 사용하고 있다.

　우리나라는 중국의 영향을 받아 오래 전부터 중국에 기원을 둔 척관법을 사용했으나 시대에 따라 우리 고유의 것으로 변형되었다. 척관법은 길이의 기본단위로 자 또는 척(尺), 무게의 기본단위로 관(貫)이 있으며, 부피의 단위는 되 또는 승(升)이 있었다. 세종대왕 때에 이르러서야 우리 고유의 도량형 기본틀이 확립됐다고 한다.

　세종대왕이 만든 황종관(黃鐘管)은 본래 부피단위나 무게 단위로 20.625g에 해당한다. 이를 당시 88분이라 칭했다. 1분은 0.234g이 되는 셈이다. 10분에 해당하는 1전(錢)은 2.34g, 10전에 해당하는 1량(兩)은 23.4g, 16량에 해당하는 1근(斤)은 375g에 해당한다.

　여기에서 전(錢)은 지금 돈(錢)으로 불린다. 한자는 같으나, 한약재를 말할 때에는 돈으로 칭한다. 한자 '전(錢)' 자는 한자 훈으로도 알 수 있듯 경제적 개념의 돈을 뜻하기도 한다. 무게 단위임을 더 명확히 하려고 '돈쭝'이라 부르기도 한다. 한 돈쭝은 한 돈의 무게(重)라는 뜻이리라. 오늘날 1돈이 3.75g이라는 것은 조선시대 1돈 무게와는

전혀 다른 개념이다. 고종 광무6년(1902년)에 도량형을 개정한 결과다. 1근 600g, 1냥 37.5g, 1돈 3.75g은 일본 도량형을 그대로 인용한 내용이다. 일본 식민지시대의 영향은 크다. 아직도 그램을 '그라므'로 발음하는 사람도 있다. "gram=グラム=瓦蘭姆=瓦", 일본사람들은 무게 단위의 프랑스 외래어가 들어와서 한자로 음역(음차)를 한 것이다. 그램은 우선 "瓦蘭姆"로 음역한 후 앞 글자만 따서 '와(瓦)'로 사용했다. 그런데 중국에서는 그램(g)을 극(克)으로 표기한다.

대한민국은 2007년 이후로 비법정 계량단위(돈, 근, 관)가 공식적으로 사용 금지되었다. 일부 한약재상에서는 아직도 한 돈 식의 편법을 쓰면서 전통 단위계를 여전히 혼용하고 있는 형편이다.

오늘날 시장에서 파는 고추 1관은 10근이고 1근이 375g이므로, 정확히 3.75kg이 된다. 그러나 실제로 거래될 때, 어떻게 1근을 375g으로 하고 1관을 3.75kg으로 하는가? 그냥 1근은 400g이고 1관은 4kg으로 어림수로 매매가 된다.

그런데 소고기는 1근이 375g이 아니라 600g이다. 시장에서 파는 생채소는 1근이 400g이고 건조된 나물은 1근이 600g이다. 지금도 너무 혼돈스럽다. 건고추 1근은 600g이 일반적이다. 그러나 고춧가루 1근은 500g이라 한다. 그 이유를 물으면, 씨와 꼭지를 빼서 무게가 줄어 그렇단다. 그런데 희한한 것은 고춧가루 1관은 또 다시 4kg이라는 것이다. 전통시장 경제에서는 도량형의 단위에 늘 일관성이 없다.

한약재 포장은 대개 600g 단위로 되어 있다. 그리고 한약 유통업계 종사자들은 이를 1근이라 부른다. 그런데 대추는 포장상태에서도 건조되기에 600g을 넣고 500g으로 표기하여 포장한다. 대추는 건대추 상태로 약재상으로 가을철에 들여오는 데, 13kg 한 박스를 구입하면, 수분이 더 증발해 몇 개월이 지나 10kg이 된다. 생강과 생지황은 생물이므로 1근이 400g이다. 녹용은 워낙 고가인지라 포장 단위가 75그램이다. 그리고 이를 여전히 2량이라 부른다.

한약 처방을 보면 의외로 몇 개라는 단위가 많다. 생강 1쪽은 몇 그램일까? 대추 1개는 몇 그램일까? 한약처방에는 대체로 생강 3쪽과 대추 2개의 빈도가 흔하다. 그래서 강삼조이(薑三棗二: 생강 세 쪽, 대추 두 개) 혹은 강삼이조(薑三二棗)라 부르기도 한다. 쪽이나 개의 표현은 애매모호하다. 생강의 쪽 단위란 쓰는 사람마다 무게가 다르고, 대추는 쪼그만 약대추에서 주먹만 한 왕대추까지 정말로 다양한 종류가 있기 때문에, 대추 1개의 무게는 천차만별이다. 이것을 15일 기준으로 15배를 하고 첩약 기준으로 20배를 하여 탕전(약을 끓임) 한다면, 그 격차는 상당한 수준이 될 것이다. 달리 말하면, 탕전 할 때마다 균일한 한약이 될 수 없다는 사실이다. 요즘에는 본초환산 용량 그램을 준용하여, 생강 1쪽은 2g이고 대추 1개는 3g으로 통용되고 있다. 그러므로 생강 3쪽과 대추 2개는 공히 6g이 된다.

약재별 무게변환은 여러 번 측정결과, 갱미 1홉은 80g, 갱미 1립은 0.02g 도인 1개는 0.35g, 등심 1경은 0.03g, 백과 1개는 0.5g, 소엽 1편은 1g, 연자육 1립은 0.8g, 오미자 1립은 0.1g, 전출 1개는 1g, 죽엽 1편은 1g, 지룡 1개는 3g, 천산갑 1편은 2g, 천초 1립은 0.03g, 총백 1경은 1g, 총백 1본은 4g, 총백 1대는 12g 행인 1개는 0.43g이 된다. 환산용량이 맞느냐의 중요성보다 탕약 일관성의 중요도가 훨씬 더 크기 때문에, 씨앗을 일일이 세어가며 탕약기에 넣는 것보다 환산 값으로 전체 무게를 재어 탕약기에 넣는 것이 편하고 더 객관적이다.

중국은 1959년 까지, 두 차례의 도량형 제도개혁이 있었는데 모두 규정된 한의약의 계량법을 이어 받았고 옛 제도가 크게 변하지 않았다. 1979년에 이르러 중의약의 계량법을 미터법으로 바꾸었고 국제기준과도 궤도를 같이 하게 됐다.

통시대적(diachronic) 용량변화는 여러 요인에 따라 이해되는 부분이 많으나, 동시대적(synchronic) 용량은 비록 환자의 상태에 따라 가감이 있을지라도, 기준 용량은 정해져 있어야 하고 1개의 탕약을 구성하는 약재들 사이의 상대비는 고정 값이어야 합리적이라고 생각한다. 당나라 이전 고대 중국의 무게 단위는 고증이 더 필요한 사안이며, 오늘날 1돈= 3.75g, 10돈=1양=37.5g 단위개념을 상한론 처방에 그대로 대입하면, 무리수라 생각한다. 한나라 시대 때에 1양은 13g이라 했다지만, 이 또한 후한시대에 도량형이 변하지 않았으리란 보장이 없다.

동의대 김인락 교수가 상한론의 1양은 6.5g이라고 나름대로 추정하고 있다(출처: 상한론 표준처방). 그의 주장에 따르면, "복용량은 약재마다 상한론에서는 하루에 3양

(19.5g)이 일반적이다. 따라서 계지탕 1일분에는 계심이 19.5g이고, 1회분에는 계심이 6.5g이다. 1양은 6.5g, 1승은 65mL이다. 이는 소시호탕과 시호가망초탕에서 반하를 근거로 구하였다"고 한다. 그러나 "1양은 6.5g" 이라는 환산계수에 동의하기 어렵다. 금궤요략의 '황기계지오물탕(黃芪桂枝五物湯)' 처방에서 1냥을 6.5g으로 환산하면, 황기 19.5g, 작약 19.5g, 계지 19.5g, 생강 39g, 대조 36g이 된다. 하루치 분량이라는 가정아래, 이걸로 15일분의 1제를 끓이자면, 황기 292.5g, 작약 292.5g, 계지 292.5g, 생강 585g, 대조 540g이며, 총중량은 2002.5g 이 된다. 어마어마한 양이다! 실무와는 너무 동떨어진 주장 아닌가?

고대원서의 용량을 미터법으로 바꾸는 것은 어쩌면 한의학이라는 집에서 기둥 하나를 빼는 것만큼 위험한 일일 수 있다. 후세로 내려오면서 바뀐 처방 용량의 근간을 뒤흔드는 일이기 때문이다. 계지탕은 이름만 같을 뿐, 용량과 구성약재간의 상대비가 다르다면, 상한론의 계지탕과 동의보감의 계지탕, 중국에서 지금 처방되는 계지탕과 우리나라에서 지금 행해지는 계지탕은 전혀 다른 탕약일 가능성이 매우 높다는 것이다.

영계감조탕도 문헌마다 용량이 제각각이다. 장중경의 상한론에 나온 원방은 "茯苓 半斤 桂枝[31] 四兩, 去皮 甘草 二兩, 炙 大棗 十五 枚(개), 擘(대조는 씨앗을 뺌)"이다. 즉, 도량형 환산을 직접 하면, 백복령은 300g[32], 거피된 육계는 150g, 자감초 75g, 대추는 씨를 빼고 45g 인셈이다. 상한론의 1양은 6.5g이라는 주장에 맞춰 계산하면 또 달라진다. 1일분의 영계감조탕은 백복령이 32.5g, 거피된 육계는 26g, 자감초 13g, 대추는 씨를 빼고 45g 인 셈이다.

증주유활인서에는 영계감조탕의 구성이 "계지 2냥, 자감초1냥, 복령 6냥, 대추 2개"로 되어 있고 탕전법에 감란수[33]로 끓이라 되어 있다. 장중경의 상한론에 나온 원방보다 계지, 복령, 대추의 용량이 줄었고 백복령은 약간 증가하였다.

---

31) 상한론의 계지는 육계로 해석함이 옳다는 의견이 지배적임.

32) 한근 600그램 기준 반근은 300그램 가정.

33) 저어서 거품을 많이 낸 물.

명나라로 내려오면서, 의학강목에는 영계감조탕의 구성이 "茯苓 八錢 甘草 炙, 二錢 桂枝 四錢 大棗 二枚"로 기록되어 있다. 무게 단위가 변한 것을 알 수 있다. 도량형 환산을 직접 하면, 1일분이 백복령은 30g, 거피된 육계는 15g, 자감초 7.5g, 대추는 씨를 빼고 6g 인 셈이다.

일본에서는 영계감조탕이 '노이호스롤'이라는 이름으로 판매되고 있다. 우리나라에서도 현재 영계감조탕은 건강보험약으로 출시되고 있고 그 구성은 "감초 0.67g, 계지 1.33g, 대추 1.33g, 복령 2g"으로 원방에 비해 복령의 비중이 대폭 감소하고 대추의 비중이 상대적으로 높아졌음을 알 수 있다. 영계감조탕의 대체적인 비율은 자감초를 1로 놓았을 때, 씨를 뺀 대추 기준으로는 0.8, 씨를 빼지 않은 대추 기준으로는 1로 하여 씨를 빼면 되고, 거피 육계는 2, 백복령은 4가 되고, 백복령은 선전(先煎)하여 오래 끓인 뒤, 나머지 약재들 넣고 계속 끓이되, 물은 여러 번 저어 거품을 나게 하는 것이 좋다는 것이 중론이다.

한의학이 보다 객관적이고 과학적으로 되기 위해서는 도량형의 표준화가 시급하다. 아직도 총백 10개, 대추 2개, 생강 3쪽,… 이런 식의 처방으로는 갈 길이 멀다. 갱미가 되었든 씨앗이 되었든 무게단위인 그램으로 표준화하는 것이 정답이다.

22. 더 이상 쓰지 말아야 할 용어들…

    오늘날처럼 해부학이 발전된 세상에서까지, 수 천년 전에 무지몽매할 때 쓰던 구식 한의학 용어를 굳이 계속해서 사용할 필요가 있을까? 대표적인 용어가 명문(命門)이다. 명문은 말 그대로 생명이 나오는 문이라는 뜻이다. 자궁이라고 주장하는 이도 있고 콩팥이 2개이므로 왼쪽 콩팥은 신이고 오른쪽 콩팥은 명문이라 우기는 사람도 있다. 명문은 단전호흡과도 밀접한 관계를 갖고 있으므로 배꼽 밑에 있는 뭔가 있는 데, 그것이 명문이라고 썰 푸는 사람도 있다. 다 헛소리다.

    결국 명문(命門)은 존재하지 않는다. 그렇게 필요하지도 않은 용어다. 왜냐하면, 명문에 좋은 한약이 존재하지 않기 때문이다. 명문에 좋은 한약은 신(腎)에 좋은 한약과 겹친다. 그러므로 신(腎)외에 별도로 가상의 명문(命門)이라는 패러다임을 설정할 이유가 없어 보인다.

    심포도 마찬가지이고 삼초도 마찬가지다. 12경락의 운율을 맞추기 위해 도입된 개념일 뿐이다. 후세에 이를 합리화하기 위해 기발한 논리를 자꾸 갖다 붙이는 건 시간 낭비다. 무형의 장기는 이제는 더 이상 필요하지 않는 개념이다. 지나간 역사의 한 페이지에 불과하다.

    중고교에서 서양학문(생물, 화학)만을 접하고 입학한 한의대 학생들은 명문, 심포, 삼초 등의 엉뚱한 개념들 때문에 멘붕에 빠지게 된다. 많은 시간을 허비하며 이런 용어들을 이해하려고 무진 애를 쓴다. "너무 어렵다. 내가 머리가 나쁜 것은 아닌지. 나는 한의대에 맞질 않나 보다. 그냥 외우자" 결국 비논리의 늪에 빠지게 된다. 6년의 세월 동안 수많은 설(說)에 세뇌당할 뿐이다. 어떤 이는 종교 믿듯이 무조건 신봉한다. 결과는 양의사들과의 논쟁에서 창피스런 패배가 기다리고 있다.

    단군신화는 역사 속의 신화로만 존재한다. 현대의 지식인이라면, 곰이 마늘을 먹고 인간이 된다는 주장을 하지 않는다. 그러나 어느 누구도 단군신화의 가치를 부정하지는 않는다. 역사적으로 나름 의미가 있기 때문이다. 마찬가지다. 명문, 심포, 삼초란 해부학이 없던 시절에 오해하여 쓰던 용어들이고 지금은 맞지 않는다고 솔직하게 한의대에서 가르치면 간단히 해결될 문제다. 자꾸 "곰도 마늘을 이런저런 방법으로 먹는다면 어쩌면 인간이 될 수도 있다"며, 집착과 고집을 부린다면, 그 가설의 끝은 보이지 않는다. 가설이 가설을 낳고 자꾸 반복되면, 목소리 크고, 다수의 패거리를 거느린 권력을 가진 자의 뜻에 따르게 된다. 과학에서의 가설은 검증 후 참과 거짓, 2가지로만 남는다. 거짓임에도 계속 믿으라고 강요한다면 그건 종교의 영역이 된다. 한의학은 종교가 아니다.

어떤 한의대 교수는 "인간의 뱃속에 물길이 따로 존재하여, 대변으로 갈 물을 오줌으로 돌리면 변비가 생기고, 오줌으로 갈 물을 대변으로 돌리면 설사가 난다"며 가르친다고 한다. '물길'이라는 가설은 너무도 위험한 접근이다. 그렇다고 뱃속에 철로변경 조절 레버처럼 물길의 방향을 정해주는 유형의 밸브가 존재하는 것 아니지 않는가? 오히려 설사의 다양한 증상들과 소변의 다양한 증상들과의 상관성 분석이 더 학문적인 접근방식일 것이다.

본래 중국의 한의학은 실증보다는 가설이 너무 많다. 중국 사람들의 과장은 유명하다. 대표적인 것이 역린이다. 역린이라는 단어의 뜻을 은유적 표현에 사용하는 것은 무방하지만, 용의 몸에 붙어 있는 81개 비늘들 중 딱 하나가 역린이고, 용의 목 아래에 거꾸로 붙어 있는 비늘이 역린인데, 이 비늘을 건드리면 용이 날뛰게 되는 용의 급소라고 극구 주장하면, 사기꾼이나 사이비 교주가 된다. 용을 본 사람도 없고 용은 존재하지도 않는 데, 용의 비늘이 81개인 줄 어떻게 알 수 있는가? 81개 중에 딱 하나만 비늘이 거꾸로 달려 있단다. 그 비늘을 건드리면 용이 화를 낸단다. 참으로 황당하지만, 세상엔 용에 관한 책과 용의 그림과 조형물이 너무 많다. 신화와 상징은 오직 사변(思辨: 생각으로 사물의 옳고 그름을 가려내고 철학 경험에 의하지 않고 순수한 논리적 사고만으로 현실 또는 사물을 인식하려는 일. 직관적 인식이나 지적 직관을 가리키는 경우도 있다.)의 영역이다. 대한민국의 한의학은 사변(思辨)을 가급적 배제하여야 한다.

이제 한의학은 가설의 생산과 파생보다는 증상들의 빅데이터를 조성하는 데, 더 많은 힘을 써야 한다. 그리고 증상들을 여러 기준을 통해, 동류항으로 묶어야 한다. 서양에서는 이것을 타이폴로지(Typology)라 부른다. 일종의 유형학이다.

한의학에서 자주 언급되는 개별적 증상들만 헤아려도 1,000개가 넘는다. 이를 크게 6개로 그룹핑한 것이 육경병(경락하고는 아무 상관없음)이다. 호흡기 질환인 감기도 일종의 집합명사다. 감기에 속하는 대표적인 증상들은 기침, 두통, 미열, 콧물, 가래, 인후통, 얼굴과 기타 부위의 홍반, 근육통, 고열 등이다. 여기서 두통이란 증상을 놓고 보자. 두통도 집합명사가 될 수 있다. 두통은 편두통, 긴장성두통, 군발두통이 있다. 두통과 상관성이 있는 병명은 감기를 비롯하여, 고혈압, 측두동맥염, 근막동통증후군, 약물과용 두통, 뇌종양, 뇌출혈, 뇌압상승, 뇌염, 뇌수막염 등이 있다. 아이러니하게도 오늘날 양의학의 병명은 어쩌면 한의학 증상들의 집합명사일 수가 있다. 그러나 이런 단순한 그룹핑을 타이폴로지라 부르진 않는다.

중국의 장중경은 감기를 땀이 나는 감기와 땀이 나지 않는 감기로 나누었다. 날줄(감기 증상들)에 씨줄(땀의 유무)을 섞은 것이다. 우리나라에서는 이제마가 평소 열이 많은 체질과 열이 적은 체질을 4개의 그룹(사상체질: 소음, 소양, 태음, 태양)으로 나누어 날줄의 증상들을 씨줄로 엮었다. 날줄 하나의 그룹으로 보는 것보다 씨줄을 함께하여 서로 만나는 지점을 보는 것이 훨씬 치료 효과의 확률이 높다는 것을 깨달은 것이다.

맥진, 설진, 복진도 잘 알려진 씨줄의 타이폴로지(Typology)인 셈이다. 우리 주변에 가장 흔한 타이폴로지(Typology)가 MBTI 검사다. 16가지 성격유형 종류를 관통하게끔 설계된 설문지다. 단순한 MBTI 검사가 사람들에게 많은 공감을 주었다. 통계과학을 바탕으로 사회학 분야와 마케팅 분야에서의 설문조사는 MBTI 수준을 훨씬 넘는다. 매우 발전되어 있고 계속 진화 중이다. 공학 분야에서 이루어지는 다차원 분석은 정교함의 극치를 보여 준다. 앞으로 한국한의학연구원에서 집중 연구해야 될 분야가 바로 문진표다. 문진표로 증상들을 압축시켜 주고, 압축된 증상을 85%이상 확률로 치료해 주는 처방을 찾아 주어야 한다. 즉, 1,000개의 증상들과 1,000개의 처방들을 매치시키기 위해 정교한 Typology가 절실하다.

서양의학이 진단기기로 방향을 잡았다면, 한의학은 장문(長文)의 문진표로 오리엔테이션 함이 맞다. 정신과 병원에 가면, 환자나 환자 보호자로 하여금 몇 백 문항의 설문지를 작성하게 하는 곳도 있다. 이제 한의원 문진표는 자세하고 길어야 한다. 진료에 바쁜 일선 한의사가 설문지를 정교하게 만들긴 쉽지 않다. 이런 작업은 국책연구원이 해야 할 책무다.

23. 열이란?

몸에 나는 열은 발열이라 한다. 몸이 불덩이처럼 뜨겁다는 말을 할 때에는 고열이라고도 한다. 약하게 난다고 미열(微熱: 신열이라고도 함), 시간 맞추듯 일정한 시간에 밀물처럼 발생한다고 조열(潮熱: 주로 오후에 발열), 몸속 깊은 곳에서 난다고 이열(裏熱)이라 한다. 한의학에서는 열이란 처음에는 겉(표: 表)에서 나오다가 병이 깊어지면서 열이 속(이: 裏)에서 나온다고 생각한다. 그리고 체질적으로 열의 유무를 갖고 양인과 음인으로 나누기도 한다.

보통 체온은 섭씨 36.5도로 알려져 있다. 코로나와 같은 독감 체온 측정에서 발열 기준은 37.5도다. 체온이 38도를 넘어서면서 기분이 몹시 나빠진다. 사람들은 흔히 컨디션이 안 좋다는 말을 하게 된다. 감기를 앓다 보면, 가장 무서운 것이 고열이다. 일단 체온이 섭씨 39도를 넘어가면, 만사가 귀찮아지고 온몸이 내 몸 같지 않다. 고열이 지속되면, 죽을 것 같은 패닉 상태가 온다. 정신을 잃고 잠에 빠지기도 하고 고열로 잠도 길게 잘 수도 없고 숙면도 못하면서 끙끙 앓게 된다.

한의학에서는 열을 2가지 종류로 나눈다. 실열과 허열이다. 실열은 차가운 약으로 꺼줘야 하는 진짜 열을 뜻한다. 허열은 몸이 약해서 나는 열을 의미한다. 허열이란 환자는 열을 느끼지만, 실제로 체온계로 측정하면 열이 없음을 뜻한다. 여성의 경우 갱년기에 열이 위로 치솟는 것은 대개 허열이다. 급성으로 나타나는 실열 치료는 한의학보다는 양의학이 훨씬 우수하다. 아세트아미노펜, 이부프로펜, 덱시부프로펜 등의 해열제를 복용하면 대개는 즉각 효과가 나타난다. 문제는 해열제를 복용해도 낫지 않는 허열이다.

허열은 가짜 열이라 하여 가열(假熱)이라고도 부른다. 허열은 체온의 변화와는 상관없이 자신만 느끼는 경우가 많다. 허열이 많다는 것은 일시적으로 피부에 몰리는 열이 많다는 것으로, 보통 과로를 많이 한 경우, 체력이 약한 경우, 피로가 많은 경우 허열이 발생한다. 허열을 내리려면 해열제보다는 체력을 증진해야 한다. 균형 잡힌 식사와 숙면을 취하는 게 특히 중요하다. 즉, 허열을 없애기 위해서는 피로를 풀어줘야 한다. 꾸준한 운동은 체력을 길러주고 면역력을 높이는 좋은 방법이다. 허열이 몇 달간 지속된다는 것은 건강하지 않은 상태이고, 몸의 면역력이 떨어진다는 의미로 이러한 상태가 지속되지 않도록 미리미리 몸보신을 하는 게 중요하다.

〈표 3〉 실열과 허열의 대략적 구분

실열	허열
장열(壯熱)	미열(微熱)
병의 초기	병의 말기
갈증	입이 쓰다
체력과 관계없음	체력과 관계있음
한증(寒症)의 동반이 적음	한증(寒症)의 동반이 흔함
맥부활	맥침세
혀의 가장자리 부분이 붉은색	혀의 가장자리 부분이 분홍색

허열은 에너지가 과도하여 나는 열이 아니라, 주로 허약한 사람들에게서 보이는 열감이다. 허약자는 열을 내리는 약을 쓰면 도리어 허열이 커지기 때문에, 인체의 균형을 바로 잡는 보약을 투여하여 기운을 올려서 서서히 열감을 없애는 방법을 쓰는 것이 보통이다.

허열이란 음(陰), 양(陽), 기(氣), 혈(血)이 부족해져서 나는 열을 말한다. 허열 중 가장 많은 경우가 음허로 발생한다. 그렇다 보니, 허열하면 음허로 단정 짓는 경우도 있다. 그러나 양허, 기허, 혈허로 발생하는 허열도 있기에 "허열=음허" 라는 등식은 성립하지 않는다.

음허란 음분부족(陰分不足), 진혈휴손(津血虧損)으로 말미암아 나타나는 병증을 말한다. 음이 허하면 내열(內熱)이 발생하여 매양 저열(低熱), 소수(消瘦), 도한(盜汗), 구조인건(口燥咽乾), 요단적(尿短赤), 설질홍(舌質紅), 소태(少苔) 또는 무태(無苔), 맥세삭무력(脈細數無

力) 등의 증세가 나타난다. 음허로 인한 허열은 주로 오후에 열이 심해지는 것이 특징이다. 밤이 되면 열이 내려서 거의 정상수준을 보인다. 수족번열과 가슴번열이 빈번하게 발생한다. 음허에는 식욕에 문제가 없고 밥도 잘 먹는 편이다. 음허로 인한 것은 남자의 경우, 무절제한 성생활로 신장기능이 약해진 경우가 흔하다. 여자의 경우는 갱년기 증상의 하나로 발현되기도 한다. 음허로 인한 허열은 성관계나 자위행위를 자제해야 하고 휴식을 많이 취해야 한다.

일반적으로 양이 허해지면, 음성(陰盛)이 되고 대개 살이 찌며, 얼굴이 하얗게 되고, 입안이 마르고 목구멍이 아프며, 입과 혀에 헌데가 생기고, 말소리가 나오지 않고, 끈끈한 침이나 가래가 나오고, 손, 발바닥에 열이 나고, 음경이 발기되지 않고, 대변이 마르고, 소변이 붉으며, 도한(盜汗)이 나고, 우척맥(右尺脈)이 대개 약하거나 세(細)하게 된다. 양허로 인한 열은 밤낮을 가리지 않고 하루 종일 발생한다. 밤낮에 따라 정도가 다를 수도 있다. 열이 낮에는 심한데 밤에 조금 가라앉는 열은 양허로 인한 열일 가능성이 높다. 양허에는 입맛이 거의 없기에 식사를 걸러도 배고픈 줄을 모른다. 양허로 인한 허열은 음식을 지나치게 적게 먹거나 아니면 음식을 과다하게 섭취하는 바람에 위장이 상했기 때문에 식욕부진이 나타난다. 양허로 인한 허열은 식사를 규칙적으로 하고 식사 후 걷기 등으로 소화를 편안하게 도와야 한다.

기허란 얼굴이 창백하고 식욕이 부진하며 어지럽고 권태감과 무력감이 심하여 말하기 싫어하고 누워 있기를 좋아하며 몸을 약간 움직여도 땀이 나고 말소리가 약하며 가슴이 두근거리고 숨이 찬 증상이 많다. 기허로 인한 허열은 주로 스트레스를 받거나 과로를 하게 되면 비위 등 소화기능이 상하게 되는데 이 경우 비위가 자리 잡고 있는 명치끝이 막히면서 기의 상하소통을 가로 막아버리는 통에 열이 아래로 내려가지 못하고 상승하게 되면 상열감이 생긴다.

혈허란 일반적으로 얼굴에 핏기가 없고 입술이 창백하며 머리가 어지럽고 앉았다 일어나면 눈앞이 캄캄해지면서 불꽃이 일고 가슴이 두근거리며 잠이 오지 않고 맥이 침세(沈細)하면서 힘없이 뛰는 증상이 나타난다. 혈허로 인한 열은 혈액이나 진액의 부족으로 음기가 모자라게 되면서 양기만 위로 올라가는 바람에 허열이 생기는 것이다.

대한한방내과학회지 2008년 12월 논문에 나온 4가지 허증에 대해 살펴보면, 아래 표와 같다.

〈표 4〉 4가지 허증의 대략적 구분

기허	몸이 나른하거나 무겁다	양허	추위를 많이 타고 따뜻한 것을 좋아한다
	힘이 없어 움직이기 조차 싫을 때가 있다		갈증이 나도 찬물보다는 따뜻한 것을 마신다
	평소보다 목소리가 작고 힘이 없다		손발이 차다
	식욕이 없다		대변이 묽고 소화 안된 음식물이 섞여 나온다
	평소에 저절로 땀이 난다		새벽에 설사를 하는 경우가 많다
	탈항(치질) 또는 자궁하수 증세가 있다		음경이 차거나 낭습이 있다
	말을 많이 하면 힘들어서 목소리가 작아진다		성욕 감퇴가 있다
	평소 팔다리가 무겁고 힘이 없다		소변을 자주 보면서 약간 한기를 느낀다
	체력에 비해서 일을 무리한다		(남성) 발기력이 떨어진다
혈허	안색이 창백하다	음허	허리와 무릎이 시리고 자주 아프다
	어지럽다		오후에 미열감이 있다
	머리카락이 푸석푸석하다		손발바닥이 화끈거리고 가슴에 열감이 있다
	이유 없이 가슴이 두근두근 거린다		수면 중 땀이 난다
	잠을 잘 못 자거나 꿈을 많이 꾼다		시력감퇴가 있다
	눈이 피로하거나 건조하다		입이 자주 마른다
	입술, 안검(눈꺼플), 손톱에 핏기가 없다		피부가 예전보다 건조해졌다
	쥐가 잘 난다		오후에 얼굴이 붉게 상기되는 경우가 있다
	(여성) 생리양이 줄고 생리주기가 늦어진다		얼굴이 초췌하고 몸이 수척해진다

위 표를 볼 때, 일반적인 오류에 빠지면 곤란하다. 한방에서 실증은 몸이 튼튼한 사람이 아니다. 그렇다고 허증이 몸이 허약한 사람을 뜻하는 게 아니다. 그러므로 4가지 허증은 병세의 진행에 따른 상대적 개념일 뿐인 것이다. 허증이라고 필히 보약을 써야 하는 것도 아니다. 실증과 허증의 명분과 프레임에 매몰되면, 상대적 개념이라는 진실을 망각하게 된다. 실증과 허증의 내용들은 등호보다는 부등호라는 사실을 명심해야 한다. 공식과 등식의 편리함을 버리고 부등식아래서 매번 고민해야 하는 사안이라는 것이다. 균형과 밸런스 관점에서, 4가지 허증 판별법은 참고사항일 뿐이다.

24. 똥이 중요하다

한자를 자세히 보면, 똥(糞: 분)은 쌀(米: 미)의 다른(異) 모습이다. 똥의 무게는 보통 100~250g이고 70%가 물이고 나머지 30%는 고형성분이다. 똥이 중요한 것은 몸 안의 독소를 배출하고 면역력을 높여주기 때문이다. 우리 몸 안에 존재하는 면역세포의 70~80%는 장에 위치하고 있다. 면역력은 장에서부터 시작된다 해도 과언이 아니다. 그래서 똥의 상태는 결국 면역력의 표현이기도 하다.

음식은 입으로 들어간 뒤, 식도를 통해 30초~1분 후에는 위에 도달한다. 위에서 머무는 시간은 보통 2~4시간 사이다. 위에 머무는 시간이 길어질수록 좋지 않다고 한다. 그리고 소장에서 4시간을 이동한다. 대장에 음식물이 머무는 시간이 가장 길다. 대략 12~25 시간 정도다. 중간 값으로 합산하면, 25.5 시간이 총 소화시간의 평균값인 셈이다. 입에서부터 항문까지의 길이는 약 8.75m에 달한다. 최초의 음식물은 시간당 34cm 만큼씩 천천히 움직여 똥으로 배출되는 것이다. 보통은 하루에 한번 아침에 대변을 보는 것이 일반적이기에 전날 혹은 이틀 전에 먹은 음식이 약간은 뒤섞인 상태일 것이다.

한편, 옛날 사람들은 입에서 항문까지 내려가는 길을 마치 피부처럼 몸의 바깥부분이라 생각했다. 그래서 위, 소장, 대장 등은 폐, 심장, 간 등과 비교할 때, 상대적인 표리(表裏)관계에서 표(表)로 보았다. 아마도 입과 항문이 외부와 직접 맞닿아 있어서 그런 생각을 했던 모양이다. 음식물이 소화기관의 길을 따라 아래로 내려오는 동안, 대변으로 변해가는 과정은 수분의 덧셈과 뺄셈의 매커니즘으로 볼 수 있다.

옛날 중국의 의사들은 대변을 매우 중요하게 여겼다. 특히 그 기준을 설사를 하느냐, 변비 상태냐를 주로 따졌다. 몸속의 수분이 배출되는 출력시스템인 땀, 오줌, 대변 중에서 설사나 변비는 대변에 수분이 집중되었거나 소외되었다고 생각했다. 즉,

설사가 난다면 땀이나 오줌으로 가야할 수분이 대장에 잘못 모였다고 생각하고, 변비가 생긴다면 대장으로 가야할 수분이 땀이나 오줌으로 너무 빠져나가 발생하는 증상이라 추측하기도 했다. 하여튼 대변은 설사도 변비도 아닌 형태가 건강한 상태라는 것이다.

조선시대 어의들도 임금의 대변을 매일 살피며 건강상태를 체크했다. 섭취한 모든 음식물, 등이 정상적인 소화과정을 거쳐 체외로 배출되는 대변이야말로 건강의 바로미터이기 때문이다. 조선시대 왕의 주치의였던 어의를 다른 말로 '상분직(嘗糞職)'이라고 했다. 매일 임금의 매화(똥) 맛을 보며 건강을 살피는 직책이라는 의미다. 궁중에서는 대변을 매화라고 했고 임금의 대변기를 매화틀이라고 했다.

우리가 "대변을 보다." 라고 일상에서 말하는 것처럼, 화장실에서 배변행위를 한 뒤, 반드시 대변을 한 번쯤 봐야 한다는 뜻이 내포되어 있는 것 같다. 황금 변을 보면 만족스러워 하고 무른 변을 보면, 찝찝해 한다. 대변은 먹은 음식과 몸의 상태에 따라 언제나 변화무쌍하다.

서양도 마찬가지다. 대변으로 건강상태를 측정하는 방법이 발달해 있다. 영국 브리스톨대학교 케네스 히튼 박사는 대변을 7가지 형태의 타입으로 유형분류 하였다. 변의 굳기와 형태에 따라 구분했는데, 이것을 '브리스톨 대변 척도'라 한다. 분류 이유는 건강한 몸 상태인지의 여부를 대변만 보면 알 수 있기 때문이란다. 정상적인 대변의 특징은 황금색을 띠고, 2cm 정도로 굵은 소시지나 바나나 모양으로 냄새가 지독하지 않으며 휴지가 4칸 이상 필요하지 않을 정도로 깔끔하게 마무리할 수 있는 똥을 말한다.

서양의학에서는 대장과 소장에 있는 신경세포가 소화기 장애를 일으킨다고 본다. 특히 장의 신경세포는 뇌의 신경세포와 밀접한 관계여서 스트레스를 받으면 변비나 설사 등 소화기 증상이 발생한다고 본다. 신경전달 물질 중에서 행복 호르몬이라 여겨지는 세로토닌은 90% 이상이 뇌가 아니라 장에서 생성되고, 숙면과 관련된 호르몬인 멜라토닌도 뇌뿐만 아니라 장에서도 생성되며, 충동 호르몬격인 도파민도 장내 미생물들과 상호작용을 한다고 알려져 있다. 여러 신경전달 물질을 통해 장내 미생물들이 류마티스 관절염, 아토피, 조울증, 자폐증, 파킨슨병 그리고 치매 같은 질병들과 무관하지 않다. 한편, 만성적인 변비는 주로 장내 세균의 불균형이 원인이라 생각한다.

한의학에서는 체했을 경우, 심하비(心下痞)라는 용어를 많이 쓴다. 명치 밑이 그득하면서 더부룩한 데 만지면 유연하고 아프지 않는 증을 말한다. 즉 위가 탈이 났다는 것이다. 복부 전체가 팽팽한 것을 복만(腹滿)이라 한다. 비위가 허한 때는 배가 창만한 증상이 심했다 덜했다 하며 배가 그득하면서 아프고 설사하며 더운 것과 눌러주는 것을 좋아하며 노곤하고 식욕이 부진하다. 복만은 대개 위, 십이지장, 소장이 탈이 났다고 생각했다. 소복만(小腹滿)은 배꼽 밑에만 팽팽한 것을 말한다. 아랫배가 그득한 증세이고, 대체로 방광에 찬 기운이 몰려서 생긴다고 여겼다. 아랫배가 그득하면서 누르면 아프고 손발이 싸늘하다. 하복부 경결은 배꼽밑 중에서도 아랫배의 왼쪽부분이 딱딱한 것을 말한다. 대장의 문제일 때가 많고 변비의 증세일 수도 있기에 옛날에는 공하제 처방을 주로 하였다. 흉협고만(胸脇苦滿)은 가슴과 옆구리가 그득하고 누르면 저항감과 압통을 느끼는 상태를 말하고 간담(肝膽)에 문제가 있는 것으로 판단했다.

서양의학에서 좋은 피를 남에게 주는 것을 헌혈이라 한다. 마찬가지로 좋은 똥을 남에게 주는 것을 헌분(獻糞)이라 한다. 헌혈보다 '헌분(獻糞)'의 자격요건이 훨씬 까다롭다. 일단 18세 이상 49세 이하의 건강한 사람만이 할 수 있고, 엄격한 검사를 통과해야 비로소 헌분(獻糞)을 할 수 있다. 그리고 좋은 똥을 여러 과정을 통해 정제하여 약똥을 만든다. 약똥을 환자에게 직접 이식하기도 하고 경구용 알약으로 만들어 투여도 한다. 특히, 난치성 시디프 감염증 환자에게는 헌분(獻糞) 요법이 80~90% 효과를 본다고 한다. 헌분(獻糞)이란 장내 미생물 생태계를 복원하여 각종 질병을 치료한다는 논리 구조다.

그러나 똥으로 치료하는 방법은 한의학에서는 이미 오래전에 알려진 치료방법 중의 하나다. 한약처방에서의 마른 똥은 주로 시(屎)로 표현된다. 본초강목에 나온 인시(人屎)는 성질이 차기에 열과 독을 내려 준다고 했다. 산이나 들판에 사람 똥이 건조되어 있는 것을 가리켜 야인건(野人乾)이라 칭하기도 한다. 광제비급에 보면, 복어독이나 독버섯 중독은 인시즙(人屎汁: 똥물)으로 해독한다고 기록되어 있다. 본초정화에는 똥을 약으로 정제하는 방법이 자세히 기술되어 있다. "음력 섣달에 담죽을 잘라 청피를 제거하여 입구를 막고 똥을 채운 다음 여러 해를 묵혔다가 즙을 취하는데 매우 까맣고 맛이 쓰다. 이것을 '황룡탕'이라고 하며 온병으로 막 죽게 된 것을 다 치료한다.", "똥물을 걸러 맑은 즙을 취해서 땅 속에 1년을 묻어 두었다가 꺼낸 것이다. 샘물처럼 맑고 전혀 더러운 냄새가 나지 않는다. 오래 묵은 것일수록 좋다." 수세비결에는 색다른 법제가 등장한다. "똥을 항아리 안에 넣고 진흙을 발라서 반나절동안 불려서 화독(火毒)을 없애고 갈아 가루 내어 새로 길은 물로 적당하게 복용한다."

조선 시대 민간요법으로도 똥물은 타박상의 울혈과 허리 통증에 효능이 있었다고 한다. 판소리계에서 소리 수련 중 성대 결절이 생겨 목이 트이지 않을 때에도 똥물을 먹었다는 얘기도 전해진다. 그리고 못된 사또의 패악으로 선량한 양민이 곤장을 맞고 다 죽게 생겼을 때에 매질로 인한 장독을 해독하기 위해 똥물을 먹었다는 속설도 있다.

똥은 건강의 척도이자 약도 된다. 우리가 매일 보는 똥은 더러운 똥으로만 멀리할 게 아니고 매번 쳐다보고 자기 몸 상태를 점검하고 조심하는 자세가 필요하다. 자신을 임금이라 생각하고 또 자신을 어의라 생각한다면, 매일 해보는 역할극이 의미 없는 일은 아닐 것이다.

25. 백출과 창출의 차이

　백출과 창출에 대해 동의보감에는 흰삽주, 삽주 이렇게 구분이 되어 있고 어느 자료에는 뿌리의 위치가 다르다고 한다. 어떤 이는 뿌리를 오래된 것과 새로운 것으로 나누어 새로운 뿌리를 백출(白朮)로, 오래된 뿌리를 창출(蒼朮)로 주장한다. 어떤 이는 아예 백출과 창출이 식물 자체가 다르다 하니, 혼란이 온다. 실제 끓여 보면 백출과 달리 창출은 기름성분이 많이 있음을 보게 된다. 시중에 판매되고 있는 백출은 성질이 따뜻하고 맛이 쓰며 독이 없다. 창출은 약간 매운 맛이 있다. 그러면, 백출과 창출의 본질적 차이와 효능 차이는 어떤가?

　어떤 이는 단연코 차이 없다고 주장한다. 한의학의 역사를 살펴보면, 약재가 세분화되고 분과화 될 때, 철저한 효과 검증 없이 이루어진 경우가 허다하다는 주장이다. 금궤요략에 나오는 신기환는 지금의 팔미지황환에 해당한다. 팔미지황을 탕전할 때, 지금은 누구나 숙지황을 사용한다. 그럼 과거에 신기환을 끓일 때 숙지황이었을까? 생지황이었을까? 장중경은 아마도 생지황을 썼을 것이다.

　그러나 반론이 존재한다. 창출과 백출 모두 건비제습(健脾除濕)의 효능이 있으나 백출은 소화기능을 돋구는 건비(健脾)의 효능이 강해 보기약(補氣藥)에, 창출은 습독을 제거하는 제습(除濕)의 효능이 강해 방향화습약(芳香化濕藥)에 배속되어 있는 등 그 효능에 서로 차이를 보인다고 주장한다.

　대한약전에선 창출은 모창출과 북창출을 기원으로 하고, 백출은 삽주와 당백출을 그 기원 약재로 규정하고 있다. 어떤 경우는 백출과 창출을 껍질의 유무에 따라 나누기도 한다. 껍질이 있으면 창출, 껍질을 벗긴 것은 백출이라 한다. 어떤 책에는 백출과 창출의 구분 없이 '출(朮)'이라고만 기록되어 있다.

　일본은 계지, 육계, 계피, 계심을 모두 하나의 약재로 계피로 통일하여 사용한다.

중국은 창출과 백출을 구분했다지만, 우리는 과거 오랫동안 이를 따르지 않고 거피하면 백출이라 하고 그대로 쓰면 창출로 판별 후, 사용하여 큰 무리가 없었다면, 백출과 창출의 구분이 큰 의미가 없을 것이다.

 백출과 창출의 기원을 너무 이론적으로 판별하며 심각하게 따지는 것이나, 창출을 쓸 때 백출을 쓰면 큰일 날 것처럼 겁먹는 것 보다는 시간이 흘러가면서 세분화된 이론을 준용하면서, 백출이라 적혀 있으면 백출을 사용하고, 창출이라 적혀 있으면 창출을 구분하여 사용함이 현명할 듯싶다.

 시중에 판매되고 있는 백출과 창출을 보면, 백출의 직경이 창출의 직경보다는 크며, 절편을 만들 때도 백출은 세로 절단을 하여 절단면이 넓으나 창출은 직경도 작은 데다가 가로 절단을 하여 절편은 크기가 작다. 또한 백출은 코르크층을 제거한 것으로 황백색을 띠고 있으나, 창출은 코르크층을 제거하지 않아서 갈색을 띠고 있다.

 중국산 백출은 약간 단맛이 나고 특히 기원백출은 용량을 많이 사용하여도 설사 등의 부작용이 거의 없는 편이다. 본래 창출이 백출보다 더 비쌌지만, 때에 따라서 백출이 더 비쌀 때도 많다. 기원백출은 매우 저렴하나 구멍 난 것을 상품으로 친다. '신토불이(身土不二)'라 해서 우리나라 백출을 굳이 쓰고자 해도, 정유성분이 과다하고 맛이 너무 쓰고 예민한 환자에게는 구토를 일으키기에 법제를 하여야 한다. 쌀뜨물에 하루를 담가놓았다가 건져서 노릇노릇 다시 구워서 사용한다. 백출과 같은 한약재를 불로 볶게 되면, 그 열기에 저항하지 않고 오히려 따뜻한 성질이 증폭되어 약성은 좋아진다. 문제는 인건비다. 국산 백출은 너무 번거롭기에 한의원에서는 중국산 백출을 더 빈번하게 사용한다. 한약재는 본래 기원이 중국이라 한국토종이 무조건 중국생산품보다 더 좋다고 말할 수 없다. 즉, 백출의 경우, 국내산은 값도 고가이고, 독성 부작용도 있고, 법제의 번거로움이 있고, 맛도 덜 하기 때문에 국내산을 고집할 이유가 없어 보인다.

 백출이나 창출은 본래 부작용이 없는 약재로 알려졌으나, 오래 사용하면, 진액부족 현상이 온다하여 단기간만 처방하고 그 증상이 호전되면, 즉시 복용을 중지해야 한다. 또한, 자한증 환자의 경우, 백출을 사용하면 습이 대변이나 소변으로 빠져 나가고,

창출을 사용하면 습이 오히려 땀으로 빠져 나가기에 악화된다. 이럴 경우에는 백출은 수렴작용이 있고 창출은 발산 작용이 있다고 상대적으로 구분하여 사용하는 것도 현명한 방법이다.

26. 이진탕에 대하여

이진탕(二陳湯)의 이름 중 가운데 있는 "진(陳)"이란 한자는 "오래 됨"을 의미한다. 진피와 복령은 묵은 것이 좋다고 지어진 이름이라는 주장과 진피와 반하가 오래된 것이 좋다는 주장이 있다. 인용횟수는 전자가 훨씬 더 많다. 어쨌든 이진탕에는 오래된 약재가 2개가 있다는 뜻이고, 오래된 2개의 약재중 하나는 진피가 확실하고 나머지 하나는 복령이나 반하 둘 중의 하나라는 얘기다. 후세에 논란을 피하려고 '삼진탕'이라는 네이밍이 나올 수도 있겠다 싶다.

한약재는 약재마다 오래 될수록 좋은 약재가 있고, 새로 채취하여 신선할수록 좋은 약재가 있다. 오래된 명품 약재를 육진약(六陳藥)이라 부르고, 새로운 명품 약재를 팔신약(八新藥)이라 칭한다. 육진약에는 대개 반하, 지실, 오수유, 진피, 마황, 낭독이 포함되고, 팔신약이라 하면, 자소엽, 박하, 괴화, 도화, 적소두, 국화, 택란, 관동화를 말한다. 아이러니하게, 약재들의 유통기한은 일률적으로 제조일로부터 36개월로 되어 있다. 약재들의 특성을 고려한다면, 육진약은 법정 유통기한이 오히려 약효 감소를 초래하고 있는 셈이다.

이진탕의 구성약재는 반하(半夏: 법제한 것) 8g, 진피(陳皮), 적복령(赤茯苓) 각 4g, 자감초(炙甘草) 2g, 생강(生薑) 3쪽이다. 반하의 용량이 두드러진다. 논리적으로 보면, 이진탕 이름에서 풍기는 오래된 약재 2가지는 진피-복령보다는 진피-반하에 무게가 더 실린다.

군약인 반하(半夏)는 뜨거운 약재라 주로 소음인에게 적합하다고 알려져 있다. 맛은 쓰면서 맵다. 여름의 한중간에 수확된다고 하여 반하(半夏)라는 명칭이 생겼다. 반하라는 식물은 주로 양지에서 자란다. 반하는 모양이 작고 하얀 구슬모양이다. 반하와 늘 대척점에 있는 식물이 맥문동(麥門冬)이다. 겨울에 잘 견딘다고 해서 겨울 동(冬)자가 이름 속에 들어있고 음지에서도 잘 자라며 길쭉한 모양이다.

옛날부터 가래가 있는 기침에는 '반하'를 쓰고 마른기침에는 '맥문동'을 썼다. 반하는 평소 몸이 차가운 사람에게 잘 맞고 맥문동은 평소 몸이 따뜻한 사람에게 잘 어울린다. 옛 중국 사람들은 '반하'는 뜨거운 성질로 습을 제거해 주고 맥문동은 차가운 성질로 습을 보충해 준다는 논리체계를 세웠다. 그래서 반하는 혈허증이 있거나 목구멍이 마르면서 아프거나, 변비가 있거나 땀이 많은 사람 그리고 열이 많은 사람에게는 잘 안 쓴다.

반하는 위로 치오르는 기(氣)를 아래로 내려주는 힘인 하기력(下氣力)이 강해 구토를 멈추게 한다. 그러나 뭐니 뭐니 해도 반하의 주 효능은 가래를 없애 주는 것이다. 즉, 여름철 태양과 같은 뜨거운 성분으로 몸속의 담을 녹이고 습을 말려 준다.

생(生) 반하를 먹으면 혀가 아리다가 마비되는 느낌이 올 정도로 독성이 강하다. 반하를 오래 묵히면 독성이 날아간다고 한다. 그러나 수십 년 묵힌 반하를 찾기가 쉽지 않다. 속성으로 반하의 독성을 줄이기 위해 가공(법제)한다. 생 반하를 생강에 법제한 것을 '강반하(薑半夏)'라 하고 대개는 '강반하'를 사용한다. 시중에서 판매하는 '강반하'는 약간 노릇하게 튀긴 모습을 지니고 있다. 잘못 법제된 거무칙칙한 '강반하'는 하품(下品)으로 친다. 반하는 너무 자잘한 것보다는 약간 큼직한 것을 상품(上品)으로 친다. 반하는 가격이 천차만별이다. 반하는 항상 가장 비싼 것을 쓰는 것이 정답이다.

그러나 1771년, 일본의 명의인 길익동동(吉益東洞)은 생강으로 반하를 법제하면, 반하의 효능이 감소하므로 반하를 수치해서는 안된다고까지 말했다. 현대 일본한의학의 대부라고 할 수 있는 대총경절(大塚敬節) 역시 반하의 법제는 반하의 효능을 감소시키고 불필요하다고 주장하였다. 옥살산칼슘(needle-like calcium oxalate crystals, NCOCs)과 렉틴(lectin)이라는 반하의 독성을 빼기 위해, 중국이나 우리나라에서는 반드시 생강 등으로 이미 법제된 상품을 주로 사용하지만, 일본에서는 충분한 탕전만으로도 독성이 제거되기 때문에 법제를 따로 하지 않는다. 여러 논문에서도 과학적 검증이 이루어져, 반하를 넣고 환(丸)이나 산(散)으로 만든다면, 법제가 맞는 말이지만, 탕전을 하는 경우는 법제가 불필요하다는 연구 결과(Liu Yan 외 3인, 2022)가 지배적이다. 사실, 고서(古書)들의 탕약 구성을 보면, 반하는 "법제반하"와 "반하" 두 가지로 구분하여 나오며, 생 반하를 탕전할 때에도 거의 생강이나 건강(乾薑)류가 함께 들어가기 때문에 독성 중화는 어느 정도 이루어진다고 볼 수 있다.

결국 반하의 주 효능을 중심으로 만들어진 이진탕(二陳湯)은 담음(痰飮)과 관련된 모든 증상에 두루 사용했던 한의학의 기본 처방이다. 요리할 때 베이스로 넣는 멸치국물처럼 각종 한의학 처방에 이진탕은 합방의 기본육수로 작용하기도 한다.

이진탕 단독으로는 복용할 때에는 상복부가 불편하여 구토하거나 메스꺼움 증세가 지속되는 등의 담음과 관련된 증상을 치료한다. 위장과 상복부가 불편하여 구토하거나 메스꺼움 증세가 지속되는 것을 치료하고, 심장이 몹시 두근거리고 불안한 증상을 치료한다. '의방유취'에는 담(淡)을 치료하는 약물(治痰之劑)로 소개하였고, '구급이해방'「해수」조에는 기침에 가래가 섞여 나오는 담수(痰嗽)를 치료할 때 처방하였다. '의림촬요'에는 해수 거담을 치료하는 효능이 있다고 했다. '동의보감'에도 담음 증세를 치료하고, 구토와 오심 혹은 어지럼증과 불안한 증세, 한열이 오가면서 통증이 나타날 경우 처방하였다. 19세기의 '부방편람'에는 심장이 허하여 놀라 경기하는 증세를 치료하는 데 이진탕이 매우 신효하다고 기록하고 있다. '의방활투'에는 '동의보감'을 인용하여 담음(痰飮)을 치료하는 약물로 소개하였다.

요즘도 이진탕은 체내의 비정상적이고 불편을 초래하는 생리물질을 제거하는 데 사용하는 처방이다. 담음(痰飮)으로 가슴과 명치 밑이 그득하고 불러 오르며, 기침을 하고 가래가 많으며 메스껍고 때로 토하며 어지럽고 가슴이 두근거리는 데 쓴다. 급·만성 위염, 위하수, 급·만성 기관지염, 자율 신경 실조증, 입덧 등에 쓰여 지고 있다.

조선시대 왕들도 이진탕을 애용했다 한다. 명종이 귀밑에 결핵(結核)된 곳이 있자 십향고(十香膏)를 붙이고 이진탕을 복용했다는 기록이 '명종실록'(명종 12년 1월 11일)에 나와 있다. 내의원 제조 윤개(尹漑) 등이 아뢰기를, "삼가 듣건대 오른편 귀 밑에 결핵(結核)된 곳이 있다고 하는데, 십향고(十香膏)를 붙이면 저절로 없어질 것입니다. 내복약(內服藥)으로는 이진탕(二陳湯)을 쓰시는 것이 마땅하겠습니다. 결핵된 곳은 건드리지 말아야 됩니다." 하니, 전교하기를, "결핵으로 인한 해로움은 없으나 날짜가 오래되었으므로 의원에게 명하여 진찰하게 했던 것이다. 약을 붙이고 약을 먹는 일은 아뢴 대로 하겠다." 하였다.

'선조실록'(선조 20년 10월 13일)에는 선조가 감기로 인하여 담(痰)이 성하던 증세가 호전되지 않자, 담과 기침을 치료하기 위하여 이진탕을 복용하였다고 기록되어 있고, '선조실록'(선조 40년 10월 9일)에 선조가 호흡이 가빠지면서 가래가 그치지 않는 증세에 의관들이 이진탕을 진어하였다. 이처럼 이진탕은 조선시대에 여러 증상에 빈번하게 활용되었음을 '조선왕조실록'을 통해 알 수 있다.

이진탕은 심하계(心下悸) 치료에도 많이 응용된다. 명치 밑이 떨리고 불안증상에도 효과가 있다. 담을 없애는 반하도, 맥문동도 혹은 과루인도 모두 정계, 정충에 효과가 있는 셈이다. 그러나 각기 미세한 차이가 있다. 반하는 차갑고 습한 담을 뜨겁고 건조하게 만들어 제거시키고, 맥문동은 뜨겁고 건조한 담을 차갑게 식히고 보습하여 촉촉이 만들어 없애 준다. 맥문동은 진액 보충과 탈건조의 역할이 상대적으로 강한 편이다. 과루인은 뜨거운 담을 차갑게 식히면서도, 맥문동과는 달리 기름기로 부드럽게 녹여 주는 역할을 한다. 과루인은 담으로 인해 막힌 상태를 소통시키는 역할이 상대적으로 강한 편이다. 맥문동은 주로 태음인에게, 과루인은 주로 소양인에게 쓰인다. 신경정신과 질환에 몸속의 담을 제거하는 것이 효과적이라는 이야기다. 옛날 사람들은 만병의 원인을 담이라 생각하고 불안해하는 마음도 다양한 거담제로 다스렸던 것이다.

요즘에는 이진탕이 감기약이나 소화제보다는 비만치료나 당뇨병 치료제로 각광을 받고 있다. 최근 임상경험에서 이진탕은 체중 감소 효능과 인슐린 저항성을 획기적으로 개선시킨다고 알려지고 있다. 이 같은 이진탕의 효과가 알려지면서, 이진탕의 가감방을 주로 처방하는 다이어트 전문 한의원과 당뇨 전문 한의원이 우후죽순 격으로 생기고 있다. 기침 가래를 없애려고 만들었던 이진탕이 후세에 이렇게 다양하게 쓰일 줄 누가 알았겠는가?

27. 어혈에 대하여

어혈(瘀血)이란 몸에 혈액이 제대로 돌지 못하여 한 곳에 정체되어 있는 증세(症勢)를 말한다. 어혈로 인한 통증은 움직이지 않고 고정적이다. 통증의 양상은 쑤시고 찌르는 듯하다. 코피, 혈변, 자궁출혈, 토혈, 혈뇨와 같은 출혈도 어혈의 부분집합으로 본다. 어혈은 피부에 증거를 남긴다. 피부의 멍, 정맥이 퍼렇게 돌출되어 드러나거나 손톱이 청자색이거나 손바닥이 약간 푸른빛을 띠는 등 특이한 적색을 보인다. 혀와 잇몸, 입술이 검은색 혹은 청색을 보이면 어혈로 일단 의심해 볼 수 있다. 모든 배유혈을 소형 컵으로 건부항 했을 때, 짙게 나타나는 혈자리로 5장6부 중 어혈이 있는 위치를 추정하기도 한다.

어혈은 담음과 사뭇 달라, 반하나 길경 등과 같은 약재로 녹이기가 힘들다. 해표제로 날려 보내기도 버겁다. 기통제로 뚫어 버릴 수도 없다. 보약으로 기, 허, 혈, 음을 모두 보강해 주어도 해결이 되질 않는다. 대황이나 망초와 같은 사하제로 대소변을 통해 내려 보내도 말끔해 지기 힘들다. 그 옛날 선조들은 동맥이 되었든 정맥이 되었든 미세혈관이 되었든 혈관 속에 꼭꼭 숨은 어혈을 진단하기가 어려웠다. 그래서 어혈을 몰아내는 방법도 많이 서툴렀다. 오늘날 성인병은 대개 혈액과 관련이 있고 혈관성 질환이 많아진다.

중국 청나라 시대의 명의였던 왕청임(王淸任, 1768~1831년)은 직접 인체해부를 통해 '의림개착(醫林改錯)' 이란 책을 저술했는데, 뇌경색과 뇌출혈을 바람맞은 '풍'으로만 여겼던 한의학 사고체계를 '어혈'로 바꾼 인물이다. 왕청임의 축어탕은 그 전까지 존재했던 중풍약의 체계를 완전 뒤바꿔 놓았을 뿐 아니라, 난치병과 만성병 분야를 어혈치료로 방향전환을 시키는 계기가 되었다.

뇌경색과 뇌출혈 후유증에는 물론이고 관상동맥질환에도 중국에선 혈부축어탕을 많이 사용하고 있다. 왕청임의 혈부축어탕은 그동안 한의학으로 치료가 잘 안되던 부분을 말끔히 해소시켜 주었다. 자세히 들여다보면, 혈부축어탕은 혁신적인 약재구성이 아니다. 과거부터 내려오던 사역산에 몇 가지 약을 추가했을 뿐이다. 그런데도 혈부축어탕은 진통 효과가 사역산보다 훨씬 더 뛰어나다. 특히 여성의 불면, 정서불안, 두통, 월경전 증후군, 신경성 위장질환에 탁월한 효과를 보이고 있다. 이제는 만성간염, 간경화, 비종대, 뇌경색, 피부병, 동맥염, 정맥염, 안저출혈, 시망막정맥주위염, 시망막정맥혈전형성 등의 질병들을 혈부축어탕을 사용하여 치료한다. 혈부축어탕은 거의 만병통치약인 셈이다. '약증여경방'을 저술한 난징의대 황황 교수는 혈부축어탕을 약간 고쳐 팔미축어탕을 개발하여 난치병과 만성병을 치료하고 있다.

  축어탕은 계속 진화하고 있다. 소복축어탕은 생리통완화에 쓰이고 신통축어탕은 각종 통증에 활용된다. 골절된 뼈가 잘 붙게 하기 위한 가미신통축어탕도 개발되었다. 격하축어탕은 간질환 치료로 특화되고 있다. 어쩌면 축어탕으로 처방의 한 축이 생기고 계속 재편되는 추세다.

  요즘은 여러 차례의 보편적 한약 치료로 차도가 보이지 않을 때, 한의원에서는 왕청임처럼 어혈을 의심해 보고 축어탕 계열로 넘어가고 있다. 또한, 정기적인 건강검진에서 고지혈증이라든지 콜레스테롤 수치라든지 계량적 분석이 이미 나와 있는 환자는 시행착오 없이 곧바로 축어탕 계열의 탕약이 적합할 수가 있다.

  진단기술이 없었던 옛날에 사용하던 어혈이라는 용어가 첨단의료장비 덕분에 밝혀진 혈전, 고지혈증, 동맥경화, 정맥류, 콜레스테롤 등과 같은 신조어에 밀려 약간 촌스러운 단어로 전락했지만, 이런 세부적인 용어에 맞춤형인 혈전치료제, 고지혈증 치료제,… 수많은 핀셋형 양약치료제의 부작용은 어마어마하다. 오히려 이런 자잘한 용어들을 통틀어 어혈이라는 집합명사 패러다임 속에 묶어 놓고 종합치료제격인 축어탕을 통해 통합적으로 해소하는 게 더 논리적이고 효율적일 수도 있는 것이다.

  과학의 발달에 따라 세부적인 패러다임으로 자꾸 진화하는 것은 어쩔 수 없지만, 너무 세부적으로 나갈 필요는 없다고 본다. 사람 몸은 신체 각 부분이 하나로 다 연결되어 있어 미세한 부분만을 고친다고 문제가 완전 해소되지는 않는다. 몸 전체의 균형을 생각하며 부작용이 최소화될 수 있는 최적화 방안이 필요하다. 현행 운동화 사이즈가 255mm 다음에는 260mm 있는데 256mm, 256.5mm를 새로 개발하여 출시한다면 성공하겠는가? 농촌에서 많이 애용하는 몸빼바지(고무줄 일바지)를 원사이즈에서 다양한 사이즈로 개발하여 출시한다면 성공할까? 성공여부를 떠나 상식적으로 불필요한 일임에 틀림없다. 우리가 밥을 먹으면서 쌀이 우리 몸속에 들어와 미토콘드리아와 ATP에 어떤 영향을 미치는 가를 꼭 알아야 할 필요가 있을까? 경제도 거시경제가 있고 미시경제가 있다. 물론 둘 다 필요하다. 그러나 쓰임새가 각각 다르다. 외과적 수술은 미시경제 관점이 필요하겠지만. 외과수술이 아닌 이상, 거시경제처럼 어혈이라는 줄거리를 잡는 것이 중요하고 어혈을 부작용 없이 몰아내는 두루뭉술한 방법론이 최적인 것이다.

고지혈증 약은 애매모호의 극치다. 치료는 국소적인데, 부작용은 몸 전체로 온다. 장기간 복용하면, 근육계 통증 및 손상, 간 손상까지 가져온다. 그러면 또 통증약을 처방받고 간장약을 또 처방받는다. 빈대 한 마리 잡자고 초가삼간을 다 태우는 꼴이다.

어혈하면 습부항을 하여 피를 빼내는 것(사혈)으로만 생각하면 어불성설이다. 어혈의 개념범위는 매우 넓다. 한국한의학연구원에서 2013년부터 5년 동안 추진한 '바이오메드 융합 어혈 진단·치료기술 연구' 프로젝트에 따르면 어혈은 정상적인 생리기능을 상실한 혈액이 체내에 정체되어 질병을 일으키는 것을 총칭하는 용어다. 치료는 뭉친 혈액 제거와 혈액순환을 개선하는 것이다.

혈부축어탕은 어혈 제거라는 목적에 부합하도록 매우 논리적으로 구성되어 있다. 뭉친 혈액 제거에는 홍화가 탁월하다. 양약의 항응고제나 혈전용해제와는 차원이 다르다. 부작용이 거의 없는 자연식품인 셈이다. 도인은 복숭아씨인데 홍화가 부드럽게 해준 혈전을 이동시키면서 혈관소통을 원활하게 해 준다. 우슬은 콜레스테롤을 감소시키고 통증을 없애준다. 천궁은 혈액 순환을 도와주고 작약은 혈관을 통통 두드리면서 혈전이 한 곳에 머무르지 않도록 혈관을 우연하게 확장시켜 흔들어 주는 역할을 한다. 당귀와 생지황은 새로운 혈액 생성을 도와 신선한 혈액이 풍부하게 혈관을 통하도록 공급해 주어 혈액의 신구(新舊) 교체를 장려한다. 시호와 지각을 넣는 이유는 어혈을 풀어 주는 약재들이 혹 간을 손상시킬까봐 소화기관의 부작용을 최소화시키며, 간을 보호하기 위한 조치로 추정된다. 어혈은 한약으로 치료가 가능하다는 말보다 더 중요한 인식론과 방법론이 숨어있다. 온갖 난치병은 우선적으로 어혈로 의심해 볼 필요가 있다는 인식론이며, 축어탕이야말로 여러 혈관질환 치료에 관련된 방법론이 될 수 있다고 말하는 것이 왕청임 선생의 문법인 것이다.

28. 불인이란?

한의원에 가면 '마목불인(痲木不仁)'이라는 포스터를 많이 본다. "마목(痲木)"은 저릴 마(痲)에 나무 목(木)자이다. 손발이 저린 것이 나무처럼 뻣뻣하다는 뜻이리라. "불인(不仁)"은 아니 불(不)자에 인자할 인(仁)이 아닌 감각 인(仁)자다. 손발에 감각을 느끼지 못한다는 뜻일 것이다. 마비증상은 비단 수족에만 오지 않는다. 몸 전체 구석구석에 저림 현상이 올 수 있다. 삼국지를 보면, 조조가 '마목불인(痲木不仁)'의 일종으로 '두풍현(頭風眩)'을 앓았다고 나온다.

'두풍현'이란 몸속에 담음(痰飮)이 있는 상태에서, 찬물에 머리를 감거나 목욕을 했을 때, 찬 기운(바람: 風)이 뒷목으로 들어가서 목 위로 올라가 얼굴의 이목구비에 불인이 생기거나 미능(眉稜: 눈썹밑 뼈)의 사이에 마목불인이 발생하는 것을 말한다. 증상으로는 머리가 무겁거나 혹 머리가 어지럽거나 혹 두피가 무디어 두꺼워져 스스로 느끼지 못하거나 혹 입과 혀가 말을 듣지 않아 음식의 맛을 알지 못하거나 혹 귀를 먹거나 혹 눈이 아프거나 혹 미능이 위아래로 떨리면서 아프거나 혹 코로 향기가 심하게 느껴지거나 냄새를 심하게 느끼거나 혹 하품을 하면서 어지러워한다.

우리가 갑자기 몸의 한 부분에 감각이 둔해지고 운동의 기능 역시 장애가 생길 때, 동네병원에 가면, 혈액 순환이 잘 안되서 그렇다고 진단해 준다. 큰 병원에서 가면, 고비용의 온갖 검사를 다한 뒤, '말초신경염'이라는 진단을 받는다. 혈액순환 장애니 말초신경 장애니 진단명은 그럴싸한데, 한 움큼의 처방 양약을 1년 이상 복용해도 차도가 없다.

지칠 대로 지친 나머지, 마지막 희망을 가지고 동네 한의원에 오면, '마목불인(痲木不仁)'이라는 진단을 내린다. 진단명 자체가 환자에게는 어렵다. 그래서 한의원 원장은 친절하게 용어를 위와 같이 설명해 준다. 대개는 첩약 2제를 복용하고 많이 호전된다.

한의사협회에서는 '마목불인(痲木不仁)'과 같은 증상은 '구안와사'처럼 양의원보다 한의원이 훨씬 경쟁력 있다고 보고 홍보 포스터를 대량 제작하여 배포하기도 한다.

한의사협회 차원에서 '마목불인(痲木不仁)'이라는 증상을 자세히 설명하고 홍보하는 이유는 환자가 쓸데없이 내과, 신경과, 대형병원을 돌아다니느라 시간과 비용을 낭비하지 말고, '마목불인(痲木不仁)' 증상에는 곧 바로 가까운 한의원을 찾아 효율적인 비용으로 신속하게 치료하라는 깊은 뜻이 담겨져 있다.

'마목불인(痲木不仁)'에는 지금도 '황기계지오물탕'을 처방하는 일이 빈번하다. 1첩에 황기(黃耆)가 무려 20g이나 들어간다고 써 있는 요즘 처방은 이해가 가질 않는다. '황기계지오물탕(黃芪桂枝五物湯)'은 수 천년동안 전해져 내려오는 명방이다. 주소증이 "저림"이면 대체로 잘 맞는 약이다. 몸의 어느 부분이라도 저리다면 일단 '황기계지오물탕'부터 생각해 보는 것이 순서다. 반대로 이야기 하면, 마비나 저리지 않으면 굳이 이약을 사용할 필요가 없어 보인다. 현대의학에서는 "혈액순환 장애"니 "말초신경 장애"니 진단하지만, 한방에서는 혈관과 신경에 관한 언급 없이 "마목불인(痲木不仁)"으로 진단한다. 마목불인하면 공식처럼 '황기계지오물탕'이 자동으로 나올 정도로 유명한 약이다.

그런데 왜? 유독 우리나라에서만 '황기계지오물탕'은 마목불인(痲木不仁)에 특효를 보이질 않을까? 그래서 뜻있는 한의사들 사이에서는 그 이유를 찾기 위해 원방을 찾아보고 처방의 상대비를 찾고, 도량형의 변천을 찾고 하여 나름 임상의 경험을 더하는 쓸데없는 노력이 난무하고 있다. 그들의 결론은 절대 동의보감이나 한의대 교수들이 모여 편찬한 한의학대사전에 나오는 처방을 사용하지 말라고 주장하고 있다.

금궤요략(3세기 초)에 나오는 '황기계지오물탕(黃芪桂枝五物湯)'이라는 처방은 "황기 3냥, 작약 3냥, 계지 3냥, 생강 6냥, 대조 12매"가 들어간다. 이 약이 동의보감(1610년)에 와서는 크게 변한다. "황기, 계지, 백작약 각 3돈, 생강 7쪽, 대추 3개"가 된다. 산보명의방론(1742년)에는 "황기 6돈, 백작약 3돈, 계지껍질 벗기지 않은 어린 가지 3돈, 생강껍질 벗기지 않은 것 3돈, 대조의 씨를 뺀 것 4개"로 변한다. 의원거강(18~19세기)과 의종손익(1868년)에서는 동의보감 처방내용을 그대로 답습한다. 춘감록(1927

년)에는 "황기, 계피, 백작약, 생강, 대추를 각각 같은 양"을 넣는다고 되어 있다. 오늘날 중국제약회사에서 제품(黃芪桂枝五物湯, 翠樹堂中醫藥零售)으로 출시되는 '황기계지오물탕(黃芪桂枝五物湯)'의 처방은 "황기 9g, 작약 9g, 계지 9g, 생강 18g, 대조 12g"으로 되어 있다. 오늘날 우리나라에서 이루어지는 처방은 "황기(黃耆) 20g, 계지(桂枝), 백작약(白芍藥), 생강(生薑) 각 12g, 대조(大棗) 3알"이다.

탕약은 약재 간 상대비율이 중요하다. 원방인 금궤요략의 '황기계지오물탕(黃芪桂枝五物湯)' 처방은 1냥을 6.5g(도량형 편 김인락 교수 주장 참조)으로 환산하면, 황기 19.5g, 작약 19.5g, 계지 19.5g, 생강 39g, 대조 36g이 된다. 황기:작약:계지:생강:대조의 비율은 1:1:1:2:1.8 이 된다. 오늘날 우리나라의 '황기계지오물탕(黃芪桂枝五物湯)'의 상대비는 1.6:1:1:1:0.75 가 된다. 한편, 중국 제약회사 제품의 상대비는 1:1:1:2:1.3이 된다. 원방과 중국 제약회사 제품의 상대비는 거의 유사하다. 다만, 대추의 경우, 씨를 빼기 위해 조각난 1쪽을 매(枚)로 간주했다는 가정 아래, 과거의 조각난 3쪽이 대추 1개에 해당한다고 환산하여 금궤요략의 대조 12매는 오늘날 4매(12g)로 치환된 것이리라. 그러나 동의보감부터 오늘날 우리나라에서 행해지는 탕약의 상대비는 전혀 엉뚱한 것이 되어 버렸다.

대추를 손으로 으깨어 씨를 빼는 작업은 쉬운 일이 아니다. 대추 과육으로만 180그램을 얻기 위해 손가락이 아프고 손톱도 빠질 지경이다. 그런데 하루에 10제를 끓인다면, 대추 까는데 엄청난 노력이 필요하다. 문제는 다 까고 나면 도대체 대추 몇 개를 쪼갰는지 알 수가 없다. 금궤요략 시절에는 저울도 불편하여 쪼개진 대추의 조각 숫자를 세는 것으로 갈음했을 것이다. 그래서 벽(擘)이라는 글자를 기록에 추가했다. 대추는 칼로 씨를 빼기가 어렵다. 엄지손가락으로 쪼개고 찢고 씨를 갈라내는 게 일반적인 방법이다. 그 모습을 표현한 글자가 벽(擘)이라는 것이다. 대추는 오래 끓여도 2가지 형태로 남는다. 물이 불어 탱탱한 것과 파열되어 흰 속살이 터져 나온 것 2가지다. 탕약기에 넣기 전에 대추에 칼집만 내어도 파열되어 잘 우러나온다. 씨를 꼭 빼야 하는 이유가 없다면, 손톱 빠지게 대추를 굳이 벽(擘)할 필요가 있겠는가?

'황기계지오물탕(黃芪桂枝五物湯)'의 주치는 고방에 나온 바로는 혈비(血痺)다. 혈비란 요즘 용어로 말하면, 혈액순환이 원활하지 못해 생기는 병이다. 예를 들어 말초신경병과 같은 증상에 '황기계지오물탕(黃芪桂枝五物湯)'을 쓴다는 얘기다. 동의보감의 왜곡된(?) 처방을 따르거나 한의학대사전의 이상한(?) 처방을 따르든 말초신경병증이 나을 수 있었는지는 모르겠다. 웃긴 얘기는 오히려 아토피 환자에게 약간의 호전 증상이 있었다는 연구결과가 더 많다.

그러나 중국의 해석방식은 전혀 다른 것이다. 원방의 비율은 그대로 가져 오고 덧붙여 금궤요략의 용량에 대한 명확한 환산방법도 제시하고 있다. "그때의 3량은 오늘날 9g이고, 대조 12매는 4매로 한다"(중국 醫學百科)는 내용이다. 확실한 것은 우리나라의 동의보감에 따라 처방된 '황기계지오물탕(黃芪桂枝五物湯)'은 금궤요략의 취지와는 전혀 다른 약이라는 사실이다.

또한, 한의학과 교수 70여명이 편찬위원으로 참여했다는 한의학대사전에 나오는 황기가 많아진 '황기계지오물탕'이라면, 마치 감초를 제거한 '계지가황기탕'처럼 보인다. '계지가황기탕'은 자한증과 발열, 코막힘에 쓰이는 약으로 '황기계지오물탕'과는 상대비만 약간 변형했을 뿐인데 전혀 다른 약이 되는 셈이다. 본래 계지는 약하게 땀을 내기도 하고 따뜻한 성질 때문에 수족냉증에 많이 쓰인다. 반면, 황기는 땀을 많이 흘리는 사람에게 땀을 멈추게 하는 효과가 있고 혈액순환에 탁월한 효과가 있다. '황기계지오물탕'의 특징은 생강이 두드러지게 많이 들어간다는 것이다. 생강은 몸을 따뜻하게 만들어 주고 주로 혈관을 확장시켜주는 역할을 한다. 대추도 몸을 따뜻하게 하여 혈액순환을 도와주며, 작약도 대표적인 혈액순환을 도와주는 약재다. '황기계지오물탕'을 먹으면 땀이 약간 날 수도 있으나, 땀과는 무관하게 마비현상이 개선되는 효과가 있는 것이고 '계지가황기탕'은 땀이 많이 나는 사람에게 땀을 멈추게 하는 효과를 나타나게 하는 약인 것이다. 즉, 구성 약재의 상대비에 따라 방향이 전혀 다르게 나타난다는 점이다.

오늘날 '황기계지오물탕(黃芪桂枝五物湯)'을 금궤요략이 처음 의도한대로 마목불인에 사용하고자 한다면, 황기 9g, 작약 9g, 육계 9g, 생강 18g, 씨를 뺀 대추 12g이 모범답안인 듯하다. 물론 뜻있는 연구원들이라면, 끊임없이 계지와 육계를 번갈아 가면서, 그냥 대추와 칼로 흠집 낸 대추와 완전히 씨를 뺀 대추를 번갈아 넣으면서 실험을 하여 가장 유효한 결과를 얻은 뒤, 지침을 만들어야 한다. 그래야 일선 한의사들이 혼선 없이 '마목불인' 치료라는 목적지에 제대로 도달할 수 있게 된다.

허준 선생이 살아계신다면, 묻고 싶다. "왜, 선생님은 동의보감에 '중경'이라고 인용을 하면서도 '황기계지오물탕(黃芪桂枝五物湯)'에 대해 전혀 다른 처방을 기록하여서 후학들에게 이렇게 많은 혼란과 불신을 키우셨는지요?" '황기계지오물탕(黃芪桂枝五物湯)'에 관해서는 중국 한의학이 한국의 한의학(東醫)보다 더 옳다고 생각한다.

황기계지오물탕 처방도 자세히 들여다보면, 사실 계지탕의 변형이다. 2500년 전부터 '마목불인(痲木不仁)'에 특효는 계지라는 약재다. 계지는 특이한 향기가 있고 껍질부분은 향이 더욱 진하며 약성은 맵고 달며 따뜻하다. 계지는 초기 감기에 피부의 땀구멍을 열어 땀을 내며, 어깨와 등의 통증, 사지관절의 동통을 완화시켜 주며 기혈의 순환을 촉진 시키고 양기부족을 치료한다. '본초비요'에는 "계지가 혈액순환을 원활하게 해준다."고 기록되어 있다. 실제로 계지만을 섭취하더라도, 약간 몸이 덥혀지고 오줌이 잘 나온다는 것을 금방 느낄 수 있다.

'계지탕'을 써도 마목불인은 어느 정도 해소가 된다. 그러나 '계지탕'만 갖고는 약효가 충분하지 않다고 판단해, '계지가계탕'을 고안해 냈다. '계지가계탕'이란 '계지탕'에다 계지를 대폭 증량하여 더 넣은 것이다. 대부분의 환자는 '계지가계탕'으로 마목불인이 해결되지만, 여전히 치료가 안 되는 환자가 있었던 모양이다. 여러 임상경험을 통해 드디어 나온 '마목불인(痲木不仁)' 처방이 그 유명한 '황기계지오물탕'이다. 물론 경우에 따라 '계지작약지모탕'이나 '익기보혈탕' 등을 '마목불인(痲木不仁)' 증상에 사용하기도 한다.

'손발 저림'이라는 한국말 표현과 마목불인이라는 한자어 표현 사이의 괴리가 크고, 방송에서 대대적으로 홍보되는 혈액순환 장애와 말초신경 장애라는 용어가 끼어들어, 혼동이 계속 되고 있다. 내과, 신경과, 대형병원을 전전한 환자들은 저림 현상 하나 고쳐주지 못하는 현대의학을 탓하지 못하고, 혈액순환 장애와 말초신경 장애는 "난치병이로구나!" 하고 체념하기에 이른다. 첨단과학과 현대의학 속에서 동네 한의원이 굳건히 버티는 이유가 바로 여기에 있다. '저림'의 증상은 무려 2500년 전부터 알려진 병이고 2500년 동안 치료가 된 병이기에, 새삼스런 신종 병이 아니기에 옛 선조들이 썼던 처방 그대로 사용하면 대부분 개선되는 데, 서양의학이 끼어들어 난치병으로 난이도와 체급을 올려준 것을 한의원에서 쉽게 치료하니, 혜택을 본 사람들은 한의학을 신기하고 신비스럽게 생각한다. 신기할 것이 하나도 없다. 동네 한의원에서는 루틴이고 보통인 것을 대형병원에서 침소봉대하여 도입비가 많이 투입된 첨단 진단 장비의 가동율을 높이기 위해 정밀검사와 특별한 메뉴로 포장했을 뿐이다. '저림'은 그냥 '저림'으로 보는 것이 맞다. 혈액순환 장애니 말초신경 장애니 네이밍만 멋질 뿐, 그 후속조치가 실속이 하나 없다면, '저림'을 '저림'으로만 보고 구식 치료법을 쓰는 것이 그리 허황된 일은 아닐 것이다.

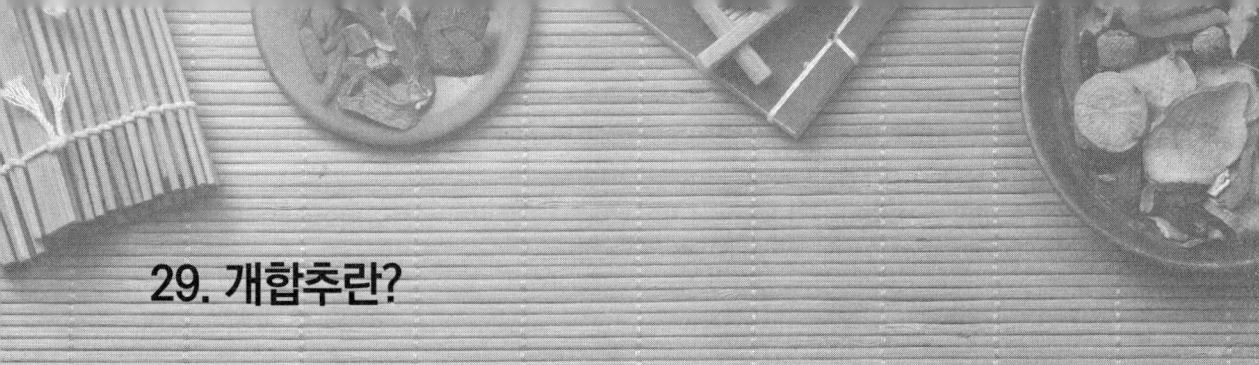

29. 개합추란?

    6경병증과 마찬가지로 '개합추(開闔樞)'를 12경락과 자꾸 연계시키려 하면 할수록 비논리의 깊은 수렁과 모순의 허망한 늪에 빠진다. "6경병증은 12경락과는 별개의 네이밍일 뿐이다.", "'개합추'는 12경락과 별도의 네이밍일 뿐이다."하며 재빨리 탈출하여야 스토리텔링이 성립한다.

    개합추는 단순하게 인체의 조절 작용 중 열어주고, 닫아주고, 조절해주기로 이해하면 끝이다. 운동신경과 자율신경이라는 용어가 없던 시절에 관찰과 사유로 만들어진 철학적 표현일 뿐 생리학적 구체적 메카니즘을 표현해 줄 수 있는 단어가 아니라는 뜻이다.

    그러나 개합추의 개(開)를 단순히 열림으로 해석한다면 많은 것을 놓치게 된다. 일단 사람 몸을 들여다보자. 몸과 외부와의 관계는 대략 4가지 경우의 수로 분류된다. 몸의 구멍들을 생각해 보자. 땀구멍을 제외하고 입, 콧구멍 2개, 귀 2개, 눈 2개, 항문, 요도, 모두 9개의 큰 구멍(구규: 九竅)이 있다. 9개의 구멍과 땀구멍들이 4가지 경우의 수중 어디에 속하는지가 관건이다.

    첫 번째 항상 열려 있는 것은 무엇이고,
    두 번째 항상 닫혀 있는 것은 무엇이고,
    세 번째 보통은 닫혀 있다가 필요할 때만 열리는 것은 무엇이고,
    네 번째 보통은 열려 있다가 필요할 때만 닫히는 것은 무엇인가?

    첫 번째 코와 귀는 항상 열려 있다고 볼 수 있다. 두 번째 손톱, 발톱, 머리카락, 털과 같은 피부는 항상 닫혀 있다. 그러므로 첫 번째와 두 번째는 조절의 개념이 희박하다.

늘 개방되어 있고 늘 폐쇄되어 있다면 개합추의 개념에서 제외되어야 마땅하다. 세 번째 보통 피부의 땀구멍과 입, 요도, 항문은 보통은 닫혀 있다가 필요할 때만 열린다. 네 번째 눈은 대개는 열려 있는 데, 짧은 순간 주기적으로 닫히고 위험한 상황에서 닫히며, 밤이 되어 잠자리에 들 때 닫힌다. 땀구멍은 인간의 의지로 열고 닫고 하기 어렵다. 입은 주로 의지로 열고 닫고를 하지만, 가끔 의지와 상관없이 열리기도 한다. 눈은 의지와 상관없이 깜박거리지만, 의지로 열고 닫고를 할 수는 있다. 요도와 항문은 의지와 상관없이 열리고 닫히지만, 의지를 갖고 억지로 조절할 수는 있다.

개합추의 "개"의 의미가 특별한 것은 세 번째의 경우에 해당하며, 자율신경에 의한 경우가 많을 것이다. 대개는 닫혀 있는 데 열어 준다는 뜻이다. 왜 열어 줄까? 답은 "필요하니까…" 예를 들어 보자. 땀구멍은 보통 닫혀 있다. 열이 나면 열을 내리기 위해 구멍이 열리고 땀을 배출한다. 그러므로 개합추의 "개"는 열림 뿐만이 아니고 열리고 닫히는 '개폐'의 세트 개념이다. 개합추의 "개"는 일방(개 하나)이 아니고 양방(개 폐 두개)을 포함한다. 바깥세상과의 소통(교감)이 이루어진다. 에너지의 생성촉진에서부터 적극 소모, 에너지 활성화의 방향성이 이루어진다. 개합추의 개는 일종의 교감신경에 가까운 측면이 있다.

어떤 이들은 개합추의 개념을 위치로 보는 견해도 있다. 대표적인 인물이 상한래소집(傷寒來蘇集)을 저술한 가금(柯琴)이다. 즉, '어디에' 병이 들었는가를 구별하는 것으로 실용적인 분류라는 것이다. 인체를 기준으로 바깥세상과 몸 안 세상으로 구분한다. 태음병증과 태양병증을 바깥세상과 직접 맞닿은 표(表)로 보고, 궐음병증과 양명병증을 몸 안의 세상인 리(裏)로 보고, 소음병증과 소양병증을 그 중간지대의 반표반리로 보는 방식으로 개는 표, 합은 리, 추는 반표반리로 대응된다. 그러므로 태음과 태양은 기의 개폐를 의미하는 관(개)의 개념이며, 궐음과 양명은 합의 개념이고 소음과 소양은 지도리(조절 및 보조 작용)이다.

개합추는 한의학의 중요 개념이다. 개(開)는 대문이고, 추(樞)는 중간문이고 합(闔)은 안방문이다. 태음과 태양은 성곽에 있을법한 관문이기에 집으로 치면 대문에 해당하여 거의 여는 작용에 치중해 있다. 즉, 신체 중 피부의 표피에 해당하고 주로 위기(衛氣)를 다스린다. 궐음과 양명은 안방문이고 내밀한 곳이고 중요한 물건이 있기에 거의 닫는 작용에 치중해 있고 좀처럼 개방을 하지 않는다. 즉, 몸속 깊은 곳의 장부에 해당하며 주로 영기(營氣)를 다스린다. 소음과 소양은 중간문이기에 피부표피와 몸속 장부의 중간 부위에 해당하고 위기(衛氣)와 영기(營氣)의 조화 및 조절 역할을 한다.

태양은 피부표피를 말하고 태음은 소화기관 표피를 말한다. 매우 흥미로운 추론인데, 입에서부터 시작하여 위를 거쳐 대장을 지나 항문에 이르는 길은 몸속에 있을지라도 바깥세상과 맞닿은 부분이라는 논리 때문에 표(表)가 되는 것이다. 소화기관에 해당하는 태음이 표(表)를 지칭하는 논리는 언뜻 이해가 어렵지만, 가만히 살펴보면 매우 일리 있는 추론이다. 나쁜 기운이 태양이라는 바깥문을 거쳐 소양이라는 중간문을 통해 양명이라는 안방으로 들어오고, 또 다른 나쁜 기운은 태음이라는 대문을 거쳐 소음이라는 중간문을 통해 궐음이라는 건넛방으로 들어온다는 "옛날이야기"인 셈이다.

추워서 생긴 초기 감기는 땀을 내서 배출시키면 치료가 된다는 것이 태양증의 논리다. 독버섯을 먹은 사람에게는 위에서 소장으로 넘어가기 전에 재빨리 토하게 하여 치료해야 한다는 것이 태음증의 논리다. 이것이 개합추 중 '개(開)'의 논리이기도 하다. 발한은 땀구멍을 연다는 뜻이고, 토하제는 입과 항문을 연다는 뜻이다.

초기 병세를 막지 못하여 중간지대로 적군이 진입했을 때, 바깥방향으로 적군이 도망갈 구멍은 열어 두고 안방으로 들어오는 방향의 구멍은 꼭꼭 닫아두어야 한다. 매우 애매모호하고 딜레마에 빠지는 것이다. 그래서 '반표반리'니, 개합추의 '추(樞)'니 하는 표현을 쓰게 된다.

병세가 더욱 깊어지면, 몸속 깊은 곳에 침투하여 염증이 발생했다는 뜻이다. 필사적으로 염증이 안방으로 번지는 것을 막고 염증의 불을 꺼야 한다. 불을 끄기 위해 거적으로 덮기도 하고 물을 뿌리기도 하고 바람으로 날리기도 하고 닫은 안방 문을 지키기 위해 온갖 수단과 방법을 다 동원하여야 한다. 이것이 개합추의 '합(闔)'이다.

개합추의 해석은 정말로 다양하다. 어떤 이는 개와 합의 결과가 추의 변화로 나타난다고 한다. 문지방을 들고 나는 결과는 문지방이 닳는 것으로 나타난다는 것이다. "열고-닫고" 하면서 출입이 만들어지며 그 출입의 결과가 추의 변화라고도 한다. 개와 합은 땀구멍을 비롯한 아홉 개의 큰 구멍에서 이루어진다. 개화 합이 출입을 만들어내고, 그 출입의 결과가 추에서 이루어지기에 추는 구멍의 틀이라는 주장도 편다. 대변의 결과가 항문의 문제로 나타난다. 호흡의 결과가 코와 목구멍의 문제로 나타난다. 코와 목구멍의 문제를 바로 잡으려면 출입인 호흡을 개선하는 것과 추인 목구멍을 개선하는 것을 함께 배려해야 한다. 목은 염증으로서 안정화를 배려하고 호흡은 호흡문제인 담음, 건조, 비강을 치료해야 한다는 주장이다. 이른바, 작용과 작용 틀의 관계론이다.

　　인체기관 중 소화기관의 통로를 표로 보는 견해에 대한 반론도 있다. 어떤 이는 눈과 입, 인후는 모두 표(表)라고 말하기도 애매하고 리(裏)라고 말하기도 애매한 위치로 때때로 닫혀있기도 하고 때에 따라 밖으로 노출되는 곳이기 때문에 '반표반리'라고 말하기도 한다.

　　개합추를 정신 상태나 성격 관점에서 보는 견해도 있다. 일반적으로 대문을 열고, 창문을 여는 의미는 외부와의 소통이다. 즉, 외부와 내부의 만남이다. 바깥세계의 것들과 내부세계의 것들이 만나는 것이다. 많은 만남은 자극과 반응 그리고 흥분, 허탈 등등 에너지 소모가 심해질 수 있다. 개(開)는 바깥에 노출되고 "길길이" 날뛰는 조증의 방향성과 외향적 성격을 뜻한다.

　　모임을 줄이고 칩거하면서 차분히 내실을 기하는 것이 개합추의 "합"의 개념이다. 더 이상 소통이 필요치 않으면 문은 닫으면 된다. 합은 에너지의 절약과 보존에 방점을 찍는다. 합은 일종의 부교감신경과 일맥상통하는 측면이 있다. 합은 밖으로의 노출을 꺼리고 "수구리"와 같은 울증의 방향성과 내성적 성격을 뜻한다.

　　개합추를 음양의 평형론으로 해석하는 사람도 있다. 일반적으로 바깥은 양이고 내부는 음이다. 그런데 음양은 절대적 개념이 아니고 상대적 개념이다. 물질 속에 양성자가 많으면 양을 띠고 음전자가 많으면 음으로 나타나지 않은가? 양성자와 음전자의 이동에 따라 세포는 늘 음이었다가 일시적으로 양도 될 수 있는 것이다. 이동은 개에서 비롯되고 멈춤은 합에서 비롯된다. 또한, 음은 역(올라감: 상승)이고 양은 종(내려감: 하강)이다. 음과 양은 교대한다. 음과 양은 반복한다. 장부관점에서만 본다면, 대개 음은 실하고 양은 허하다. 음은 6장에 해당하고 양은 6부에 배속된다.

신체의 문이 열린다는 것은 2가지 필요성에 기인한다. 하나는 안의 것을 밖으로 내보내려고(예: 항문) 하기 때문이고 다른 하나는 밖의 것을 안으로 유입시키고(예: 하품시 입) 싶기 때문이다. 특히 밖의 것을 유입하여 안의 부족을 채웠다면 결합은 충분한 상태가 된다. 본래 갖추어야 할 음양의 평형에 도달한다. 이것이 개합추의 "합"이다. 더 이상의 열림이 필요치 않기에 이 상태부터는 닫힘이 일어난다. '합'의 개념은 포화상태를 말한다. '합'의 상태는 신체에게 더 이상의 문을 열어 둘 필요가 없다는 신호인 셈이다. 결국 "개합'은 "개→합→폐"를 의미한다.

그러면 추는 무엇인가? 우리말로 지도리다. 영어로는 피봇이다. '지도리' 논리는 다음과 같다. 문 개폐의 회전 운동을 시키는 장치를 말한다. 즉, 개합추의 "개"(열림)의 작용을 이루기 위해 본래는 많은 에너지가 필요했을 텐데, "추"를 활용함으로써 큰 힘을 들이지 않고 거의 저절로 문이 열리게 된다는 메커니즘을 지칭한다. 집안에 연탄이 넉넉하면 대문을 열 필요가 없다. 겨울을 견디며 지내다 보면, 연탄이 부족해진다. 대문을 열고 연탄을 집안으로 들여와야 한다. 창고에 연탄을 꽉 채우면 걱정이 없다. 이때는 대문을 닫아도 된다. 연탄을 운반하는 과정을 살펴보자. 손으로 들고 움직인다면,… 커다란 대문을 사람 힘으로 열어야 한다면, 얼마나 많은 힘이 들겠는 가? 바퀴달린 수레나 각종 운송 수단, 리모컨을 활용하면 힘이 훨씬 덜 들게 된다. 개합추의 "추"는 운송수단 혹은 지렛대와 같은 힘의 역학에서 "모멘트"에 해당된다.

개합추의 "추"의 개념은 우물을 길어 올릴 때 쓰는 도르래나 감지기로 감지하여 저절로 열리는 자동문과 같은 것이다. 무대 위의 커튼은 벽과는 다른 기능을 갖고 있다. 또 다른 관점에서 선택적 통과를 허용할 때에 필요한 것이 반투막이다. 고정적 견고한 결합구조보다는 변환 가능한 유연한 구조가 편할 때가 있다. 전환과 환승이 필요할 때 플랫폼과 같은 역할을 하는 것이 "추"이다. "추"는 힘들여 문을 열고 닫는 '고

(高) 에너지' 소모 대신에 센서에서 감지한 신호에 의해 문을 간편하게 여는 매우 효율적인 시스템을 지칭한다.

움직임과 이동은 억지로 하면 힘이 많이 든다. 에너지 즉 기의 소모가 대단하다. 그러나 자연스럽게 하는 이동도 있고 덜 힘들게 하는 이동도 있다. 열의 평형과 수분의 이동에 따른 농도차의 희석인 삼투압과 압력의 평형이 거기에 해당한다. 이와 같은 작용을 개합추에서는 "추"가 하고 있다.

자기 의지에 의해 근육이 운동을 하는 것과 자기 의지와 상관없이 운동하는 내장운동과는 에너지 소모 차이가 많다. 더군다나 자기 의지와 상관없이 자율적으로 움직이는 에너지 절약형 작용은 매우 중요하다. 현대의학에서는 자율신경계를 이야기 하고 혈관속의 호르몬을 활용하거나 신경망을 통한 반응 전달, 그리고 신호전달 물질에 의한 무선통신은 '에너지 저(低) 소모형'의 전형이다. 현대 의학에서는 항상성 유지가 주로 자율(자동)에 의해 조절된다고 한다. 고대 중국 선인들이 이야기 한 개합추의 "추"는 고도의 조절 작용을 의미한다. 추는 개와 합의 중간 상태이다.

윷판의 '모'(개합추의 개)나 '도'(개합추의 합)가 아닌 '걸'정도의 중간이다. 양극과 음극으로 치닫는 극한 세상에서 중성자를 추구한다. 중도와 중용의 미를 갖는 게 추의 개념이다. 절대적 가치보다는 상대적 가치에 중점을 둔다. 최대 값과 최소 값을 추구하기 보다는 최적 해(optimal solution)를 추구하는 것이 추의 본질이다. 큰 건물의 회전문은 계속 돌아간다. 출입하는 사람이 힘들여 밀지 않아도 저절로 혹은 손쉽게 돌아간다. 회전문을 두고 "문이 닫힌 상태다" "열린 상태다" 라고 찬반 토론하는 자체가 어불성설이다. 열려 있다는 것도 맞는 말이고 닫혀있다는 것도 맞는 말이다. 매우 상대적이기 때문이다. 결국 '추'는 '개'나 '합'으로 해결하기 보다는 "손쉽게 보다 빠르게" 해결하는 '편법'인 셈이라는 주장이 있는 것이다.

개합추는 주로 표피의 삼음삼양지기에 관련된 부분도 있다. 맥의 마지막 부분에 있는 혈(시혈, 종혈)이 끝난 이후의 상황을 설명하는 키워드다. 맥 내와 맥 외의 관계에 대한 스토리텔링이다. 즉, 도로를 달리는 자동차가 도로를 벗어나 어떻게 주차장에 들어가고 비포장도로를 달릴 수 있는 가에 관한 추론이다. 반대로 주차장에서 나온 차량이 어떻게 공로(public road)로 들어 가냐의 문제인 것이다. 다른 표현을 쓰자면 일반도로에서 고속도로로 진입하는데 톨게이트를 운영하는 방식에 관한 것일 수도 있다. 톨게이트 없이 무료로 자유롭게 통행이 가능한지(완전개방형: 개), 하이패스로 유료이되 무정차로 통행이 가능한지(절반 개방형: 추), 유료이면서도 무조건 정차하는 차단기 방식인지(폐쇄형: 합)가 그에 해당한다. 아니면, 공항입국 시, 무비자 입국과 15일 격리 후 입국과 입국금지 규제로도 이해할 수 있다.

지금에 와서는 세포내 액과 세포외 액의 소통에 비견될 수 있는 항목이기도 하다. 체액과 전해질 간 농도차이와 압력차이의 극복을 위해 양전기와 음전기의 변화와 움직임이 물질대사와 이동을 가능케 하는 원리와 비슷하다. 물질이 맥 관에서 맥 외로 나간다면, 기는 반대로 맥 외에서 맥 내로 흐르고 마치 여과처럼 물질대사가 이루어지는 현상이다. 물질이 맥 외에서 맥 내로 들어간다는 것은 기가 반대로 맥 내 에서 맥 밖으로 나가게 된다. 물질이 흡수작용으로 대사가 이루어지는 현상이다.

'개(開)'는 대개 '기(氣)'가 밖으로 나가는 것이라 얘기되어 옛날부터 전해져 내려오지만, 위의 현상들을 살펴보면 그렇게 단편적으로 바라볼 간단한 성질은 아니다. 개합추(開闔樞)는 "작용과 상태를 함께 담고 있는 개념"이어야만 이해가 쉽다.

태양과 태음의 "태"는 처음과 시작을 뜻한다. 양명의 "명"은 성하다의 뜻이다. 즉 최고로 적정 수준에 달했다는 얘기다. 궐음의 "궐"은 "다하다"와 "있는 대로 다 들이다"의 뜻을 갖고 있다. 쇠진하다. 소양과 소음의 "소"는 '줄어듦'을 의미할 수도 있다.

주기(사이클) 개념으로만 본다면, 처음 시장의 문을 열면, 입장 통과량의 증가율이 커지나 서서히 증가율이 줄어 최고조에 다다르면 들어오는 입장객수가 없게 되고(입구는 닫힘) 오히려 나가는 퇴장객이 크게 증가하다가 증가율이 서서히 줄어 결국 퇴장객 수가 없게 된다(출구가 닫힘). 그리고 다시 날이 바뀌고 입구가 열려 시장이 개시가 되는 사이클을 반복하게 된다.

개합추의 "개"는 여는 것이므로 당연히 태양과 태음이 이에 속한다. 태양은 피부의 문을 열어 양기의 유출입량을 증가시키고 태음은 소화기의 문을 열어 음기의 유출입량 변화를 시작한다. 여기서 양기란 기능에 가깝고 음기란 물질에 가까운 개념이다.

합은 불균형 상태에서 균형 상태로, 부족 상태에서 충족으로, 불포화상태에서 적정 상태로의 만족할 만큼 다다른 상태를 말하므로 양명과 궐음은 양이 최고로 적정 수준에 이르고 음이 최적 수준에 이르렀음을 의미하여 개합추의 "합"에 해당한다.

적정수준이 되었다면 서서히 유출입량을 줄여야 한다. 소양과 소음은 개합추의 "추"에 해당한다. 물론 표현상의 문제이지만, 태양과 태음을 가장 큰 상태, 즉 과포화 상태로 보고 문을 열어 기를 밖으로 내보내는 작업인 개를 의미하고 양명과 궐음은 기를 더 이상 밖으로 나가지 않게 하여 몸의 가장 안쪽으로 가두어 둔다고 생각해도 마찬가지 이치가 된다. 또한 소음과 소양도 문을 반쯤 열어 둔 상태로 기의 출입이 조금씩은 이루어지는 상태라 보아도 무방할 것이다.

마지막으로 기의 깊고 얕음으로 표현하자면, 태양은 가장 밖(표피)에 있고 양명은 가장 안쪽이며 소양은 그 중간쯤에 있으니 맥의 표피를 도는 위기의 경우, 태양관문에서는 상시 상호왕래와 소통이 되고 소양관문에서는 반 정도만 프리패스이고, 양명관문에서는 철저한 검색과 통제가 이루어진다고 볼 수도 있겠다.

몸속의 양과 음, 그리고 열과 수분 등의 형평성을 유지하는 것이 건강의 핵심이다. 균형, 평형, 형평성, 부지불식간의 자율성 등을 목표로 하는 작동이 "개합추"다. 현대 의학의 항상성 유지와 일맥상통하는 면이 상당히 있어 보인다. 개합추를 현대의학의 자율신경 관점에서 개는 교감신경이고 합은 부교감신경이다. 물론 추는 중간단계이다. 부교감신경은 정서를 안정시키고 수면을 유도하기에 몸의 균형과 평형 상태를 유지시키는 것이 한의학의 기본 개념이 되는 것이다. 사람의 생명을 유지하기 위해 우리 몸속의 체액은 생리수(生理水)로 작용하고 그 작동원리를 옛날 사람들은 "개합추"로 추측하고 상상했다. 후세의 사람들이 육경병이라는 분류에 "개합추"를 견강부회(牽强附會)식으로 결합을 시킨 것에 불과하다. 육경병이라는 것도 본래의 삼양삼음 개념과는 맞지 않고 단지 네이밍만 귀에 익은 용어를 사용했을 뿐이라는 의심이 들고 12경락과는 전혀 상관없어 보인다. 개합추와 육경병을 경락에 결부시키는 헛된 일에 매몰되어 자꾸 어려운 이론들을 재생산해 내는 교수들의 행태가 안타까울 뿐이다. 한의학은 실증주의에 더 집중하여야 할 때라 생각한다.

30. 병은 어디서 오는가

한방에서의 병의 원인은 내인(內因), 외인(外因), 불내외인(不內外因)으로 구분된다. 내인은 칠정에 의해 자체의 기능에 이상을 가져오는 내부적 요인을 말하고, 외인은 육음에 의한, 즉 외부의 온도 자극이나 습도의 변화 등에 따른 요인을 말한다. 그리고 불내외인이란 사고, 유전, 무절제한 생활 등을 총괄하여 말한다.

이중 외인을 가장 중요하게 여긴다. 외감에 의해 질병이 발생한다는 논리다. 나쁜 기운이 인체의 피모기부(皮毛肌膚)나 입, 코 등을 통해 외부에서 침입하면 병의 증상이 나타난다는 얘기다. 옛날 사람들은 외인에 해당하는 것이 육기라 생각했다. 본래 오행이 하늘에서 작용하는 것을 오운이라 하고 땅에서 작동하는 것을 육기라 한다. 오운은 목, 화(군화, 상화), 토, 금, 수로 된다. 삼음삼양은 六氣(풍, 화, 서, 습, 조, 한)의 별명이라고 할 수 있다. 삼음에 해당하는 것은 궐음(厥陰), 소음(少陰), 태음(太陰)의 세 가지이며, 삼양에 해당하는 것은 소양(少陽), 태양(太陽), 양명(陽明)의 세 가지이다. 궐음은 음이 소진되어 가는 상태를 말한다. 소음은 음기에 의해 만물의 양기가 모두 억제되어 드날리지 못하는 것이다. 태음은 음기가 가장 커진 상태를 말한다. 소양은 양의 창조과정의 첫 단계이다. 양명은 소양과 태양의 중간에 위치하여 양의 작용이 소양처럼 불급하지도 않고 태양처럼 태과하지도 않은 것이다. 태양은 본체로 보면 가장 작은 양이지만 현상으로 보면 가장 큰 양이다.

병을 이겨내고 정상적인 생체 기능을 유지하기 위해 12경맥이 움직인다는 논리다. 12경맥은 음양의 조화를 도모하고 몸속의 온도, 습도, 압력을 조절해 주는 주된 역할을 한다는 것이 한방의 논리다. 앞서 언급한 바 있는 12 경혈 유주는 경락(세로/가로) 중 경맥(세로)이라는 커다란 도로를 달리는 대표적인 정기노선이다. 태음경, 양명경…

이라는 정기노선의 큰 도로에는 수시로 필요에 따라 움직이는 비정기 노선과 작은 도로(경락 중 낙맥: 옆과 옆, 가로의 흐름)들이 늘 존재한다. 그 중 12 경혈 유주가 몸과 마음의 항상성 유지의 핵심이 된다.

〈표 5〉 삼음삼양과 장부배속

음양	삼음삼양	성질	장부배속
음	태음	濕(습함)	수태음폐경
			족태음비경
	소음	熱(따뜻함)	수소음심경
			족소음신경
	궐음	風(시원함)	수궐음심포경
			족궐음간경
양	양명	燥(건조함)	수양명대장경
			족양명위경
	태양	寒(차가움)	수태양소장경
			족태양방광경
	소양	火(뜨거움)	수소양삼초경
			족소양담경

황제내경을 보면, "오장의 각각의 경맥에 오수혈이 있으니 5×5 25개의 수혈이 있고 육부의 각각의 경맥에 육수혈이 있으니 6×6 36개의 수혈이 있습니다. 경맥은 12개가 있고 락맥은 15개가 있으니 모두 27기가 되어 전신을 오르내리며 순행하고 있다."

외부환경의 힘에 대응한다는 관점에서, 각종 기의 흐름 중 유주(경혈이라는 점들이 모인 선의 개념)에 중점을 두고 병의 외적 요인을 물리치는 구조를 상상하게 된다. 그리고 삼음삼양체계와 육기체계를 12경락에 배속시키면서 "순환론"의 주장까지 덧붙이게 된 것이다. 이 주장은 아직도 침술에 반영되어 시행되고 있다.

기의 흐름과 물질의 흐름은 방향이 같을 수도 있고 반대일 수도 있다. 혈관 속에서 혈액의 흐름은 기와 같은 방향이지만, 세포막을 통한 물질 이동을 살펴보면, 기와 물질의 흐름은 정반대 방향이다. 그렇지만, 한방에서는 반대방향 부분에 더 중요성을 부여하고 집중하는 편이다. 기(氣)의 관점에서는 양기가 가장 작은 것을 소양, 중간을 양명, 가장 많은 것을 태양이라 하고 음기가 가장 작은 것을 궐음, 중간을 소음, 가장 많은 것을 태음이라고 한다. 반면 형(形)의 관점에서는 새싹이 나오는 것처럼 형이 시작되는 것을 궐음, 잎이 점점 커가듯 형이 커지는 것을 소음, 가장 크게 자란 형을 태음이라 한다. 그리고 형의 팽창을 멈추고 수렴을 시작하는 모습을 소양, 잎의 색이 변하고 시들기 시작하여 형이 작아지는 것을 양명, 잎이 떨어져 형이 아주 작아지고 양이 응축되는 현상을 태양이라 한다.

기(氣)는 몸속 구석구석에서 늘 흐른다. 중앙집권 세력처럼 보이는 유주라는 가장 강력한 기(氣)의 세력이 있는가 하면, 지방토후 세력처럼 호시탐탐 늘 중앙을 향하고 있는 기(氣)의 세력이 있다. 외부로 부터 들어오는 기(氣)는 유주와는 반대방향으로 손발 끝에서 장부를 향해 몸속 방향으로 들어 갈 수 있다. 입출입이 비교적 자유로운 위기의 경우, 사지말단에서 주슬방향으로 흐르는 것(구심성)을 볼 수 있다.

외부의 환경 변화에 적응하기 위해 몸속의 12 경혈 유주가 돌면서 건강을 유지시키려 하지만, 갑작스런 변화나 감당하기 힘든 큰 변화에 기(氣) 순환의 흐름과 몸의 균형이 깨질 수가 있다. 한방에서는 이 같은 상태를 병리(病理)라 생각한다.

병이 깊어지면서 흐름과 균형이 깨지면 통증이 발생하고 그 통증을 해결하기 위한 방법은 어떤 경로가 문제가 생겼는지를 찾아내고 소통시키는 일이다. 가만히 있을 때에는 아프지 않고 움직일 때만 아프면 풍(風)과 관계있는 경맥의 문제로 보았고, 가만히 있어도 통증을 느낄 정도라면, 화(火)와 열(熱)에 관련된 경맥의 문제로 보았다. 아직까지는 통증은 없으나 몸이 무겁고 찌뿌둥하다면 습에 관련된 경맥의 문제로 보았고, 피부에 감각이상을 느끼고 찌릿찌릿 하고 내 살 같지 않다면 건조에 관련된 경맥의 문제로 보았다. 아침에 조조강직이 있고 무릎이 펴지지 않고 손가락이 뻣뻣하다가 오후가 되어 자꾸 움직이면 조금 나아진다면 한(寒)에 관련된 경맥의 문제로 보았다.

두 개 이상의 통점(痛點)들이 발견된다면, 그것들을 연결시키면 문제가 있는 경맥이 드러나게 된다는 것이다. 예를 들어 오금도 아프고 허리도 아프고 등도 아프다면, 족태양방광경의 문제로 본다는 것이다. 네 번째 손가락과 어깨가 아프면 수소양삼초경으로 본다는 것이다.

한방에서의 철칙은 "양은 위에서 아래로 흐르고, 음은 아래에서 위로 흐른다. 음과 양은 절대적 개념이 아니고 상대적 개념이다." "음과 양은 늘 만나서 조화를 이룬다." 양과 음이 조화를 이루듯, 습함과 건조함이 만나 습도조절을 하고 따뜻함과 차가움이 만나 체온조절을 하며 시원함과 뜨거움이 만나면서 압력을 조절한다는 생리(生理)의 개념이 기본이다. 즉, 상대적인 것들이 서로 만나 충돌과 상충을 일으키는 것이 아니고 서로를 보완해 주고 하모니를 이룬다는 논리다.

〈표 6〉 삼음삼양의 대비와 조화

그룹	성질 조화
태음 – 양명	습함 – 건조함(습도 조절)
소음 – 태양	따뜻함 – 차가움(냉온 조절)
궐음 – 소양	시원함 – 뜨거움(압력 조절)

침(鍼)에 관한 치법도 음양의 조화에 따른다. 가만히 있을 때에는 아프지 않고 움직일 때만 아프면 풍(風)과 관계있는 경맥의 문제로 보았고 자극을 주어야 하는 경맥은 궐음경과 소양경이 된다. 가만히 있어도 통증을 느낄 정도라면, 화(火)와 열(熱)에 관련된 경맥의 문제로 보았고 자극을 주어야 하는 경맥은 궐음경과 소양경 그리고 소음경과 태양경이 된다. 아직까지 통증은 없으나 몸이 무겁고 찌뿌둥하다면 습에 관련된 경맥의 문제로 보았고 자극을 주어야 하는 경맥은 태음경과 양명경이 된다. 피부에 감각이상을 느끼고 찌릿찌릿 하고 내 살 같지 않다면 건조에 관련된 경맥의 문제로 보았고 자극을 주어야 하는 경맥은 태음경과 양명경이 된다. 아침에 조조강직이 있고 무릎이 펴지지 않고 손가락이 뻣뻣하다가 오후가 되어 자꾸 움직이면 조금 나아진다면 한(寒)에 관련된 경맥의 문제로 보았고 자극을 주어야 하는 경맥은 소음경과 태양경이 된다.

병의 원인은 외부의 나쁜 기운이 몸속에 들어와 음양의 균형과 조화를 저해하고 정상적인 경락 흐름을 방해하여 발생하는 것이라는 견해는 황제내경의 기본 사상이다. 이 당시 세균이나 바이러스 그리고 작은 기생충 등이 알려지지 않은 시대였기에, 나쁜 기운인 사기(邪氣)로 밖에 표현할 수 없었을 것이다. 외부의 사기(邪氣)가 몸에 들어와 병으로 진전되면, 조습, 한열, 풍화의 균형이 깨져 12경락의 흐름에 이상이 생긴다는 것이다. 몸속의 삼양삼음은 땅의 육기에 영향을 받고 땅의 육기는 하늘의 육운에 영향을 받기 때문에, 인간은 계절의 변화에 잘 적응해야 건강하게 살 수 있다는 논리다.

31. 감기 이야기

　감기는 바이러스에 의해 코와 목 부분을 포함한 상부 호흡기의 감염 증상으로, 사람에게 나타나는 가장 흔한 급성 질환 중 하나이다. 재채기, 코막힘, 콧물, 가래, 인후통, 기침, 미열, 두통 및 근육통, 복통과 같은 증상이 나타난다.

　바이러스 종류는 200여개 이상이며, 이 같은 바이러스가 감기의 원인이다. 대개는 리노바이러스(Rhinovirus)이고 일부가 코로나바이러스(Coronavirus)가 원인이다. 성인은 일 년에 2~4회, 소아는 6~10회 정도 감기에 걸린다. 감기 바이러스는 사람의 코나 입을 통해 들어와 감염을 일으킨다. 이러한 호흡기 감염 경로 외에 감기 환자와의 직간접적인 손 접촉 이후에, 감기 바이러스에 감염될 수 있다. 실내에서 생활하는 시간이 많은 가을과 겨울에 감기에 더 잘 걸리며, 겨울이 없는 지역에서는 우기에 감기에 더 잘 걸린다. 독감은 감기와 일부 증상이 비슷할 수 있지만 증상이나 합병증, 치료법도 다르다.

　본래 감기(感氣)란 말은 감한기(感寒氣)의 줄임말이다. 감한기라는 말은 한기(寒氣), 즉 추위에 접촉되었다는 뜻이다. 한방에서는 겨울철 등에 몸에 한기가 들면 감기에 걸리므로 상한(傷寒)이라 부른다. 중국의 고전인 장중경(張仲景)의 『상한론(傷寒論)』은 당시 많은 사람을 죽음으로 몰아넣은 감기에 대해 상세하게 다룬 임상 경험서다(장중경의 일족 200명 가운데 3분의 2가 사망했다). 상한론에는 감기가 사람마다 다르게 나타나는 증상, 약 처방 때 나타나는 각기 다른 반응에 대해 상세히 서술하고 있다. 동일한 병을 치료하는데 수백 개의 처방이 쓰였다. 대소변 상태, 땀의 양과 부위가 어떻게 다른지, 탕약 복용 후 어떻게 달라지며 그에 따른 예후가 어떠한지에 대해 상세하게 기록되어 있다.

　오한(惡寒)과 오풍(惡風)은 감기 증상 중의 하나이다. 그 중 오풍은 오한의 중증으로 본다. 열의 유무나, 땀의 유무가 매우 중요하다. 그러나 요즘과 같이 이미 해열제를 복용하고 내원하는 경우, 이 같은 판별은 큰 의미가 없어진다. 위기(衛氣)와 영기(營氣)의 부조화가 오풍과 오한의 원인이 된다고 한다. 위(衛)와 영(營)은 군사용어에서 유래한다. 성곽 안에서 지키는 군대를 영(營)이라 하고 성곽 밖에서 특히 출입문에서 지키는 군대를 위(衛)라 한다. 수문장이 위병이다.

위기(衛氣)와 영기(營氣)는 현대적으로 교감신경과 부교감신경이 하는 일과도 매우 유사하다. 현대의학에서 교감신경은 위기(衛氣)에, 부교감신경은 영기(營氣)에 대응될 수 있다. 그러나 100% 상응한다고는 볼 수 없다. 장중경 시대에 바라 본 성곽이라는 경계는 명확치가 않다. 어떨 때에는 피부가 되기도 하고 어떨 때에는 혈관이 되기도 하고 어떨 때에는 소화기관의 외벽이 되기도 하고 눈, 코, 입, 귀, 항문, 생식기와 같은 구멍이 되기도 한다. 영기나 위기와 같이 기(氣)라는 단어가 합성된다면, 주로 입, 코, 피부의 땀구멍이 성곽의 경계 지점이 될 것이다. 양인 위기와 음인 영기의 조화를 이룬다는 뜻이 규(圭: 음인 신하가 양인 왕을 알현할 때 들고 있는 나무인 홀)라는 단어다. 계지(桂枝)의 계(桂)자는 위기과 영기를 조화롭게 하는 나무라는 뜻이다. 성곽의 문은 완전히 닫혀만 있어도 안 되고 아무 때나 열려 있어도 위험하다. 필요시 열리었다가 닫히는 조화로운 조절 작용이 중요하다. 계지는 체내의 수분을 적절히 소변이나 땀으로 최적 배분하여 분산 배출시키는 작용을 한다.

감기증상은 감기 바이러스에 노출된 지 1~3일 후에 나타난다. 증상은 감기 바이러스가 상부 호흡기에 어느 정도 침투했는가에 따라 다양하게 나타난다. 콧물, 코 막힘, 목 부위의 통증, 기침과 근육통이 흔하게 나타나는 증상이다. 성인에게서는 미열에 그치지만, 소아에게서는 고열 증상이 흔하게 나타난다. 결막염이 동반되어 눈물이 날 수도 있다. 환자의 연령, 기저질환, 면역상태 등에 따라 증상의 정도가 달라질 수 있다. 감기의 경(輕)과 중(重)에 따라 다른 합병증이 없어도 콧물이 진해지고, 누렇거나 푸르게 변하기도 한다.

문진을 통하여 임상 증상을 관찰하여 진단할 수 있다. 감기는 특별한 치료가 필요한 다른 질병과 증상이 비슷할 수 있기 때문에 이를 판별하는 것이 중요하다.

아래 증상이 나타날 경우에는 다른 질병을 의심하여야 한다.

- 10일 이상 지나도 증상이 호전되지 않는 경우
- 39도 이상의 고열
- 오한이 오는 경우
- 배가 아프거나 토하거나 설사를 하는 경우
- 귀의 통증
- 심한 두통
- 호흡 곤란
- 지속적인 기침
- 냄새를 못 맡는 경우
- 미각이 사라진 경우

감기는 한 달 이상 장기화할 수 있기 때문에, 빨리 치료를 받는 것이 좋다. 감기 환자에게 처방되는 한약은 병의 단계에 따라 다르다. 초기 발열오한(發熱惡寒)이 주로 나타나는 열성(熱性)환자의 경우 '태양병(太陽病)'이라고 분류한다. 태양병(초기) 단계에서 가장 흔하게 처방되는 한약은 갈근탕(葛根湯)이다. 갈근탕은 감기에 걸려 콧물이 목으로 넘어와 정체될 때, 목근육의 뒷부분이 당기거나 묵직한 느낌이 들고(항배강수수: 項背强几几), 온몸의 관절이 욱신거릴 때 유효하다. 감기가 더 진행되어 소양병(중기) 단계에서는 소시호탕(小柴胡湯)을 주로 쓴다.

태양병에는 맥진상 부맥이 나타난다. 이때의 부맥이란 체표에 사기가 들어와 위기가 형성되어 사기에 저항하는 반응이 나타나는 것으로 혈관 속에 혈액량이 과다하여 뒷목이 뻐근할 수가 있고 고혈압 환자의 증상과 매우 유사하다.

고령자에게는 마황부자세신탕(麻黃附子細辛湯)을 쓰는 경우가 많다. 체력이 약한 허증(虛症) 기미의 고령자가 감기에 걸려 오한(惡寒)과 등덜미에 얼음을 짊어진 듯 한 증상을 겪을 때 유용하다. 고열이나 기침 없이 목이 아프기만 한 감기에는 갈근탕, 계지탕(桂枝湯) 등에 길경탕(桔梗湯)을 가미해 사용할 수 있다. 또 감기가 오래갈 때, 밤에 기침이 멈추지 않고 잠을 잘 못자거나 기분이 우울할 때에는 죽여온담탕(竹茹溫膽湯)을 처방하기도 한다.

한의학적인 시각에서는 모든 질병을 실증(實症: 병세가 강한 증)과 허증(虛症: 정기가 허약한 증)으로 구분을 한다. 인체는 면역 및 질병 상태를 특유한 증상으로 나타내는데, 허증은 몸 안의 면역기능이 허해져서 병과 대응할 여력이 부족해진 경우에 나타나는 증상이고, 실증은 병에 대응할 면역력이 아직 남아있고 병을 유발한 사기(邪氣)가 충만한 상태일 때 나타나는 증상이다.

실증(實證)은 수(水)가 부족하진 않지만 화(火)가 넘치는 경우이고, 허증(虛症)은 화(火)의 수준이 보통이지만 수(水)가 소모돼서 상대적으로 화(火)의 기세가 커져 있는 경우라는 주장도 있다.

한의학에서 말하는 보약(補藥)은 허증(虛症)에 주로 사용하는 약을 말한다. 허증이란 원기가 부족해 허약한 것을 말하는데 이때 보약을 처방해 부족한 원기를 보충해 주는 것이다. 흔히 인삼이나 녹용을 넣어 달인 약을 말한다.

건강에 문제가 되는 것은 비단 허증만이 아니다. 먹지 않아도 될 것을 너무 많이 먹고, 마시지 않아도 될 것을 너무 많이 마시고, 피워서는 안 되는 것을 너무 많이 피워서 생기는 병을 실증(實症)이라 부른다.

허증과 달리 실증은 부족함이 아니라 과도함에서 생겨나는 병으로, 이때 한방에서는 좋지 않은 기운을 깎아주는 사약(瀉藥)을 쓴다.

〈표 7〉 실증과 허증의 차이

실증(實症)	허증(虛症)
땀이 많이 나지 않는다.	땀이 난다.
1. 가슴 위부분이 답답하고, 막히는 것 같다. 2. 기분이 불안정, 초조해 지는 때가 많다. 3. 통증부위를 누르면 자지러지게 아파한다. 4. 빈속일 때는 심하지 않다. 5. 변비가 자주 온다.(배에 가스가 차있음) 6. 일반적으로 맥이 세다. 7. 혀가 붉은 빛	1. 가슴 아래가 답답하고, 막히는 것 같다. 2. 기분이 안정되어 있다. 3. 통증부위를 손으로 누르면 시원해 한다. 4. 메스꺼움과 토함이 있다. 5. 설사가 자주 온다.(대변이 매우 딱딱할 수도 있다) 6. 맥이 약하다. 7. 혀가 하얀 빛
외부 감염(外感)	내부 손상(內傷)
얼마 되지 않은 병(初病), 급성	**오래된 병(久病), 만성**
목소리가 높고 숨이 거칠다(聲高氣粗)	목소리가 낮고 숨이 미약하다(聲低氣微)
혈압이 높거나 열이 많은 사람	혈압이 낮고 마른 체격의 여성

황제내경 영추편에 나오는 실증, 허증의 장부 배속은 다음과 같다.

"폐가 허하면 코가 막혀 답답하고 기운이 없으며 숨이 차고 헉헉거리면서 가슴이 답답하고 숨쉬기 어려워하면 폐가 실한 것이다. 비가 허하면 팔다리가 불편하며, 비가 실하면 복창이 되고 소변이 잘 나가지 않는다. 심이 허하면 슬퍼지고 웃음을 비정상적으로 웃는다면 심이 실한 증거다. 신이 허하면 수족이 궐냉하고 몸이 붓는다면 신이 실한 것이다. 간이 허하면 두려움이 생기고 화를 낸다면 간이 실한 것이다."

'상한론(傷寒論)'에서는 "환자가 땀이 나느냐? 땀이 나질 않느냐?"를 매우 중요하게 다룬다. 땀이 나면 허증이고 땀이 많이 나지 않으면 실증으로 본다. 체표가 닫혀 있을 때, 혹은 개폐 기능을 제대로 하지 못할 때 병세가 깊어지기 때문이다. 사실 급성 폐렴으로 사망하는 어린이들은 땀이 전혀 나질 않는 경우가 많다. 심각한 상황을 막기 위해 체표를 열어 주는 약재를 써야 하기에 '상한론'에서는 마황을 주요한 약재로 취급하고, 본초학 교과서에도 마황이 가장 먼저 등장한다.

마황의 대표적인 약리 성분 중에 에페드린(ephedrine)이 있는데 에페드린은 교감신경계 흥분 작용이 있어 식욕을 억제시키고, 열 생산 및 대사량을 증가시키며, 지방조직에서 에너지 소비를 증가시켜 체지방 분해를 가속화시킨다고 연구된 바 있다. 그러나 교감신경이 지나치게 활성화되면 부작용이 발생할 수 있다. 대표적인 부작용으로 갈증, 손 떨림, 불면증, 어지러움, 소변이 안 나올 수 있고 혈압이 올라갈 수도 있다.

마황은 주로 음인에게 사용하며 태음인에게 적합한 약재이다. 그러나 용량을 줄여 적정 소량으로 사용하면 양인과 음인 모두에게 가능하다. 또한 탕제 시, 초벌 데침을 통해 거품을 한번 제거하는 것이 부작용을 최소화하는 방법이 된다. 체표가 완전히 막혀 땀이 나질 않는 환자에게는 주로 마황계열의 탕약을 처방한다.

반대로 체표가 열린 상태라면 땀이 나기에 이런 환자에게는 계지계열의 탕약을 처방한다. 마황이 체내 수분을 땀으로 많이 배출시킨다면, 계지는 체내 수분을 땀과 소변으로 약하게 배출시키는 역할을 한다. 달 가운데 계수나무'로 상상을 자극하는 계수나무는 한약재와 식용으로 널리 이용되는 나무이다. 껍질인 계피(桂皮)는 향긋한 냄새와 달콤한 맛이 좋아 음식에 향신료로 들어가고, 콜라의 주요 성분이기도 하다. 어린

가지는 계지(桂枝)라 하여 한약재로 쓰인다.

계피와 계지는 소음인 체질 가운데 양기와 원기가 부족해서 맥이 약하고 느린 사람에게 주로 처방된다. 맛은 달고 매우면서 성질이 따뜻해서 몸이 차고 마음이 소극적이며 냉정한 사람에게서 기운을 보강한다. 그래서 소음인 체질의 아랫배 냉증이나 수족냉증의 치료에 효과가 좋고, 손발바닥에 땀이 많은 다한증 치료에도 없어서는 안 되는 약재이다.

그러나 서양의학처럼 "계지탕은 설사 치료약이다"라는 공식은 한의학에서는 성립하지 않는다. 계지탕이 설사치료에 쓰인다는 임상경험은 수많은 사례 중 하나에 불과하다. 계지탕으로 치료될 수 있는 설사는 체표가 잡히어 수액의 발산이 되질 않고 장과 위로 수액이 몰려나서 발생하는 설사에 국한된다. 그러나 설사환자 중 이런 원인은 극소수에 불과하다. 그렇기 때문에 설사환자에게 계지탕을 치료제 중에서 하나를 선택하듯이 공식처럼 처방하면 환자의 몸을 상하게 하기 십상이다.

감기약 처방은 개인별 체질에 따라 처방하는 것이 좋다. 태음인은 특히 폐기능이 약한 체질로 분류되는데, 폐에 좋다고 알려진 오미자, 맥문동, 도라지 같은 약재가 기본적으로 효과가 있다. 소음인의 경우는 기관지의 객담의 배출을 돕는 '반하'라는 약재가 합당하다. 소양인은 '숙지황'처럼 속이 건조하지 않게 하는 약재와 '전호', '과루인' 등 기관지를 치료하는 체질 약재가 필요하다. 태양인에게는 오가피와 시호가 좋다. 이제마는 1만 명의 사람 중 태양인은 5명, 태음인은 5,000명, 소양인은 3,000명, 소음인은 2,000명 정도가 있다고 봤다. 이제마는 체질을 4가지로 나누어 처방에 응용하기도 했다.

감기약은 매우 복잡하여 그 증상에 딱 맞는 적합한 약을 찾기가 쉽지 않다. 그래서 처음부터 1제를 처방하는 것보다는 2첩 정도를 처방하여 효과가 없다면 곧바로 전방(轉方)하여 다른 약을 처방하는 것이 효율적이다. 그러나 요즘 한의원에서는 옛날처럼 한약재를 종이에 싸서 그대로 주는 형태가 아니라 끓여서 비닐 파우치 팩에 담아 주기에 2팩을 처방하는 것은 매우 어렵다. 그래서 건강보험약이나 산제를 섞어 주는 방법이 더 편하다. 어린이는 주로 성인 용량의 1/3을 처방하며, 만 10세 이상은 성인

용량의 1/2을 처방한다.

　일상생활을 하면서 가장 흔히 접하는 병이 아마도 감기일 것이다. 면역도 생기지 않고 매년 찾아오는 달갑지 않은 불청객이다. 현대인의 바쁜 삶은 충분한 휴식과 수면이 늘 부족하다. 야근하다보니 콧물이 나오고, 시험 준비하다가 으슬으슬 춥고, 김장하면서 무리하다가 몸살기운도 있고, 새벽시장 가다가 머리가 아프고, 목청 높여 강의했더니 기침이 콜록콜록 난다. 감기의 초기 증상들이다. 감기는 초기에 잡아야 한다. 그렇지 않으면, 증상 중 몇 가지가 남아 고질병이 되고 온갖 잡병으로 변질하여 평생을 괴롭히는 난치병이 될 수 있다. 감기는 쉽고도 어려운 병이다. 감기는 천의 얼굴을 가진 변화무쌍한 병이다. 그러나 감기가 제일 무서워하는 것은 강한 면역력과 휴식 그리고 깊은 수면이다. 평소 몸을 잘 관리하고 튼튼하게 단련시키는 것이 감기에 대한 최선의 대처방법이다.

32. 갈근탕, 마황탕, 소청룡탕 어느 것이 내 몸에 맞을까?

옛날부터 몸살감기 환자에게 대개 갈근탕을 투여했다. 확률적으로 효과가 만족스럽기 때문이다. 초기 감기 환자 중 60%에게는 극적인 효과가 있다고 한다. 주로 실증이고 어깨와 목, 그리고 등이 뻐근하며 찬바람을 싫어하고 두통, 오한, 발열이 있을 때, 처방한다. 그러나 땀을 많이 흘리는 사람에게는 맞지 않는다. 주로 태음인 체질에 적합하다. 일본에서는 보통 감기약으로 갈근탕을 팔고 있다. 일본어로는 캇콘토(かっこんとう)라고 한다. 어깨통증 오십견에도 사용 가능하다. 마황 함유량이 적어서, 다이어트 한약 속의 마황처럼 불면증과 떨림 현상이 거의 없다.

감기 초기 발생하는 콧물은 추위 때문에 땀이 나오지 않아 발생한 현상이므로 대체로 땀을 내어주면 콧물은 저절로 그치게 된다. 강제로 콧물이 나오지 않게 하는 콘택600과 같은 약물들은 콧물을 곧바로 멈추게 만드는 신기한 약이다. 그러나 그 부작용은 사망에 이르게 할 정도로 심각할 수가 있다. 감기 초기에 오한과 콧물, 전신통의 증상이 있을 때, 가장 좋은 방법은 어떠한 약도 복용하지 않고 뜨거운 온돌방에 펴 놓은 이불 속에 들어가 누워 땀을 충분히 나오게 하는 것이다. 그러면 오한과 콧물, 전신통이 모두 사라진다.

온돌방 이불에 누워 땀을 낼 형편이 못되는 사람들은 어떻게 하면 되나? 갈근탕을 복용하라는 얘기다. 갈근탕은 적절하게 발한(發汗)을 시키는 처방이다. 감기 초기 환자가 호소하는 오한과 콧물과 몸살통의 증상을 땀을 내게 하여 낫게 하는 논리다. 춥고 떨리고 팔다리가 쑤시고 콧물이 많이 나오는 증상은 피부와 살 근육이 추위에 노출되었기 때문이다. 이때 추위를 한사(寒邪)라 하며, 한사(寒邪)가 피부(표피: 表皮)에 가득 차 있는 증상을 표한실증(表寒實症)이라 말하고, 줄여서 표실증(表實症)이라 칭한다. 갈근탕은 표실증을 없애주는 즉, 피부에 가득 차있는 한기(寒氣)를 땀으로 배출시키는 약인 셈이다.

상한론 원전(原典)에 나오는 갈근탕에 관한 기록은 매우 간단하다. "태양병 항배강수수 무한오풍자 갈근탕주지(太陽病 項背强几几 無汗惡風者 葛根湯主之)". 요즘 말로 풀어 쓰면, "감기초기 증상 중 목과 등이 뻣뻣하고 땀은 나지 않고 찬바람을 싫어하는 경우라면, 갈근탕이 맞다". 콧물이 목에 정체해 있거나 추위 때문에 등과 목에 있는 혈관이 수축하여 혈행장애가 생기면 뻣뻣해지고 결리게 된다. 즉, 항배강수수가 필증인 것이다. 무한과 오풍은 빈증이고 오한은 무한이나 오풍보다는 혹증에 가깝고 빈증과 혹증의 중간 상태다. 혹증으로는 두통이고 발열은 경향성이다.

갈근탕의 처방 조성에서 주증 치료에 주요한 작용을 하는 군약(君藥)은 갈근이다. 한의학에서 약물로 사용되는 '갈근'은 '칡의 뿌리'를 지칭한다. 옛날부터 갈근은 발열, 설사 및 구토를 완화시키는 데에 사용되어 왔다. 갈근과 백작약이 항배강수수에 해당하는 약재가 된다. 마황은 무한(無汗)에 해당하고 계지와 생강은 오풍(惡風)과 오한(惡寒)에 해당한다. 갈근탕의 약재 구성은 다음과 같다.

갈근(葛根) 8g, 백작약(白芍藥) 4g, 감초(甘草) 2g, 생강(生薑) 4g, 대추(大棗) 4g, 마황(麻黃) 4g, 계지(桂枝) 4g

그런데 땀을 내는 감기약이 또 있는 것이다. 이유는 간단하다. 갈근탕으로 치료가 안 되는 사람들이 꽤 많다는 것이다. 갈근탕을 제외한 마황류의 감기약중 대표적인 것이 마황탕과 소청룡탕인 것이다. 마황탕에는 마황이 무려 10g이 들어 있다. 소청룡탕에는 갈근탕과 같이 마황이 소량만 들어 있다. 세월이 흐르면서 마황의 약이 줄어서 그 정도이지만, 본래 원방에는 더 많은 마황이 들어 있다.

마황탕은 감기의 초기 단계인 두통, 발열과 전신적인 근육, 관절통, 땀이 나지 않으면서 숨이 가쁜 증상 등이 있을 때 처방한다. 주로 실증이고 뼈마디 마디가 아픈 경우에 해당된다. 코막힘이 심한 경우에 잘 듣는다. 어린이 감기약에 많이 활용한다. 그러나 땀을 많이 흘리는 사람에게는 맞지 않는다. 마황탕의 약재 구성은 다음과 같다.

마황(麻黃) 12g, 계지(桂枝) 8g, 감초(甘草) 2.4g, 행인(杏仁) 10알,
생강(生薑) 3쪽, 총백(蔥白) 2대

마황탕에는 행인이 들어 있다. 행인이란 살구씨를 말한다. 행인의 효능은 폐를 촉촉하게 적셔주고 기침을 멈추게 한다. 그리고 대장에 수분을 공급하여 대변을 잘 나오게 한다. 또한, 숨이 찬 증상을 가라앉혀 준다. 요즘 용어로 바꾸면, 해수천식과 변비에 좋다는 얘기다. 마황이 대변을 딱딱하게 만들 수 있는 데, 행인이 이를 방지한다. 마황탕에는 또 총백이 들어 있다. 총백이란 대파의 흰 뿌리 부분을 말한다. 총백은 목의 통증완화와 가래를 없애주는 효과가 있다.

소청룡탕은 콧물, 재채기에 효과가 있다. 감기로 인한 기침과 백일해, 기관지염, 폐렴의 치료에도 처방한다. 상한(傷寒)의 표증(表證)이 불해(不解)하고 심하(心下)에 수기(水氣)가 있어 건구(乾嘔)하며, 발열하면서 기침을 하되 숨이 차기도 하며, 혹은 입이 마르고 소변이 불리(不利)하여 아랫배가 창만(脹滿)하고 숨이 차서 눕지 못하는 증상을 치료한다. 땀과 상관없이 가래가 있을 때, 쓴다. 급성 결막염에도 사용한다. 위(胃)내에 수습(水濕), 담음(痰飮) 등이 몰려 있을 때 적합하다. 소청룡탕의 약재 구성은 다음과 같다.

마황(麻黃), 백작약(白芍藥), 오미자(五味子), 반하(半夏) 각 5.62g,
세신(細辛), 건강(乾薑), 계지(桂枝), 감초(甘草) 각 3.75g

소청룡탕에는 오미자가 들어 있다. 오미자는 사람이 느끼는 다섯 가지 기본 맛을 다 가지고 있다. 그중 신맛이 가장 강하다. 오미자는 비타민 C처럼 피로회복 효능이 있다. 기침을 멈추게도 하고 위장질환에도 좋다. 최근에는 혈관 속의 콜레스테롤 감소와 간에도 좋은 성분이 있다고 알려지고 있다.

소청룡탕에는 반하가 들어 있다. 반하는 담을 없애주는 대표적인 약재다. 습(濕)을 말리고, 담(痰)을 화(和)시키고, 풍(風)을 제거하고, 떨리는 것을 고정시키고, 붓는 것은

없애고, 뭉쳐있는 것을 풀어주는 효능이 있어서, 기침, 구토를 멎게 하며 특히 가래를 녹여 준다.

소청룡탕에는 세신이 들어 있다. 세신[34]은 은단을 만드는 원료이기도 하며, 특이한 냄새와 매운맛을 가지고 있어 혀가 얼얼할 정도다. 약간의 마취성분이 있다. 그래서 1돈(3.75g)을 초과해서 사용하지 않는다. '급유방'에는 "세신은 많이 쓰지 말아야 한다. (다량을 복용하면) 숨이 막히면서 죽는다."라고 적혀 있다. 대량으로 사용하면 심장마비가 올 수 있는 매우 위험한 약재라 알려져 있지만, 대량이 10g 정도인지, 1kg 정도인지,… 독성 실험 자료는 전무하다. 다량의 세신은 신장과 간에 나쁜 영향을 주기에 가급적 소량으로 사용해야 한다고 전해지고 있다. 세신은 진해 거담제로 알려져 있어 가래와 기침을 해소시키는데 주로 사용한다. 그리고 소염 진통작용이 있어 근육통과 신경통을 완화시켜주는 효능이 있다.

땀을 내어 감기를 치료해야 하는 데, 갈근탕, 마황탕, 소청룡탕 중 어느 것을 선택하느냐는 주소증과 방증으로 필터링 한 뒤에 결정적으로 구성약재의 차이로부터 비롯될 때가 많다. 설사가 나거나 무른 변이면서 목뒤가 뻣뻣하면 갈근탕이고 정상 변이면서 두통이 심하면 마황탕으로, 소화가 안 되거나 가래 있거나 위장장애가 있고 콧물이 많다는 이유로 소청룡탕을 선택했다면, 그 기준은 철저히 본초에 기인한 셈이다. 후세에 이제마 선생은 주소증, 방증, 본초변별력에 체질을 더한 종합기준을 세운 것이다. 주소증(가장 불편해 하는 증상)은 환자가 표현하는 일방적인 증상이고 방증(처방의 필증, 빈증, 혹증, 경향성)은 증상과 처방의 함수관계인 양방향적인 것이며 본초변별력은 효능과 부작용의 검증단계이고 체질은 다시 환자로 돌아와 지도중첩 방법처럼 적용의 완성을 기하는 것이다.

---

34) 몸속의 큰 물줄기인 요도(前陰) 질환에는 결코 細辛을 쓰지 않는다. 콧물을 진정시키는 효과가 있음.

33. 계지탕, 연교패독산, 구미강활탕 어느 것이 내 몸에 맞을까?

본래 몸이 건강하지 못한 환자, 허증인 감기환자에게는 계지탕이 효과가 있다. 계지탕은 감기약의 대명사로서 그 활용면이 매우 크다. 땀을 흘리는 사람에게 합당한 탕약이다. 두통, 오한, 발열이 있을 때 처방한다. 어깨와 목 등이 뻐근할 때, 계지탕에 갈근탕을 더하여 처방하기도 한다. 자한, 상기 등의 증상이 있는 경우에 사용한다. 항배부(項背部) 긴장을 완화해 준다. 견비통에도 많이 사용한다. 계지탕의 약재 구성은 다음과 같다.

계지(桂枝) 12g, 백작약(白芍藥) 8g, 감초(甘草) 4g, 생강(生薑) 3쪽, 대조(大棗) 2개

'상한론' 원방(原方)의 문구 그대로만 보면, 위에 기록한 계지탕 처방의 5배에 해당한다. 계지는 본래 따뜻한 약재다. 그래서 몸이 평소에 차가운 사람에게 더 잘 맞는다. 사실, 계지 자체는 약한 발한 작용이 있다. 그런데 작약과 만나면 과도하게 땀이 나는 것을 막아 주는 역할도 한다. 작약은 근육을 반복적으로 수축이완 시켜 혈관을 마치 방망이로 두드리는 효과를 주어서 혈액순환을 원활하게 만드는 묘약이다. 계지와 작약이 배합되어 땀구멍의 개폐를 최적화 시켜 준다. 감초는 통증완화 효과가 있고 생강은 계지처럼 따뜻한 성분이라 몸을 데워 준다. 대조는 말린 대추를 말하며, 혈액속의 콜레스테롤을 없애 주고 비염에 탁월한 효과가 있다. 대추의 효과를 제대로 보기 위해서는 한 번 쪼개 넣어야 한다. 이를 대추의 벽지(擘之 : 손으로 쪼개서 가르다)라 한다. 대추의 단단한 껍질 때문에 유효성분이 밖으로 빠져나오기 어렵기 때문에 효과가 감소한다는 주장이다. 탕전시 일일이 쪼개기가 어렵기에 주로 칼집을 내어 사용한다. 오늘날 계지탕은 감기약의 용도 외에 수족냉증과 같은 냉증 체질에 기본 베이스로 두루두루 쓰인다.

연교패독산은 후두염, 인두염, 급성상기도염(急性上氣道炎), 급성신우신염(急性腎盂腎炎), 급성신염, 전립선염 등의 질환에 쓰인다. 열이 많이 나는 경우에는 효과가 없다는 연구결과도 있다. 연교패독산의 기본베이스는 이른바 "형방강독[35]"이다. 연교패독산의 약재 구성은 다음과 같다.

연교(連翹), 형개(荊芥), 방풍(防風), 강활(羌活), 독활(獨活), 시호(柴胡), 전호(前胡), 길경(桔梗), 천궁(川芎), 적복령(赤茯苓), 금은화(金銀花), 지각(枳殼), 박하(薄荷), 감초(甘草) 각 2.8g, 생강(生薑) 3쪽

연교는 개나리 씨앗이다. 봄에 노란 꽃이 피는 개나리는 우리나라 어느 곳에서든 볼 수 있는 흔한 식물이다. 씨앗을 보면 조각조각 벌어진 모습이 나란히 있는 깃털(교: 翹)과 같이 연달아 이어져(연: 連)있다 해서 붙여진 이름이다. 그런데 씨앗을 수확하기는 쉽지 않다. 왜냐하면 열매가 개나리에 붙어 있지 않고 땅에 떨어져 흩어지기 때문이고 약재로 쓸 정도의 온전한 씨앗은 수령이 오래된 정말로 큰 개나리에서나 나오기 때문에 가격은 매우 고가다. 연교의 성질은 평(平)하고 맛은 쓰며(苦) 독이 없다. 나력, 옹종, 악창, 영류(瘤)와 열이 뭉친 것, 고독(蠱毒[36])을 낫게 하며 고름을 빨아내고(排), 창절(瘡癤)을 낫게 하며 통증을 멎게 한다. 오림과 오줌이 막힌 것을 낫게 하고 심(心)에 열이 있는 것을 없앤다. 즉, 열을 내리는 청열제 역할과 몸속의 염증과 고름을 없애주는 역할도 한다. 요즘 개념으로 말하면 소염제도 되고 항생제도 된다.

강활은 감기약에 자주 등장하는 약재다. 강활은 뿌리가 물에 잠겨 습지에 서식하는 약초다. 강활 뿌리는 물에 썩지 않기 위해 습기를 빼내는 성질을 갖고 있다. 그래서 몸에 있는 습기를 빼주는 효능이 있는 강활 뿌리를 약재로 사용한다. 강활은 국내산보다 중국산의 효능이 더 우수한 것으로 알려져 있다. 맛을 보면 쓰고 맵다. 주로 발산하는 성질을 가지고 있다. 풍/한/습으로 생긴 열과 양기를 피부 밖으로 배출한다는

---

35) 형개, 방풍, 강활, 독활은 발산을 통해서 몸속의 열과 높은 압력을 제거하는 약재다.
36) 뱀, 지네, 두꺼비 등의 독에 의한 증세 혹은 기생충의 감염으로 생기는 증상.

논리구조를 갖고 있다. 발한과 이뇨작용을 함에도 극렬하지 않게 시나브로 배출한다. 요즘 개념으로 말하면, 해열, 발한, 진통, 소염제인 셈이다. 주로 상반신의 습을 제거하고 체표의 습을 날려 보낸다.

독활은 바람에 움직이지 않는다고 하여 붙여진 이름이다. 독활은 봄에 어린 순을 나물로 요리해 먹는 땅두릅나무의 뿌리를 말한다. 약성은 온화하고 맛은 쓰고 맵다. 강활과 쓰임새가 비슷하나, 독활은 강활보다 해열, 발한 작용이 덜하고 이뇨작용은 더 강하다. 강활이 체표의 습을 발산한다면 독활은 체내 깊숙한 곳의 습을 발산시킨다. 독활은 주로 하반신의 습을 제거한다. 표리, 상하의 조화를 위해 대개 강활과 독활은 함께 사용되는 경우가 많다.

전호는 바디나물 뿌리다. 연삼이라고도 하며 미나리처럼 습지에 자생한다. 우리나라에서는 주로 홍천에서 많이 채취되고 건나물 형태로 요리를 하여 먹는다. 전호는 국내산이 중국산보다 훨씬 효능이 우수하다고 알려져 있다. 그러나 국내산은 굵은 뿌리가 드물다. 굵은 뿌리만 약재로 사용하기에 국내산으로는 그 수요를 감당하기 어렵다는 문제가 있다. 전호는 성질이 약간 차고 맛은 달고 매우며, 독이 없다. 전호는 소양인에게 좋은 약으로 알려져 있다. 전호하면 천식에 좋은 것으로 되어 있다. 항알레르기 작용이 우수하다. 요즘 개념으로 말하면, 거담, 진해, 진정제인 셈이다.

길경은 도라지 뿌리다. 냄새가 약간 있고 맛은 쓰고 매우며 성질은 어느 한쪽으로 치우치지 않고 평하다. 약재로 사용하기 위해서는 3년 이상 묵어야 하고 껍질을 포함한 뿌리여야만 한다. 길경은 용각산의 주 원료다. 특히 목구멍이 아플 때 효과적이다. 길경은 담을 없애 주는 역할을 한다. 또한 이뇨효과도 있다.

맑은 콧물에는 소청룡탕을 쓰고, 누렇고 찐득한 콧물이 있거나 인후가 붓고 아픈 경우는 연교패독산을 쓴다는 주장이 있다. 그런데 연교패독산을 소청룡탕과 함께 복용하면, 초기의 감기 증상이 많이 완화된다는 임상사례 보고가 많다. 양방의 종합감기약인 셈이다.

구미강활탕은 독감처럼 열이 많이 나는 경우에 효과가 있다. 몸살감기와 두통에 처방한다. 땀이 나지 않는 감기에 사용한다. 천연 소염, 해열, 진통제인 셈이다. 아홉 가지 약재를 달여 만든 탕이라는 의미의 네이밍인 구미강활탕의 약재 구성은 다음과 같다.

강활(羌活), 방풍(防風) 각 5.62g, 천궁(川芎), 백지(白芷), 창출(蒼朮), 황금(黃芩), 생지황(生地黃) 각 4.50g, 세신(細辛), 감초(甘草) 각 1.87g, 생강 3쪽, 대추 2개

구미강활탕은 뜨겁게 복용하여 땀을 내야 효과가 크다. 그러면 의문이 생긴다. 땀이 나지 않을 때, 어떤 경우에 마황탕류를 사용하고 어떤 경우에 마황이 들어있지 않은 구미강활탕을 쓰는가? 옛날 의서(醫書)에는 겨울철에는 마황탕류를 사용하고 봄, 여름, 가을철에는 구미강활탕을 쓴다고 나와 있다.

요즘 한의원에서는 보험한약인 구미강활탕을 발목염좌에 처방하는 빈도가 높아지고 있다. 근골격계의 급성 손상으로 인한 염증에 양방에서는 진통소염제를 쓰는데, 이것과 가장 유사한 보험한약이 구미강활탕이라고 볼 수 있다. 발목의 부종과 어깨의 통증 해소에도 구미강활탕은 많은 명성을 얻어가고 있다.

오늘날의 기준으로 보면, 허(虛)한 사람은 계지탕이 베이스가 되고 실(實)한 사람은 연교패독산과 구미강활탕을 쓸 수 있다. 연교패독산은 주로 염증에 사용하는 양방의 항생제에 해당하고 구미강활탕은 양방의 소염진통해열제로 간주하고 사용할 수 있다.

34. 한약엔 해열제란 개념이 없다?

본래 한약엔 체온을 직접 낮추는 '해열제'란 개념이 없다. 후세방에 등장한 청열(淸熱)이란 개념도 사실 신조어다. 서양의학에 발맞추어 차고 서늘한 성질의 약을 써서 열증(熱症)을 제거한다는 논리를 세운 것일 뿐이다. 본래 용어는 해표제, 화해제, 해독제, 사화제가 맞다. 요즘은 표피에 열을 내려 주는 것은 해표제, 반표반리에 열을 내려 주는 것은 화해제, 몸속 깊은 곳의 열을 내려 주는 것은 청열제로 패러다임을 응용하는 경향이 있다.

옛날 온돌방을 생각해 보자. 아궁이에 장작을 잔뜩 넣고 불을 활활 태우면, 온돌방이 절절 끓는다. 너무 뜨거우면 두꺼운 이불을 걷어내고 얇은 홑이불을 덮어 방바닥을 약간 식게 한다. 그래도 더우면 창문을 열면 된다. 이것이 화해제와 해표제의 개념이다. 에어컨 역할을 하는 타이레놀처럼 직접 온도만을 낮추는 한약은 존재하지 않는다. 방안에서 이불을 걷어치우고 창문을 연다고 근본 해결책은 아니다. 그렇다고 양방처럼 아궁이 속의 장작은 계속 불타오르고 있는 데 에어컨을 작동시키는 것이 능사는 아니다. 결국 아궁이로 가서 불을 낮추거나 꺼야 문제가 해결이 된다. 아궁이 문을 닫아 산소공급을 중지시키거나 커다란 장작 몇 개를 꺼내는 것이 근원적 방법이다. 이 같은 개념이 사화제인 것이다.

마황과 같은 발한제는 땀구멍을 열어 땀을 밖으로 배출하는 역할이고 땀이 밖으로 나가는 과정에서 자연스럽게 열이 떨어지는 것을 느끼게 된다. 이것이 해표제의 원리다.

시호란 참 설명하기 어려운 약재인가 보다. 뭐라 표현하기 힘든 약재다. 그래서 화해제라는 말이 나왔다. 어느 방향으로 치닫기 보다는 항상 균형을 맞추고 제자리로 돌아오는 오뚝이 같은 성질을 갖고 있다. 그럼에도 결과적으로 열을 서서히 내리게 만든다. 상반된 상황에서 중립적이고 중재하는 힘이 강하다. 반표반리, 한열왕래, 흉협고만,… 하면 반드시 시호라는 약재를 떠올린다. 시호와 황금이 만나고 시호와 작약이 만나고 시호와 복령이 만난다. 시호는 약대가 두드러진다. 황금, 작약, 복령이 원하는 방향의 효능을 적극적으로 도와주다가 어느새 너무 치우치지 않도록 말리는 역할을 한다. 감초처럼 처음부터 말리지는 않는다는 뜻이다.

시호가 교감신경을 억제하여 열과 높은 압력을 제거하는 약재라 한다면, 형개, 방풍, 강활, 독활은 교감신경의 인위적인 억제 없이, 발산을 통해서 열과 높은 압력을 제거하는 약재다. 형개와 방풍은 피부로 가는 혈류량을 조절하고, 강활과 독활은 근육과 관절로 가는 혈류량을 조절한다. 형개, 방풍, 강활, 독활은 함께 사용하여 시너지 효과가 크기 때문에 흔히 소그룹으로 묶어서 "형방강독"이라 부른다.

감기에 걸려 고열이 나는 경우는 염증이 원인일 수가 있다. 한의학에서는 염증을 제거하면 열은 자연스럽게 내려간다는 논리체계를 갖고 있다. 그래서 염증제거를 해독이라 불렀다. 염증제거에 많이 쓰는 해독제 한약이 황금, 황련, 금은화, 연교다.

사화제로는 위장(胃腸)의 불을 꺼주는 석고, 방광(膀胱)의 불을 꺼주는 활석, 대장(大腸)의 불을 꺼주는 망초를 많이 사용한다. 장부의 불 자체를 꺼주니 몸에 열은 서서히 없어진다는 논리다.

결국, 한방에서 말하는 해열방식은 직접적이지 않고 간접적이며 매우 복잡한 논리체계를 갖는다. 그래서 어렵다. 쉽게 설명하고자 할 때에는 종종 "라면 냄비(?)"가 등장한다. 그 스토리텔링은 다음과 같다. "냄비에 라면이 팔팔 끓고 있을 때 라면국물이 넘쳐흐르지 않게 하는 방법에는 네 가지가 있다. 첫째 가스 불을 줄이는 방법이고, 둘째 찬물을 더 넣는 방법이고, 셋째 냄비뚜껑을 여는 방법이고, 넷째 라면을 헤집고 약간 저어 주는 것이다. 이 중에서 냄비 뚜껑을 여는 방법이나 라면을 헤집고 약간 저어 주는 것은 압력을 줄여서 열(熱) 발산을 촉진하는 것이다. 형개, 방풍, 강활, 독활은 불이나 물에 최대한 영향을 주지 않으면서 뚜껑을 열고 헤집고 약간 저어 주는 방법이고, 시호는 뚜껑을 열고 동시에 불까지 줄여주는 역할을 한다. 계지는 말초혈관을 확장하기 때문에 압력을 줄여주지만 심장이 더 잘 뛰게 만들기 때문에 냄비 뚜껑을 약간만 열고 가스 불을 너무 세지 않게 적당히 올리는 역할이라 비유할 수 있다. 마황은 불도 올리고 뚜껑도 꽉 닫기에 빨리 끓게 만들지만 압력이 높아 뚜껑이 확 열리면서 압력이 뚝 떨어지게 되는 극적 효과를 노린 것이다. 석고, 활석, 망초 등은 아예 가스 불을 크게 줄여 주는 역할을 한다."

감기가 걸려도 열(熱)만 없다면 별로 무서워할 게 없다. 1주일 있으면 감기는 저절로 낫는다. 그러나 중간에 고열이 나면 은근히 겁이 난다. 한약은 먹어도 바로 열이 내려가지 않기에 타이레놀 같은 해열제를 2알 복용한다. 열이 금방 내려가면서 기분이 좋아진다. 문제는 열이 또 오르고 자꾸 해열제 약발이 듣지 않을 때, 딜레마에 빠진다. 응급실로 갈 수밖에 없는 상황이 가장 무섭다.

빨리 열이 내려가지 않더라도 한의학적 해열기전을 충분히 이해하고 있다면, 화학제품이 아닌 천연물로 서서히 다스리는 것도 일종의 삶의 지혜다. 요즘 동네한의원은 비싼 탕약을 지어먹지 않더라도 건강보험공단에서 70%를 부담해 주는 1~3일 복용하는 감기 한약이 다양하다. 값도 저렴하기에 경제적이다. 몸의 부담을 주지 않고 감기를 초기에 이겨나가는 방법 중 하나가 될 수 있다고 본다. 집안에 상비약으로 타이레놀을 쌓아두고 컨디션이 조금만 나빠져도 과자 집어 먹듯이 복용하면, 몸에 좋을 리 없다. 우선적으로 푹 쉬고 숙면을 취하면서 음식으로 다스려야 한다. 그리고 생약 성분의 값싼 건강보험 한약으로 방어하고, 그걸로 통하지 않을 때에 화학 약품에 손을 대는 것이 지혜라 본다. 음식도 '패스트 푸드'가 좋지 않듯이, 바로 열(熱)이 갑자기 떨어지는 '패스트 드러그(fast drug)'가 좋을 리 없다.

35. 수승화강 이란?

수승화강(水昇火降)이란 물(水)은 위로 올리고, 불(火)은 아래로 내린다는 의미다. 물은 수증기가 되어 하늘로 올라가며, 태양의 따뜻함은 땅 속에 흡수돼 내려가야 음양의 조화를 이루고 생명이 유지된다. 천인상응(天人相應: 하늘과 사람은 서로 응한다)이란 말이 있다. 천지 대자연과 사람은 서로 긴밀하게 연결돼 있다는 뜻이다. 천지 대자연이 대우주라고 한다면 사람은 소우주라 할 수 있고, 대우주인 천지 대자연이 운행하는 원리는 소우주인 사람에게도 역시 통용된다.

한의학에서는 이러한 이론을 인체에 적용하여 차가운 기운을 상체로 올리고 뜨거운 기운을 하체로 내리는 것을 치료의 기본으로 삼는다. 오장(五臟)의 측면에서 보자면 화(火)를 담당하는 심장과 수(水)를 담당하는 신장이 있는데, 하부의 수(水)는 화(火)의 도움으로 상부로 올라가고 상부의 화는 수의 도움으로 하부로 내려오는 순환을 하게 된다. 잠잘 때 머리는 시원하게 하고 발은 따뜻하게 하는 것과 족욕(足浴), 반신욕(半身浴)도 수승화강의 원리를 활용한 것이다.

심장의 불(火)만을 끄는 약으로는 황련해독탕과 삼황사심탕, 치자탕 등이 있다. 그러나 심장의 불(火)을 아래로 내리고 신장의 물(水)도 끌어 올릴 필요가 있다. 즉, 화기는 내리고 수기는 올리는 것이다. 뜨거운 열이 위(上焦)에서 아래(下焦)로 내려와 신장의 차가운 물을 덥혀서 수증기로 위로 올라가게 하여 차가운 수증기의 기운이 심장을 다시 식혀 뜨거운 열을 아래로 끌어 들여 합당한 대류가 발생하여 몸의 열(熱)이 조화를 이룬다는 논리다.

이와 같은 열의 조화가 깨지면 균형이 무너진다. 우리 몸속의 균형이 깨진 이유 중의 하나가 심신불교(心腎不交)다. 심장의 열이 내려와서 신장의 물을 끌어 올리고 이것이 대류의 주기(週期)가 되어 조화를 이루어야 되는 데, 이런 순환 주기가 원활치 못해 생기는 병이다. 심신불교란 심양(心陽)과 신음(腎陰)의 생리관계가 실조(失調)되어 가슴이 답답하고 잠을 못 자고 꿈을 많이 꾸며 심계(心悸), 정충(怔忡), 유정(遺精)이 있는 것으로, 심신(心腎)을 교통(交通)시켜 치료하는 것을 말한다. 심장과 신장이 소통이 잘 되도록 정상화시키는 방법으로는 치자건강탕, 교태환, 감맥대조탕을 사용하기도 한다. 특히 감맥대조탕의 대추는 신장의 물을 올리고 소맥이나 부소맥은 심장의 열을 내린다. 소맥을 사용할 때에는 후하(後下)해야 한다. 오래 전탕하면 껍질이 터져 따뜻한 알곡의 성분이 나와 약효가 떨어지기 때문이다. 함께 전탕하려면 소맥 대신에 부소맥이나 밀껍질을 사용한다. 심장의 불을 끄는 힘과 신장의 물을 끌어 올리는 힘의 가중치를 어떻게 정하느냐가 고민거리가 된다.

중국의 '왕멘즈 교태환'은 이 같은 고민을 간단하게 정리하고 있다. 우리나라의 '교태환'하고는 배합이 다르다. 오히려 비싼 값으로 수입되는 외제 건강식품 베르베린과 배합이 비슷하다. 본래 심장과 신장이 서로 소통해야 하는 데, 신수가 심장으로 오르지 못하고 심양이 신장을 온화하지 못하면 불면, 불안, 분노, 우울, 수족냉증, 식욕부진 등의 심신 불교증이 나온다. 이를 치료하는 것이 '왕멘즈 교태환'이다. 황련은 약성이 쓰고 차가워서 심장의 불을 꺼주고 따뜻함을 밑에 있는 신장으로 내려주고 육계는 맛이 맵고 달고 따뜻하여 신양을 따뜻하게 하여 신음의 기화를 도와 심장으로 올린다. 이 2개 약재의 배합으로 한열음양의 조화가 이루어져 신수와 심화의 승강이 가능하게 된다는 주장이다. 왕멘즈 교태환은 수승화강의 원리를 극명하게 보여 준다. 왕멘즈 교태환은 단 2개의 약재로 구성되어 있다. 그럼에도 불구하고 효과는 만점이다. 불면증을 포함한 정신과적 병증을 말끔히 청소해 버리는 해결사가 된다. 황련은 심장의 화를 내려 주고 육계는 신장의 물을 올려 준다. 그 비율은 황련 15g, 육계 3g 이다.

머리에 생각이 많아지고 잡념이 쌓이면 우리 몸에서는 가슴 위쪽과 머리 쪽으로 열이 모이지만 복부 아래쪽으로는 차가워지는 현상이 나타난다. 이를 상열하한(上熱下寒)이라고 한다. 많은 병이 상열하한으로부터 비롯된다 해도 과언이 아니다.

상열하한은 비정상이고 수승화강이 정상이다. 불은 밑에서 물을 끓일 수 있고, 물은 위에서 불을 제어할 수 있어야 한다. 심장의 불기운이 하강하고, 신장의 물기운이 상승하면 수승화강으로 심신(心腎)이 서로 통하여 신체가 건강하게 된다.
  수승화강의 생활 습관은 하루 1시간 이상 걷는 운동을 하고, 밤에 숙면을 취하고 야식을 삼가고, 지나치게 자극적이거나 기름진 음식을 피하는 게 상책이다. 명상을 하면서 깊은 호흡을 하는 것도 수승화강이다. 차가워진 아랫배에 핫팩을 자주 하는 것도 좋은 방법이다. 집 근처 작은 숲을 찾아 나무냄새를 맡으며 산책하는 것도 역시 수승화강이다. 음은 차갑고 양은 따뜻하다. 발밑에 모이기 쉬운 음은 위로 올리고 손끝에 몰리는 양은 아래로 내린다는 수승화강의 논리는 음양을 조화시키자는 취지다. 한쪽에 치우치지 않고 균형을 이루는 것, 그것이 바로 건강이라는 얘기다.

36. 음양 이란?

음(陰)은 물(水)이고 양(陽)은 기(氣)이다. 음은 차갑고 양은 따뜻하다. 밝음은 양이고 어두움은 음이다. 불쑥 튀어 나온 것은 양이고 움푹 들어간 것은 음이다. 겉은 양이고 속은 음이다. 태양은 양이고 밤은 음이다. 밝은 달도 음이다. 양은 시작이고 음은 끝이다. 양은 출발지이고 음은 종착지이다. 량(凉)은 음이고 온(溫)은 양이다. 결국 음과 양은 상대적 개념이다. 빛(양)이 있어야 그늘(음)이 있듯이 어둠을 그늘이라 하지 않는다. 활동성이 강한 기를 양기(陽氣)라 하고 활동성이 덜한 부분을 음기(陰氣)라 하며, 양기는 밝고 빨라 보이지 않고 음기는 진하고 느리며 가라 앉아 형태를 이루므로 눈으로 볼 수 있다.

한의학 관점에서 체표는 양이 되고 체내는 음이 된다. 옛날 사람들은 체표가 3가지 있다고 생각 했다. 하나는 우리 몸 바깥쪽이고 두 번째는 소화기 통로를 지칭하는 표피이고 다른 하나는 간담을 둘러싸고 있는 부분이며 체내와 소통하는 창은 간담이라 보았다.

질병은 음양의 조화가 깨져서 발생한다고 생각했다. 음이 부족하거나 양이 부족한 상태를 음허와 양허라 한다. 음허는 다시 혈허와 음허로 나뉘고 양허는 기허와 양허로 나뉜다. 혈허와 음허의 구분은 허열이 없느냐와 있느냐로 한다. 기허와 양허의 구분은 추위를 안 타느냐와 타느냐로 한다. 이를 4허(虛)라 부른다.

기허에는 당삼, 황기, 백출, 인삼(사삼, 당삼 대체 가능), 목향, 생강, 향부자, 진피, 후박의 약재가 사용된다. 기를 위로 올리는 방향성 부여에는 승마, 시호, 갈근, 길경, 지실이 사용된다. 기를 채워주는 것에 관한 용어로는 보기(땀이 나고 허약)와 익기(땀이 안 나고 허약)로 볼 수 있다. 보기 약재는 황기와 감초이며, 익기 약재는 승마이다. 기를 소통해 주는 용어로는 승기(땀이 나고 기가 불통일 때 해결)와 행기, 이기, 통기(땀이 안 나고 기가 불통일 때 해소)가 있다. 승기란 신체 중간에 기가 꽉 막혀 위로 열이 치받아 올라 올 때, 기를 뚫어 위로 끌어 올리거나 아래로 소통시켜 열을 내리는 작용을 말하고 이기, 통기는 체내와 체표의 기의 소통을 의미한다. 승기 약재로는 대황, 후박(이기화습: 택사와 상오), 지실(행기소적), 망초이다. 행기, 이기, 통기 약재로는 마황, 갈근, 강활, 독활, 향부자, 복신, 목향, 사인 등이다. 기 승강의 균형을 잡아주는 약재는 반하이다.

기체(氣滯) 또는 기울(氣鬱)증이라 함은 기운이 잘 돌지 못하여 생기는 현상이다. 한의학에서는 주로 간기울결에 많은 비중을 두고 있다. 기울(氣鬱)처방의 처음에 나오는 '교감단'을 보면, 향부자와 복신으로 이루어진 간단한 약이다.

울증이 오래되면, 간에 화가 일어나서 눈이 충혈되고, 더 심해지면 심장의 화가 밑으로 내려오지 못하게 꽉 막아 울화가 생긴다. 이때의 울화를 심화라고도 한다. 심화의 구분은 입안이 헐고 구갈이 생긴다. 이런 울화를 없애주는 데에는 황련, 황금, 황백보다는 '치자'를 많이 쓴다. 한의학 고전인 '의학입문'에는 "기병에는 이진탕을 두루 쓴다. 상초(가슴) 기체에는 지각, 길경, 향부자, 사인 등을 넣고, 중초(복부) 기체에는 후박, 지실, 삼릉, 봉출 등을 넣고 하초(아랫배) 기체에는 청피, 목향, 빈랑 등을 넣는다."

양을 채워주는 것에 관한 용어로는 보양(땀이 안 나고 추위를 탐)과 익양(땀이 나고 추위를 탐)이 있다. 이외에 승양도 있으며, 이 세 가지에 모두 인삼을 사용한다. 녹용, 계지(사지 끝까지 양을 퍼지게 하며 발한 조절 작용), 육계(몸통에 주로 양을 퍼지게 하며 발한 조절작용), 건강, 부자(주로 소음인만 사용), 토사자, 음양곽 등이 열을 더하는 약재이다. 육계, 오약 등도 온양시키는 약재다. 이규준(李圭晙) 같은 사람은 한학에 능통하였는데, 답답한 심정으로 한의학을 공부했다. 송의(宋醫)들의 전통을 이어온 금원사대가(金元四大家)의 한 사람인 주단계(朱丹溪)가 주창한 "양은 항상 남음이 있으나, 음은 항상 부족하다(陽常有餘 陰常不足)."는 설에 반하여, 이규준(李圭晙)은 "양은 항상 부족한 것을 걱정하고, 음은 항상 남음을 걱정한다(陽常患不足 陰常患有餘)."라고 하여 주단계가 주장하는 자음강화(滋陰降火)의 법을 배척하고 양을 도와야 된다는 부양론(扶陽論)을 제창하였다. 그리하여 유아로부터 노년에게까지 양을 돕는 온열재에 속한 인삼과 부자(附子) 등을 애용하여 왔으므로 '이부자'라는 별명까지 얻기도 하였다.

　혈을 채워주는 것에 관한 용어로는 보혈(변비가 없고 머리털이 빠짐)과 익혈(변비가 있고 머리털이 빠짐)이 있다. 보혈 약재로는 당귀가 있다. 익혈 약재로는 숙지황(따뜻한 성질)이 있다. 혈액 순환을 도와주는 약재로는 백작약과 천궁, 대조 등이 있다.

　음을 채워주는 것에 관한 용어로는 보음(변비가 없고 허열이 있음)과 자음(변비가 있고 허열이 있음)이 있다. 보음에는 건지황(찬 성질), 원잠, 황정(둥글레)를 쓴다. 자음에는 생지황(찬 성질), 맥문동, 천문동, 지골피를 사용한다. 시호, 석고, 황백, 황련, 목단피도 열을 내려 음의 밸런스를 조화롭게 할 수 있다. 위(胃) 음허에 옥죽(둥글레), 황정(둥글레), 사삼, 해표초, 와룡자, 맥문동을 사용하기도 한다. 비(脾) 음허에는 산약, 태자상, 옥죽, 하엽 등을 사용한다. 신(腎) 음허에는 황정, 구기자, 산수유, 오미자 등을 사용한다.

　다소 도식적인 4허 못지않게 몸속 수분의 정도와 수준도 건강에는 매우 중요하다. 너무 습(濕)하지도 너무 조(燥)하지도 않아야 한다. 그런데 사실 습은 음의 관점에서도 접근이 가능하다. 습을 덜어 주면 상대적 음(陰)이 줄어들고 양(陽)의 비중이 늘어나게 된다. 습이 중해지면 담이 된다. 아이러니하게 습은 차갑지만 담은 염증처럼 불이 날 수가 있다. 습(濕)이 모이면 수(水)가 된다. 4허 개념은 허한 부분을 채워주는 것이고 습과 수는 덜어내고 빼내는 거습(去濕)과 이수(利水)개념인 것이다. 반대로 몸이 건조하다면, 4허에서는 혈과 음을 보충하지만, 조습개념에서는 습이 밖으로 나가지 않도록 가두어 둔다는 발상이다.

　습담은 진피(습)나 반하(담)로 없애 준다(조습화담). 진피는 음식 맛이 없고(식욕 없음), 연변(변이 무른 상태)에 효과가 있고 반하는 구토, 소화기 장애로 인한 두통에 효과가 있다.

　몸속의 물을 주로 오줌을 통해 빼주는 약은 백복령(이뇨), 백출(이뇨 및 위에서 기화, 땀을 많이 흘리고 소변불리한 사람에게 유용), 택사(이뇨: 소갈, 부종에 유용) 등이다. 또한, 방기도 이뇨작용이 훌륭한 약재다.

땀을 통해 물을 빼주는 약은 마황, 계지, 자소엽, 형개, 강활, 백지, 방풍, 고본, 신이, 세신, 생강, 향유, 총백, 정류, 창이자 등이다. 이 중에 마황은 땀이 안 나는 표실증에 쓰이고 계지는 땀이 나는 표허증에 쓰인다.

몸에 수분을 가두어 두는 약은 삽정약 혹은 고삽약이라 하며, 산수유, 용골, 모려, 구기자, 오미자, 용안육 등이 수렴에 해당하는 약재다. 백작약도 고삽 작용이 있고 차가운 성질을 가지고 있다.

발산약에는 승마(升麻)가 있으며, 글자 뜻 그대로 위로 올리는 마의 종류라는 의미로 양기를 올려주고, 피부표면을 열어주며, 피부염증이 있다면 빠져나가도록 하고, 해독해주는 효능이 있다. 급성전염병, 두통, 추웠다 더웠다하는 증상, 인후통, 입안의 염증, 오래 동안 변을 무르게 보거나 설사하는 증상, 탈항, 자궁탈출을 치료한다. 외감풍열(外感風熱)로 인한 두통(頭痛), 발열(發熱)과 마진(痲疹)초기에 투발불창(透發不暢)한 증(證)을 치료하는 묘약(要藥)이 된다. 계지도 본초학에서 '발산풍한(發散風寒)'약에 속한다. 뜻을 그대로 풀어내면 찬바람을 날려버리는 약인데, 혈관을 확장시키고, 땀샘의 땀 분비를 자극하는 작용을 한다. 마황은 해표약 중 발산풍한약이고 땀을 내게 하여 노폐물을 배출한다.

한증에는 온리거한제를 쓴다. 보양약이기도 한 부자, 육계, 정향 그리고 건강, 오두, 오수유, 소회향, 촉초, 고량강, 세신, 오약, 호초, 계지 등이 있다. 인삼탕(이중탕)이 대표적이다. 사과를 먹고 소화가 잘 되면 저산증, 사과 먹고 소화가 더 안 되면 과산증이라 한다. 인삼은 저산증에 적합하고 과산증에는 부적합하다.

파(破) 어혈제는 어혈을 없애주는 약이다. 대표적인 것이 축어탕(逐瘀湯)이다. 동의보감(東醫寶鑑)에 의하면, 대황(大黃), 도인(桃仁) 각 4g, 천궁(川芎), 백지(白芷), 건지황(乾地黃), 적작약(赤芍藥), 지각(枳殼), 봉아출(蓬莪朮), 오령지(五靈脂), 아교주(阿膠珠), 적복령(赤茯苓), 복신(茯神), 목통(木通), 감초(甘草) 각 2.8g, 생강(生薑) 5쪽이 축어탕의 구성이다. 항문 치질 때 변이 굳고 대변에 피가 섞여 나오면서 소변이 잘 나오지 않는 데 쓴다. 위의 약을 1첩으로 하여 물에 달여서 꿀 3숟가락을 넣어 먹는다.

37. 마음이 편한 상태

음양오행설에서, 금(金)은 수(水)와, 수는 목(木)과, 목은 화(火)와, 화는 토(土)와, 토는 금과 조화를 이룬다고 말한다. 서로 편하다는 이야기다. 다른 말로는 상생이라 한다. 금생수(金生水)·수생목(水生木)·목생화(木生火)·화생토(火生土)·토생금(土生金)이다. 돌이나 바위가 깨지면서 물이 생기고 물이 나무를 자라게 하고 나무는 불을 피우고 불은 다 타서 흙이 되고 흙은 굳어서 돌(철광석)이 된다는 스토리텔링이다.

황제내경 영추편에 나오는 종(從)과 역(逆)의 개념은 다음과 같다. 일반적인 순-역 관계와는 다른 개념이다. "오행에서 일반적으로 상생의 방향은 순이라 하고 상극의 방향은 역이라 한다(순-역 관계). 한편, 수가 화를 이기고 금이 목을 이기는 것을 종이라 하며, 수가 금을 이기고 화가 목을 이기는 것은 역이다.(종-역 관계)"

세상일에 순이 가장 편한 것이다. 종과 역은 불편한 일이다. 개혁과 진보는 나라 발전을 위해 필요하지만, 사실상 불편한 일을 겪어야 한다. 보수가 편한 이유가 여기에 있다. 그래서 나이가 들면 대개 보수로 돌아서는 것 같다.

인체에서도 마찬가지다. 교감신경보다는 부교감신경이 마음을 편하게 해준다. 부교감신경은 정서를 안정시키고 수면을 유도한다. 부교감신경을 극대화시키는 혈자리인 합곡, 충양, 태능, 태충이 중요한 이유다. 그 중에서도 합곡과 태충은 맹장염 수술할 때, 많이 사용하는 마취제 대용의 혈자리이기도 하다.

일제시대 맹인에게 허용했던 침술 교육에는 초보 침술인은 아시혈에 침을 놓기 전에 우선 4관에 먼저 자침하라는 내용이 있다. 이때 4관은 합곡 2곳과 태충 2곳을 의미한다. 일단, 통증을 무력화시키기 위해 부교감신경을 자극하여 마음을 거의 수면상태로 이끈다는 논리다.

사암침, 총통침, 동씨침 등,… 수많은 침법들의 구성은 모두 개합추의 개념 중 "합"에 해당하는 평형과 포화상태를 이루게 하는 원혈로부터 시작하여 레고블록처럼 미시구조를 쌓아 올리고 있다. 즉, 오수혈의 정(井)·형(榮)·수(兪)·경(經)·합(合)의 개념과 오행의 개념을 더하고 보사법 방법론을 추가하면서 각기 자기 나름대로의 침법을 대성시키고 있다. 결국 '합'의 개념으로 거시적 통증 치료의 근간이 되고 있다.

어떤 이는 오십견에 있어 반대편 팔(건측)의 삼리와 곡지혈만 자침해도 치료가 된다고 주장을 하여 부교감신경 자극효과를 입증하고 있다. 어떤 이는 "혈자리는 아무런 의미가 없다"는 다양한 논문들을 소개한 적이 있다. 양의사가 한의원의 무용론을 거론하기 위해 주장하기 위해 공부한 내용이다. 그런데 그의 주장 중에 "아무 곳에 놓아도 침 효과가 있다"는 외국논문 내용의 발언은 오히려 인체파동이론을 뒷받침해 주는 좋은 자료가 되어 버렸다. 반대로 외국의 의사가 혈자리를 제대로 알고 적절한 깊이로 자침을 하였는지가 의문이다. 결국 양의사들의 주장은 엉터리 침술인이 아무렇게나 놓아도 침효과가 있는 데, 유능한 한의사가 취혈을 정확히 하여 정해진 깊이를 자침한다면 효과는 극대화 시킬 것이라는 사실을 입증시켜준 셈이다.

반대로 많은 내과의사(류마티즘내과)나 정형외과 의사들도 근육침이라는 이름으로 침을 공부하고 있다. 그러나 그들도 공부의 종착점은 경혈이 되고 있다. 표피를 침으로 뚫는 지점은 경혈이 아니더라도 초음파를 보면서 기육과 근육을 통과하여 혈관을 피하고 최종 침 끝이 머무는 곳은 경혈이기 때문이다. 결국 양의사들은 침의 효과는 인정하지만, 경혈을 부정하는 것에 급급하다는 것이다. 통증을 없애는 것이 중요하지, 사업영역 다툼은 시시한 일이다.

나이든 한의사들은 가장 유명한 혈자리인 합곡과 태충이라는 혈자리가 초보 때에는 가장 자침하기 어렵다고 한다. 실제로 혈자리 자체도 중국/한국/일본이 조금씩 위치가 다르다. 문제는 표준지침에 의한 깊이를 찔러야 하는 데, 동맥과 신경을 찌르는 경우가 허다하다. 사실 그 경우도 큰 문제는 없다하지만, 환자 입장에서는 자침시 아프고, 발침시 피가 흐르고, 멍이 들 수 있다. 능숙한 한의사들은 계속된 훈련에 의해 혈관저항 없이 부드럽게 자침할 수 있게 된다.

물론 4관만 침을 놓아서 모든 사람의 통증이 사라지진 않는다. 즉, 4관만 침을 놓아서 어떤 사람의 통증이 100% 없어지지는 않는다. 그러나 어느 정도의 효과가 있다면, 그것이 시작점이나 기준점이 되기에 큰 의미가 있는 것이다. 효과가 없거나 미진한 경우에는 다른 혈자리를 찾게 되는 것이다. 이러한 끊임없는 탐혈(探穴)과정은 오수혈로 이어지고 오행을 대입하고 보사법을 적용하게 되는 수순을 밟게 된다.

대부분의 중국한의 명의인 국의대사들은 침은 환자와의 교감이라고 말한다. 귀중한 몸을 의사에게 맡긴 환자의 처절한 심정을 의사는 왼손으로 잘 어루만져 주어야 한다고 주장한다. 침을 놓기 전에 문지르고 누르고 어루만지는 동작만으로도 환자는 많은 안도감과 편안함을 갖는다 한다. 예를 들어, 부교감신경의 에너지를 극대화시키기 위해서 놓는 합곡이나 태충의 자침은 왼손으로 피부를 만지고 누르고 문지르면서 혈자리를 정확히 찾고 왼손 엄지손가락으로 동맥을 누른 상태에서 왼손 엄지손가락의 손톱끝부분을 취혈하여 오른손으로 천천히 2단계로 찌르고 다시 살짝 뺏다가 깊이 찌르고 발침은 천천히 하며, 유침시 시계방향으로 침을 돌려야 한다고 주장한다.

통증은 사람 마음을 불편하게 하는 것이다. 기가 순리대로 흐르지 않고 거꾸로 흐르든지 어디가 막혀서 불규칙하게 흐르기 때문에 통증이 생긴다는 것이 한의학의 논리다. 통증을 제거한다는 건 결국 마음을 편하게 만드는 일이다. 바깥의 좋은 기는 체표를 열어서 몸속에 넣어 주고, 몸속의 나쁜 기는 몸속으로 못 들어오게 닫아주고 바깥방향으로 내쫓는 작업을 해야 한다. 긴장된 근육을 풀어주고 곤두선 신경을 무디게 하고 잔뜩 올라온 화를 내려주는 것이 통증을 가라앉혀 주는 일이다. 통증은 몸에만 있는 것이 아니다. 마음에도 통증이 있다. 마음이 아픈 사람은 이유 없이 우울하기도 하고 화가 나기도 한다. 잠도 안 온다. 부교감신경이라는 관점을 받아들여, 침이 신경계로 집중 자극하여 육체의 아픔과 정신적 병증도 모두 없애어 스트레스 없는 상태로 만들 수는 없는 지 인간의 바람은 끝이 없다.

38. 감초의 부작용에 대해

약방의 감초라는 얘기가 있다. 어떤 일에나 빠짐없이 끼어드는 사람을 이르는 말이다. 감초는 한방에서 다른 약재들의 약리 작용을 순하게 만드는 데 사용되는 약재다. 감초는 탕약에 가장 빈번하게 들어가는 품목 중 하나다. '감초'는 콩과 식물이다. 감초는 건조하고 추운 지역인 시베리아, 중앙아시아 등의 지역에서 재배되며 우리나라에서도 재배가 가능한 약초다. 감초의 성질은 다소 냉(冷)한 편이다. 우리나라와 일본의 감초는 뿌리와 줄기의 일부 또는 껍질을 벗겨 사용하기도 하고, 중국의 감초는 말린 뿌리를 사용한다.

감초는 우리나라의 장마철 날씨에 취약하여 생산성이 없다. 그래서 거의 전량 수입에 의존한다. 주로 중국, 우즈베키스탄, 카자흐스탄 등지에서 수입해 사용한다. 문제는 산지에 따라 성분차이가 크다. 산지별 수입량은 그때그때 가격에 좌지우지된다. 약효가 그때그때 생산지에 따라 조금씩 달라진다는 것이다. 매우 불합리한 일이다. 성분 함유량을 기준으로 하여 표준화가 필요하다.

한약은 대개 쓰다. 감초는 이름 그대로 달고 맛있는 편이라 쓴 약을 조금 덜 쓰게 만드는 효과도 있다. 감초의 기능은 이루 열거할 수 없을 정도로 많다. 그러나 아무리 좋은 약이라도 적절량을 쓰지 않으면 독이 될 수도 있다. 감초의 부작용은 부신피질의 기능저하와 위축을 들 수 있다. 저칼륨증과 위알도스테론증도 나타날 수 있다. 하루 최대 복용량이 6그램이다.

이진탕과 평위산 계열은 모두 감초가 들어 가 있는데, 일반적으로 고혈압환자가 복용하는 강압제와 감초가 서로 좋지 않은 작용을 한다고 말하는 사람이 있다. 2가지 의문이 든다. 이진탕과 평위산에서 아예 감초를 빼면 소화 효과가 없는지? 두 번째 본방에 들어가는 정도의 감초량 정도면 상충작용은 문제없는지?

감초의 부작용은 사실 고용량일 때에만 일어날 수 있는 경우의 수다. 일반적인 한약 처방에 사용한 용량은 문제가 없다. 이진탕과 평위산에서 빼면 효과가 덜할 것으로 예상되는데, 꼭 그럴 필요가 있을까? 그러나 누군가 연구를 해보면, 흥미로울 것 같다.

이진탕과 평위산에 들어가는 감초의 용량은 문제될 것이 없지만, 다른 처방과 합방을 자꾸 하게 되면, 감초의 함유량이 늘어 날 수 있다. 이때는 조심해야 한다. 합방에서 가급적이면 중복된 부분은 용량을 그대로 더하는 것보다 많은 쪽을 선택하는 것이 지혜롭고 상극부분이 있는지를 살펴보는 것이 중요하다.

생감초(生甘草)는 다른 약재들의 독성을 완화하고, 약성을 조화시켜 약효를 잘 나타나게 하며, 혈맥을 잘 통하게 한다. 자감초(炙甘草)는 구운 감초로, 속을 따뜻하게 하거나 비위(脾胃)를 보(補)하고 치료하는 효과가 있다. 생감초를 입에 넣으면 차고 단맛이 난다. 구감초를 입에 넣으면 구수하고 따뜻하며 약한 단맛이 난다. 제대로 감초를 법제하려면 꿀에 밀구 해야 한다고 주장하는 사람도 있다. 중국에서는 자감초 법제는 주로 밀구한다고 한다. 또한, 프라이팬에 구우면 초감초이고 불에 직접 구워야 자감초라고 주장하는 사람도 있다. 이런 관점에서 본다면, 우리나라에서는 사실 초감초를 많이 쓰는 셈이다.

감초는 천연 스테로이드라고 불리기도 한다. 통증을 완화시켜주고 염증을 가라앉히는 효과가 있다. 호흡기 계통의 문제들을 풀어 주기도 한다. 위장이나 심장의 문제가 있는 사람에게는 감초를 구워서 사용한다. 특별히 소음인에게는 생감초 대신에 구감초를 써야 한다고 주장하는 사람도 있다.

감초는 모든 약재와 잘 어울리지만, 상극인 약재도 있다. 해조(海藻), 대극(大戟), 감수(甘遂), 원화(芫花), 보골지(파고지)와는 함께 배합하지 않는다. 이 약재들은 워낙 약성이 강하고 부작용이 흔한데, 감초를 만나면 독성이 극대화되어 몸을 상하게 만들기 때문이다.

결론적으로 감초는 여러 약재들의 약성을 조화시켜 주고 약물의 독성을 완화시키며, 비위(脾胃) 기능을 높여주고 폐의 기능을 원활하게 하여 기침을 멈추게도 하며, 열을 내리고 독을 없애는 효과가 있는 좋은 약이다. 그러나 감초를 정해진 용량이상을 복용하거나 장기간 복용하면 얼굴이 붓거나 부종이 발생할 수 있고, 감초가 체질에 맞지 않는 사람도 있고 과다복용하면 체내 칼륨 수치를 떨어뜨려 고혈압을 일으킬 수 있다.

39. 한약끼리 꼭 붙어 다니는 단짝친구

한약은 홀로 사용할 때 보다 짝꿍처럼 함께 배합하면 시너지 효과가 발생하는 경우가 있다. 이를 약대(藥對)라 부른다. 상대되는 2가지 약재를 함께 협동하여 사용함으로써 효과를 증진시킨다는 개념이다.

당귀와 계지의 배합을 보면, 당귀는 혈에 영행을 준다고 알려져 있고 맛은 달고 기운은 가벼우며 성질은 무겁다. 보혈, 행혈, 온양 작용이 있어 혈허증과 어혈에 사용할 수 있다. 계지는 양기(陽氣)에 영향을 주고, 맛이 맵고 달며 기운이 가벼워 통양, 조열, 보(補) 기허(氣虛)를 동시에 할 수 있다. 당귀와 계지의 대표적 배오는 상한론에 기록된 당귀사역탕에서 볼 수 있다. 당귀와 계지의 배오는 기혈(氣血)배합의 전형이며, 당귀 대 계지의 비율은 대략 8:6이다. 몸을 데워가면서 혈액순환을 원활하게 해주어 만병을 고친다는 논리다.

계지와 백작약의 배오는 움직임과 정지의 배합이다. 이를 동정(動靜)배합이라 한다. 계지는 맛이 달고 맵고 따뜻하며, 기운이 가벼워 쉽게 상승하여 기표(肌表)의 사기를 해소하고, 양기를 통하게 하여 위분(衛分)으로 들어가 사기를 제거한다. 작약은 맛이 쓰고, 맵고, 시다. 성질이 차가우며 고삽(苦澁)하고 수렴하는 성질이 있으므로, 음액을 수렴하고 영혈을 보양하여 영분(營分)으로 들어가 내부를 조화롭게 한다. 계지는 이동(移動)의 움직임이고 작약은 멈춤 상태에서의 "흔들어댐"으로 본다. 두 약물을 배합하면 기혈, 수산(收散), 동정(動靜), 개합(開合)을 도와 표사(表邪)를 해소함과 동시에 기기(氣機)를 조화롭게 하여 영분과 위분의 조화가 구현된다는 개념이다. 계지는 흥분이고 작약은 고요다. 즉, 흥분이 너무 고조되지 않도록 안에서 잡아준다는 논리다.

작약과 감초도 궁합이 잘 맞는다. '상한론'의 112개 처방 가운데 작약이 들어가는 방제가 31개이고, 감초가 들어가는 처방이 70개이며 작약과 감초가 동시에 들어가는 것이 24개다. 작약이 감초 없이 홀로 들어간 처방은 5개 밖에 되지 않는다. 작약과 감초의 만남은 산감(酸甘)배합이라 한다. 신맛과 단맛을 가진 약을 같이 쓰면 음정(陰精)을 강화하고 자양하는 작용을 한다는 뜻이다. 어떤 이는 이를 가리켜 익음(益陰)이라고도 한다. 음을 더한다는 의미는 무엇일까? 아마도 몸에 필요한 수분을 보충해 준다는 것이리라. 작약감초탕은 간(肝)의 기능을 보충하는 혈액이나 체액이 부족해서 발생하는 근육경련이나 통증을 수반하는 증상에 복용하는 약이다. 위장 통증에도 효과가 있다. 작약감초탕 이야말로 산감화음(酸甘化陰)의 대표 격이고 조화간비(調和肝脾)의 상징이 된다.

황련과 육계는 한열(寒熱)배합이라 볼 수 있다. 황련은 맛이 쓰고 약성이 차가워서 심화(心火)를 사(瀉)할 뿐만 아니라 심양(心陽)을 신장으로 내릴 수 있고, 육계는 맛이 맵고 달며 약성이 뜨거워 신양(腎陽)을 따뜻하게 하고 신음(腎陰)의 기화를 도와 이를 심장으로 올린다. 이 두 약을 배합하면 신수는 올라가고 심화는 내려와 심장과 신장이 조화를 이룰 수 있다. 옛날 사람들은 심(心)의 따뜻한 기운이 내려와 신(腎)의 물을 데워서 증기로 올라가면 찬 기운이 심을 식혀준다고 믿었다. 신수가 심장으로 상승하지 못하고, 심양이 신장을 따뜻하게 하지 못하면 심계정충(心悸怔忡), 실면다몽(失眠多夢), 심번불안(心煩不安) 등의 증상이 나타난다. 이를 통틀어 심신불교증(心腎不交證)이라 하였다. 차가운 약재인 황련과 따뜻한 약재인 육계를 함께 쓰면, 심신이 잘 소통하여 심장과 신장의 만병이 사라진다는 논리다.

승마와 생지황은 승강(昇降)의 배합이라 한다. 생지황은 맛이 달고 쓰며 성질이 차가워서 기본적으로 양혈을 하면서 청열을 겸할 수 있지만, 침강하는 성질이 강하므로 하초의 간(肝)과 신(腎)을 보(補)하는 약이라 할 수 있다. 그러므로 상초의 폐를 치료할 때는 승거상행(昇去上行)하는 승마를 배합해야, 생지황의 한량한 약성이 폐(肺)까지 올라가 청폐열(淸肺熱)하는 효과를 거둘 수 있다. 그러나 승마의 양이 지나치게 많으면 기를 소모하고 상초에만 머물게 되어 부작용이 있을 수 있기에, 승마의 양은 소량으로 해야 한다.

패모와 연교는 상사(相使)의 배합이라 한다. 두 가지 이상 한약을 섞을 때 약효가 강해지는 경우를 상사(相使)라 한다. 즉 한 가지 주약에 주약과 약효가 다른 보조약을 섞을 때 주약의 약효가 세지는 것을 말한다. 임상에서 치료 효과를 높이기 위하여 이러한 배합을 한다. 패모와 연교를 배합하면 청열독(淸熱毒), 화담탁(化痰濁), 개울체(開鬱滯), 산결소종(散結消腫)하는 작용이 강력해 진다. 상사배오에는 관동화(款冬花)와 행인(杏仁), 황금과 대황 등이 있다.

당뇨병에는 약대가 그룹으로 이루어진다. (황기- 산약) : (창출- 현삼)의 대약 구성이 바로 그것이다. 이를 강당대약(降糖對藥)이라 부른다. 황기와 산약으로 보기(補氣)하고 창출과 현삼으로 자음(滋陰)한다는 개념이다. 당뇨병 실열증에 쓰이는 인삼백호탕의 경우 (인삼-멥쌀) : (석고-지모)의 대약 구성은 인삼과 멥쌀로 보기생진(補氣生津)하고, 석고와 지모로 열을 내리는 방식이다.

40. 임신부 탕약에 대하여

　TV 드라마 사극을 보면, 임신과 관련된 이야기 중에, 중전과 후궁들의 암투와 신경전이 나온다. 왕의 씨를 임신한다는 자체가 커다란 권력을 얻는 것이기에, 왕비나 후궁들의 임신여부는 매우 중요한 사건인 것이다. 임신을 잘 유지하기 위한 탕약들은 물론이고 심지어 정적을 제거하기 위해 유산을 시키는 약을 쓰기도 한다.

　아마도 탕약 중에 가장 발달한 부문이 임신관련 탕약일 것이다. 궁중 의사들의 목숨이 달린 문제라 연구와 개발이 매우 촘촘히 이루어졌음을 알 수 있다.

　방약합편을 읽어보면, 임산부 관련 탕약이 태원음, 태산반석산, 안태화기음, 양태음, 안태여승음, 청태만전음, 화태조기음, 순맥음, 보생무우산 등 임신의 시간적 흐름에 따라 서술 되어 있다.

　요즘도 흔하게 사용되는 태산반석탕과 안태음만 보더라도 그 차이가 매우 구체적이고 세밀하다. 태산반석탕과 안태음의 차이는 임신 상태의 시간적 흐름이 기준이 되지만, 사물+사군(팔진탕)관점에서 태산반석은 사물:사군의 배합 비율이 4:3이고, 안태음은 4:2 이므로 기혈양음의 4허증 관점에서 보기(補氣)의 정도로 판별기준을 삼을 수도 있다. 태산반석탕이 더 보기(補氣)가 강한 처방으로 볼 수 있고, 인삼과 복령의 유무에도 차이가 있다. 어떨 때에는 안태음에도 인삼을 넣어 쓰는 경우가 많은데 이렇게 하면 유사한 처방이 될 수 있다.

　안태음은 통상 유산의 징후가 있을 때 사용하지만, 유산의 징후가 없어도 유산을 예방하기 위해서 처방하기도 한다. 이전에 유산을 한 적이 있는 경우, 안태음을 복용하면 유산을 예방하고 유산을 한 적이 없는 산모라도 임신 전 자궁질환이 있었던 경우라면, 예방차원에서 안태음의 복용하기도 한다. 안태음보다는 덜 유명해도 태산반석산(泰山盤石散), 궁귀조혈음(芎歸調血飮)도 유산방지를 위해 활용될 수 있다. 특히 태산반석산(泰山盤石散) 처방은 커다란 태산이 반석같이 잘 붙어서 밑에서 받쳐준다는 의미로 임신초기인 2~3개월(8~11주)사이에 복용하는 한약으로 절박유산을 방지해 준다. 출혈, 복통 등의 유산 징조가 나타나지만 아직 임신을 지속할 수 있는 상태를 절박유산이라고 한다.

절박유산보다 더 어려운 것이 계류유산이다. 임신부가 증상 없이, 임신부 자신도 모르는 사이에 유산이 진행되는 경우로 8~11주 사이에 출혈이나 복통 등의 증세 없이 자궁 안에서 태아가 숨지게 되는 경우를 계류유산이라 한다. 임신초기가 유산의 위험이 가장 크므로 다른 임신시기보다 다양한 한약이 존재한다.

오심과 구토는 임신 5~10주 사이에 시작해 12~15주경 가장 심했다가 20주가 지나면 대부분은 호전된다. 입덧은 한방에서는 오조(姙娠惡阻)라 하며 입덧으로 인해서도 임신부의 영양 상태가 불량해지고 심하면 태아의 성장에도 영향을 줄 수 있다. 임신초기의 입덧을 잡는 약으로 중국에서는 향사육군자탕이 유명하다. 임신초기를 지나도 탕약은 계속될 수 있다.

조선의 영조시대에 기록을 보면, 임신 6개월 차인 세자빈에게 어의 김응빈이 처방한 약이 바로 '금궤당귀산'이다. 처방구성을 보면, 숙지황이 빠진 사물탕에 황금과 백출을 더한 것으로 볼 수 있다. 약을 복용하는 방법은 보름을 복용한 후 보름을 쉬고 다시 보름을 복용하는 방법을 반복하는 방식이며 임부의 증상에 따라 연속으로 복용하거나 중간에 다른 약을 복용케 한 것으로 알려졌다. 예전에는 허약한 사람이 많았기 때문에 유산하는 경우가 많았다. 왕족이 사용하던 '금궤당귀산'은 양반사회까지 퍼지고 임신보약으로 알려져 있다. 유산의 가능성을 두루뭉술하게 차단하고 싶었던 것이다.

여성이 임신을 하게 되면 호르몬의 영향으로 인해 수면의 질과 패턴에 영향을 받게 되는데 임신과 출산, 보육에 대한 정신적 압박을 받게 돼 더 심한 수면장애를 앓을 수 있다. 임신 중 수면장애는 임신중독증으로 이어지기 십상이다. 양태음[37]은 임신 중

---

37) 당귀, 백작약, 백출, 자감초, 지각, 천궁, 택사, 황금.

불면을 타개하기 위한 탕약이다.

산후 조리약과 유산 후 몸보신을 하는 약들도 매우 구체적으로 기록되어 전해져 온다. 또한, 임신 중에는 아무 약이나 먹지 못하기에 무수한 시행착오를 거쳐 임신 중 복용 가능한 감기약과 임신 중 소화제 등 다양한 잡병 치료약도 개발되어 있다. 2500년 동안 수천~수만 번 왕족들을 상대로 경험된 약들이라 부작용이 거의 없다. 한약이 양약을 월등히 앞서는 분야가 임신 중 탕약일 것이다.

출산 후 혹은 유산 후, 여성들이 겪는 고통 중 가장 대표적인 것이 산후풍이다. 무릎, 어깨, 허리 관절이 쑤시거나 저리며 찬바람이 몸에 스치듯 시린 것을 말한다. 한방에서는 삼칠일이라 하여 출산 후 흐트러진 관절이 제자리를 잡는데 걸리는 시간을 3주 정도로 보고 있다. 한방에서는 산후풍을 치료하기 위해 '선출어혈 후대보기혈(先出瘀血 後待補氣血)'이라 하여 어혈을 먼저 제거하고 기혈을 보충하는 치료를 한다. 이를 위해 출산 직후 1, 2일간은 자궁을 수축시켜 출산 후 자궁에 남아 있는 찌꺼기(惡露) 배출을 원활하게 하는 '생화탕' 처방으로 어혈을 풀어주고 이후엔 보허탕, 보익탕 같은 보약으로 기혈을 보충한다.

최근 들어 결혼과 출산 연령이 높아지면서 난임 인구가 급증하고 있다. 설사 임신 적령기라도 직장 및 가정 스트레스 때문에 혹은 식습관이나 생활습관의 변화로 임신이 어려운 경우도 많다. 불임이란 부부가 피임을 하지 않고 1년 동안 정상적인 성생활을 했음에도 불구하고 임신이 되지 않는 것을 말한다. 한방에서는 불임의 원인을 자궁의 기혈순환이 선천적으로 약하거나 부족하기 때문이라고 본다. 어혈이나 습담과 같은 노폐물로 인해 내막 상태가 좋지 않은 경우, 순환장애로 인해 하복부와 자궁이 찬 경우, 과로와 스트레스로 인해 혈액 순환이 울체된 경우 등으로 본다.

한방에서는 자궁이 차가운 경우를 가장 위험하게 생각한다. 생리통의 원인 중 하나라고도 보고 차가움 때문에 생긴 불임을 한냉성 불임이라고 한다. 평소 생리통과 월경 전 증후군을 오래 방치해 두면 이것이 난임과 불임의 원인이 될 수 있다고 생각한다. 평소 생리통 치료를 받았으면 큰 문제가 없을 텐데, 방치하게 되어, 더 큰 문제를 봉착하여, 난임치료와 불임치료를 받아야 한다고 주장한다. 원인 불명 및 기능성 불임인 사람들에게 가장 먼저 냉증에 대해 의심한다.

　남성불임의 원인은 주로 고환부전, 스트레스, 흡연과 과음으로 인한 정자생성의 문제가 대표적이다. 이를 한방에서는 다른 용어로 표현한다. 기쇠불육(氣衰不育), 정청불육(精淸不育), 조설불육(早洩不育), 정한불육(精寒不育) 등을 남성불임의 원인으로 꼽는다. 여성 불임의 원인으로는 다낭성 난소증후군, 자궁내막증과 같은 기질적 원인과 함께 신허불임(腎虛不姙), 담습불임(痰濕不姙), 기울불임(氣鬱不姙), 혈허불임(血虛不姙), 자궁한냉불임(子宮寒冷不姙) 등의 체질적 원인을 꼽고 있다.

　몸이 허약하고 손발이 찬 여성은 월경을 순조롭게 하고 자궁을 덥게 하는 탕약을 처방해 임신이 되기 좋은 상태로 만든다. 월경이 고르지 않고 양이 적은 여성에게는 혈을 충족시켜 임신을 촉진할 수 있도록 하고 정신적 스트레스가 심해서 신경이 예민한 환자는 마음을 안정시키는 탕약을 처방한다.

　아이러니하게도 임신관련 탕약들은 전혀 획기적인 구성이 아니다. 기존의 탕약처방 구성을 약간 변형하거나 용량을 조절한 것에 불과하다. 그러나 엄청난 노력이 배어있다. 그 노력은 배속의 어린생명에게 조그마한 부작용도 끼치지 않으려는 노력이다. 매우 안전한 약이라는 것이다. 예를 들자면, 일반 성인들의 불면증 관련 처방은 대략 47개가 있다. 그중에 가장 안전한 약이 무엇이냐고 묻는다면, 임신부들이 복용하는 불면증 약인 양태음이라 답해야 할 것이다. 양태음은 약성이 강한 인삼과 숙지황을 뺀 사군자탕과 사물탕의 합방이다. 여기에 지각, 택사, 황금을 첨가한 것에 불과하다. 그러나 비밀의 열쇠는 용량과 약재 간 용량비율이고, 다양한 법제의 세심한 노력이다.

41. 자하거

자하거(紫河車)는 태반이다. 옛날 사람들은 자하거를 푹 쪄서 먹었다. 요즘 한의원에서 가장 비싼 탕약은 러시아 녹용분골과 자하거가 함께 들어간 보약이다. 물론 공진단에 들어가는 사향이나 침향이 비싼 약재이지만, 탕약으로 나가는 보약 중에서 으뜸은 러시아 녹용분골과 자하거가 함께 들어간 경우다. 그만큼 자하거는 귀한 대접을 받는다. 자하거는 히포크라테스 전집, 명나라 '본초강목', 허준의 '동의보감'에 언급될 정도로 동서고금을 통해 그 효과가 입증된 유명한 약재임에 틀림없다.

조선 중종때에는 왕실에서도 자하거를 사용하여 신통하고 영험한 효과가 있었다는 기록이 있다. 초산이고 남자아이의 태반을 가지고 만든 자하거를 최상의 품질로 여겼다.

본초강목에는 자하거라는 이름 유래에 대해 설명하고 있는데 의역하면 다음과 같다. "인간이 신선이 되어 하늘로 날아가는 모습을 보면 수레를 타고 올라가는데, 아기를 감싸고 있는 태반이 뱃속으로부터 세상 밖으로 나오는 모습이 마치 수레를 타고 강물을 흘러내려 오는 것 같다 해서 하거(河車)라 부른다." 수레 거(車)는 이동수단으로 아기를 운반한다는 뜻이고 건강한 태반의 색은 옅은 자색(紫色)을 띠고 있어 자하거가 된 것이다. 아기의 탄생을 보라색 자가용승용차를 타고 양수라는 강물을 따라 세상 밖으로 흘러 내려오는 모습으로 표현한 것이 자하거라는 네이밍이다.

본래 태반은 임신 중에 태아를 보호, 영양공급, 호흡, 노폐물 배설 등의 역할을 한다. 태반에는 다양한 펩타이드, 아미노산, 효소, 호르몬, 다당류와 레시틴 등의 많은 영양분을 함유하고 있다.

자하거(紫河車)는 건조시켜 약재로 사용되어 왔다. 건강한 산모의 태반을 불에 쬐어 말려 건조시킨다. 말린 모습은 둥근 누룩 같아 보인다. 동의보감(東醫寶鑑)에는 자하거의 법제에 대해 상세히 기술되어 있다. 태반을 참대 그릇에 담아서 흐르는 물에 15분

정도 담가 두었다가 깨끗하게 씻어서 힘줄과 꺼풀을 떼어 버린다. 그 다음 참대로 만든 둥지에 넣고 겉에 종이를 발라 약 기운이 새어나오지 않게 하여 약한 불에 말린다고 되어 있다. 그러나 우리나라에서는 2005년 8월 이후 법으로 금지되어 있어, 제약회사에서 추출한 경구용 자하거 추출물만 사용가능하다. 자하거는 모든 사람에게 효험이 있지만, 특히 소양인 체질을 가진 사람에게 잘 맞는 것으로 알려져 있다. 독이 없고 따뜻한 약성을 갖고 있다. 자하거는 장기간 복용해도 아무 탈이 없을 정도로 무독하다. 동의보감에 따르면 자하거는 의욕을 잃거나, 정신이 없고 놀라고 두려워하는 것과 횡설수설하는 증상에 처방하는 것으로 전해졌다.

자하거에는 한의학적으로 간(肝), 폐(肺), 신(腎)의 기운을 보호해 주는 효능이 있다고 한다. 그래서 피로, 기침, 성기능 장애 등에도 널리 쓰인다. 서양에서도 미용 목적으로 태반을 복용했다는 기록이 있고, 일본에서는 오래전부터 태반주사로 갱년기 장애, 유즙분비부전, 간경화를 치료하고 있다. 스위스에서는 피로회복용으로 사용하고 있다. 요즘은 신경계 질환, 근골격계 질환 및 정신과 질환에 자하거 효과 있다고 알려지고 있고 특히 류마티스 관절염에 특효가 있다고 한다.

자하거가 들어간 탕약으로 유명한 것이 대조환이다. 대조환은 음(陰)을 생성하고 양(陽)을 보(補)하는 처방이다. 갱년기증후군에 주로 사용하고, 중년 여성에게 빈번한 안면홍조, 안구건조증, 피부 및 질(膣) 건조증, 두근거림, 식은땀, 심혈관계, 순환기계 질환 등에 효험이 있다. 여성갱년기에 좋은 대표적 탕약으로는 '완경탕'에도 자하거가 들어간다. 완경탕은 갱년기 초기의 안면홍조, 발한(땀), 불면, 불안, 근육관절통증 등을 완화해 준다. 발기부전에 관한 민간요법으로 오골계에다 음양곽을 넣고 산약, 오미자, 자하거, 토사자, 복분자 등의 한약재들을 더해 푹 고아 짜낸 '오골계육골즙'이 유통금지법 이전에 대유행했던 적이 있다.

광물성 약이나 초목(草木)과 비교할 수 없을 정도로 자하거는 그 효과가 즉각적이고 강력한 약이라는 데에는 이견이 없다. 그러나 유교 문화에선 신체의 일부인 자하거를 약으로 사용하는 게 짐승과 다를 바가 없다며 금기시했다. 꼭 사용해야 할 땐 환자에게 처방 사실을 숨기고 복용하게 했다. 초식동물도 출산 후엔 스스로 자신의 몸에서 나온 탯줄과 태반을 먹는다. 자연에서는 얻을 수 없는 특이물질들을 섭취하면 출산으로 지친 몸과 흩어진 생체에너지가 빠른 시간 내에 회복된다는 것을 본능적으로 알기 때문이다. 태반에는 흩어진 생체리듬을 복원시키며 각종 호르몬 분비를 촉진시키는 데 작용하는 수많은 물질들이 집중적으로 들어있기에 산모가 섭취하는 것은 어쩌면 너무도 자연스러운 일일 수도 있다. 그러나 직접 먹는 것을 지양하고, 시대와 과학문명의 흐름에 맞추어 위생적으로 약으로 제조하여, 쓰임새에 맞게 사용하는 방법이 채택된 지금의 방식이 최선이라 생각한다. 자하거는 산모의 태반 개념으로 꺼림칙한 기분으로 접근하기보다는 이제 제약회사에서 만들어지는 위생적인 추출성분 약의 개념으로 건강에 적극 활용하면 된다. 그것이 동시대적 모범답안일 것이다.

42. 기침

　기침은 순수 우리말이다. 어원은 '기츰'이다. 기침하다의 명사형이다. 기침은 해로운 물질이나 여러 이물질이 기도 안으로 들어오는 것을 막아준다. 또한 이미 들어온 나쁜 물질들을 기도 밖으로 배출시키는 역할도 한다. 기침은 후두를 포함한 기도의 자극에 의해 반사적으로 발생한다. 가래나 콧물, 위산 등의 내부 분비물질에 의한 자극 때문에 기침을 할 수도 있다. 기도가 너무 건조하거나, 염증 등의 원인으로도 기침이 나올 수 있다. 심지어 귀나 코의 자극에 의해서도 생길 수 있다.

　기침을 너무 하여 눈이 튀어 나올 지경이고 가슴이 아플 정도라면, 무엇이 원인인가? 답은 매우 간단명료하다. 기침이 원인이다. 그런데, 지엽적 문제인 눈이 튀어 나온 것을 치료하려 하거나 아픈 가슴을 치료하려 한다면, 그건 양의학이지 한의학이 아니다. 기침만을 집중 치료하는 것이 한의학의 관점이다. 한방에서는 기침을 2가지로 나누어 생각한다. 즉, 기침을 해수(咳嗽)라는 단어로 세분했다. 가래 없는 기침을 해(咳), 가래가 수반된 기침을 수(嗽)로 표현했다. 가래가 있는 기침이라면 반하나 길경을 쓴다. 반하와 마황을 같이 써서 기침을 잡는 경우도 있다. 가래가 없는 마른기침에는 맥문동을 쓴다. 가래의 유무와 상관없이는 오미자를 사용한다.

　그런데 오늘날 반하의 효능을 기침완화, 안과질환, 가슴통증 완화라고 쓰면 틀리다고 할 수는 없지만, 왠지 양의학 관점이라는 생각이 들게 된다. 반하의 효능은 가래를 없애 주는 것이 맞다. 가래를 없애주니 기침이 멎고, 기침이 멎으니 눈도 안 아프고 가슴통증도 사라지게 되는 것이 아닌가.

　어떤 이는 기침을 구역구토처럼 상기(上氣)라 보았다. 반하가 기침(上氣)을 없애주니 하기(下氣)의 힘이 강하다고 말하기도 한다. 가래가 녹으니 아래로 흘러내려 간 것이지 반하가 기(氣)를 아래로 끌어내렸을 리가 있겠는가? 맥문동이 건조해서 거칠어진 기관지를 촉촉이 하여 기침을 멎게 했다고 맥문동 역시 하기(下氣)의 힘이 강하다고 할 수 없는 이유와 같다.

　가래를 다른 말로 담(痰)이라 한다. 본래 담이란 사람 몸 어디엔가 진액이 몰려 걸쭉하고 탁하게 된 것을 말한다. 어깨에 담이 걸렸다고 말하는 사람도 있다. 가래는 담의 부분집합이다. 담은 가래를 포함하여 침, 위산과 같은 과다 분비물을 포함하여, 몸 속에 수분이 찐득찐득해진 모든 덩어리를 지칭한다. 담은 액체와 고체의 중간 상태인 일종의 젤(Gel) 같은 물질이라고 할 수 있다. 액체보다는 이동이 부자유스럽고 고체보다는 이동이 가능한 상태라 할까. 담을 노폐물 관점에서 볼 수 있고, 수분(水分)변조 관점에서도 볼 수 있다. 염증이나 암도 담의 부분집합으로 볼 수 있다. 찌꺼기든 습이 굳은 것이든 간에, 녹이고 배출해야 한다는 원리엔 모두 부합된다.

　담을 제거하는 약으로는 반하와 길경이 있지만, 반하는 주로 소화기에 길경은 주로 호흡기에 사용된다. 물론 함께 사용하는 경우도 많다. 호흡기에 많이 쓰이는 약재로는 길경(桔梗)과 더불어 갈근(葛根), 사삼(沙蔘), 맥문동(麥門冬), 자소엽(紫蘇葉), 금은화, 연교, 인동초, 행인 등이 있다.

　조선시대 왕들의 행적을 기록한 조선왕조실록은 놀라울 정도로 상세하고 꼼꼼하다. 왕들의 일거수일투족은 물론이고 기침을 한 횟수까지 기록돼 있을 정도다. 조선시대 왕들 중 연산군은 잦은 기침과 흉통을 이유로 경연을 중단한 적이 있고, 중종은 기침으로 인해 말하기가 불편해지자 정사를 거르기도 했다. 늙은 대신들에게 감염되는 것을 막기 위한 배려이기도 했다. 기침은 전염병의 확산 속도를 빠르게 할 수 있기에 특별히 경계해야 했다.

　조선 14대 왕 선조는 일생동안 기침으로 고생하였다. 감기에 걸릴 때마다 기침이 심했는데, 가래가 목에 걸려 호흡이 곤란하고 가슴이 답답해지는 증상을 호소했다. 가래를 없애는 거담제 계통 약물을 복용했지만 증세는 말끔하게 낫지 않았다. 여러 약재를 사용하다가 효험을 본 약재가 바로 '죽력(竹瀝)'이었다. 죽력은 대나무를 불에 구워 나오는 진을 모아 만든 약재다. 여름철 대자리에 누우면 시원하고 열을 내린다. 이런 원리로 가래를 삭이는 특별한 효능도 가지고 있나 보다.

'승정원일기'엔 왕들의 가래가 있는 기침을 다스리기 위해 쓰인 다양한 처방이 기록돼 있는데 그중 가장 여러 차례 언급된 단어는 '오과다(五果茶)'이다. 오과다는 그 명칭처럼 호두, 은행, 대추, 밤, 생강 등 다섯 가지를 달여 식힌 후 필요할 때 꺼내 마시는 약차다. 가래가 없는 기침에는 맥문동 외에 민간요법에서는 사즙고(四汁膏)를 달여 먹는다. 사즙고에는 배, 생강, 박하, 꿀이 들어간다. 일종의 자윤요법인 셈이다.

가래가 있는 기침과 가래가 없는 기침을 두루두루 치료해 주는 약이 오미자다. 고려 말 정몽주의 제자 권근이 쓴 시의 제목이 '오미자'다. 시의 한 구절을 보자: "'渴喉欣飮紫霞漿(갈후흔음자하장)': 마른 목구멍에 오미자가 들어가니 기관지 전체가 짙은 안개가 덮은 것처럼 촉촉해진다. '胸中査滓眞堪洗(흉중사재진감세)': 오미자는 가슴에 막힌 모든 것들 샅샅이 씻어내 준다." 방약합편을 보면, 오미자는 오래된 기침과 가래를 없애주고 폐의 진액도 보충해 준다고 했다.

감기초기에 콧물과 기침이 약하게 나면 자소엽과 생강으로 진정이 된다. 시기가 조금 지나면 생강으로 막을 수 없다. 이때 귤피를 사용한다. 귤피도 가래침을 삭히고 기침도 낮게 하고, 구역질을 멎게 하는 효능이 있다. 오심과 구토에는 생강이 효능이 있다.

가래가 있는 잔기침을 만성적으로 계속할 때에는 천남성을 사용한다. 천남성은 반하보다 가래를 녹이는 효과가 더 강하다. 머리 부분에 담이 발생하면 안면마비(구안와사)나 중풍이 올 수 있다. 머리 부분에 생긴 담에 천남성이 좋은 효능을 보인다. 천남성은 몸에 진액이 모자라 마른기침을 하는 경우와 임산부가 사용을 해서는 안 된다. 천남성은 법제한 것을 사용하고 '우담남성'을 최고로 여긴다. 부자보다는 독성이 약하지만, 천남성은 한의사의 처방 없이 함부로 사용할 수 없다.

기침을 멎게 하려면, 호흡을 안정시켜야 한다. 호흡중추에 진정작용을 하는 것이 바로 행인(살구 씨)이다. 기침이나 가래가 심하면 목이 쉰다. 목소리가 가라앉을 때에 행인이 특효다. 행인에 함유되어 있는 아미그달린은 호흡 운동을 안정시켜 진해, 평천작용을 나타내므로 예로부터 민간요법으로 활용되어 왔다.

담과 염증은 별개의 것이 아니다. 거칠어진 피부를 보면 초기에는 멍울이 생긴다. 그것이 담이다. 한참을 지나면 멍울 끝이 빨갛거나 노랗게 변하면서 따갑고 통증이 극렬해진다. 노란 부분을 짜게 되면 누런 고름이 나온다. 이것이 염증이다. 담이 악화되면 염증이 될 수 있고, 염증이 악화되면 암이 될 수도 있다.

　일반적으로 염증이 발생하면 열이 생긴다. 한방에서는 경증의 담과 중증의 담인 염증의 구분을 열의 유무로 판별한다. 또한 담이 든 것을 뻐근하다고 표현한다면, 염증은 불편감의 정도를 넘어, 아프다는 통증의 심각도가 높아진다. 염증을 동반한 기침이라면 금은화나 연교를 사용해야 효과가 있다. 금은화나 연교는 오늘날의 명칭으로 치환하면, 소염제나 항생제가 될 것이다. 금은화나 연교는 염증을 가라앉게 하는 효능이 뛰어나다. "금은화나 연교는 열도 내려주고 기침에 효과도 있다" 이런 말들이 틀린 것은 아니지만, 금은화나 연교가 염증을 제거하니 열도 내려가고 기침도 잦아드는 것이리라.

　기침은 경증도 있고 중증도 있다. 초기에 가만 내버려 둬도 자연치유가 되는 것도 있고 만성이 되어 고질병으로 굳어버릴 수도 있다. 경중과 만성정도를 따져 수준에 맞는 치료를 하는 게 중요하다. 차(茶)로 해결될 것을 굳이 탕약(湯藥)을 먹을 필요도 없고 탕약을 먹어야 할 상황을 차만 고집하여 마신다고 능사는 아닐 것이다. 어쨌든 기침은 몸이 내게 보내는 신호이므로 그 뜻을 정확하게 읽고 대처하는 것이 중요하다.

43. 소화불량

소화불량이란 소화 기관 장애와 관련하여 나타나는 모든 증상을 말한다. 위와 십이지장 등, 상부 위장관의 기능 장애와 관련하여 나타나는 소화기 불편증상이다. 내시경이나 초음파 검사 상 이상소견이 없는 기능성 소화불량과 소화성 궤양이나 위암 등 소화기 증상이 있는 경우 기질성 소화불량으로 구분된다.

원인은 소화 기관 질환뿐만 아니라, 기타 심장 질환, 전신적인 질환, 정신적 질환을 포함하여 매우 광범위하게 나타날 수 있다. 따라서 소화 불량과 동반되는 증상, 음식과의 관계, 음식 섭취 후 나타나는 시간, 지속 시간, 스트레스와의 관계 등을 따져 보는 것이 가장 중요하다.

증상으로는 식후 만복감, 식후 포만감, 식후 불쾌감, 상복부 팽만감, 상복부 이물감, 상복부 종괴감, 조기 만복감, 조기 포만감, 구역, 오심, 구토, 역류, 되새김, 트림, 공복통, 식후 상복부 통증, 가슴 쓰림, 가슴앓이, 속 쓰림, 식욕 부진 등이 있다.

요즘은 위내시경 검사, 초음파 검사 등 기본적인 검사를 한다. 특정 질환이 발견되면 그에 따른 치료를 하고, 이상이 없으면 증상을 관찰한다. 나이가 많은 환자의 경우 체중 감소, 구토 등의 증세가 심하면 소화불량 이외의 다른 문제로 원인을 찾는다. 대체로 소화불량은 원인불명인 경우가 많다. 소화불량은 신경성, 정신적 스트레스 등의 영향을 많이 받으며, 증상의 호전과 악화를 반복한다.

한방에서는 소화불량을 주로 위장 내에 담이 쌓인 것을 원인으로 본다. '담적(痰積)'이란 담음(痰飮)과 식적(食積)의 합성어다.

담음(痰飮)은 넓은 의미에서 물과 관련된 수음병(水飮病) 관점에서 나온 말이다. 진액이 몸 안에서 정상적으로 순환하지 못하고 정체되어 생긴 병증을 뜻한다. 〈동의보감〉에는 "담(痰)이라는 것은 진액이 열을 받아서 생긴 것이고 음(飮)은 마신 물이 잘 퍼지지 못해서 생긴 것"이라고 정의되어 있으며, 옛날 사람들은 '십중구담(十中九痰)'이라 하여 열 가지 병이 있으면 그중에 아홉은 담병(痰病)이라 했다. 원나라 때 사람인 왕은군(王隱君)은 "사람의 모든 질병은 담(痰)에서 생긴다."고 하였다. 왕은군담론(王隱君痰論)에 따르면, 어지럼증, 이명, 입과 눈이 떨리는 증상, 가려운 증상, 팔다리가 붓고 아픈 증상, 트림이 나거나 신물이 올라오고, 명치 밑이 쓰리고 구역질 딸꾹질이 나는 증상, 목의 이물감, 가래, 허리와 등의 통증, 팔다리 마디들이 화끈거리고 아픈 증상, 손이 뻣뻣하고, 온몸이 벌레가 기어 다니듯 가려운 증상, 눈이 깔깔하고 가려운 증상, 입과 혀가 허는 증상 등이 모두 담(痰)때문이라는 주장이다. 그래서 곤담환 하나만 갖고도 대부분의 담을 치료할 수 있다고 장담하였다. 곤담환의 구성은 단출하다. 대황, 황금, 청몽석[38], 염초[39] 4가지뿐이다.

  그러면 식적(食積)이란 무엇인가? 식적은 적취(積聚)의 부분집합이다. 적취는 몸 안에 쌓인 기로 인하여 덩어리가 생겨서 아픈 병을 의미한다. '의방유취(醫方類聚)'에서는 "기가 쌓인 것이 적(積)이고, 기가 모인 것이 취(聚)이며, 적은 오장(五臟)에 생기고, 취는 육부(六腑)에 생긴다"고 하였다. 이렇듯 순환이 안 되고 쌓여 덩어리로 뭉친 것을 '적'이라 한다. '동의보감'에는 "비위(脾胃)가 허약할 때 혹은 음식을 지나치게 먹거나 생 것과 찬 것을 지나치게 먹으면 소화시키지 못한다. 그렇게 되면 적취나 비괴가 되어 명치 밑이 불러 오르고 그득하며 트림이 나고 신물이 올라오며 얼굴이 퍼렇게 되고 몸이 여윈다."라 하였다.

  적의 종류도 많다. 식적(食積), 주적(酒積) 면적(麵積), 육적(肉積), 어해적(魚蟹積), 과채적(果菜積), 다적(茶積), 수적(水積), 혈적(血積), 충적(蟲積) 등이 있다. 담적이 소화기에 쌓이면 체기가 생긴 것 같은 답답함을 반복적으로 느끼게 된다. 담적은 위장의 운동기능이 저하 됐기 때문이다. 식도를 통해서 위로 들어간 음식물이 대장으로 나가기까지 소화되는 과정에서 정체되며 속도가 느리기 때문이다.

---

[38] 규산염 한약으로서 철, 마그네슘, 알루미늄을 주성분으로 하는 녹니석(綠泥石)임. 맛은 달고 짜며 성질은 차다.

[39] 질산칼륨으로 파혈(破血), 파적(破積)하는 효능을 가진 약재임.

결론적으로 한방에서 소화불량은 수(水: 담음)와 기(氣: 적취)의 문제로 본다. 소화제의 논리도 습을 제거하고 기를 보강하여 막힌 곳을 뚫어 주고 쌓인 것을 녹여서 흘려보낸다는 개념이다.

한방에서 소화제는 매우 다양하다. 가장 먼저, 사군자 계열의 탕약이 기본을 이룬다. 사군자탕이 처음 등장한 것은 화제국방이다. 화제국방은 송나라 휘종때 진사문(陳師文)이 저술한 책이다. 그 후 허홍(許洪) 등이 주 (註)를 달아 증보하여 '증주태평혜민화제국방(增註太平惠 民和劑局方)'이라 하였다. 우리나라에서는 이 책을 줄여서 '화제국방(和劑局方)' 혹은 '화제방(和劑方)'이라 부른다.

사군자탕의 군약(君藥)인 인삼은 보기(補氣)하는 역할을 한다. 백출을 신약(臣藥)으로 하여 조습(燥濕)하는 역할을 한다. 백복령을 좌(左)약으로 하여 삼습(滲濕: 습기를 오줌으로 배출)하도록 한다. 백출과 백복령이 합해져서 습을 완전 제거하는 역할을 한다는 논리다. 그리고 자감초(炙甘草)는 위장 관련 통증을 완화시켜 준다.

사군자탕에 흔히 더 추가되는 것이 생강이다. 생강의 역할은 구토를 완화시켜 주고, 담을 녹여주고 따뜻한 성분으로 익기(益氣) 역할도 한다. 구토나 구역질, 가래, 배가 찬 증상이 추가된다면 당연히 사군자탕 계열에 생강이 추가되는 것이다. 그러면 의문이 생긴다. 왜 생강과 건강을 구별하여 넣을까? 그 답은 생강이 따뜻한 성질이라면, 건강은 불처럼 뜨거운 성질이다. 즉, 배가 몹시 찬 사람에게는 생강보다 더 강력한 건강을 쓴다는 논리다.

탕약의 종류가 많아지는 것은 사군자탕으로 잘 안 낫는 사람에 대한 해결방법을 찾은 과정인 것이다. 이것이 가감(加減)의 방법이다. 몸 전체가 냉증인 사람은 부자를 더하고 생강류로 녹이기 힘든 담이라면 반하를 가한다. 습이 심하지 않으면 복령을 감(減)할 수도 있고 습이 너무 심해 백출과 복령으로도 약간 부족하다 싶으면, 진피를 가(加)하는 것이다. 사군자탕은 고정 값보다는 변동 값이며, 파생성과 호환성이 탁월한 탕약구성이다.

<표 8> 한방 소화제(사군자탕 계열)

탕약명	약재1	약재2	약재3	약재4	약재5	약재6	약재7	약재8	기타
사군자탕	인삼	백출	감초	복령					
이중탕	인삼	백출	감초				건강		
부자 이중탕	인삼	백출	감초				건강	부자	
이공산	인삼	백출	감초	복령	진피		생강	대조	
육군자탕	인삼	백출	감초	복령	진피	반하	생강	대조	
이진탕			감초	복령	진피	반하	생강		
보중익기탕	인삼	백출	감초		진피		황기	당귀	승마 시호

두 번째, 근래 많이 사용되는 대표적 소화제의 미묘한 구분이 나온다. 시호와 황련의 대결이라고 할까, 소시호탕과 반하사심탕이 서로 대비되고 있다. 통증 유무와 증상의 위치, 속쓰림 등으로 구분된다. 소시호탕에는 시호, 황금, 인삼, 반하, 감초, 생강, 대조가 들어간다. 반하사심탕에는 황련, 건강, 황금, 인삼, 반하, 감초, 생강, 대조가 들어간다. 건강은 차치하고 시호와 황련의 유무가 두드러진다.

답답함의 위치에서 분명하게 차이가 난다. 명치 바로 아래와 옆구리가 결리고 답답하면 시호가 들어 있는 소시호탕이 적합하고 명치 위 가슴부위가 답답하면 황련이 들어 있는 반하사심탕이 맞는다는 주장이다.

배에 가스가 차면 생기는 현상인 트림, 복명, 변비, 설사에는 반하사심탕이 맞고 통증이 있다면 소시호탕이 맞다 한다. 또한, 소시호탕은 겉과 속의 소통부조화를 조화롭게 만들고 반하사심탕은 소화기관 통로 상하의 소통부조화를 소통시켜 준다고 주장한다. 제약회사가 제안한 구별법이라 이견이 많은 내용이다.

〈표 9〉 한방 소화제(반하 황금계열)

소화제	구분법	쯔므라제약 구분법	적응증
소시호탕	반표반리 해소, 복부 얕은 곳과 깊은 곳의 횡적 소통	통증 있을 때, **옆구리(간담)**와 명치 답답	구토, 식욕부진, 입이 쓰고 혀에 백태, 피로감, 감기후유증, 만성위염
반하사심탕	수직상하 소통, 위와 소/대장의 기를 통하게 해줌	통증 없을 때, **명치(위)**만 답답, 트림, 배에서 소리남(**복명**), 설사, **변비**	구토, 식욕부진, 만성위염, **속 쓰림**

　세 번째, 소화불량의 원인을 습(濕)으로 보느냐 혹은 담(痰)으로 보느냐에 따라 소화제가 세분화되고 있다. 창출과 반하의 대립구조다. 습(濕)은 창출이 들어간 평위산 계열로 담(痰)은 반하가 들어간 이진탕 계열로 한다. 습담이 공존하는 경우에는 합방으로 한다. 그리고 소도, 보기, 청열, 해표로 세부 기능적 목표설정에 따라 다양한 탕약으로 변형생성 한다.

〈표 10〉 한방 소화제(평위/이진계열)

세분화	타게팅	탕약명
평위산 계열 (거습:창출/**진피/감초**/**생강**/대조/후박)	소도	향사평위산(**평위산**+향부자/**목향/지실**/곽향/사인)
	청열소도	도씨평위산(**평위산**+황련/**목향/지실**/산사/신곡/초과)
	해표	향소산(**평위산**+향부자/소엽/총백/후박)
	보비기	육군자탕(**이진탕**+인삼/백출/대조) or (**사군자탕**+반하/진피/생강/대조: **적복령**)
	소도 및 보비기	향사육군자탕(**육군자**+향부자/목향/사인/후박/백두구/익지인)
	보비기 및 두통(이명/현기증포함)	반하백출천마탕(**육군자**+황기/천마/황백/택사/신곡/맥아)
이진탕 계열 (거습:반하/**진피/자감초**/**생강**/적복령)	소도 및 청열 이습	보화환(**이진탕**+산사/신곡/맥아/나복자/연교)
	폐담을 식힘	청기화담환(**이진탕**+남성/과루인/황금/행인/지실)
	폐담을 삭힘	패모과루산(**이진탕**+과루인/천화분/길경/반하)
	청열 거담	온담탕(**이진탕**+죽여/지실)
합방 변형 생성	해표	곽향정기산(**평위산**+**이진탕**+곽향/소엽/**길경/백지**/대복피)
	해표거여산한	오적산(**평위산**+**이진탕**+마황/육계/백작약/**길경/백지**/지각/당귀/천궁)

네 번째, 비(脾)가 차가운지 혹은 뜨거운지에 대한 구분이 있다. 주로 비위는 차가워서 문제가 많이 발생한다. 차가운 것은 허증과 실증으로 구분되어 있다. 실증이면서 비위가 뜨거울 때 쓰는 보화환은 백출, 진피, 반하, 복령, 신곡, 산사육, 연교, 향부자, 후박, 나복자, 지실, 황련, 황금, 생강으로 구성된다. 청열이습(淸熱利濕) 하는 약이다. 그러나 중국에서 보화환은 비의 한열과 무관하게 두루 쓰이는 소화제다.

〈표 11〉 한방 소화제(한온 구분)

비의 한온구분	비허	비실(습담)
차다	사군자탕, 향사양위탕, 향사육군자탕	평위산, 이진탕, 향사평위산
뜨겁다		보화환

다섯 번째, 소화는 비위(脾胃)문제만이 아닌 간(肝)의 문제로도 보았다. 비(脾)의 문제일 때와 간(肝)의 문제일 때를 구분하고 또한 간과 비가 함께 문제일 때를 구분하였다.

〈표 12〉 한방 소화제(간비 구분)

간비(肝脾) 구분	원인	탕약명
비(脾)	비허	사군자
	비 습담	평진
	비허+식적	육군자, 양위탕
	비 식적+습담	향사평위산, 보화환
간(肝)	간비 식적, 열, 어혈	산신맥, 현호, 황련, 시호
	간울	시호, 백작
	간울+음허	일관전
	기체+간울	시호소간산
간비(肝脾)	비허+간울	소요산
	비허+간울+열	단치소요산

시호는 주로 간에 좋은 영향을 주는 것으로 알려져 있다. 간이 비정상적으로 작동할 때에 소화가 안 된다는 사실을 옛 선조들은 간파했던 것이다. 시호가 간의 열을 날려 없애준다고 한방에서는 주장한다. 시호의 대약은 백작약이고 시호와 백작약은 간의 울결을 말랑말랑하게 하여 풀어 준다. 그러면 소화불량이 해소된다는 개념이다.

약간 마르고 예민한 성격이며 소화가 안 될 때에는 곽향정기산(소화기 + 기침 콧물 등의 감기동반에도 좋음)을 사용하면 무난하다. 그리고 소화계통의 약이 아닐지라도 모든 치료약이나 보약에 산사(단백질+지방 소화제), 맥아(밀가루 음식 소화제), 신곡(미곡 음식 소화제)을 3가지를 함께 넣으면, 소화 부작용을 감소시킬 수 있다. 이것은 양약처방에서 각종 치료약에 위장장애를 없애주는 약을 항상 함께 곁들이는 이치와 같다.

소화기관의 해독도 어떤 의미에서는 소화제인 셈이다. 한약 부작용 해독에는 '불환금정기산'을 사용하고 양약 부작용에는 '곽향정기산'을 쓴다고 알려져 있다.

활명수는 국내 최초 개발된 한방신약이다. 1897년 궁중의 생약비방에 서양의약을 가미해 민병호 선생이 만든 약이다. 활명수로 대박난 동화약품은 지금도 건재한 제약회사다. 활명수에는 육계, 현호색, 정향, 육두구, 박하, 진피, 건강, 후박, 창출 등이 들어간다.

정로환(正露丸)은 지사제(止瀉劑)다. 1903년 러일전쟁 당시 유행하던 티푸스 치료를 목적으로 개발됐다. 당시 일본군 군의가 주성분 크레오소트의 티푸스균 살균 효과를 발견한 이후 러시아(露西亞)를 정벌하는 약이라는 의미에서 정로환(正露丸)이라 명명됐다. 목초액 성분 크레오소트는 신경독이 있는 살균제로 얼얼하게 입안을 마비시켜 충치치료나 무좀 치료에도 응용됐다. 2019년에 동성제약은 정로환을 '정로환 F'로 바꾸었다. 과거 주성분이었던 목초액이 줄어들고 황백, 황련, 감초, 진피 등이 들어간다.

1982년 출시된 위청수는 매년 2,000만병 팔릴 정도로 인기를 끌었으나 2016년 조선무약의 파산으로 생산이 중단됐고 광동제약이 상표권을 인수하고 위청수가 재출시되었다. 위청수는 소화불량, 복부팽만감, 과식, 체함, 구역, 구토, 식욕감퇴(식욕부진)에 효능을 기대할 수 있는 건위소화제다. 건위소화제는 위장운동을 촉진해 음식물을 빠르게 배출하는데 도움을 준다. 주요 성분은 박하, 계피, 건강, 진피다.

2009년 출시된 베나치오는 위 운동을 촉진해 과식과 체함, 구역, 구토 같은 소화불량 증상을 개선시켜준다. 또한, 무탄산 소화제로 위에 주는 자극을 줄였다. 특히 담즙 분비를 촉진시키는 회향 성분을 강화하여, 기름진 음식과 육류 소화에 효과적이다. 주성분은 창출, 육계, 진피, 현호색, 회향, 건강, 감초 등이다.

 종국에 제약회사에서 끝까지 살아남은 소화에 도움을 주는 한약재는 창출, 육계, 진피, 건강, 감초, 후박, 박하 등이다. 물론 아주 경증에 복용하는 경우에 한하겠지만, 시사하는 바가 크다. 여러 실험을 거쳐 출시되고 그 약을 구매하여 복용한 뒤, 효과를 많이 보았고 꾸준히 판매되는 것이기에 추측과 소수의 제한된 임상경험에 의존한 기존탕약과는 차원이 다른 접근이기 때문이다.

 소화불량은 약물치료보다 개인의 노력이 더 중요하다. 무엇보다도 식생활에 주의해야 한다. 음식을 빠르게 섭취하거나, 폭식이나 과식하는 습관, 밀가루나 인스턴트 음식을 자주 먹는 습관이 있다면 고쳐야 한다. 식사 후 20분정도라도 가벼운 운동을 하여 위장의 활동을 돕고, 전신근력을 강화시켜주면 소화불량은 서서히 개선될 수 있다.

44. 아토피

　아토피성 피부염으로 고생하는 사람이 점차 늘고 있다. 예전에는 태열(胎熱)이라고 해서 유전적인 소인이 있는 아이들만 소수 나타났으나, 지금은 환경이 오염된 탓 때문인지 유전적 소인과 관계없이 아토피 어린이가 늘고 있다.

　아토피는 피부가 붉게 돋아나고 심한 부위는 두껍게 딱지가 앉아 보기가 흉할 뿐 아니라, 비염이나 천식 등 각종 알레르기 질환을 동반하기도 한다. 아토피는 특히 야간에 심하게 가렵기 때문에 수면장애와 성장에 많은 지장을 준다. 성장기의 아이들은 잠을 잘 자야 성장이 원활하다. 아토피를 앓고 있는 자녀를 둔 가정은 가족 모두 걱정이 크다. 부모도 밤을 꼬박 새는 날이 많아진다.

　아토피는 피부가 망가지기 때문에 계절별 온도변화에 스스로 적응하는 능력이 부족해진다. 여름철과 겨울철에 극심한 피로와 짜증에 휩싸이게 된다. 아이스크림이나 인스턴트식품 등을 더 많이 먹게 되고, 그러면 증상은 더 악화되기 십상이다. 사실 당분이나 밀가루 음식만 주의하여도 아토피는 많이 호전된다.

　아토피 환자는 피부과에서 자칫 더 많은 부작용 피해를 받을 수 있다. 2000년도에 의사자격증을 정지하는 판결이 있을 정도로, 아토피 증세로 병원을 찾았다가 부신피질 호르몬(스테로이드)을 장기간 투약 받는 바람에 전신쇠약, 시력장애, 과잉수면병 등의 부작용을 겪는 사람들이 있다. 아토피는 스테로이드나 연고 따위의 대증요법으로 치료될 수 있는 병이 아니다.

　아토피는 치료가 쉽지 않은 이상한 병이다. 피부는 건조한 데, 습진처럼 염증이 생기기도 하고 코끼리 피부처럼 두껍고 딱딱한 상태로 되어 있음에도 가렵다. 비염을 동반하는 경우가 많은 데, 신기한 것은 아토피가 사라지면 비염도 함께 사라지는 것이다. 스테로이드와 비염약을 같이 복용하면서 몸은 점점 피폐해지는 게 일반적인 현상이다.

그렇다고 한방에서 쉽게 고쳐지느냐 하면 그건 아니다. 그러나 부작용은 양방에 비해 거의 없다. 그 점이 가장 중요한 포인트다. 한방이라 해도 대부분 완치까지 1년 이상은 걸린다. 그런데 1년을 못 기다리는 성질 급한 남성 환자들이 더러 있다. 체질에 맞는 처방을 찾기까지 여러 번의 시행착오를 거쳐야 하는 점도 중간에 발길을 끊게 되는 이유가 되기도 하다.

한방에서 아토피 환자는 몸속에 열이 많은 경우이기에, 거의 양인(陽人)이라 생각한다. 그리고 증상을 세분화한다. 보통 같은 병이라도 사람에 따라 나타나는 증상이 다르기 때문이다. 일본(하나와 토시히코)에서는 증상에 따라 처방약을 구분하고 있다. 어차피 양방을 거치면서 스테로이드가 잘 듣지 않기에 온 것이라 여기고 사물탕 계열을 쓰고, 가려움증이 극심할 경우엔 황련계열을 쓰고, 신경질이나 심적 문제까지 유발하면 시호계열을 쓴다. 소화기관 문제가 두드러지면 건중탕 계열을 쓴다. 흥미로운 사실은 몸에서 열을 뺄 때, 석고와 황련을 구분한 점이다. 석고는 열을 제거하고 윤택하게 하며 배뇨가 양호할 때 쓰고 황련은 열을 제거하고 건조하게 하며 배뇨가 불량할 때 처방한다는 것이다.

아토피를 중국에서는 실증과 허증으로 구분한다. 보통 실허의 구분은 땀이 나면 허증이고 땀이 안 나면 실증이고 변이 무르면 허증이고 변이 딱딱하면 실증으로 여긴다. 실증인 습열증(濕熱症)에는 습열을 제거하는 효능을 가진 약재가 맞고, 비폐기허증(脾肺氣虛症)에는 기를 보충하는 성질을 가진 약재가 좋다. 음허증(陰虛症)에는 진액을 보충하는 약재가 맞다고 주장한다.

아토피성 피부염에서 가장 잘 나타나는 증상은 습열증이다. 붉고 좁쌀만 한 크기의 구진(丘疹)이 있고, 손으로 긁으면 연한 황색의 진물이 나오며 가려운 증상을 보여준다. 아토피성 피부염에 좋은 약재는 자소엽이다. 자줏빛을 의미하는 자(紫) 자와 되살아나게 한다는 소(蘇) 자를 합쳐 '자소'란 이름을 가진 잎이다. 일종의 들깻잎을 말한다.

일반적인 피부염에 가장 잘 듣는 약재는 고삼이다. 고삼은 매우 쓰다. 약초로서 고삼은 황기와 비슷하게 아카시아 잎처럼 생겼으나, 줄기가 더 굵고 하얀 분이 묻어나는 게 고삼이고 줄기에 잔털이 있으면 황기로 구분한다. 고삼은 탈모와 질염, 치질 가려움증에도 특효가 있다. 동의보감에서 문둥병으로 눈썹이 빠지는 것을 치료한다고 나올 정도로 탈모에 큰 효과가 있다. 이외에 아토피 처방에 가장 많이 들어가는 약재는 인동초, 박하, 목단피, 백출, 황백이다.

아토피 처방약은 중국에서는 우리나라와 같이 방풍통성산, 십미패독과 온청음의 합방을 쓰고 특이하게 가미청열량혈구민탕(加味淸熱涼血驅敏湯)[40]이라는 처방도 있다.

아토피는 완치 후에도 피부가 본래의 색깔로 돌아오지 않아 고민하는 경우가 많다. 거무스레해진 피부가 본래의 피부색으로 되돌아오기까지는 최소 1년은 걸린다. 특히 미용에 신경 쓰는 여성에게 아토피는 심각한 병이다. 사춘기 여성의 아토피는 괴로움과 창피함 그 자체다. 아토피 환자가 호전과 악화를 반복하는 양방치료의 긴 터널을 거쳐 결국 한의원으로 오는 이유는 아이러니하게도 한방 부작용에 있다. 아토피 한방치료의 대표적인 부작용이 체중 감소다. 체질에 맞는 처방을 찾기까지 여러 번의 시행착오를 거치면서도 한방약을 인내하는 건 다이어트가 저절로 되기 때문이 아닐까.

---

40) 선모근(鮮茅根)60g, 대청엽(大靑葉)15g, 청대(靑黛)12g, 용담초(龍膽草)15g, 황금(黃芩)9g, 황백(黃柏)9g, 천군(川軍: 대황)15g, 백선피(白蘚皮)30g, 황련(黃連)9g, 생지(生地)30g, 단피(丹皮)9g, 적작(赤芍)15g(효능:淸熱涼血, 除濕止癢).

45. 보중익기탕의 배신

중국 금나라 시대의 명의였던 이동원(李東垣)이 창안한 약이 바로 보중익기탕(補中益氣湯)이다. 지금까지 보중익기탕은 비위(脾胃)와 관련된 질환과 기(氣)가 허한 증상 등에 폭넓게 활용되고 있다. 결핵증, 여름타는 병, 큰 병을 앓고 난 뒤의 피로감, 허약체질 개선, 식욕부진, 허약자의 감기, 치질, 탈항(脫肛), 자궁하수, 위하수, 다한증(多汗症) 등에도 응용된다. 여러 실험에서 보중익기탕은 면역증강효과, 항알레르기 효과, 항염효과 등이 검증되었다. 최근에는 보중익기탕이 항암제 부작용을 줄이고 피로와 삶의 질 개선에 유의성이 있다고 보고되고 있다. 보중익기탕은 방향을 분명히 설정하고 있다. 첫 번째는 기력회복이고 두 번째는 면역력 강화다. 처방구성을 보면, 황기, 인삼, 백출, 감초, 당귀, 진피, 승마, 시호가 들어간다.

이처럼 천년가까이 대표적인 보약으로 자리 잡던 보중익기탕이 가끔 배신을 크게 때린다. 설사, 피로, 안면부종, 두통 등의 부작용이 나오는 것이다. 인삼 때문일까? 그럴 수도 있다. 그러나 꼭 인삼 때문만은 아니다. 한의사는 부작용이 있을 수 없는 약이라 우기고, 환자는 그 약을 먹은 다음부터 그렇다고 호소한다. 제일 난감한 부분은 얼굴이 퉁퉁 부어서 한의원에 항의하러 찾아오는 경우다. 그리고 가장 빈번한 부작용은 설사다. 설사문제는 당귀 때문이라 생각하는 사람도 있다. 그래서 당귀를 빼고 백출을 더 추가해야 한다고 주장하기도 한다. 두통은 주로 승마 부작용이라 생각하는 사람이 많다. 안면부종은 황기 부작용으로 생각하기도 한다. 보중익기탕이 대부분의 사람들에게 매우 효과 높은 명약이지만, 예상치 못하게 극히 몇몇 사람에게는 부작용이 극렬하게 나타난다는 것이다.

100년 전에 이미 이제마(李濟馬) 선생은 보중익기탕의 부작용을 간파했다. 이 처방이 소음인에게는 잘 안 맞는다는 것이다. 그래서 이고(李杲)는 소음인에게만은 보중익기탕 본래 처방에서 시호와 승마를 빼버렸다. 대신 곽향과 소엽을 첨가하였다. 즉, 부작용의 주범을 시호와 승마로 지목한 셈이다. 또한, 사상체질에 심취한 어떤 이들은 태음인에게는 황기의 용량을 좀 줄여야 한다고 주장하기도 한다.

보중익기탕의 부작용을 우려하는 사람들은 구성과 용량의 문제를 지적하기도 한다. 동원십서(東垣十書)에서 시작되어 동의보감(東醫寶鑑), 제중신편(濟衆新編), 방약합편(方藥合編), 동의수세보원(東醫壽世保元) 등의 많은 의서들을 거치면서 부작용을 회피하는 방향으로 용량의 변화가 여러 번 이루어져 왔다. 사실 가장 최근의 변화를 보면, 건강보험약으로 나와 있는 보중익기탕은 용량이 대폭 바뀌었다. 건보약인 보중익기탕은 탕약보다 효과는 덜하지만, 부작용이 거의 없게 만들어졌다. 건보약의 특성상 체질 따라 처방을 세분하기 보다는 표준화하여 모든 사람에게 두루뭉술하게 맞게 제조하는 것이 훨씬 경제적이기 때문이리라.

보중익기탕 탕약비율은 황기:인삼:백출:감초:당귀:진피:승마:시호 = 5:3.3:3.3:3.3:1.7:1.7:1:1이다. 반면 건강보험약 보중익기탕의 비율은4:5.3:5.3:5.3:2.7:2.7:1:1이다. 시호를 1로 놓고 기준을 삼으면, 당귀와 진피의 비중이 높아지고 황기의 비중이 낮아진 것으로 볼 수 있다. 우리나라 건보약은 단미제이기 때문에 탕약과의 단순 비교는 무리지만, 나름 시사하는 바는 있다고 본다. 보다 비교를 의미 있게 하기 위해 일본 쯔므라 제약의 보중익기탕의 비율을 살펴보면, 2:2:4:0.75:1.5:1:0.5:1이 된다. 백출을 창출로 대체하고 그 비율이 4로 우뚝 섰다. 황기도 비중이 대폭 감소했다. 아마도 설사와 안면부종의 부작용 방지인 듯하다. 그리고 승마가 반으로 줄었다. 이제마 선생의 말도 귀담아 들은 듯하다. 여기에 대추와 생강이 더 들어 간다. 그러므로 일본 쯔므라 제약의 보중익기탕는 원방 보중익기탕의 가감방인 셈이다.

25년 한의사 경력 중 보중익기탕 부작용을 처음 당한다면, 하나도 이상한 일이 아니다. 이제마 선생이 처방한 횟수와 요즘 한의원의 처방 횟수가 비교가 되지 않기 때문이다. 2010년대에 우리나라 한의원의 일일 내원 환자수가 60명이라면, 2020년대에는 30명 수준 정도다. 그렇다고 30명 모두가 탕약을 하는 건 아니다. 대부분 침치료 환자다. 하루에 1명꼴로 탕약을 한다 해도 1년이면 300회 남짓이다. 300회 중에 보중익기탕이 나가봐야 1~2회 정도다. 25년 동안 25회에서 50회 정도의 보잘 것 없는 개인적 임상경험 데이터만으로 "보중익기탕은 부작용이 없는 약이다."고 단언하는 건 오만이고 일반화의 오류다.

탕약의 효과를 높이려 하면 할수록 부작용은 증가한다. 반대로 부작용을 감소시키려 하면 할수록 그 효과는 감소한다. 오늘날 우리나라의 추세는 후자로 가고 있는 중이다. 이미 일본은 그렇게 앞서 가고 있다. 중국은 여전히 엄청난 용량으로 센 약을 사용한다. 우리는 중간상태다. 나라마다 나타나는 문화 차이다. 우리나라 한약재시장에서 "감수"라는 약재가 사라진지 오래다. "대극"도 자취를 감췄다. 미국에서는 금지약품 규제로 "마황"이 사라졌다. 언젠가는 "부자"도 사라질지 아무도 모른다. 보다 더 순한 약으로 보다 더 적은 용량으로 대체해 나가는 게 트렌드다. 어쩔 수 없는 일이다. 솔직히 중증환자를 치료하는 대형한방병원에서만 강한 약을 쓰고, 동네 한의원에서는 주로 순한 약을 쓰는 게 맞다고 본다.

보중익기탕은 역사기록만 보더라도 부작용이 있는 처방이다. 따라서 한의사는 보중익기탕 부작용을 호소하는 환자와 논쟁을 벌여서는 안 된다. 부작용을 사전에 예방하는 것이 중요하다. 예방법은 이미 선조들과 국내외 제약회사들이 가르쳐 주고 있다. 100명에게 아무리 좋은 약이라 하더라도 단 1명에게는 맞지 않는다면, 1명의 특이체질을 선별할 줄 아는 능력도 중요하지만, 1명의 사람에게도 부작용이 나지 않도록 탕약을 개조하여 부작용 요소를 없애는 노력이 더 중요하다. 효과가 줄어들면 치료가 덜 되거나 더디게 되겠지만, 부작용이 발생하면 다른 괴병이 공연히 생기는 것이다. "비용편익(BC 분석[41])" 관점에서 보면, 부작용은 없고 효과는 약간 감소된 대안이 훨씬 더 편익이 큰 것이다.

---

41) Cost-Benefit Analysis.

46. 어깨 통증

견비통(肩臂痛)은 노인이 되면 한 번 이상 겪는 흔한 근골격계 통증이다. 최근에는 젊은 사람도 고통을 호소하는 사람이 많다. 심평원 통계에 따르면 한방 의료기관을 이용한 환자 중 요통 다음으로 많은 진료비를 지출한 다빈도 질환이다. 국내에서 견비통 환자는 현재 지속적으로 증가 추세에 있으며, 견비통의 한방치료는 환자 선호도가 높을 뿐만 아니라 견비통의 수술적 접근이 최근 늘어나면서 수술 후 통증 조절 및 가동범위 향상을 위한 적극적인 한방치료가 이루어지고 있다.

견비통은 주로 오십견과 회전근개 파열이 많다. 타인의 힘으로도 팔이 아파 들어 올릴 수 없다면 오십견으로 판정하고 타인의 힘으로 팔이 올라가면 회전근개 파열로 판정한다. 그런데 오십견의 경우가 훨씬 많다. 오십견은 동결이 되었기에 어깨뼈와 팔뼈가 들러붙어 동시에 올라가는 형상이다. 오십견은 어깨 통증 및 관절 가동 범위 제한을 초래한다.

오십견이든 회전근개 파열이든 어깨통증이 심해지면 웃옷을 갈아입기가 불편하고 교직에 계신 분은 칠판에 필기를 할 수 없게 된다. 일상생활이 위축되고 매우 우울해진다. 빨리 낫고 싶은 데, 이 병원 저 병원 다녀도 초음파, X선, CT에 MRI 까지 촬영하자고 한다. 비용지출은 과다한데, 나오는 답은 뻔하다. "유착되었다", "관절낭에 염증이 있다", "동결견이다", "석회가 끼었다" "수술하자"…

특히, 오십견은 어깨 사용을 잘 안 해서 생기는 병이다. 철봉 매달리기를 자주 하는 사람은 오십견이 오기 어렵다. 잘 때 어깨를 내놓고 자는 사람도 오십견이 오기 쉽다. 그래서 동결견이라고 부르기도 한다. 민소매로 어깨가 외감에 노출되어 얼었다는 의미다. 제대로 치료하지 않으면 오십견으로 20년 이상 고통 받는 사람도 있다.

견비통은 양방치료를 해도 잘 낫지 않는다. 약물치료, 주사치료, 물리 치료를 수없이 해도 대부분의 경우 호전이 없다. 정형외과, 통증의학과, 신경외과, 류마티스 내과,… 등등을 전전하면서 몸이 지칠 대로 지친다. 결국 수술하라고 재촉 받는다. 수술을 해도 또 아프다.

견비통으로 지루한 양방병원 쇼핑이 끝난 한참 후에야, 한의원을 찾는다. 사실 한방치료도 쉽지는 않다. 한방치료를 받으면 1개월 내에 좋아지는 사람도 있지만, 어떤 경우는 치료를 받더라도, 통증이 거의 1년 이상 오래 가는 편이다. 명백한 진실은 꾸준히 다니면 대부분 그리 어렵지 않게 완치된다는 것이다. 견비통은 한방이 경쟁력이 있다고 본다.

그러나 환자의 마음가짐이 중요하다. 6개월 이상 통증의학과에서 스테로이드 주사를 엄청 맞고도 낫지 않는 어깨통증이 한의원에 와서 하루 이틀 만에 아시혈에 침 몇 방 맞는다고 치료될 것이라는 생각은 일종의 요행수다. 한의원은 자침에 있어 어깨 주위의 근위 취혈 보다는 근위 취혈과 원위 취혈을 병행하는 경우가 많다. 손이나 발처럼 살이 없는 경우는 침 맞을 때 무척 아프다. 어깨가 아픈데, 손발과 팔다리, 거기는 안 아픈데 왜 침을 놓느냐고 짜증 내지 말고 참아야 한다. 이래도 안 되면, 약침으로 넘어간다. 약침으로는 중성어혈, 봉침, 자하거 약침 등을 사용하지만 자하거 약침이 가장 효과적이다. 오십견의 경우, 동결견이기에 뜸이나 화침, 불부항이 논리적이다.

이래도 안 되면 탕약으로 넘어간다. 그런데 이것이야말로 시간 낭비다. 환자입장에서는 처음부터 탕약과 약침, 그리고 일반 침을 동시에 치료받는 게 훨씬 편익이 크다. 그것이 가장 좋은 방법이다. 양방에 이미 많은 돈을 쏟아 붓고 실망했기에, 많은 의구심을 갖고 한의원에 찾아 온 그 미심쩍음의 마음이 돈에 집착을 하게 만든다. 그래서 저렴하게만 치료받으려고 약침도 탕약도 거부한다. 이렇게 하여 난치(難治)의 악순환이 계속되는 것이다. 안면마비나 오십견은 한방이 훨씬 우수하다는 사실을 모르기 때문에 겪는 모순이기도 하다.

제반 어깨 통증에는 대체로 각종 활혈탕 계열을 활용하지만, 잘 낫지 않는 견비통에는 어혈제거 치료가 정도(正道)다. 한의학에서 이렇게 해도 치료가 안 되고 저렇게 해서도 치료가 안 된다면, 방법은 하나밖에 안 남는다. 원인이 어혈이라는 것이다.

어혈을 제거하고 혈액순환을 돕는 축어탕 계열이 효과적이다. 동의보감에서 말하길 "혈은 열을 만나면 붉은색이 돌면서 맑아지고, 찬 기운을 만나면 순환이 떨어져 걸쭉해지고 검어진다." 혈액순환이 잘 안 되는 이유는 혈이 차가운 기운을 만났기 때문이라는 것이다.

축어탕에도 종류가 많다. 어느 것이 맞는지에 대해, 시행착오를 몇 번은 겪어야 한다. 혈부축어탕(血府逐瘀湯)[42]은 청(靑)나라 때의 의림개착(醫林改錯)에 나오는 처방으로, 어혈(瘀血)이 생겨 어체(瘀滯)로 발전돼 인체의 상부에 나타나는 여러 가지 증상에 쓰이는 데, 견비통에 많이 활용된다. 어떤 경우에는 신통축어탕[43]을 견비통에 쓰기도 한다. 그 밖에도 소복축어탕, 격하축어탕 등이 있다.

중국제약회사인 이령약업은 축어탕 중에서 주로 동물성 약재들을 모아 '통심락(通心絡)'이라는 제품을 출시하여 큰 성공을 거뒀다. 약재 구성은 인삼, 수질, 전갈, 적작, 선퇴, 토별충, 오공, 단향, 강향, 유향(제), 산조인, 빙편으로 되어 있다. 통심락이 어깨 통증 등에 좋은 효과를 보인다 해서 여러 나라에서 많이 판매되고 있는 실정이다.

우리나라에서도 오십견에는 할담탕(割痰湯)[44]이 많이 사용된다. 반하(半夏), 산치자(山梔子), 진피, 해동피, 합환피(合歡皮), 화피(樺皮), 지각(只角), 길경(桔梗) 각 4g, 적작약(赤芍藥), 창출, 향부자 각 3g, 백복령 2g, 천궁(川芎), 강황(薑黃) 각 1g, 원감초 0.75g을 탕전하여 공복에 복용한다.

어깨 통증을 오십견으로 통칭하여 50대가 되면 누구나 앓고 넘어가는 통과의례로 가볍게 치부하면 평생 고질병이 된다. 매우 까다로운 병이다. 고치기 쉬운 병은 아니다. 그렇다고 수술이 능사가 아니다. 양방보다는 한방이 더 효과적이다. 초기에 다양한 치료를 함께 집중적으로 받는 게 오히려 유리하다. 물론 한방 치료와 함께 철봉과 스트레칭 등으로 조금씩 조금씩 가동범위를 스스로 늘려가는 뼈아픈 노력도 병행해야 탈출이 가능하다.

---

42) 의림개착 원전 "도인(桃仁) 12g, 생지황(生地黃)·당귀(當歸)·우슬(牛膝) 각 9g, 홍화(紅花)·지각(枳殼)·적작약(赤芍藥) 각 6g, 길경(桔梗)·천궁(川芎) 각 5g, 시호(柴胡)·감초(甘草) 각 3g." 우리나라 자료에는 처방 용량이 원방과 달리 각각 상이함. 가감 시, 망초는 적작약과 상충이므로 주의.

43) 도인, 홍화, 당귀, 천궁, 강활, 진교, 우슬, 몰약, (초)오령지, 지룡, 향부자.

44) 김일훈, "신약", 나무, 1986, P.159.

47. 변비가 무서운 이유

주변에서 부고가 들릴 때, 특히 화장실에서 아침에 변을 보는데, 힘을 주다가 쓰러져 죽었다는 소리를 많이 듣는다. 변비가 죽음에 이르게 할 수도 있겠구나 하고 아침마다 잔변을 해결하려고 힘을 잔뜩 주다가도 겁을 먹고 포기하곤 한다.

변비는 화장실에 오래 앉아 있는 습관을 초래한다. 그렇다 보니, 치질도 생긴다. 변비가 심해지면 구역질까지 나온다. 변비는 복통, 복부팽만, 메스꺼움, 식욕부진, 구토, 요로감염, 소변 지림 등 여러 가지 증상을 동반한다. 겨울이 되면 변비가 더 심해지기 쉽다. 추운 날씨에 활동량이 줄어들고 장운동 역시 감소하기 때문이다. 물을 적게 마시는 사람도 변비 위험성이 있다. 또 노인이 되면 변비가 생기기도 한다. 여행을 다녀도 변비가 생긴다. 여성들은 다이어트 약을 먹고 변비가 발생하기도 한다. 변비는 삶을 힘들게 하는 요인이다.

아침에 일어나자마자 바로 냉수를 한 컵 마시는 것도 변비에 도움이 된다. 아침마다 사과를 껍질째로 먹는 사람도 있다. 변비가 심할 때에는 사람들은 주로 요구르트 제품을 구입해 먹는다. 상당한 효과가 있다. 그래도 안 되면 아예 유산균 제재를 먹기도 한다.

변비와 관련되어 한의학에 조열(潮熱)이라는 단어가 있다. 조수간만(潮水干滿)의 차라고 말할 때, 그 조(潮)라는 글자다. 아마도 매일 반복하여 밀물처럼 일정한 시간에 나는 열(熱)을 말하는 것이리라. 어떤 때에는 이열(裏熱)이라는 단어도 등장한다. 속에서 열이 난다는 뜻이다. 피부 쪽의 열이 아니라 오장육부 쪽에서 열이 난다는 논리다. 소장과 대장에서 열이 나니까 수분이 날아가고 그래서 변이 딱딱해진다는 주장이다. 변비가 있으면 대체로 실증이라 판단한다. 허증(虛症)은 보(補)하고 실증(實症)은 사(瀉)하는 체계로 넘어 간다.

한방에서 변비약은 크게 2가지로 나뉜다. 대황이 들어간 탕약과 대황이 들어가지 않은 것이 있다. 대황이 들어간 것은 다시 2가지로 세분화된다. 망초가 있느냐와 망초가 없느냐로 구분된다. 대황과 망초를 제외하고 변비에 효과적인 약재는 마자인이 으뜸이다. 마자인은 대마초 씨앗이다. 한약재로 구입하여 텃밭에 심어서 대마초로 피울 위험이 있기에, 최근에는 마자인은 완전 갈아 놓은 제품만 판매가 가능하다. 완전 갈아 놓은 것이기에 부패위험이 있어 냉장 한약재로 판매되고 유통기한도 짧아 가격이 예전에 비해 무척 높아졌다.

변비를 치료하는 한의학 개념은 매우 간단하다. 첫째 공하(攻下), 둘째 행기(行氣), 셋째 윤조보습(潤燥補濕)이다.

즉, 막혀 있으니 빗자루로 쓸 듯이 밑으로 몰아 배출시키는 것이다. 그것을 공하(攻下)라 부른다. 일종의 독소배출법이다. 본래 공하는 토하게 하거나 설사로 빼내게 하는 2가지 방법을 모두 포함한 개념이다. 그 다음이 행기(行氣)다. 막힌 기를 뚫어 준다는 논리다. 후박, 목향, 빈랑, 지각, 지실, 행인, 도인 등이 속이 더부룩할 때 효과가 있는 행기제다. 마지막이 윤조보습(潤燥補濕)이다. 기름칠하고 물기로 촉촉이 해준다는 뜻이다. 마자인으로 변을 매끄럽게 만들고 당귀, 생지황으로 건조해진 소화기관에 습을 보충한다는 개념이다.

〈표 13〉 한방 변비약

구분	공하	행기	윤조/보습	증상
조위승기탕	대황		망초	위열, 위실, 구건
도인승기탕	대황	도인	망초	어혈, 소복만
소승기탕	대황	후박, 지실		상한이증
대승기탕	대황	후박, 지실	망초	복만
마자인환	대황	후박, 지실, 행인	마자인	혈조, 위열
육마탕	대황	목향, 빈랑, 오약, 지실		기체, 칠정상
제천전		지각	당귀, 육종용	노인, 신양허
윤장환		지각, 도인	마자인, 당귀, 생지황	노인, 음혈허

변비약을 가정상비약처럼 수시로 복용하는 여성들이 많다. 양방 변비약이든 한방 변비약이든 자주 복용하는 것은 위험한 습관이다. 변비약을 계속 먹으면 중독되고, 약을 먹지 않으면 변이 나오지 않는 등 상태가 오히려 악화될 수 있다.

변비약을 되도록 멀리하고 섬유소가 많이 들어 있는 음식을 먹는 게 더 좋다. 채소, 과일, 콩, 해초류와 감자, 고구마 같은 구근류를 자주 섭취하는 게 변비에 효과가 있다. 운동부족으로 변비가 생기는 경우도 있기에 가벼운 조깅도 훌륭한 예방법이다.

외국 의사들은 변비 특효약은 웃음이라고 말한다. 자주 웃으면 변비가 자연스럽게 사라진다 한다. 호탕한 웃음으로 깊은 호흡이 이루어지고, 공기를 하복부까지 들여 마시게 됨으로써 복부근육운동을 가져와 변비를 치료하고 침과 기타 소화액의 분비를 촉진시킴으로써 숙변 가능성을 원천 차단한다는 것이다. 식사 후 가벼운 산책도 변비에 도움을 준다고 한다.

48. 족저근막염

 '족저근막염'은 발을 디딜 때에 발바닥 통증을 느끼는 질병이다. 비교적 흔한 병이다. 족저근막은 발뒤꿈치 뼈에서 시작하여 발바닥 앞쪽인 발가락 뼈 밑에 붙은 근육의 막을 말한다. 노년층에게는 노화로 인해 발뒤꿈치의 지방층이 감소하면서 발생한다. 젊은이들도 충격 흡수가 잘 되지 않는 신발을 착용하거나 장시간 운동을 한 경우, 또는 체중이 증가한 경우, 평발이 되면서 염증이 발생한다. 아치형 발바닥의 활과 같은 곡선 모양이 평평하게 펴지면서 족저근막염이 생긴다.

 족저근막염의 주 증상은 자고 일어난 뒤 첫발을 디딜 때 발바닥에 심한 통증이 있다. 아침에 침대에서 일어날 때 발뒤꿈치에 전기 자극처럼 찌릿한 통증이 느껴지는 경우도 있다. 발바닥이나 뒤꿈치를 손으로 누르면 통증이 심한 부분을 특정할 수 있다. 그리고 계단을 오르거나 오르막길을 오를 때 통증이 심해지고 발바닥 뒤꿈치 쪽에 딱딱한 띠가 만져지기도 한다.

 발뒤꿈치가 아파서 병원에 가면, X-ray, CT, MRI, 근전도 검사까지 다 하게끔 유도한다. 진단기기가 좀 과하다 싶어 거절을 하면, 담당의사가 신경질과 화를 내면서 강권하기 일쑤다. 족저근막염이라는 진단을 받고 양방에서 진통제를 복용하여도 통증이 잘 해결되지 않고, 체외충격파 시술을 여러 번 반복하여도 통증이 없어지지 않는다. 심지어 부목, 석고 고정까지 하여 허리까지 뒤틀어지게 만드는 경우도 많다. 스테로이드 내성에 중독되어 만성적으로 불편을 겪다가 뒤늦게 한의원을 내원한다.

 사실 대개의 경우, 족저근막염 초기에는 일반인이라면 양방병원도 한의원도 갈 필요가 없다. 경험 많은 나이든 정형외과 의사는 "편한 운동화를 신고 적절히 걷고, 집에 와서 따뜻한 물에 발을 담그고 족욕으로 풀어 주기만 하면 한달 안에 쉽게 낫는 병이다."라고 말해 준다. 오래 동안 발뒤꿈치 통증을 앓아 온 경우나 프로운동선수와 같이

격한 운동으로 인해 다친 경우에는 이런 방법만으로 해결이 되질 않는다. 그리고 족저근막염 초기에 아무조치도 안하고 방치하면, 정상적인 보행이 힘들어지게 되며 종아리나 아킬레스건까지 불편하게 만들 수 있다.

족저근막염은 조금씩 걸으면 통증이 없어진다. 그래서 방치하기가 쉽다. 그러나 많이 걷고 난 다음날의 통증은 더 심해진다. 다음날 통증이 최소화 되는 방향으로 자기 몸의 리듬과 인내심 정도에 맞춰 적당히 걸어야 한다.

족저근막염은 오래 서 있으면 통증이 더욱 커진다. 장시간 서서 일할 경우 발바닥에 지속적으로 외부 충격과 스트레스가 전달돼 족저근막이 쉽게 망가질 수 있기 때문이다. 서 있을 때, 체중 부담이 골반, 무릎, 종아리로 분산이 되지 않고 발바닥에 그대로 하중이 누적되는 자세는 족저근막염을 유발하는 가장 큰 요인으로 지목된다. 그래서 교사나 미용사, 판매원와 같이 오래 서서 일하는 직업이나 비만인 사람에게서 많이 나타난다.

한의학에서는 모든 질병을 실증(實症:병세가 강한 증)과 허증(虛症:정기가 허약한 증)으로 구분을 한다. 족저근막염 치료에서도 허실을 구분하자면, 실증(實症)은 주로 젊은 환자들에게서 나타난다. 비교적 장시간 서서 근무하고 구두와 같은 단단한 굽의 신발을 신고 많이 걸어 다니거나 군인이나 현장근로자에게 흔하게 나타난다. 이런 경우, 오후 늦은 시간에 통증이 더 심해지고, 병세가 경과되면 통증의 횟수나 강도가 증가되면서, 발바닥에 열감을 호소하기도 한다.

반면에 허증(虛症)은 노인들이나 혈액순환이 약해져있는 허약체질의 환자들이 발바닥 통증을 호소하는 경우이다. 주로 아침 기상 시에 첫 발을 디딜 때에 통증이 심하고 좀 걸어 다니다 보면 통증이 줄어들었다가, 지속적으로 걸으면 다시 통증이 심해지는 양상으로 나타난다. 이런 환자들은 혈액순환에 문제가 있다. 이처럼 족저근막염 치료는 실증과 허증을 구분해서 치료해야 한다고 주장한다.

구조적인 문제도 있다. 체중의 분산과 발의 혈액순환에 중요한 것은 발가락의 힘과 움직임이다. 특히 엄지발가락의 역할이 매우 중요하다. 환자들의 발의 형태와 발가락의 힘을 관찰해 볼 필요가 있다. 본인의 발사이즈보다 한 치수 정도 큰 신발을 신어서 발가락이 움직일 수 있는 여유 공간이 있고 밑창이 부드러운 신발을 신어야 한다. 또한 발목양말은 금물이다. 발목아래까지 오는 짧은 양말은 복숭아뼈 안쪽을 지나는 동맥과 정맥을 눌러서 발의 혈액순환을 방해하고 발을 차게 만들거나 혈관이 약해지는 원인이 된다. 가급적 목이 긴 양말과 밴드가 단단히 조이지 않도록 안쪽에 절개를 넣은 양말을 신는 것이 족저근막염 예방에 좋다.

발바닥은 아킬레스건과 종아리근육과 허벅지 뒤쪽 햄스트링 근육까지 연결되어 있다. 뒷다리근육과 근막을 전체적으로 이완시켜줄 수 있는 스트레칭법이 효과가 있다. 다리를 펴고 발끝을 몸 쪽으로 힘주어 최대한 당겨주는 스트레칭이나 런지동작이 효과가 크다. 그리고 발목을 움직여주고 발가락을 움직여주는 동작도 도움이 된다. 그러나 러닝머신은 금물이다.

족저근막염은 대부분 침으로 치료가 가능하다. 발가락이나 발바닥에 침을 놓으면 자지러지게 아프다. 살이 없기 때문에 침 맞는 고충이 심하지만, 점점 좋아지고 손으로 눌러보면, 아픈 부위가 날이 갈수록 사라짐을 확인하게 된다.

골반이 전방으로 나와 있고 등이 뒤로 넘어가는 자세인 웨이백 자세의 환자들은 추나치료도 실시한다. 등이 굽었거나 일자 목, 무릎이 지나치게 뒤로 꺾이는 반장슬을 동반하는 경우도 추나가 필요하다. 앞으로 밀려난 골반이 족저근막에 부담을 준 경우라면, 누운 상태에서 골반을 추나로 뒤로 밀어 이동시켜주어, 걸을 때 체중 부담을 골반이 나누어 갖도록 하는 것이 중요하다.

구병(久病)은 탕약으로 치료를 병행하면 완치가 빠르다. 실증엔 빼주는 약으로 허증엔 보하는 약으로 방향설정을 해준다. 두 경우 모두, 탕약에 녹각을 함께 사용하면 효과가 의외로 좋아 진다고 알려져 있다. 녹각은 사슴의 골화된 뼈를 가리킨다. 녹각은 일반적으로 녹용보다 효능이 약한 것으로 알려져 있지만, 족저근막염에는 오히려 녹용보다 훨씬 효과가 뛰어나다. 녹각의 장점은 무엇보다 값이 저렴하다는 것이다. 녹각은 저온에서 오래 달여야 효능을 극대화 시킬 수 있다.

49. 허리 통증

허리통증은 갑자기 오기도 하고 서서히 노화가 되면서 오기도 한다. 허리통증은 가만히 있어도 아프고 움직여도 아프다. 심하면 앉지도 못하고 걷지도 못한다. 허리통증은 대개 디스크 아니면 척추협착증이다.

허리디스크는 척추 뼈와 뼈 사이에 있는 디스크가 돌출되어 통증이 발생하는 질환이고 척추협착증은 척추의 퇴행으로 인해 척추관의 공간이 좁아지면서 신경을 압박하여 통증이 발생한다. 허리디스크는 20~50대 등 비교적 젊은 연령층에서 발생하고 협착증은 퇴행성 질환이기에 주로 60대 이상의 노년층에서 발생한다. 허리 디스크는 특정 1~2 마디 정도에서 발생하고 협착증은 척추 여러 마디에 걸쳐 일어나는 경우가 많다.

허리디스크는 흘러나온 수핵이 염증을 일으킨다. 척추협착증은 염증이 있기는 하지만 허리디스크에 비해 심하지 않다. 허리디스크의 통증은 허리를 숙이거나 쪼그릴 때 증가하며, 걷거나 서 있을 때 감소한다. 척추협착증의 통증은 허리를 숙이거나 쪼그릴 때 감소하며, 걷거나 서 있을 때 증가한다. 허리디스크 환자는 통증호소가 허리에 집중되어 있다. 척추협착증 환자는 허리뿐만 아니라 꼬리뼈, 엉치, 허벅지, 다리 통증과 저림을 호소하는 경우가 많다.

요통의 종착역은 어딜까? 대부분 수술이다. 몇 가지 의문이 든다. 수술이 능사일까? 수술 후유증은 없을까? 수술 위험도를 낮출 방법은? 사람들은 그 대답을 한의원에서 찾으려 한다.

허리통증 질환 처방에 대해 한방에서는 디스크나 협착증을 구분하지 않는다. 한방병원에서는 오적산(五積散)을 가장 많이 사용하고 있다. 이 처방은 송나라 때 편찬된 태평혜민화제국방(太平惠民和劑局方)에 기술되어 있다. 한의학적 통증의 원리는 '통하지 않으면 통증이 생긴다.'이다. 오적산은 다섯 가지 쌓인 것들을 풀어준다는 의미를 갖고 있다. 오적산은 허리통증에 좋은 효과를 많이 보인다. 민감한 환자들은 오적산을 복용하면 허리가 따뜻해지는 느낌을 받는다. 늦은 저녁이나 이른 아침에 체온이 떨어진 상태에서 통증을 더 느끼는 사람이라면 오적산 처방이 제격이다.

오적이란 다섯 가지 기와 혈과 담 그리고 식(음식) 한(냉기)가 축적되어 있다는 뜻이다. 본방을 분석해보면 위장질환에 많이 사용하는 습을 없애는 평위산의 창출 후박 진피 감초가 들어있고 담을 없애주는 이진탕의 반하, 진피, 복령, 감초가 들어있으며 숙지황을 뺀 사물탕의 당귀, 천궁, 백작약이 들어있어 혈액순환을 도우며 여기에 감초, 건강을 가하여 혈중에 찬 기운을 없애준다. 또한 작약감초탕의 작약, 감초가 포함되어 있으므로 복통이나 근육경련, 사지동통의 통증을 완화시켜준다. 그 외 '소반하가복령탕'이 합방되어 구토와 어지럼증 등을 다스리며 복령계지백출감초탕으로 심계항진, 기립성 어지럼증 등의 담음을 씻어내고 사기를 발산시킨다.

방약합편을 보면, 오적산 분류를 "중통"이라 하고 있다. 비교적 오래 동안 복용해도 되나, 몇 개월 이상 장기간 복용하면 안 된다는 뜻이다. 그리고 중통에 포함된 처방은 독성이 없지만, 간혹 부작용이 생길 수 있는 처방으로 분류된다. 그리고 대부분의 문헌에 한랭성 요각통이라는 말이 나온다. 거꾸로 해석하면, 열성질환에는 부적당하다는 얘기다. 한마디로 오적산을 허리통증에 무조건 처방하면 안 된다는 뜻이다.

오적산은 열성질환에는 부적당하기에, 열성인 사람이 복용하면 바로 열이 위로 치오르는 경우도 있다. 소화력이 좋고 몸에 열기가 많은 사람, 대변이 굳거나 변비 경향이 있는 사람, 건조하고 진한 가래가 있으면서 기침을 하는 사람, 맥이 부(浮)하거나 삭(數)하면서 유력(有力)하고 실한 사람에게는 오적산을 사용하면 오히려 독이 될 수 있다. 혈허인 사람에게도 맞지 않는다. 생리가 늦어진다는 부작용 사례도 많이 보고되고 있다.

또한, 오적산에는 그 유명한 마황이 들어 있다. 마황에 예민한 사람이 의외로 많다. 오적산에 들어있는 소량의 마황(2g)에도 예민한 사람은 잠을 이루지 못하고 가슴이 뛴다는 경우도 있다.

일반적인 증상들에 사용하는 경우의 수가 너무 많아, 박병곤 선생이 기록한 한방 임상 40년 에 오적산 가미법이 무려 24종이 소개되어 있을 정도다. 매년 통계를 보면,

한의원에서 오적산이 건보약이든 첩약이든 처방빈도가 매우 높다. 그러나 오적산이 요통에 무난하게 처방된다는 것은 어불성설이다. 오적산 원방은 시작일 뿐, 실제 탕약은 부작용을 막기 위해 수많은 가감방으로 변형생성 되어야 마땅하다. 심지어 표준화된 건강보험약 오적산에서도 많은 부작용이 나오고 있다.

한약에서 오적산은 허리통증이라는 등식이 존재하지 않는다. 본래 제반 통증은 한열실허(寒熱實虛)의 4가지 구분을 한다. 4가지에 두루뭉술하게는 청파전을 주로 사용하고, 한실(寒實)에는 오적산, 열실(熱實)에는 신통축어탕이 자리 잡고 있다. 열허(熱虛)에는 육미지황계열, 한허(寒虛)에는 신기환 계열이고 한열(寒熱)에 상관없이 허증(虛症)에는 독활기생탕을 사용한다.

독활기생탕은 오적산 처방의 대척점에 있다. 기혈(氣血)이 허약(虛弱)할 때 쓴다. 고전 기록에 간(肝)과 신(腎)이 허약하여 힘줄이 가늘어지고 뼈골이 쑤실 때 사용한다고 나와 있다. 동의보감 처방에는 독활(獨活), 당귀(當歸), 백작약(白芍藥), 상기생(桑寄生), 숙지황(熟地黃), 천궁(川芎), 인삼(人蔘), 백복령(白茯苓), 우슬(牛膝), 두충(杜沖), 진교(秦艽), 세신(細辛), 방풍(防風), 육계(肉桂), 감초(甘草), 생강으로 구성된다.

독활기생탕을 쓸 때에 뽕나무 겨우살이(상기생)가 없어서 대신 다른 겨우살이를 썼다가 큰 부작용이 있었다는 기록이 있다. 후세 사람들이 이 처방을 쓸 때 뽕나무 겨우살이를 구하기 힘들 때에는 속단으로 대체하고 있다.

그렇다고 해서 오적산과 독활기생탕이 요통의 대표주자라는 얘기가 아니다. 오적산은 감기약도 되고 소화제도 되고 지사제도 되고, 통증 완화약도 된다. 한방과 양방의 사고 체계가 다르다는 것이다. 한방의 선별 기준은 허리에 있거나 간신(肝腎)을 표적으로 하는 데 있지 않다. 환자 몸 상태의 허실과 한열 그리고 수분변조에 더 역점을 둔다. 허리 통증에 속하는 탕약 데이터 베이스가 원방만 해도 무려 100여 가지가 넘는다. 그 중에서 무엇을 고르느냐가 한방의 선별 기준이다. 즉, 처방의 범위를 좁혀가는 것이 핵심 사안이다. 지금 현 상태의 허실과 한열 그리고 수분변조와 평소 체질의 구분인 사상체질 혹은 팔체질을 크로스 체크하여 교집합을 찾고 방증(方證: 필증, 빈증, 혹증 경향성)으로 검증하는 것이 한방의 논리체계다. 그래도 복수의 것이 나오면, 시행착오는 필수 과정이다. 허리 통증의 솔루션은 이러 지난한 과정을 거치면서 반드시 만나게 되어 있다. 희망은 요행수에 있지 않고 확률을 높이는 체계적인 변증과 시행착오를 견디는 인내에 비례한다.

50. 머리가 아픈 이유

갑자기 머리가 아픈 경우가 생긴다. 그러면 뇌에 문제가 있을까? 두개골에 문제가 있을까? 그러나 대부분의 경우, 머리 자체에 문제는 없는 듯하다. 어느 정도 시간이 흐르면 두통은 자연스럽게 없어지기도 한다. 머리가 아픈 이유를 머리에서만 찾으면 안 될 것 같다. 자식이 속을 썩여도 머리가 아프고, 부모가 속을 썩여도 머리가 아프다. 감기가 걸려도 머리가 아프고 배탈이 나도 머리가 아프다. 평생 살면서 한 번도 두통이 없었던 사람이 있다면 정말 행복한 사람일 것이다. 현실 세계에서 그런 사람은 존재하지 않는다. 반대로 두통을 매일 달고 사는 사람은 얼마나 불행할까?

머리 부분의 문제가 아닌데 왜 머리가 아플까? 한방에서는 머리에 모든 혈이 모인다고 주장한다. 총사령부가 머리라는 것이다. 몸 전체와 연결된 백가지 혈이 모인다 해서 머리 꼭대기엔 백회혈이 있다. 머리의 종축과 횡축의 교차점이므로 중심점이다. 머리가 외부와 소통하고 숨 쉬는 지점이 바로 백회혈이다. 이런 논리라면, 두통은 머리가 아픈 것뿐만이 아니라 몸 어딘가에 문제가 있다는 것을 머리가 총괄 수집하여 알려주는 일종의 경고음인 것이다.

특별한 뇌질환이 없다면, 한의학에서는 담(痰)이나 어혈(瘀血), 풍(風) 등의 요인이 두통을 일으킬 수 있다고 본다. 소화기 장애나 간(肝) 기능 이상, 순환기 장애 등에 의해서도 만성두통이 나타날 수 있다.

위장기능이 약화되면 담이 생성되고 이것이 체내순환을 방해하면서 두통이 발생한다. 위장 기능을 높이는 것이 두통에는 가장 빠른 방법이다. 간과 심장, 신장 때문에 두통이 발생했다면, 두통에만 집중할 필요 없이 해당 장기의 문제를 푸는 것이 두통 해결의 지름길이다.

담음이나 어혈을 없애고 기혈의 순환을 원활하게 하거나, 뼈의 이상을 바로잡아 경추신경의 압박을 해소하는 것이 한방 두통의 해소의 기본 논리다. 몽고에서는 과거 말을 타다 낙마하여 뇌진탕 사고가 빈번하게 발생하여, 몽고족 민간요법을 보면, 뇌진탕 치료에 일가견이 있다. 경증의 뇌진탕은 머리 둘레를 줄자로 재어 부어있는 부분을 머리띠로 꽉 조여매거나, 가볍게 진동을 주어 두통을 해소하기도 한다. 보통 사람들도 모자를 쓴 모습을 보면 심하게 비뚤어진 모습을 볼 수 있다. 모자의 한쪽이 내려가고 한쪽은 올라가 있는데 올라간 부분 쪽에 두개골이 부어 있거나 튀어 나온 것이다. 불균형 된 쪽을 가볍게 지압해 주는 것으로 두통을 해소하기도 한다.

　시어머니가 며느리에게 쇼하느라 머리띠를 두르고 난리를 치는 모습을 드라마에서 본 적이 있을 것이다. 또한 공부 열심히 하는 학생이 머리띠를 둘러메고 결심과 다짐을 하는 포스터도 우리에겐 친숙하다. 우리의 머리띠는 몽골전통 의학에서 유래된 것은 아닐까. 안면비대칭, 턱관절 비대칭처럼 두개골 비대칭을 바로 잡는 정형(整形) 방법도 두통과 연관이 있는 것이다.

　한방에서 두통은 크게 외감두통과 내감두통으로 나뉜다. 외감의 경우 주로 열병의 과정 중에 나타나는 실증이고 내감의 경우는 생각을 많이 하여 심장과 비장이 허해졌거나, 담이 약하고 위장 기능이 좋지 않아 몸이 약해서 생기는 것으로 해석한다. 한방 치료는 일종의 성동격서(聲東擊西)다. 말로는 두통을 치료한다고 해 놓고 실제로는 다른 곳을 치료한다.

　외감두통에는 풍한두통증(風寒頭痛證), 풍열두통증(風熱頭痛證), 풍습두통증(風濕頭痛證)이 있다. 왼쪽 편두통은 주로 혈허(血虛)라 본다. 그리고 오른쪽 편두통은 담열(痰熱)로 본다. 현대 의학에서는 두통은 뇌의 온도문제로 보는 견해도 있다. 즉 열두통과 냉두통으로 나뉜다.

　풍한두통증(風寒頭痛證)은 외부로부터 들어오는 풍(風)과 한(寒)에 의해 두통이 발생한다고 주장한다. 증상은 대개 두통과 함께 오한(惡寒)을 동반하며, 입이 마르거나 하는 증상은 없다. 두통이 등 뒤쪽까지 연결되곤 한다. 천궁다조산을 그 치료에 사용한다.

본래 냉기를 없애 주는 약재로는 인삼, 건강, 오수유(따뜻한 약재[45]) 등이 있다.

풍열두통증(風熱頭痛證)은 외부로부터 들어오는 풍(風)과 열(熱)에 의해 두통이 발생한다. 심한 통증을 동반하는 두통과 발열, 충혈, 입이 마르는 증상 등이 일어난다. 궁지석고탕을 그 치료에 사용한다. 본래 풍열을 없애는 약재로는 국화, 박하, 방풍, 백지, 천마, 만형자 등이 있다.

풍습두통증(風濕頭痛證)은 외부로부터 들어오는 풍(風)과 습(濕)에 의해 두통이 발생한다. 머리가 무겁고 전신피로감 등의 증상이 일어난다. 강활승습탕을 그 치료에 사용한다.

내상두통에는 신경성두통, 담궐두통(痰厥頭痛), 어혈성두통(瘀血性頭痛), 혈행장애두통, 기혈휴허증(氣血虧虛證)이 있다.

신경성두통은 정신적 문제로 인해 발생된다. 간의 기운이 위로 받쳐 올라가 발생한다고 한방에서는 주장한다. 양쪽 눈꼬리 부위의 통증과 충혈, 가슴 답답함과 화를 쉽게 내는 증상과 함께 열이 있다. 그 치료에 소요간, 억간산, 청산견통탕 등을 사용한다. 간의 문제를 달래 주는 약재로는 조구등, 시호 등이 있다.

담궐두통(痰厥頭痛)은 한방에서 담이 위로 올라가 두통이 발생한다고 주장한다. 두통과 함께 어지럼증이 일고, 식욕부진 등의 증상이 나타난다. 그 치료에 반하백출천마탕을 사용한다.

어혈성두통(瘀血性頭痛)은 어혈로 인하여 두통이 발생한다. 지속적인 두통증세와 일정 부위에 국한된 통증 등의 증상이 나타난다. 주로 외상 후에 발생하곤 한다. 그 치료에 주수상반(酒水相半)으로 달인 당귀수산을 사용한다. 이 때 술은 다른 첨가물이 없는 생막걸리를 주로 사용한다.

혈행장애두통은 혈액순환 이상으로 인하여 두통이 발생된다. 통증이 규칙적으로 발생하고, 눈이 침침해지는 증상이 있다. 그 치료에 반하백출천마탕에 당귀작약이나 당귀수산을 합방하여 사용한다. 본래 혈행을 도와주는 약재로는 천궁, 당귀, 작약 등이 있다.

---

45) 부자, 천오, 초오, 건강, 포강, 생강, 오수유 등

기혈휴허증(氣血虧虛證)은 기혈이 부족하여 두통이 발생한다. 약한 통증이 지속되며 전신피로 증상, 수면장애 증상 등이 있다. 그 치료에 인삼양영탕을 사용한다.

머리를 맑게 하는 차(茶)는 주로 박하나 국화(캐모마일)와 같은 가벼운 약재, 시원한 약재를 사용한다. 오한이 동반되는 두통에는 인삼차나 생강차가 도움이 된다.

51. 전침이란?

　전침기(電針器)는 침을 찌른 부위에 전극을 연결하여 침에 전기를 흐르게 하는 의료기기로 경혈에 전기 자극을 줌으로써 치료효과를 극대화한다. 전침 치료는 2곳 이상의 혈 자리에 침을 놓은 뒤 약한 전류를 흘려보내는 방법으로 침 자극과 전기 자극을 함께 가해 질병을 치료하는 방법이다. 전침은 침을 중간 중간에 손으로 만져주는 효과도 있고 득기를 던져주는 효과도 있으며, 전침 자체의 저주파 자극을 주는 효과도 있다. 2개의 혈자리를 투자하는 효과도 얻을 수 있다.

　전침은 경락을 따라 이동시킬 목적으로 시술하는 것이기에 아시혈에 놓지 않고 경혈점에 놓는 것이 원칙이다. 12경락 중 음경보다 양경에서 더 효과가 있다고 주장한다. 곡지, 수삼리, 외관, 합곡에 전침 효과가 극대화되며, 견관절, 주관절에서 자극 효과가 큰 편이다. 하지에서는 족삼리, 현종, 태충 등의 효과가 좋다고 알려져 있다. 전침의 논리를 최적화하기에는 비거자법 보다는 거자법의 건측 부위에 전침을 거는 것이 더 효과적이다.

　한방용 전침의 케이블은 대개 빨강색과 검정색으로 구분이 되어 있다. 전침의 빨간색은 양극이고 전침의 검정색은 음극이다. 즉, 전침의 방향성은 전류(氣)가 빨강색에서 나와서 검정색으로 들어간다. 그러므로 몸속의 기 흐름 방향과 맞추어 주는 게 좋다. 몸속의 기의 흐름은 4지 말단에서는 구심성이다. 4지 말단을 제외하고, 팔꿈치에서부터 머리를 거쳐 무릎까지는 양기가 위에서 아래로 흐른다. 그리고 음기는 반대로 아래서 위로 흐른다는 가정이 존재한다. 4지 말단에서는 빨강색은 손과 발쪽에 걸고 검정색은 팔꿈치와 무릎 쪽에 가깝게 거는 것이 논리적이다. 그 외에는 팔의 경우 빨강색(양극)을 머리와 먼 쪽에 걸고 검정색(음극)을 머리에 가까운 쪽에 건다. 팔 이외에 머리와 몸통 다리 부분은 모두 빨강색(양극)을 머리와 가까운 쪽에 걸고 검정색(음극)을 머리에 먼 쪽에 건다. 색깔 구분이 없는 케이블은 먼저 뛰는 것이 양극이고 그 다음에 뛰는 것이 음극이 된다. 일부 설명서에는 무조건 머리 쪽에 양극을 놓고 머리에서 먼 쪽에 음극을 놓으라고 기록되어 있다. 이에 대한 세밀한 연구도 필요할 것으로 보인다.

주로 통증완화에 사용했으나, 지금은 불면증, 두통, 우울, 불안 등에도 효과가 있다는 연구결과에 따라 비통증 분야에도 많이 응용되고 있다. 또한, 전침 치료를 통해 뇌의 혈관장애로 인해 뇌 조직이 손상돼 발생하는 혈관성 치매의 인지기능 개선에 효과가 있다는 연구결과도 나왔다.

전침(electroacupuncture, EA)의 원리는 전압, 전류, 파형, 주파수, 진폭, 극성 등 다양한 인자(parameter)들의 구성으로 자극을 주는 것이다. 전압은 고정 값이며, 한의원에서는 이미 세팅된 의료기기에서 전류[46](current)를 조절하는 강도(intensity)만을 변화시킬 뿐이다. 이것은 매우 잘못된 방식이다. 전침 시술하기 전에 반드시 살펴보아야 할 부분이 반복자극의 빠르기에 해당하는 빈도(frequency, 주파수)를 설정하는 것이다. 대개 기본 설정 값으로 3Hz를 해놓고 있지만, 허리나 발목이 갑자기 삐끗해서 온 환자들에게는 100Hz로 전환시켜야 한다는 점을 간과하고 있는 것이다.

우선 강도차이를 따져보면, 고강도란 육안으로 근육수축이나 경련이 "움찔움찔" 관찰되는 강도이고, 저강도란 근육 수축은 나타나지 않고 톡톡 튀기는 감각을 환자만이 느끼는 정도의 자극을 말한다. 빈도(주파수)의 경우, 저빈도는 보통 1-5Hz, 고빈도는 50-100Hz 정도가 해당되고 고급사양의 의료기기에서는 100Hz 이상 고빈도를 구현하는 것도 있다.

전침자극은 고빈도(high frequency)와 저빈도(low frequency)에서 서로 다른 효과를 나타낸다는 것이 중요하다. 실험상에서도 다른 신경전달물질이 분비되는 것이 증명되었다. 2Hz의 저빈도에서는 몰핀의 40배에 해당하는 통증완화 '엔돌핀' 등이 분비되고 100Hz의 고빈도에서는 몰핀의 400배에 해당하는 통증완화 '다이놀핀' 등이 분비된다고 보고되고 있다.

---

[46] 전침기에서 전류의 세기(current), 강도(intensity), 진폭(amplitude), 밀리 암페어(mA)는 모두 같은 뜻이다.

일반적인 통증질환에 적용하려면, 저빈도나 고빈도중 어느 하나만 선택적으로 구현하는 단순한 전침기 보다는 두 가지를 3초 간격으로 교대로 구현하는 의료기기가 더 적합하다.

임상에서는 저주파 물리치료기나 전침기 모두 주파수를 조절하여 사용한다. 발목 염좌와 같은 급성 통증의 경우에는 일반적으로 고빈도(100Hz 전후) 및 저강도로 설정하고, 만성 통증의 경우 저빈도(10Hz 이하) 및 고강도의 자극을 시행하는 것이 기본이다. 전침은 저주파 치료의 일종으로 볼 수 있는데, 양방에서도 사용되는 저주파 치료의 주파수와 강도는 만성 통증의 경우 1~4 Hz, 30~80 mA, 급성 통증의 경우 80~120 Hz, 10~30 mA가 주로 사용된다. 보통은 연구결과에 의거하여, 전침기의 경우, 만성 3Hz와 급성 100Hz를 가장 많이 사용하며 전류의 세기는 아무리 높아봐야 13mA정도로 한다.

저주파 물리치료기와 전침의 근본적인 차이는 전류를 조절하는 강도(intensity)에 있다. 물리치료기는 피부에 자극하는 것이기 때문에 매우 강하게 자극한다. 그러나 전침기는 피부 속을 꿰뚫고 몸속 깊숙이 들어와 있는 침에 연결되기 때문에 전류의 강도가 약하더라도 환자가 느끼는 감각은 매우 크다. 저주파 물리치료기의 100mA는 전침기의 13mA 정도로 느낌의 차이가 크다.

저주파 물리치료기는 간섭파 치료기(Interferential Current Therapy)라고도 불린다. 두 개 이상의 서로 다른 중주파 교류 전류를 인체의 동일 지점에 교차 통전시켰을 때 조직 내에서 서로 간섭을 일으켜 저주파를 만들어 내는 방법을 이용한 치료법이다. 전침의 자극은 불쾌감을 줄 수 있고 같은 주파수를 반복적으로 사용하기 때문에 환자가 똑같은 자극에 적응하여 시간이 지나면서 자극에 무뎌진다는 단점을 보완한 것이 간섭파 치료기(Interferential Current Therapy)다. 간섭파 치료기는 통증을 느끼는 지점에서 2cm정도씩 떨어진 곳에 도자 컵을 부착시키고 A채널의 양극과 음극, B 채널의 양극과 음극 사이에 통증을 느끼는 지점이 위치하도록 하여 거기서 '맥놀이"가 발생하도록 하는 원리다. 이때에도 양극과 음극의 위치는 전침과 동일하다. ICT의 양극은 빨간색이고 음극은 하얀색이 된다. 팔이나 다리 같은 부분에는 A채널과 B채널의 음/

양극을 나란히 정렬하여 부착하고 허리 통증에는 A채널과 B채널의 음/양극을 교차하여 부착하는 게 일반적이다. 물리치료기는 통증부위에 직접 자극을 주는 것이 아니고, 통증부위에서 일정한 이격(離隔) 거리를 두고 포위하듯 도자 컵을 부착하여 간섭파가 통증 지점에서 일어나도록 하는 장치다.

또한 통증이 근골격 계에 있으면, 저빈도(10Hz 이하) 및 고강도의 자극을 시행하고 통증이 내장, 예를 들어 복통이나 두통, 불면 등에 있다면, 고빈도(100Hz 전후) 및 저강도로 설정하는 게 합리적이다. 저빈도 고강도는 찌릿찌릿 자극을 주는 것이고 고빈도 저강도는 부드럽게 쓰다듬는 것이다.

전침 강도를 높일 때에는 환자가 놀라지 않을 정도의 적절한 세기로 자극을 서서히 진행하되, 일반적으로 환자가 불편해하지 않는 범위에서 근육 연축이 약하게 발생하는 정도로 시행하여야 한다. 자극에 민감한 환자의 경우 전침 강도 조절 시 전침 자극 급변에 의한 갑작스러운 통증을 호소할 수 있으므로 강도를 높일 때 더욱 세심한 주의가 필요하다.

전침 자극으로 인한 환자의 불편감이나 이상 반응이 나타난다면, 신속하게 자극 강도를 낮추거나 전침 자극을 중단해야 한다. 전침 시술 부위 가까운 위치에 금속이나 전자장치가 삽입되어 있는 경우 또는 환자의 금기증 해당 여부에 대해 반드시 확인한 후 시술을 진행해야 한다. 임신 중이거나 인공 심장박동기 장착 환자는 절대 전침을 사용하지 말아야 한다. 그리고 전침시술시 좌우를 크게 교차하여 전류의 회로(circuit)가 심장부를 통과하지 않도록 해야 하며, 특히 심질환 환자에게는 좌우 넓은 부위의 교차를 주의하도록 한다. 반면에 전선만 넉넉하다면, 상하교차는 많이 권장되고 있다. 그리고 경동맥 가까운 곳에는 가급적 전침을 사용하지 말아야 한다. 전침이 불가하면 당연히 저주파 물리치료기도 불가하다. 전침의 경우, 한 사람의 환자라도 여러 경우의 수를 조합하여 시도하면서 최적의 효과를 유도해 나가는 게 중요하다. 전침을 본격 시행하기 전에 약간의 시간을 투자하는 게 좋은 방법이다.

전침을 걸 때에는 피부에 박힌 침 뿌리 부분에 집게를 걸어야 안정적이다. 만일 침 손잡이 부분에 걸게 되면 진동에 의해 "낭창낭창" 거리면서 침을 휘게 하여, 환자가 극심한 통증과 불쾌감을 호소할 수가 있다. 여러 후보 경혈점 중 중력의 힘을 가장 받지 않는 곳이나 침의 각도를 고려하여 선정하여 하며, 전침선에 중력이 많이 작용하지 못하도록 적당한 물건으로 눌러 놓아, 전침의 진동에 따라 자침한 침이 빠지지 않도록 하는 것이 노하우다.

전침의 강도는 약한 강도로 시작해서 근육의 움직임이 보이거나 환자가 참을 수 있을 정도까지 올린다. 자극을 시작하고 일정 시간이 지나면 해당부위가 전침자극에 이미 적응해버려, 자극이 오는 느낌이 감소하기에 환자가 약해졌다고 호소할 수도 있다. 이때에는 전침의 강도를 조금 더 세게 할 수 있다. 전침시간은 유침시간인 15분~20분에 맞추는 것이 일반적이다.

전침의 효과는 정말로 상상이상임에도 동네한의원에서는 전침을 너무 소홀히 대접하는 건 아닌지, 의료수가를 맞추기 위한 구색으로 여겨 아시혈에 놓은 아무 침에나 생각 없이 걸어 놓는 건 아닌지 반성할 필요가 있다. 합곡혈과 태충혈 등에 전침을 걸고 맹장염 수술을 하는 장면을 상기해보면, 전침은 통증마비에 최고의 효과를 가져다주는 고마운 도구다. 오늘날 개념으로 보면, 어쩌면 전침을 잘 활용하는 한의사가 명의일 수도 있다.

전침이야말로 구식 침과 현대과학이 만나는 접점이다. 국가가 관심 가져야 할 연구개발 분야이기도 하다. 전침을 더욱 연구하고 개발하여 '빈도와 강도'의 최적 조합을 통증 증상별 세분화하여 버튼 하나로 설정 변경할 수 있는 높은 사양의 전침기가 보급되어야 마땅하다.

52. 한의원은 치료 순서가 제각각

한의원에 가면 제일 먼저 원장실로 가서 진찰을 받는다. 그걸 초진(初診)이라 한다. 여러 가지를 묻고 진맥보고 침대에 누워서 복진도 한다. 혀도 보고 눈도 본다. 내과의원 갔을 때보다는 더 자세히 환자 몸을 관찰하고 얘기도 많이 나누어 친밀감이 높아진다. 초진진찰은 10분에서 20분간 진행된다.

그리고 치료실로 가면 핫팩 찜질을 10분간 실시하고, 물리치료를 15분간 한다. 그 다음 침을 맞고 15분 뒤에 침을 뽑은 다음 부항을 약 3분간 한다. 피를 뽑으면 '습부항'이라 하고 안 뽑으면 '건부항'이라 한다.

그러나 이런 순서가 한의원마다 제각각 다르다. 어떤 한의원은 침부터 맞는다. 배에 핫팩을 올려 둔 상태에서 합곡 2곳과 태충 2곳에 총 4곳에 자침한다. 물리치료가 끝날 때까지 4관에 유침을 계속한다. 물리치료 후에 본격적인 침을 놓는다. 주로 아시혈이라고 아픈 부위에 놓는다. 몇 개의 침에는 집게를 걸어 전침이라는 이름아래 전기 자극을 주기도 한다.

어떤 한의원은 엎드린 상태에서 부항부터 한다. 척추 뼈 양옆의 배수혈을 따라 작은 컵으로 촘촘히 건부항을 한다. 부항한 부위의 색깔을 자세히 관찰하고 손가락으로 눌러 보면서, 어디가 아픈지를 알아본다. 특정 배수혈의 색깔이 짙다면, 그 배수혈에 해당한 장부의 이상으로 판단한다는 얘기다. 그리고 핫팩을 하고 물리치료하고 배수혈이 말해주는 병증 경락에 자침하고 습부항을 한다.

어혈 약침, 봉침, 혹은 자하거 약침을 놓을 때에는 정해진 치료 순서가 바뀌기도 한다. 부항을 먼저하고 약침을 놓고 그 다음 일반 침을 놓는다.

어떤 한의원은 침을 놓고 침에 기기구술이라는 전자뜸을 끼워 온뜸을 하기도 한다. 아예 구멍이 있는 쑥뜸 통을 침에 끼우는 경우도 있다. 침 끝에 대롱대롱 작은 뜸을 붙이는 경우도 있다. 어떤 곳은 아예 침 끝을 불로 달구어 화침(火鍼)을 하기도 한다.

침을 놓는 부위도 제각각이다. 어떤 한의원은 아픈 부위만 침을 놓는다. 어떤 한의원은 오수혈이라 하여 팔꿈치 아래와 무릎 아래만 침을 놓는다. 어떤 한의원은 아시혈과 오수혈을 함께 자침한다.

침을 놓는 숫자도 다르다. 대개 침은 10개 정도를 놓는다. 어떤 한의원은 딱 6개만 놓는다. 어떤 한의원은 매번 20개 이상을 놓는 곳도 있다.

진맥도 가지가지다. 초진 때만 진맥하는 한의원도 있고 침놓기 전에 매번 간단히 진맥하는 한의원도 있다. 초진 때 양쪽 팔목을 번갈아 진맥하는 곳도 있고 오른 팔목만 진맥하는 곳도 있다. 세 손가락으로 진맥하는 곳도 있고 두 손가락으로 진맥하는 곳도 있다. 어떤 한의원은 목이나 발목 근처에서도 진맥을 한다. 그냥 대었다가 성의 없이 떼는 한의사도 있고, 눌렀다가 힘을 뺐다가를 반복하는 곳도 있다. 더 큰 문제는 진맥한 후에 아무 말도 안 한다는 것이다.

치료실에 누워있으면 빨간 불이 따뜻하다. 적외선 조사기다. 이것도 핫팩부터 부항이 끝날 때까지 주리장창 틀어주는 곳이 있는 가하면, 어디는 유침 때만, 어떤 한의원은 유침과 부항 때만 가동시키는 등 정말로 제각각이다.

재진부터 환자는 고개를 갸우뚱 한다. 접수실 간호사가 원장을 볼 필요 없이 치료실로 직행하라고 한다. 양방의원에서는 없던 일이라 당황스럽다. 혹 원장실에서 단 10초라도 오늘은 어떠시냐고 묻는 한의원도 있긴 하다. 그러나 그런 곳조차 많지 않다. 물론 치료실 침상에서 자침 시, 원장과 환자는 병세에 관해 대화를 한다. 그런데 침놓는 부위에 따라 어느 날은 원장 얼굴 한번 못보고 치료실을 나오는 경우가 있다. "face-to-face", 어떤 환자들은 이 부분을 매우 중요하게 여기기에 무시당했다고 생각할 수 있다. 요즘 젊은 원장들 중에는 재진일지라도 원장실에서 "오늘은 좀 어떠시냐?", "팔을 들어 봐라", "뒷짐을 져 봐라"하고 근골격계 상태를 매번 꼼꼼히 따지는 한의사들이 늘어가고 있는 현상은 고무적이다. 친절한 한의사는 병원을 나갈 때에도 간단히 나와 인사를 한다. 무뚝뚝한 노년 한의사 시대는 가고 인사성이 깍듯한 젊은 한의사가 늘어 가고 있는 추세다.

65세 이상 환자는 의료수가의 불합리성 때문에, 건보약이 함께 나가는 게 일반적이다. 대개는 작약감초탕이나 궁하탕이지만, 양방 의원이라면, 약의 이름과 용도를 원장이 말해준다. 그러나 대부분의 한의원 원장은 처방약을 받아 갈 때 코빼기도 볼 수 없다고 불평하는 환자도 있다. 같은 한의원을 10년 이상 다닌 할아버지들 중에 아직도 자신이 받아 복용하는 건보약이 작약감초탕 인지 평위산 인지, 약 이름을 모르는 분이 허다하다.

　의료서비스도 일종의 서비스다. 서비스는 고객을 만족시켜야 한다. 고객과의 좋은 관계유지가 중요하다. 특히 동네 한의원은 환자와 가족처럼 친해져야 한다. 귀찮게 하는 환자가 있을지라도 환자를 귀찮게 생각하는 한의사는 없어야 한다. 의술은 돈 버는 직업이기 이전에 아픈 사람을 불쌍히 여기고 그 고통을 덜어 주기 위해 최선을 다해야 하는 하늘이 내려준 천직이기 때문이다. 돈은 쫓아 가면 멀리 달아난다. 자기 직분에 충실하다 보면, 돈은 자연히 따라 붙게 되어 있다.

　한의원 치료순서는 편의성으로 구성되기 보다는 가장 치료효과가 높은 방향으로 설정되어야 하고 그 방향이 혹 손이 더 가고 한의사가 힘들지라도, 환자의 만족도가 높아지면 명의로 소문나고, 그 만큼 보람과 돈으로 충분히 보상받을 수 있을 것이다. 한의사는 칭찬받는 직업이 되어야 하고 환자는 늘 모셔야 하는 집안 어른과 같은 대우를 받기를 원한다. 퉁명스럽고 쌀쌀맞고 짜증내는 한의사는 의술이 월등히 뛰어나지 않는 한, 절대 친절하고 싹싹한 한의사를 이길 수 없다. 경쟁 시대가 더 좋은 서비스를 요구하고 있다. 더 좋은 서비스를 계속 개발하는 것이야말로 한의원 포화(飽和) 시대의 사명이다.

53. 생리불순

생리는 달마다 반복되는 여성의 생리 현상이라는 의미의 '월경'을 지칭하는 단어다. 생리는 본래 월경이라 불렀지만, 돌려서 점잖게 말하려고 생리라는 표현을 쓰게 되었다. 월경을 '달거리'라고도 한다. 여성이 한 달에 한번 하는 것에서 유래한다. 월경에 해당하는 영어 단어(menstruation)도 "달"이라는 뜻을 가진 라틴어 멘시스에서 유래하였다. 태어나서 처음 하는 월경을 '초경(初經)'이라 한다.

최근 식생활의 변화와 환경오염 등의 탓인지, 생리불순 문제가 많이 발생한다. 급격한 다이어트로 인한 갑작스러운 체중변화, 극심한 스트레스 등으로 무월경(無月經)도 많아진다. 정상적인 생리의 주기는 21~40일이며, 보통 2~7일 동안 생리를 한다. 정상적 생리는 덩어리가 없이 맑은 선홍색을 띠어야 한다. 주기가 불규칙해지고 생리량의 변화가 심하고 밀도와 색깔이 평소와 달라진다면 정상적인 생리가 아니다.

여성의 생리는 자궁의 거울이다. 자궁건강 상태를 생리가 말해준다. 생리통, 지속적인 무월경, 생리불순, 생리 과다 등의 증상은 자궁근종을 비롯한 자궁내막증, 질염 등의 질환과 연관성이 있다. 그리고 생리전 증후군은 하복부 및 유방 불편감, 부종, 두통, 감정기복 등이 있다.

황제 내경에서 "여자는 보통 14세에 초경을 해서 49세에 폐경을 한다."고 기록되어 주로 7세 단위로 몸이 달라진다고 보고 있다. 여성의 생리는 생식능력이 있는 여성을 의미하고 초경은 임신 가능성의 시작이고 폐경은 여성시대를 마감하는 의미를 갖고 있다.

한의학에서 자궁은 혈해(血海)라고 하여 '음혈이 많이 모인 장부'라고 말한다. 혈액이 많이 모여 있는 곳이기 때문에 문제의 원인을 보통은 혈(血)에서 찾는다.

중국 한나라 시절 의서인 '금궤요략'에 온경탕(溫經湯)에 관한 스토리텔링이 나온다. "어떤 50세 부인이 여러 날 하혈(下血)을 했다. 밤만 되면 열이 나며 아랫배가 당기기도 했다. 배가 그득하고 손바닥에 후끈하게 열이 나며 입술이 바짝바짝 마른다."고 선생님에게 처방을 물었다. 이에 선생님은 "입술이 말라 있는 모습을 보니, 이 병은 어혈(瘀血)이다. 어혈이 아랫배에 남아 있기 때문이다. 이런 경우엔 온경탕으로 치료해야 한다."고 답했다. 오늘날의 시각으로 보면, 갱년기 여성이 겪는 여러 증상(하혈, 조열, 소복통, 수족번열, 구건)에 온경탕을 처방한 것이다.

우리나라에서는 온경탕(溫經湯)이 동의보감, 방약합편 등 여러 의서(醫書)에 실려 있다. 조경산(調經散)이라고도 하며, 일명 대온경탕(大溫經湯), 천금조경탕(千金調經湯)이라고도 한다. 치월후부조(治月候不調), 즉, 월경이 고르지 못할 때 쓰이는 대표적 처방이다. 월경이 적거나 많을 때, 또는 자주 유산을 하여 어혈이 체내에 머물러 있거나 입과 입술이 마르고 수태(受胎)하지 못하는 데 많이 쓰인다.

온경탕의 약재구성은 당귀(當歸), 천궁(川芎), 백작약(白芍藥), 인삼(人參), 자감초(炙甘草), 반하(半夏: 법제한 것), 모란피(牡丹皮), 아교주(阿膠珠), 오수유(吳茱萸), 육계(肉桂), 생강(生薑), 맥문동(麥門冬)이다. 전체적인 그림을 그려보면, 사물탕의 3/4과 사군자탕의 1/2로 구성되어 기를 보하면서 혈을 더욱 많이 보강하는 모양새다. 따뜻한 약재인 인삼, 육계, 생강, 오수유와 더불어 차가운 약재인 맥문동, 모란피를 섞어 적절한 조화를 이루었다. 반하는 녹이고 아교주는 반대로 끈적끈적하게 해주는 역할을 하는데, 아마 점도 조절을 염두에 두어 그렇게 한 듯하다.

온경탕은 기본 구성만 준수하고, 나머지 용량과 비율은 다소 유동적이다. 생리량, 점도, 주기, 색깔에 따라 해당역할을 하는 약재가 변동적일 수밖에 없다. 혈이 너무 부족해 사물탕의 숙지황까지 들어와 구성이 바뀌면, 탕약명도 궁귀교애탕이나 조경종옥탕으로 변경된다. 4/4의 사물탕과 1/4의 사군자탕의 그림으로 바뀌는 모양새다.

생리불순은 산후조리를 제대로 하지 않아서 생기기도 한다. 보통 산후에는 시어머니나 친정어머니가 산모에게 보약을 해준다. 출산 후 시기, 임신 출산과정에서의 출혈의 정도, 개별적인 체질의 차이, 산후풍의 진행 정도, 산후 부종과 비만의 상태유무에 따라 생화탕, 보허탕, 조경산 등으로 구분한다. 이중 생화탕은 당귀, 천궁, 숙지황, 자감초, 포건강, 도인, 익모초가 들어간다. 해산 후 오로(惡露)가 잘 나오지 않으면서,

아랫배가 아픈 데 쓰며 해산을 쉽게 하고 해산 후에 올 수 있는 병을 예방하기 위해서도 쓰는데, 복용 후 생화탕(生化湯)의 놀라운 자궁수축력에 감탄한다. 그 때문에 생리량이 일시에 많아 질 수 있다. 도인과 익모초가 어혈을 제거하고 부종을 없애는 데 막강한 힘을 발휘한다. 다이어트 약으로 응용하기도 한다.

유럽갱년기의학회 학술지에 실린 논문(2016)에는 생리통에 '소복축어탕'이 효과가 있다고 발표되었다. 한방에서 소복(小腹)이라 함은 아랫배를 말한다. 즉, 아랫배(자궁)의 어혈을 축출해 내는 약이라는 뜻이다. 포황, 오령지, 몰약, 현호색(연호색) 등의 약재가 두드러진다. 포황은 방망이 모양의 부들 꽃의 노란 꽃가루인데, 어혈제거 효능이 특출하다. 날다람쥐 똥인 오령지는 소화제로도 사용되지만, 뭐니 뭐니 해도 자궁질환에 특화된 약재다. 몰약은 송진처럼 나무진액이 말라 딱딱해진 것으로 어혈제거 용이다. 현호색은 아편과 같은 진통제이며, 자궁통증의 진통에 특화된 약이다. 한마디로 소복축어탕은 생리통을 위하여 만들어진 탕약인 것이다. 양방의 소염진통제나 호르몬제재에 비해 소복축어탕은 부작용이 거의 없다. 주로 소음인에게 맞지만, 대체로 모든 사람에게 쓸 수 있다는 장점이 있다. 설사가 있는 경우엔 당귀를 감한다. '소복축어탕'은 자궁을 깨끗이 청소하고 비워주는 과정에서 통증이 사라진다는 개념이다.

2020년 11월부터 생리통 질환에 대한 첩약 처방에 대한 건강보험 시범 적용이 진행 중이다. 생리통 건강보험 탕약 중 '현부이경탕'이라는 것이 있다. 주로 '현호색'과 '향부자'가 주된 역할을 한다. 또한 봉출은 혈액순환을 도와주고 어혈(瘀血)을 제거해 주는 활혈거어약(活血祛瘀藥) 역할을 한다. 부작용으로는 월경이 과다하게 나오는 사람과 임산부에게는 맞지 않는다.

생리불순과 어지럼증 및 빈혈 증상이 있는 경우엔 당귀작약산을 사용한다. 눈이 충혈 되고 머리나 어깨가 아프며 생리불순일 때에는 계지복령환도 사용한다.

생리통도 4가지로 분류하여 처방하여야 한다고 주장하는 사람도 있다. 혈어에는 현부이경탕, 한습에는 오수유탕, 습열에는 용담사간탕, 기허혈허에는 십전대보탕을 많이 쓴다. 이 경우는 딱히 그 약들이 생리통 전용이라 말하기 힘들어진다. 현 상태나 체질에 맞추다 보면 보사법(補瀉法)에 의해 균형이 잡히면서 생리통증이 저절로 사라진다는 논리다.

54. 밤에 오줌 싸는 아이

옛날 옛적에 어린이가 이부자리에 오줌을 싸면 키를 뒤집어쓰고 이웃집에 소금을 얻어오라고 보낸다. 그러면 이웃집 어른들은 활짝 웃으면서 소금을 건네준다. 정상적인 어린이는 만 5세정도가 되면 완벽하게 대소변을 가린다. 야뇨증이 있는 어린이들은 꿈속에서 소변을 보다가 깜짝 놀라 일어나보니 요에 오줌을 싸는 일이 허다하다.

향약집성방에는 오줌싸개의 원인을 다음과 같이 규정하고 있다. "소아 유뇨(遺尿)는 방광이 식어서(차갑기 때문에) 물을 통제하기 못해서 발생한다. 방광은 진액을 담당하는 장부로서 신(腎)과는 겉과 속의 관계가 된다. 신장은 물을 담당하고, 신기는 하부로 음에 통해 있다. 소변은 수액의 여분이다. 방광이 식으면 물을 통제하지 못하기 때문에 유뇨하는 것이다."

오줌은 많이 나온다고 좋은 것도 적게 나온다고 좋은 것도 아니다. 그리고 낮에 나오고 밤에는 안 나와야 한다. 목표함수는 최대 값이나 최소 값이 아니다. 최적 값이 되어야 한다. 제약조건은 야간 시간대가 된다. 목표함수와 제약조건을 충족시킬 수 있는 방법은 조절과 통제다. 수전에서 물이 샌다면, 수도꼭지를 꽉 잠글 수 있는 힘이 없거나 고무패킹이 낡은 것이다. 후자는 인체에 비유하면 노화다. 소아 야뇨는 전자에 해당한다. 어린이가 힘이 부족한 것이다.

한방에서 야뇨증은 '방광허'로 부르기 보다는 대개 '신허'라 부른다. 허증은 또 음허와 양허로 세분화 된다. 이론적으로는 야뇨의 병리현상은 방광(膀胱)이 양허이고 신(腎)이 음허가 된다. 그러나 약 처방에 이르면 방광(膀胱)을 그냥 신(腎)에 통폐합시켜 버린다. 보방광약(補膀胱藥)은 보기 힘들다. 보신약(補腎藥)이 주류다. 그래서 야뇨증의 치료 처방은 보신음 아니면 보신양의 2가지 방향뿐이다. 육미지황탕, 보중익기탕, 보화환, 삼령백출산, 팔미지황환 등이 바로 그러한 처방에 속한다. 그런데 음이나 양을 마냥 키우는 것이 목적이 아니라 균형을 맞추고 조절하는 것이기에 이런 처방만으로는 꼭 2%가 부족하다. 부족한 2%를 보충하기 위해 주로 상표초나 해마, 계내금(鷄內金) 등을 첨가한다.

신허 중 뇨의(尿意)를 제어하는 힘을 높이는 데에는 상표초가 무난하다. 상표초란 사마귀의 알둥지를 말한다. 왕 번데기처럼 생긴 것이 손으로 들어보면, 매우 가볍다. 대개 녹용, 육종용, 토사자와 같이 쓴다. 상표초탕은 대부분의 야뇨증에 적합하다. 상표초탕의 구성은 상표초, 원지, 석창포, 용골, 인삼, 복신, 별갑 각 10그램, 당귀 5.7그램, 갈근, 계피, 각 3.75그램, 마황, 행인, 구감초 2그램이다. 상표초의 가격이 높기에 상표초탕의 가격은 녹각 보약에 준하는 수준이다. 성질이 따뜻하여 음허화왕에게는 안 맞을 수도 있지만, 이런 경우의 야뇨증은 극히 드물어 한의원에서는 거의 야뇨증의 대표주자가 상표초탕이 된다.

본초강목습유에는 야뇨증에 해마(海馬)가 등장한다. 해마는 제주도산을 최고로 여긴다. 요즘에는 수급(受給)이 불안정하여 구하기가 어렵다. 해마는 기가 허한 사람에게 좋고 성질이 따뜻하여 열이 많은 사람에게는 안 맞는다. 본초강목습유에는 여자 어린이의 야뇨증에는 구기자가 좋다고 기록되어 있다. 요즘에는 산수유도 많이 사용한다.

계내금(鷄內金)은 닭 모래주머니의 내막이다. 네이밍을 보면, 닭의 몸 안에 있는 황금이라는 뜻이다. 두꺼운 막이 황색을 띄기 때문에 금(金)이라는 명칭이 붙었다. 술안주로 많이 먹는 닭똥집과 맞붙어있는 두꺼운 막이다. 시장에 있는 닭똥집은 막을 제거하고 파는 것이기에, 닭똥집을 많이 먹는다고 계내금 효과를 보는 것은 아니다. 계내금은 성질은 가볍고 부서지기 쉬우며, 꺾은 면은 각질이고 광택이 있다. 비린내가 약간 있고 맛은 쓰기에 그냥 먹기는 매우 불편하다.

이 밖에도 야뇨증에 많이 쓰이는 약재로는 구운 은행, 부추, 파고지, 오약, 익지인 등이 있다. 요즘은 어린이뿐만 아니라 입시에 시달리는 청소년도 야뇨증을 보인다. 스트레스와 정신적 문제를 갖고 있는 성인도 오줌을 지리는 경우가 많아진다. 그렇다고 정신과 약을 복용하는 것은 "언 발에 오줌 누는 격"이다. 야뇨증 치료는 한약이 거의 독보적이다. 어떠한 양약도 한약을 따라 잡지 못할 정도다. 평생 양방을 신봉하던 사람들도 자녀의 야뇨증 때문에 한방으로 전향한 사례가 많다. 3일 정도만 복용해도 효과에 대한 만족도는 매우 높다. 어린이가 오줌 싸면 이웃집에 소금을 얻어오라고 창피를 줄 것이 아니라, 안타깝게 생각하고 치료부터 해 주어야 하는 것이다. 그렇다고 모든 분야에서, 한방을 무조건 신뢰하라는 얘기를 하는 것이 아니다. 야뇨증 분야에는 한방이 우수(優秀)하다는 말을 하고 싶은 것이다. 양방이 더 우수한 분야는 양방을 찾아가야지 한방만을 고집하는 건 미련한 짓이다. 한의사가 양방 병원을 찾아가 위암수술을 받는 것이 하나도 이상할 것이 없고, 반대로 양의사가 자기 자녀의 야뇨증을 고치기 위해 한의원을 찾는 것도 너무도 당연한 것이다. 치료는 미련한 이데올로기 싸움이 아니라, 지혜로운 선택의 문제라 본다.

55. 이명

　귀 울림이나 잡음이 끊임없이 들리는 것을 '이명'이라 한다. 환청과는 다른 것이다. 환청은 공연히 의미 있는 말소리나 멜로디나 박자가 있는 음악 소리 등이 들리는 것이다. 반면 이명은 '삐', '쉿', '윙', '지' 같은 의미 없고 규칙성이 없는 잡음이 들린다. 우리 주변에 귀 울림으로 고통 받고 있는 사람은 의외로 많다. 이명 증상으로 병원을 방문하면 "이명이니 메니에르니"하면서, 신경안정제와 항우울제 혹은 진정제를 주로 처방한다. 이때 증상은 완화되지만 금세 재발된다. 환청도 아닌데 정신과 약으로 이명을 치료한다는 논리 자체가 어떻게 성립되었는지 이해하기가 어려워진다.

　한방에서도 이명은 치료하기 까다로운 질환으로 분류하고 있다. 이명은 원인이 불분명한 질환이다. 큰 병이나 정신적 충격 후에 이명이 발생하기도 한다. 교통사고와 같은 외상(外傷)후에 이명을 호소하는 사람도 있다. 자연치유력을 높여 우리 몸이 스스로 이명을 극복하게 하는 수밖에 없다. 몸속에서 균형이 깨지고 인체 항상성이 상실돼, 머리와 가슴에 열이 집중되고 사지말단 부위의 체온이 저하되는 과정에서 귀로 가는 기혈의 흐름이 비정상적으로 되어 이명이 생긴다는 것이 한의학의 일반적인 주장이다. 한의원에 가면, 이명, 난청 등 내이(耳) 질환에도 침술이 적용된다. 그러나 침만으로 쉽게 낫지 않는다.

　동의보감에 이명은 자주 등장한다. 그러나 자세히 들여다보면, 중구난방(衆口難防)으로 정답이 없다. 동의보감은 거의 황제내경을 비롯한 중국의학서를 베낀 것이지만, 그나마 출처를 명기하고 우리나라의 사정에 접목하려 했던 점은 인정할 만하다.

　동의보감에서는 이명의 원인을 주로 기가 부족해서 발생한다고 표현하고 있다. "'영추'에 사기(邪氣)가 들어 있는 것은 모두 기가 부족하기 때문이다. 상초(上焦)에 기가 부족하면 뇌수(腦髓)가 그득 차지 못하게 되어 심한 이명(耳鳴)이 있고…"

동의보감에서는 이명을 담에 의한 것일 수 있다는 뉘앙스로 이렇게도 기술하고 있다. "담증(痰證)에 대한 것은 옛날이나 지금이나 다 자세하지 못하다. 의학책에서 현음(懸飮), 유음(留飮), 지음(支飮), 담음(痰飮) 등 여러 가지 음(飮)들은 차이가 있다고 했으나 이 병의 원인은 알 수가 없다. 그러나 담으로 혹 두풍증(頭風證)과 어지럼증(현훈: 眩暈)이 생겨 눈앞이 아찔하고 이명(耳鳴)이 있으며…"

동의보감에서는 이명이 신로(腎勞: 정(精)이 부족함)에서 기인한다고 기술하고 있다. "오줌이 노랗고 탁하거나 붉으며, 빈뇨이고 다 누고 난 다음에 방울방울 떨어지며 허리가 아프고 이명(耳鳴)이 있으며 밤에 꿈이 많은 것은 신로(腎勞)다(천금)." 이럴 땐 소안신환(小安腎丸)을 처방한다. 감기 기운인 듯 하면서 이명이 오면 십신탕을 처방한다. 본래는 십신탕은 음양 양감의 풍한두통, 한열, 무한을 다스리는 데 쓰인다.

동의보감에서는 "성을 잘 내는 사람, 신경을 너무 쓰는 사람, 피로가 너무 심한 사람, 술을 많이 먹는 사람, 성생활이 과도한 사람이 이명난청이 쉽게 생기며 잘 낫지 않는다."고 했다.

동의보감이 인용한 황제내경 원전을 자세히 살펴보면, 맥해(脈解)에 "이른바 귀가 운다는 것은 양기에 힘입어 만물이 위에서 성(盛)하여 뛰니,…"라고 하였다. 구문(口問)에서는 "위(胃) 속이 비면…, 귀가 울린다."라고 하였으며, 해론(海論)에서는 "수해(髓海)가 부족하면 뇌가 돌면서 귀가 운다."라고 하였다. 결기(決氣)에서는 "정(精)이 다 빠지면 귀가 안 들리고,… 뇌수(腦髓)가 줄어들고, 종아리가 시큰거리며, 귀가 자주 울린다."라고 하였다.

수(隋)나라 소원방(巢元方) 등이 610년에 저술한 '제병원후론(諸病源候論)'의 이병(耳病)에서는 "신기(腎氣)는 귀로 통하여 … 이명이 된다."라고 하였다. 중국 금나라 유완소(劉完素)가 1152년에 편찬한 '소문현기원병식(素問玄機原病式)' 제2권에서 "만약 수(水)가 허하고 화(火)가 실하여 열기가 심하게 올라가 귓속으로 치솟아 오르면, 귀청을 두드려 여러 가지 소리가 나게 된다."라고 하였다.

이명(耳鳴)은 허(虛)와 실(實)로 나눈다. 명(明)나라 조헌가(趙獻可)가 1617년에 지은 '의관(醫貫)' 제5권에서 "이명이 손으로 귀를 막으면 울지 않거나 혹은 덜해지는 경우는 허(虛)한 것이고, 손으로 막으면 더 우는 경우는 실(實)한 것이다."라고 하였다. 1624년 명나라의 장개빈(張介賓)이 저술한 '경악전서(景岳全書)' 제27권에서는 "귀가 갑자기 울리면서 소리가 큰 경우는 대부분 실증(實證)이고, 차츰차츰 울리면서 소리가 작은 경우는 대부분 허증(虛證)이며, 젊은이가 몸이 건강하고 열이 왕성한 경우는 대부분 실증이고, 중년으로 몸이 쇠약하면서 화(火)가 없는 경우는 대부분 허증이다. 술과 자극성 있는 음식을 즐겨 먹어 본래 담화(痰火)가 많은 경우는 대부분 실증이고, 질청(質淸)하고 맥이 세(細)하며 평소에 피로를 자주 느끼는 경우는 대부분 허증이다."라고 하였다.

실증(實證)은 대부분 화담(化痰), 청화(淸火), 사간(瀉肝)을 위주로 다스려야 하며, 허증(虛證)은 보신자음(補腎滋陰), 익기양혈(益氣養血)을 위주로 치료하여야 한다.

실증의 어혈로 일어나는 귀울림은 도홍사물탕(桃紅四物湯), 통규활혈탕(通竅活血湯) 등을 가감하여 쓴다. 간화(肝火)로 일어난 귀울림은 용담사간탕(龍膽瀉肝湯)을 가감하여 쓴다. 담화(痰火)로 일어난 귀울림은 황련온담탕(黃連溫膽湯)을 가감하여 쓴다.

허증의 신허(腎虛)로 일어난 귀울림은 육미지황탕(六味地黃湯)을 가감하여 쓴다. 신음(腎陰)이 허하면서 양이 치우치게 드센 경우에 생기는 어지러움과 귀울림에는 앞의 처방에다 자석(磁石), 구판(龜板) 등을 더해 쓴다. 기가 허하여 일어나는 이명은 보중익기탕(補中益氣湯)을 가감하여 쓴다. 기와 혈이 모두 약해진 것을 치료할 때에는 십전대보탕을 쓴다. 소음인 체질의 사람들에는 숙지황 대신 사인을 넣고 백복령 대신 진피를 넣는다.

풍열외습형(风热外袭型) 이명에는 소산풍열(疏散风热)해야 하며, 은교산 혹은 승강산을 처방한다. 심간화왕형(心肝火旺型) 이명에는 청간사화(清肝泻火)해야 하며, 용담사간탕(龙胆泻肝汤)을 처방한다. 담화옹결형(痰火壅结型) 이명에는 거담화탁해야 하며, 가미이진탕 등을 처방한다. 기체혈어형 이명에는 '이기활혈화어' 해야 하며, 활혈탕을 처방한다. 기혈부족형 이명에는 기혈쌍보해야 하며, 익기승양하고 익기총명탕, 여귀비탕을 처방한다.

이 부분까지 읽으면 보통의 일반적 탕약을 상태에 따라 처방한다는 내용이다. 딱히 이명에 적합한 한약이 없는 것이다. 이롱좌자환(耳聾左慈丸)에는 이름에 '귀(耳)'가 나온다. 육미지황에 자석을 더 한 것이다. 자석양신환도 이명에 특화된 탕약이다. 이명에 첨가하는 약재는 주로 육종용, 토사자, 석창포, 선퇴, 창이자 등이 있다. 코와 귀가 연결되어 있어 그런지 코에 좋은 약재가 이명에도 많이 들어간다. 오령산에 이런 약재들을 가미하여 이명에 응용하기도 한다.

　이명에는 정답이 없다. 원인을 알 수 없기 때문이다. 결국 돌고 돌아 신(腎)에게 다시 찾아와 답을 묻고 있다. 요즘에도 한의원에서 이명을 신허(腎虛)와 많이 결부시킨다. 신허(腎虛)란 신장(콩팥)이 나쁘다는 의미로만 귀결되지 않는다. 옛날 사람들이 말하는 신(腎)은 부신피질 호르몬 계통과 비뇨생식기를 모두 포함한 개념이라 범위가 의외로 넓어진다. 과로, 무절제한 성생활, 오랜 병이나 스트레스로 인한 면역력 저하와 무기력 등을 모두 포함한다. 이명 치료로 이름난 한의원에서는 주로 2가지 탕약이 제일 많이 나간다고 한다. 육미와 팔미. 전자는 신음허로 보았다는 것이고 후자는 신양허로 판단했다는 것이다. 귀에 좋다는 창이자나 석창포, 자석 따위를 첨가하지 않고 거들떠도 안 본다 한다. 귀에 집중하지 않고 오직 신장에 집중하니 치료가 되더라는 얘기다.

　이명은 수분변조에 기인한다고 주장하는 사람도 있다. 일종의 물의 불균형 분포에 따른 진동현상으로 본다는 논리다. 그러므로 물을 다스려야 하는 데, 먼저 배출해야 하는 지, 보충해야 하는 지를 결정하고 분포의 균형과 순환이 원활해지도록 탕약을 써야한다는 개념이다.

　방송이나 인터넷에 떠도는 이명에 관한 명의(名醫) 스토리는 크게 믿을 게 없다고 본다. 일부 한의원이 소명탕(?)이니 이명탕(?)이니 하면서 대대적으로 홍보하고 있지만, 제약회사 입장에서 보면 미덥지 않은 우물 안 개구리 외침으로 밖에 치부하지 않는다. 많은 이들에게 범용하여 치료될 수 있는 이명 치료약이었다면, 아마 다국적 기업인 화이자나 롱프랑에서 거금 주고 그 처방을 사갔을 것이다. 우리나라뿐만 아니라 전 세계에 이명 환자가 얼마나 많겠나? 이명치료는 개인마다 다 다르다. 돋보기처럼 대충 쓰면 잘 보이는 원시용 안경이 아니다. 원시에 난시 그리고 근시까지 혼합된 형태인데 몇 가지 기성제품화가 된 돋보기로는 어림없다는 것이다. 이명치료는 그래서 기성복 스타일이 아니라 맞춤복 스타일이어야 한다. 자신에게 맞는 이명치료 한약을 찾는 것은 매우 긴 여정이다. 표준화된 이명 치료제가 나올 수 없기 때문이다. 한의사가 점쟁이도 아닌 데, 처음 딱 보고 이 약이라고 맞출 수 없는 논리구조이기 때문이기도 하다. 다행히 인내심을 갖고 한의사와 환자가 계속 소통하며 탕약 구성을 맞추어 나가다 보면, 결국은 찾게 되어 있다. 그건 한의학 역사 기록에서 치료사례로 입증하고 있다. 치료약은 후보자가 많이 있다. 아니 너무 많이 있다. 그런데 어떤 약이 이 환자에게 맞을 것인지를 선택하기가 쉽지 않다.

　명의를 찾아 이 한의원 저 한의원 돌아다니는 것보다, 갓 졸업한 한의원 원장이라도 계속 한 곳을 다니면서 꾸준히 치료받고 고치는 게 훨씬 좋은 방법이다. 이번 약은 어떻다, 저번 약은 어떠했다 하고 한의사와 환자가 함께 맞춤 약을 찾아가는 긴 여행을 떠나는 것이 유일한 해결방법이다. 어차피 이 병원 저 병원, 양방, 한방 떠돌면서 이명을 앓은 지가 10년이 넘지 않았던가? 2년 정도 신뢰를 주고 인내하고 투자하면, 평생을 짊어지고 살아야할지도 모를 지긋지긋한 이명과 헤어질 수가 있기에 희망적이라 본다. 이명(耳鳴)은 분명 고칠 수 있는 질병이다. 그러나 시간이 많이 걸리는 단점이 있을 뿐이다. 이명(耳鳴)엔 일편단심(一片丹心)이 명약이다.

56. 땀이 많이 날 때에는

땀의 주된 기능은 체온조절이다. 몸에 열이 증가하면 그 열을 감소시키기 위해서 피부를 통해 땀을 내어 체온을 조절한다. 또한 땀은 몸속에 있는 불순물들을 몸 밖으로 배출시킨다. 적당량의 땀은 염증이나 암을 예방한다. 그리고 땀은 피부가 건조해지는 것을 막아주는 역할도 한다.

적당량의 땀은 건강하다는 신호다. 땀은 흘리지 않아도 문제지만 너무 많이 흘려도 문제다. 과유불급(過猶不及)이다. 땀을 너무 많이 흘리면 다한(多汗)이라 한다. 유독 땀을 많이 흘리는 사람들이 있다. 심하면 속옷을 여벌로 준비해야 할 정도다. 더운 날씨가 아닌데, 과도하게 땀이 나는 경우가 잦다면 다한증이다. 전신에 땀이 나는 다한증과 손이나 발, 겨드랑이, 사타구니, 얼굴 등 특정 부위에 유독 심하게 증상이 나타나는 국소 다한증으로 구분된다.

지하수나 지표수처럼 땀에도 깊이가 있다. 심한(深汗)과 천한(淺汗)으로 구분한다. 날씨가 더워서 흐르는 땀, 밥을 먹거나 긴장할 때 흐르는 땀을 천한(淺汗)이라고 한다. 권투선수가 체중조절을 위해 사우나에서 억지로 빼는 땀도 천한(淺汗)이다. 심한(深汗)은 몸속 깊은 곳에서 흘러나오는 땀을 말한다. 운동을 하면서 흘리는 땀을 말한다. 깊은 곳에서부터 나오는 땀을 적당히 흘려야 노폐물이 제거되면서 건강에 도움이 된다.

손과 발바닥이 금세 축축해지는 사람이 있다. 책이나 노트가 젖을 정도다. 손과 발바닥의 땀은 긴장상황에 교감신경이 항진되면서 땀이 난다. 양방에서는 수족다한증에 교감신경을 차단하는 수술을 하는데, 이후 손발에 나던 땀이 겨드랑이나 코밑과 같은 다른 부위로 옮겨가는 경우가 발생하여 더 난감해 지기도 한다.

한방에서는 낮에 많이 나는 땀은 자한(自汗)이라 하며 기운이 허해서 난다고 주장한다. 밤에 잘 때 나도 몰래 나는 땀은 도한(盜汗)이라 하고 음분(陰分)이 약해서 난다고 한다. 도한은 잠잘 때에는 땀이 나다가 잠에서 깨어나면 곧 땀이 멎는 것을 말한다. 잠잘 때 나는 땀이라 하여 침한(枕汗)이라고도 한다. 땀이 많이 나면 진액이 빠져 나간다고 생각한다. 자한(自汗)에는 보중익기탕을 주로 처방하고 도한(盜汗)에는 당귀육황탕을 많이 처방한다.

일반적으로 땀을 많이 흘리는 체질은 태음인이다. 태음인은 간이 크고 폐가 작으며, 심장이 약하고 변이 무르다는 판별기준을 갖고 있다. 그렇다고 다한증 환자가 모두 태음인은 아니다. 태음인과 소양인은 전체적으로 땀이 적당히 많은 것이 건강하고, 너무 적게 나면 건강하지 않은 것이다. 또 소양인이 발에 땀이 나지 않아 양말이 돌아갈 정도면 건강상태가 아주 안 좋다는 징조다. 반대로 소음인과 태양인은 땀이 적게 나는 것이 건강하다. 소음인에게 나타나는 두한증과 전신다한증은 건강이 매우 안 좋다는 증거다.

땀을 멈추게 하는 약재는 부소맥(浮小麥), 황기, 모려(牡蠣), 나도근(糯稻根), 동충하초(冬蟲夏草), 용골(龍骨), 석결명(石決明: 생것), 자석(磁石), 대자석(代赭石)등이 있다.

흔히 자한증에 특효 약재는 부소맥(浮小麥)[47]이라고 얘기하곤 한다. 부소맥에 늘 따라다니는 스토리텔링도 있다. 송나라 때의 유명한 의원이 있었는데 어느 날 뒤뜰로 나가 약재를 말리는 것을 유심히 보다가 소맥이 쭉정이만 있어 하인에게 물었다. 이 소맥은 어디서 왔느냐? 의원의 물음에 하인이 대답하기를 이것은 제가 가져온 것입니다.

바로 이때 어느 남자가 부인을 데리고 들어오더니 의원에게 말했다. "저의 아내가 요즘 괜히 기뻐하기도 하고 갑자기 화를 내기도 하고 정서가 매우 불안합니다." 이 말을 듣고 의원이 진찰해보니, 장조증(臟躁症, 히스테리와 비슷한 증세로 발작성 정신병이며 여성 환자 특히 과부, 노처녀들에게 많음) 이었다. 감맥대조탕(甘麥大棗湯, 감초 3돈, 부소맥 1량, 대조 3돈) 처방을 쓰기 시작했다. 이 처방은 갱년기 부인의 정신질환에 쓰는 좋은 처방이다.

---

[47] 고표지한약, 서늘한 기운으로 열을 몰아낸다. 치료법의 하나. 위기(衛氣)를 튼튼하게 하는 방법이다. 표가 허하여 땀이 지나치게 많이 날 때 주로 쓴다. 표가 허해지는 것은 기허(氣虛)와 관련되기 때문에 고표법은 대체로 보기법(補氣法)과 같이 쓴다.

그때 부인은 천천히 입을 열어 "저는 밤에 땀을 많이 흘리는데 옷이 젖을 정도입니다". 그 말에 의원은 그 증상은 "우선 장조증[48]을 치료하고 난 뒤에 치료합시다." 라고 하였다. 며칠 뒤 부인의 가족은 치료가 다 되어 의원에게 감사하기 위해 찾아왔다.

그때 의원이 묻기를 밤에 땀을 여전히 많이 흘립니까? 그 말에 부인이 대답하기를 "그 약을 먹고 난 뒤로부터는 땀도 나았습니다." 그래서 의원은 다른 땀이 나는 환자에게 감맥대조탕을 써보았으나 별로 효과가 없었다.

문득 의원은 그때 그 부인에게 쓴 소맥(小麥)은 쭉정이 소맥인 것을 생각해 내게 되었다. 그때부터 의원은 따로 쭉정이 소맥을 구입하게 하고 이 쭉정이 소맥의 이름을 물에 뜬다 해서 앞에 뜬다는 의미인 부(浮)를 붙여 부소맥(浮小麥)이라고 이름을 지었으며 "저절로 땀을 흘리거나(自汗) 밤에 자다가 땀을 흘리는 증상(盜汗)을 치료해보니 정말로 효과가 매우 좋았다." 는 옛날이야기가 전해져 내려온다.

소맥을 오래 끓이면 알곡이 튀어 나와 오히려 따뜻한 성질로 변한다. 소맥을 후하(後下)하여 짧은 시간 끓이면 차가운 성질을 얻을 수 있다. 이것저것 신경 쓰기 싫으면 부소맥을 사용하면 차가운 성질을 얻을 수 있다. 오래 끓여도 나올 알갱이가 거의 없기 때문이다. 차가운 성질의 부소맥이어야 땀을 멈추는 효과를 기대할 수 있다. 부소맥이 없다면 밀기울을 사용하면 된다.

중국에서는 다한증 치료에 외용약을 사용한다. 주성분은 하수오, 오배자, 황기다. 하수오(何首烏), 오배자(五倍子), 황기(黃芪) 등을 극세말로 갈아 만든다. 배꼽(臍部: 제부)에 붙인다.

동의보감에서도 다한증에 대한 얘기가 많이 나온다. 자한은 양기가 허한 것과 관련되고 위기(胃氣)가 주관하기에 치료할 때에는 양(陽)을 보하고 위(胃)를 고르게 하는 것이 좋다는 관점을 가지고 있다.

국소 다한증에 관해서는 황제내경을 인용하며, "땀이 몸 한쪽에서만 나오면 한쪽 몸을 쓰지 못하며 여위게 된다."고 기록되어 있다. 땀이 많이 나오면서 몸이 연약한

---

48) 일종의 히스테리 증상인데, 정신 이상 때와 같이 슬퍼하며 울기를 잘 하고 하품과 기지개를 자주 하는 것이 특징임.

것은 습증(濕證)이라고 말한다. 심(心)은 열(熱)을 주관하고 비(脾)는 습(濕)을 주관하는데 습과 열이 부딪치면 마치 땅의 증기가 구름, 비, 안개, 이슬이 되는 것과 같이 되는 데에는 조위탕과 옥병풍산이 좋은데 위열(胃熱)이 있으면 이감탕이 좋다고 기록되어 있다.

기가 허하면 인삼, 황기, 계지를 조금 넣어 쓰고 양(陽)이 허하면 부자를 조금 넣어 달여 써야 한다고도 말한다. 모든 내상(內傷)이나 허손증(虛損證)으로 저절로 땀이 나는 것이 멎지 않는 데는 보중익기탕(補中益氣湯)에 부자, 마황뿌리, 밀쭉정이를 조금 넣어서 쓰면 효과가 매우 좋다. 그러나 승마와 시호는 봉밀물에 축여 볶아서 끌어올리고 헤치는 성질이 빠른 것을 없애고 써야 한다. 또한 인삼, 황기 등의 약으로 기표(肌表)에까지 약 기운이 나오게 해야 한다.

계지탕은 풍사에 감촉되어 저절로 땀이 나는 증상에 매우 좋은 약이다. 황기건중탕은 외감(外感)으로 기가 허해져서 저절로 땀이 나는 것을 치료하는 데 효과가 좋은 약이다.

이밖에도 다한증 치료제로 황기탕, 황기육일탕(黃芪六一湯), 삼귀요자, 모려산, 소건중탕(小建中湯), 삼기탕, 쌍화탕(雙和湯), 계부탕, 출령탕, 진액단, 삼부탕, 기부탕 등을 제안하고 있다. 자한증에 기록된 한약들을 정리하면 아래와 같다.

〈표 14〉 자한증 치료한약

탕약의 종류	체질/증상	가미약재 및 기타
보중익기탕 가미	소음인	부자, 마황근, 부소맥
건중탕 가미	허로, 이급, 복통, 몽유, 인건, 소음인	황기
청서익기탕 가미	설사, 식욕부진	
옥병풍산 가미	표허	음허엔 지황탕과 합, 기허엔 부소맥 가 보익탕 합
고진음자	음양 양허와 기혈부족	
청서익기탕	여름철에 사지가 곤하고 신열이 나고, 번갈하고, 설사	
쌍화탕	기허, 혈허	
인삼양영탕	기혈부족	
자음건비탕	불안증, 어지러움증	계지와 황기
인진사역탕	음황[49], 수족 사지 역랭	

---

49) 황달.

감맥대조탕	장조臟躁/야경증, 야제증,경련,불면, 히스테리, 간질, 소아야경증, 야제증[50], 심한 경련성 기침, 자율신경실조증, 소아및 부인의 신경증, 불면증, 무도증, 우울증, 조울증, 틱증,(키포인트: 하품을 하는가?)	
시호가용골모려탕	가슴이 두근거리고 잘 놀라며 잠을 이루지 못하고 성을 잘 내며 가슴과 옆구리가 그득하고 대소변이 잘 나오지 않는 데 쓴다. 신경쇠약증, 히스테리, 동맥경화증, 고혈압증, 심장판막증, 갑상선 기능 항진증 등일 때 쓸 수 있다.	
단치소요산	간울(肝鬱)/혈허(血虛)로 열이 나거나 오후에는 미열이 나고 식은땀이 나는 데, 머리가 아프고 눈이 깔깔한 데, 뺨이 벌겋고 입이 마르는 데, 가슴이 두근거리는 데, 월경이 고르지 못한 데, 아랫배가 묵직하면서 소변이 잘 나오지 않는 데 등에 쓴다. 신경증, 불면증, 갱년기 장애, 위신경증 등일 때 쓸 수 있다.	
백호가 인삼탕	갈증, 땀, 오한	

다한증은 식생활하고도 관련이 많다. 맵고 짠 음식을 멀리하고 육식보다는 채식을 즐겨하는 것도 매우 중요하다. 인스턴트 음식과 커피는 되도록 자제하고 소화가 편한 우리의 전통 음식을 섭취하는 것이 다한증을 피하는 좋은 방법이 될 수 있다. 그리고 탕약에만 의존하기보다는 평소 스트레스를 최소화하고 충분한 휴식과 수면으로 컨디션을 관리하는 것도 다한증 해소에 도움이 된다.

---

50) 어린이가 밤에 우는 증상

57. 스트레스로 늘 피곤한 정신

　사회가 복잡해지고 생활양식이 급변하는 현대사회에서 사람들은 외부로부터 다양한 심리적 압박감을 받고 있으며 이 같은 스트레스 때문에 정신은 늘 맑지 않고 탁하다. 여기에 노화도 뿌연 정신 상태에 한 몫을 한다. 노인이 되면 망각이 심해지고 자꾸 정신 줄을 놓게 된다.
　우리나라에서는 정신질환으로 정신과 병원을 찾아 치료하는 것을 많이 꺼린다. 보통사람들도 정신과를 예사로 찾아가는 외국과는 정반대의 현상이다. 이유는 간단하다. 우리나라에서는 낙인(烙印) 부작용이 매우 크기 때문이다. 정신질환을 앓는다고 해서 그 개인을 차별하고 사회에서 격리, 배척하고 추방하는 우리나라의 나쁜 풍토가 문제다. 정신질환자 낙인은 일단 한번 찍히면 본인은 물론 주변사람, 심지어 후대의 자손에 이르기까지 오랜 세월에 걸쳐 좀처럼 없어지지 않기 때문에 매우 무서운 따돌림이다. 또한, 정신과 치료 이력이 보험가입에 제약조건이 되면서 정신과 병원을 점점 멀리하고 있다.
　우리나라에서 정신과 전문의를 가장 많이 대체하고 있는 곳이 종교단체다. 가족이나 친구에게 배신당하고 교회나 절 등에 가서 마음의 치료를 받고자 하는 사람이 너무 많다. 심지어 사이비 종교나 무당에게 의지하는 그룹도 상당하다. 맑지 않고 탁해진 마음을 위로 받을 곳이 필요하기 때문이다. 요즘 그 대안으로 떠오르는 곳이 한의원이다. 일부 사람들은 한의원에서 침도 맞고, 수다도 떨고, 원장과 대화도 나누면서 탕약도 복용하고 지친 마음을 추스르는 경우가 늘어가고 있다.
　일상생활을 하면서 많이 쓰는 단어 중에 화병(火病)이란 게 있다. "울화가 치밀어 못 살겠다."며 가슴을 치는 사람들의 모습이 떠오른다. 화병(火病)은 억울한 감정을 발산하지 못해 생기는 울화(鬱火)가 원인이다. 화병은 일회성에 그치는 것이 아니라 장기간

동일한 스트레스를 받아 폭발하는 특성을 갖고 있다.

　스트레스로 가슴부위가 답답하고 열이 오르는 느낌이 들고 가슴 정중앙부위를 손으로 누르면 아프고 두통, 현기증, 가슴이 뛰고 치밀며 목이나 가슴에 덩어리가 느껴지거나 얼굴에 열기가 있다. 그리고 잠을 푹 자지 못한다. 편히 눕지 못하고 잠들지 못하는 것은 모두 심(心)의 열(熱)로 보는 것이다. 화병을 완화시키는데 도움을 주는 약재로는 산조인, 치자, 합환피, 석창포, 죽여, 자초, 용안육, 연자심 등이 있다. 그중 신경안정제에 딱 들어맞는 것이 바로 합환피(자귀나무 수피)다.

　일상생활을 하면서 "기가 막혀 말이 안 나온다."는 사람도 있다. 이 경우에도 마찬가지로 두통과 어지러움, 목 부위의 뻣뻣함의 증상이 나온다. 그리고 가슴에 기운이 뭉치는 흉통 가슴 답답함과 소화 장애가 생긴다.

　장자가 주장한 '소요유(逍遙遊)'가 마음을 편하게 해주는 이상적인 방식이다. 소(逍)'자는 소풍간다는 뜻이고, '요(遙)'자는 멀리 간다는 뜻이며, 유(遊)자는 노닌다.'는 뜻이다. 노자의 무위(도식)가 '집착하지 않는 삶'이라면, 장자는 한 발 더 나아 간 셈이다. 사람들과 얽혀서 살아가지만 아집을 버리고 거리낌 없이 유유하고 면민하게 자유롭게 노니는 삶을 말한다. 한약 이름에 장자의 '소요유'를 본 딴 소요산이라는 이름이 있다. 아마도 소요산을 먹으면 세상일을 놓고 마음 편히 살 수 있다는 뜻이리라.

　소요산은 간기울결로 인한 신경성질환(오심번열, 월경부조, 혈허)에 쓰인다. 소요산은 가미소요산으로 발전하고 개량을 거듭해 이제는 단치소요산(팔미소요산)을 주로 사용한다.

　단치소요산으로 효과가 없을 때에는 귀비탕을 사용한다. 간비울노로 인한 경폐, 불면, 발열, 피로, 도한 혹 사려과도, 혹 정충, 불안, 건망에 귀비탕을 많이 사용한다. 기(氣)의 원활한 승강을 위해 변향부자를 가한다. 주의할 점은 인삼과 백출이 포함되어 소화가 잘 될 것으로 오해할 수 있으나, 귀비탕의 대표적인 부작용이 소화가 잘 안 된다는 것이다.

　한방에서는 신(腎)의 물(水)이 뜨거워지면서 수증기가 되어 위로 올라가서 심(心)의 불(火) 온도를 낮추어 주고 심(心)의 불(火)을 끌고 내려와 다시 신(腎)의 차가운 물(水)을 덮혀 주어 수증기로 위로 올라가게 한다는 수승화강(水昇火降)의 스토리텔링을 좋아한다. 이것이 잘 안 되는 것을 심신불교(心腎不交)라 한다. 정신신경과 질환은 대부분 심신불교가 원인이라고 주장하는 사람도 있다. 이 경우에 많이 쓰는 것이 교태환(황련 15g, 육계 3g)이다. 심장의 불을 황련이 꺼주고 신장의 물을 육계가 데워준다는 개념이다. 이 교태환이 신경정신과 처방으로도 많이 쓰인다.

신경정신과 질환에 사용되는 처방은 수백 가지가 넘는다. 이를 유형화 하면 4가지로 구분된다. 황련계열, 백복령 계열, 용골/모려 계열, 목단피/치자 계열로 나뉜다. 황련을 써서 안 낫는다면 백복령으로 건너가는 식이다. 최소 3번의 시행착오를 거쳐야 답이 나온다.

노련한 한의사들은 시행착오를 줄이기 위해 먼저 걱정, 근심, 불안감의 정도를 가늠한다. 심장의 두근거림이 약한 경우엔 용골/모려 계열, 목단피/치자 계열을 먼저 검토하고, 극심하고 폭발적이며 심장이 조이는 느낌의 중증에는 황련계열, 백복령 계열의 가능성에 무게를 둔다. 그 다음으로 불안을 초래한 원인 즉, 특별한 사건이 있다면 용골/모려 계열로 먼저 가고, 특정 사건이 없다면, 목단피/치자 계열을 먼저 고려한다. 한편, 소화가 잘 되는 경우에는 백복령 계열로 가고 소화가 잘 안 되는 경우에는 황련계열로 간다.

사실 약물보다 더 좋은 정신질환 치료제는 운동이다. 육체노동을 하는 사람보다 정신노동을 하는 사람들이 신경쇠약이 더 많다는 점을 상기할 필요가 있다. 하루 종일 육체노동을 한 사람은 피곤해서 바로 잠에 곯아떨어지기에 정신적 고통을 느낄 시간과 여유가 부족해진다. 자신에 맞는 그림이나 음악, 춤, 원예, 등산과 같은 취미생활도 도움이 된다. 애완동물도 해소 방법 중에 하나이고, 자신의 말을 경청해 줄만한 친구를 찾는 것이야말로 최고의 해결책이다. 창문을 열고 맑은 공기를 마시는 것도, 청소를 열심히 하면서 땀을 내는 것도 작은 행복감을 가져다 줄 수 있다. 모든 정신과 질환에는 각기 나름대로의 해결방법은 반드시 있다. 그 해결방법을 찾는 노력을 계속해야 한다. 단, 그 방법은 사회통념상 건전해야 오래간다.

58. 하품과 재채기

하품은 잠이 쏟아지거나 따분함을 느낄 때 나타나는 무의식적인 호흡 동작이다. 하품은 저절로 깊게 숨을 들이마시게 되며 주로 졸리거나 지루하다고 느껴질 때 많이 한다. 배부를 때도 하품을 한다. 하품은 동물도 한다. 하품을 하면 뇌를 각성시켜 의식을 뚜렷하게 만드는 것이다. 하품은 뇌 온도 조절 및 정신적 효율성 향상을 위한 행동이다.

무기력감과 피로감이 지속해서 나타나는 만성피로가 있는 상태에서 하품이 계속 난다면 자율신경기능이상 증상 중 일부를 의심해 볼 수 있다. 자율신경계는 호흡, 대사, 신체순환, 체온조절, 소화, 분비, 생식기관 기능, 면역력 유지 등 생명 활동의 기본이 되는 부분을 무의식적, 자율적으로 조절하며 항상성 유지를 돕는다. 자율신경기능이상 증상 중 하나가 '만성피로증후군'이다.

양방에서는 하품을 너무 자주 하는 사람은 뇌의 문제나 심장의 문제를 갖고 있다고 한다. 뇌경색과 심근경색 등의 전조증상에 하품을 많이 한다. 뇌와 심장에 산소가 부족하다고 느끼기 때문에 하품을 하게 되는 것이다. 하품의 반대격인 재채기도 중세 유럽에서 흑사병의 전조 증상으로 보았다. 당시 교황이 재채기하는 사람들에게 "몸 조심 하세요(God bless you)"가 유래되어 지금도 재채기 하는 사람에게는 "축복해요(Bless you)"라는 뜻으로 변천했다고 한다.

재채기는 강한 냄새나 먼지 등과 같은 자극원이 감지되었을 때 코 점막을 통해 원인물질을 제거, 배출하려는 뇌의 연수 반사 운동이다. 기침과는 다르다. 재채기를 참는 것은 좋지 않다. 그러나 재채기를 통해 침이나 콧물이 액체나 에어로졸 형태로 분출되어 전염병 감염의 원인이 된다. 이에 씻지 않은 손으로 입을 막는 것은 감염 우려가 있으며 감염병을 예방하기 위해서는 팔꿈치의 반대쪽, 즉 소매가 안쪽으로 굽어지는 부분에 대고 재채기를 하는 것이 예의다. 결국 하품은 길고 깊은 흡기(吸氣)고 재채기는 짧고 깊은 호기(呼氣)다.

한자로 하품은 흠(欠)이다. 입을 크게 벌리는 모습이다. 흠(欠)이 부수로 들어간 한자로는 노래 할 가(歌)자 있다. 노래는 정상적인 호흡이 아니라 입을 크게 벌려서 불러야 한다는 의미일 것이다. 재채기는 체(嚔)라 한다. 훈을 나타내는 입 구(口)와 음을 나타내는 꼭지 체(疐)가 합쳐진 글자다. 보통 날숨은 입과 코가 따로 작동하지만 재채기는 입과 코가 함께 작동하여 목과 코에 막힌 부분을 강력한 압력으로 일소한다.

한방에서 어떨 때에는 하품과 재채기는 병이 나아가는 좋은 증상으로 보기도 한다. 경악전서를 보면, 진맥할 때, 하품하는 환자는 꾀병이라 했고 어떤 병에서는 재채기를 하면 치료가 가능하고 재채기를 하지 못하면 치료가 어렵다는 기록도 있다. 고금도서집성 의부전록에서는 죽어가는 사람에게 약을 먹였더니 하품을 하면서 소생하였다고 기록하고 있다.

물론 한방에서도 하품과 재채기를 하는 것은 사소한 행위이지만, 병정(病情)으로 보았다. 대표적인 사람이 장중경이다. 중경서에는 희흠(喜欠), 선흠(善欠), 희체(喜嚔), 선체(善嚔) 라는 말이 등장한다. 여기에서 희(喜)와 선(善)은 자주 한다(삭: 數)는 뜻이리라. 하품과 재채기는 사소한 습관이지만 결코 우연이 아니라는 얘기다. 깨끗한 콧물이나 발열처럼 증상은 아니라도 조짐으로 본 것이다. 조짐을 병정(病情)이라 하고 병정(病情)은 병독(病毒)의 중요한 단서로 여겼던 것이다. 트림(애: 噫)도 마찬가지다. 재채기와 트림은 마찬가지 날숨이지만 재채기는 폐로부터 나오는 호흡기 질환의 조짐으로 보고 트림은 위로부터 나오는 소화기 질환의 조짐으로 본 것이다. 황제내경 시절에는 이를 역기(逆氣)로 보고 음양의 스토리텔링으로 뻥튀기 과장이 이루어진 적도 있다. 스토리텔링은 꾸며낸 옛날이야기로 치부하면 그만인데, 이를 의학의 영역으로 끌고 나와 정당화시키려 하는 무지몽매(無知蒙昧)한 짓거리를 장중경은 경멸했던 것 같다.

하품은 재채기와 트림과 비교하면, 움직임이 반대 방향에 있다. 정상적인 호흡은 아니지만, 몸이 스스로 원하는 필연적 불규칙 호흡이다. 정상적인 호흡이나 하품, 재채기, 트림도 모두 멈추고 싶을 때, 우리 몸은 스스로 호흡을 중단하는 딸꾹질을 한다.

한방에서는 딸꾹질을 애역(呃逆)이라고 하며 얼격과 흘역으로 세분한다. 얼은 딸꾹질 소리를 표현한 글자이며, 흘은 얼보다 약간 작은 소리를 뜻한다. 잘못된 음식 습관과 큰 병을 앓은 후, 기운이 허해져서 또는 정신적 스트레스에 의해 생기는 증상이다. 동의보감에선 설사 후 발생하거나, 음식이 막혀 생기거나, 담이 막히거나, 지나친 감정의 손상으로 일어난다고 했다. 민간요법으로는 혀를 살짝 잡아 댕겼다 놓아주면 딸꾹질이 멈춘다고 한다.

하품, 재채기, 트림, 딸꾹질은 무례한 행동이 아니고 지극히 자연스런 생리현상이고, 금세 정상호흡으로 돌아오기 마련이다. 너무 자주하면 문제가 되겠지만, 걱정도 팔자라고 예민하게 따지며 살 필요는 없을 것 같다. 모르고 지나가면 그 병은 해가 되지 않고 모른 채 지나갈 수 있다면 그 병은 다행스런 것이다. 매번 큰 병원을 가서 정밀검사를 받고 정밀한 치료를 받는 것보다는 큰 병이 아니라면 동네 의원에 가서 치료받고, 병의 증상은 아니고 조짐 정도라면 평소습관을 되돌아보고 산책과 명상을 하는 것이 훨씬 좋은 방법이라 생각한다.

59. 보약이란?

'녹용을 많이 먹으면 머리가 나빠진다.'라는 속설이 주변에서 자주 들리는데 사실은 그렇지가 않다. 조선시대 녹용이 귀한 시절에 훔쳐가서 먹을까봐 궁궐에서 나돌던 얘기가 잘못 와전된 것이다. 녹용은 적당한 양을 알맞은 시기에 증상과 체질에 맞게끔 복용시키면 절대로 그런 일들은 일어나지 않는다. 피곤에 지친 사람에게 녹용 한 첩은 더없는 보약이 된다.

녹용은 기와 혈을 모두 좋게 하는 약재라 향사육군자탕이나 육미지황탕, 쌍보익기탕에 추가로 넣어 효과를 극대화 시킨다. 모든 약이 부작용이 있는 데, 녹용은 거의 없는 편이다. 단, 몸에 열이 너무 많은 사람에게 녹용을 과하게 쓰면 소화불량, 두통, 설사, 구토가 나올 수가 있다. 녹용은 많이 쓴다고 좋은 건 아니다. 적당량이 중요하다. 최대 용량이 1제에 75그램이다. 여기서 한 제(劑)란 탕약(湯藥) 스무 첩(貼)[51]을 의미한다. 열이 많은 사람은 절반정도가 적당하다. 녹용은 러시아산 분골을 최상으로 여긴다. 함유량을 점차 늘려 가면, 어느 선에서 효과를 바로 체감한다. 그것이 최적 용량이 된다. 한의원 원장이 친지라 호의를 베푼다고 녹용을 75그램의 두 배로 쓰면, 탈나기 십상이다. 많이 쓰면 탈이 나고 적게 쓰면 효과가 없는 게 녹용이다.

향사육군자탕은 기(氣)를 보해주는 대표적인 보약이다. '향사육군자탕 가 녹용'은 향사육군자탕에 녹용을 첨가한 것이다. 3세에서 7세까지의 어린이들에게 발육부진, 식욕부진, 편식, 배탈, 야뇨증, 코피를 자주 흘리거나 감기에 잘 걸리면 향사육군자탕"같은 내부 장기를 도와주는 보약으로 잘 처방하면 좋은 효과를 얻을 수 있다.

노인 분들이나 오래도록 병상에서 투병생활을 하신 병약자들은 입맛을 잃을 수 있다.

---

51) 약봉지에 싼 약의 뭉치를 지칭하는 말.

이럴 때는 비장의 기운을 살려서 입맛을 당기게 하는 향사육군자탕을 복용하면 식사를 잘하게 된다.

소화불량과 체기로 고생 중에 향사육군자탕을 복용하면, 간혹 속이 약간 쓰릴 수 있다. 이럴 때에도 복용량을 조절하면서 계속 복용하면 결국 속쓰림도 없어지고 기운도 회복된다.

한방에서 가장 자주 쓰이는 보약의 하나로 육미지황탕이 있다. 육미지황탕은 혈(血)을 보해주는 명약이다. 동의보감에서 수십 차례에 걸쳐 언급될 정도로 그 쓰임새가 다양하다. 특히 뼈와 근육을 강화하여 성장을 돕고 열이 많은 어린이에게 효능이 있기 때문에 소아에게 많이 사용되는 보약중의 하나다.

육미지황탕은 숙지황, 산약, 산수유라는 3가지 보약(補藥)과 복령, 목단피, 택사라는 3가지 사약(瀉藥)등 모두 6가지 약재가 균형을 이루고 있다. 육미지황탕에도 녹용을 첨가하면 좋은 보약이 된다. 보약은 인체의 기능을 강화하는 약이다.

3가지 보약 중에 숙지황은 간과 신장을 튼튼하게 하여 골수를 채우고 피를 보충해 준다. 산약은 요즘 웰빙바람이 불면서 아침식사대신에 심심찮게 먹게 되는 '마'를 말린 것이다. 산약은 비위가 약하여 설사를 하거나 당뇨 기침이 멎지 않을 때 효능이 있다. 산수유 역시 간과 신장을 보하여 정력을 강화하고 뼈를 강화하는데 도움을 준다.

사약(瀉藥) 중에 복령과 택사는 몸에 나쁜 물질을 배출하여 기운이 잘 돌게 하고 목단피는 어혈(나쁜 피)을 제거하여 몸의 상태를 개선시켜 준다.

육미지황탕에 보약(補藥)과 사약(瀉藥)이 골고루 배합되어 있는 것은 보약만 섭취할 경우 기혈이 넘쳐 몸에서 제대로 쓰이지 못할 가능성이 있기 때문이다. 사약은 보약이 넘쳐나지 않도록 적절하게 제어할 뿐 아니라 나쁜 물질을 체외로 배출하여 보약이 알맞게 작동하도록 도와주는 역할을 한다. 즉 채우되 넘치지 않게 하는 것이 육미지황탕의 특성이라 할 수 있다.

육미지황탕은 변화무쌍하다. 더하기 빼기가 무한하다. 오미자를 더하면, '신기환'이라 한다. 신기환은 폐의 원천을 자양하여 신수를 나게 한다고 기록되어 있다.

몸이 차갑고 추위에 약하면 육계와 부자포를 더하는 데, 이를 '팔미원'인데, 명문

양허를 다스린다고 기록되어 있다. 우슬과 차전자를 더하면, '금궤신기환'이라 하고 음허부종에 쓴다고 되어 있다.

유정(遺精)이나 소변을 너무 자주보거나 밤에 소변을 많이 볼 때에는 육미지황에서 택사를 빼고 익지인을 대체한다. 노인이나 임산부가 소변이 잘 나오지 않아 아랫배가 아픈 증상인 전포에는 육미지황에서 택사를 2배로 한다.

몸에 부종이 있고 물살이 있다면, 숙지황을 감하고, 우슬, 차전자, 계지, 부자 등을 상태에 따라 가한다. 황달이 있으면. 육미지황에 인진을 가한다. 기가 허하고 갈증이 있는 사람에게는 육미지황에 인삼, 맥문동, 귤피 따위를 가한다. 육미지황을 오래 복용하면 소갈도 없앨 수 있다고 주장한다.

육미지황의 대표적인 부작용이 소화불량과 설사다. 이럴 때에는 숙지황을 감하면 된다. 전율과 상열감 등 몸에 필요한 수분이 부족한 유형에 적합하지만, 몸에 냉한 사람은 팔미지황원이나 우귀환 쪽으로 넘어가는 것이 더 낫다.

최근에는 쌍보익기탕이 대표적 보약중의 하나로 급부상하고 있다. 이름 그대로 쌍화탕과 보중익기탕의 합방이다. 동의보감에 따르면, "쌍화탕은 백작약(白芍藥) 10g, 숙지황(熟地黃), 황기(黃耆), 당귀(當歸), 천궁(川芎) 각 4g, 계피(桂皮), 감초(甘草) 각 3g, 생강(生薑) 3쪽, 대조(大棗) 2개"가 들어간다. "보중익기탕은 황기(黃耆) 6g, 인삼(人參), 백출(白朮), 감초(甘草) 각 4g, 당귀(當歸), 진피(陳皮) 각 2g, 승마(升麻), 시호(柴胡) 각 1.2g"이 들어간다. 쌍보익기탕은 백작약(白芍藥) 8g, 황기(黃耆) 6g, 당귀(當歸) 4g, 계피(桂皮) 3g, 숙지황(熟地黃) 4g, 천궁(川芎) 3g, 사삼 3g, 백출(白朮) 4g, 자감초(甘草) 3g, 진피(陳皮) 4g, 생강(生薑) 4g, 대조(大棗) 4g, 시호(柴胡) 2g, 승마(升麻) 2g에 백복령 4g, 법반하 4g이 더해지고 소화불량 부작용 예방을 위해 신곡과 맥아가 각각 1.5g이 추가하여 만들어진 처방이다.

요즘 주변에 보면 비타민과 건강에 좋다는 약들을 한 움큼씩 매일 복용하는 사람들이 많아진다. 집집마다 식탁에 건강기능성 제품들이 쌓여 간다. 비타민을 항상 챙겨 먹는 데도 늘 아프다. 노인들은 약봉지까지 집에 굴러다닌다. 당뇨, 고혈압, 관절염, 고지혈증 관련 약들이 수북하다. 제약회사와 의사들이 원하는 방향으로 건강이라는 명목 아래 과소비가 이루어지는 건 아닌지 돌이켜 볼 필요가 있다.

　한의원을 가면 부담스럽다. 늘 보약을 권한다. 보약을 매달 먹으라고 강권하는 곳도 있다. 그러나 보약은 늘 먹는 약이 아니다. 몸이 필요할 때 먹으면 된다. 한약의 경우, 어릴 때에는 7세까지 성장을 위해 1년에 한번 꼴로 복용한다. 청소년기에는 입시와 같은 힘든 시기에 한번 먹으면 된다. 보약은 사후조리나 갱년기에는 꼭 필요하다. 그리고 60세가 넘어가면서 나이가 들수록 1년에 한번 혹은 계절마다 1번씩 자주 먹게 된다. 그러나 평소에는 밥이 보약이라 생각한다. 기분 좋게, 맛있게, 천천히 시간을 가지면서 먹는 식사야말로 최상의 보약이다.

60. 고혈압 약의 부작용은 당뇨병

　양방에서는 췌장에서 인슐린이 전혀 분비되지 않아서 발생한 당뇨병을 제1형 당뇨병이라고 하고, 인슐린 분비기능은 일부 남아있지만 여러 가지 원인에 의해 상대적으로 인슐린 저항성이 증가하여 발생하는 경우를 제2형 당뇨병이라 한다. 대부분 제2형 당뇨병이며, 유전적 인자와 잘못된 생활습관에서 기인된 비만과 같은 환경적 인자와 고혈압약 복용이 복합적으로 작용한다.

　최근에 가장 문제가 되는 것이 고혈압약이다. '고혈압'이라는 병을 치료하기 위한 약이 혈압을 낮추는 데는 효과가 있는데, '당뇨병'이라는 다른 병을 유발한다는 것이다. 결국 고혈압과 당뇨병 2가지를 동시에 앓고 있는 사람들이 늘어 가고 있다. 다국적 제약회사인 노바티스가 자사의 고혈압 치료제가 경쟁사보다 당뇨병을 덜 유발시킨다고 광고하는 촌극도 벌어지고 있는 형편이다. 당뇨약 부작용도 만만치 않다. 오랜 기간 당뇨약을 복용한 사람들 대부분은 만성피로와 성기능 장애의 고통을 겪는다.

　양방에서 당뇨병의 판단 기준은 8시간 이상 금식 후 혈당이 126mg/dL이상이거나 공복혈당 200mg/dL이상인지를 측정한다. 또는 당화혈색소가 6.5% 이상이면 당뇨병으로 진단한다. '당화혈색소'는 혈액 적혈구 내 혈색소(헤모글로빈)에 포도당이 얼마나 결합됐는지 그 양을 측정하는 방법이다. 헤모글로빈은 약 3개월의 수명을 가지고 있기 때문에, 당화혈색소를 보면 3개월 동안의 평균 혈당 수치를 알 수 있다. 이 수치는 식사나 운동 여부와 관계없이 평균값을 알 수 있게 해준다는 장점이 있다.

　불변의 진리는 양방의 당뇨약이란 혈당을 조절하는 약이지 당뇨병을 치료하는 약이 아니다. 당뇨약을 아무리 오래 먹어도 인슐린 주사를 매일 주입해도 당뇨는 나을 수가 없다. 당뇨병은 당뇨병의 원인이 되었던 병리(病理)를 정상적인 생리(生理)로 바꾸는 것이 유일한 치료방법이다.

중국 한나라 시대의 의서 '금궤요략(金匱要略)'에는 "男子消渴, 小便反多, 以飮一斗, 小便一斗, 腎氣丸主之"(남자소갈, 소변반다, 이음일두, 소변일두, 신기환주지)라는 구절이 있다. 이를 의역 하면 "갈증이 심하고 소변량이 많아지고, 물을 한 사발 마시면 소변도 바로 한 사발 그대로 나온다."는 뜻이다. 당뇨병은 옛날부터 있었던 병인 셈이다.

과거 중국에서는 당뇨병을 '소갈(消渴)'이라 했다. 소갈증후란 다음(多飮), 다뇨(多尿), 다식(多食)의 삼소(三消) 증상이 있는 경우를 말한다. 그래서 당뇨병의 병인(病因)을 음허조열(陰虛燥熱)이라 규정했다. 송원이후 당뇨병을 상소, 중소, 하소로 구분하여 자음청열생진을 치료의 기본으로 삼았다.

중국에 시금묵(施今墨, 1881-1969)이라는 인물이 있다. 당뇨병 치료의 대가다. 시금묵은 소갈증은 당뇨병의 여러 증후 중 하나일 뿐이라 주장했다. 시금묵은 삼소(三消)증상이 당뇨병 환자 중 일부만 있고 당뇨환자들 대다수가 단기(短氣), 정신적 피로, 조금만 노동해도 쉽게 지치고, 붓고 무력하며, 날로 살이 빠지며, 감기에 잘 걸리는 등 정기허약 증상을 보이기 때문이었다.

시금묵은 대다수 당뇨병의 근본적이며 심층적 원인이 기허(氣虛)라고 주장한다. 송원이후 내려오던 당뇨병은 음허조열(陰虛燥熱)이라는 등식개념을 파괴한 것이다. 당뇨병 환자는 다식, 다음하지만 음식이 대량으로 체내에 들어가도, 제대로 쓰이지 않고 혈당으로 쌓여 소변으로 배출되는 것도 기허로 인해 비장의 기능이 제대로 작동되지 않기 때문이라는 주장이다.

시금묵(施今墨)은 당뇨병의 표층적 원인도 살펴야 한다고 했다. 그것이 바로 음허조열(陰虛燥熱)이다. 음허조열(陰虛燥熱) 개념을 버린 것이 아니고 유지하면서 기허의 개념을 주류(主流) 본질로 삼은 셈이다. 음허조열(陰虛燥熱) 개념 아래의 당뇨병은 몸속의 열이 진액을 고갈시키고 갈증이 심해지고, 신(腎)의 물이 기화하여 열을 식히는 데 쓰이지 못하고 바로 소변으로 배출하여 병증이 악화되므로, 신음부족(腎陰不足)이 문제인 것이다. 시금묵도 자음청열생진이 필요한 경우, 적극 처방하였다.

시금묵(施今墨)은 당뇨병을 모두 열증(熱症)으로 간주하지 않았다. 소수의 한증(寒症)도 있음을 인지했다. 사실 당뇨병은 기허(氣虛)든 음허(陰虛)든 허증에 의한 열의 발생, 즉 허열(虛熱)이 주류(主流)를 이룬다. 그래서 식욕도 좋고, 변도 딱딱하거나 변비가 많으며, 수족도 따뜻한 편이다. 그러나 당뇨병 환자 중에 변이 무르거나 설사가 있고, 식욕도 없으며, 수족이 궐냉하는 경우도 있으니 이를 허한증(虛寒症)이라 주장했다.

우리나라 한방을 살펴보면, 중국 시금묵(施今墨)의 비기허 이론과 비교하여 더욱 세분화 되어 있다. 당뇨 체질을 분류해 5가지로 나눈다. 보비체질, 자음체질, 대보체질, 청열체질, 활혈체질로 구분한다.

보비체질은 식사도 많이 하고, 물도 많이 마시고 소변도 많이 배출하는 타입이다. 만성피로와 집중력 감퇴 그리고 감기도 자주 걸리고 식은땀이 나는 체질이다. 이들에게는 비위를 튼튼하게 해주는 탕약을 쓴다. 자음체질은 갈증을 느끼고, 수복번열하고, 가슴이 답답하다. 열이 높은 편이고, 땀이 나고, 심장도 두근거린다. 밤에 잠이 오질 않고, 이명에 시달리고 변비 등의 증상이 있는 체질이다. 이런 경우에는 주로 음과 수분을 보충해주는 탕약을 쓴다. 대보체질은 갈증이 있고 수족냉증이 있다. 허리와 다리 통증이 있고 팔다리가 저리며, 대변이 묽다. 부종이 심하고 소변량이 감소하며, 발기부전이 오는 체질이다. 이런 체질에는 대보탕 계열을 쓴다. 청열체질은 구건이나 갈증은 없다. 열이 높게 나고, 얼굴과 입술색이 붉다. 잇몸 질환이 자주 발생하며, 피부가 가렵다. 이런 체질에는 청열제를 사용한다. 활혈체질은 약한 갈증이 있고 월경량의 감소, 월경주기 지연 등이 나타나는 체질이다. 이런 체질은 어혈제거와 활혈 탕을 쓴다.

한편, 당뇨를 2가지로 단순하게 구별해야 한다고 주장도 있다. 비만 당뇨와 마른 당뇨가 그것이다. 비만 당뇨에는 백호가인삼탕(白虎加人蔘湯)이나 죽엽석고탕(竹葉石膏湯), 방풍통성산(防風通聖散), 태음조위탕 등을 사용하고 마른 당뇨에는 팔미환(八味丸)이나 맥문동음자(麥門冬飮子), 보중익기탕(補中益氣湯) 등을 사용한다.

당뇨병이 깊어지거나 겨울철이 되면 '손발이 찌릿하다', '손발에 전기가 오르는 듯하다', '다리가 찌릿찌릿하다'는 말초신경병증이 나온다. 한방에서는 이런 증상에 늘 백작약이 거론된다. 백작약은 혈액순환 증진과 하지불안 증후군 개선에 탁월한 효과를 보이는 것으로 알려져 있다. 민간요법으로는 닭이나 오리의 췌장을 달여 먹는 방법도 있다.

　당뇨에는 두 가지 방법이 있다. 양방 약을 복용하고 식이요법과 운동을 적절히 하여 유지를 잘 하는 방법과 양방 약과 한방 약을 병용하면서 서서히 양방 약을 줄여가면서 완전히 끊고 결국 한방 약도 끊는 방법이다. 어느 것이 더 좋다고 말할 수는 없다. 후자의 방법은 상당한 고통과 인내가 필요하기 때문이다. 화학약품인 양약의 부작용은 아무리 강조해도 지나치지 않다. 그러나 자신에게 안 나타나는 부작용까지 걱정할 필요는 없다. 양방은 지식의 영역이 강하고 한방은 지혜의 영역이 강하다. 우리나라의 장점은 환자입장에서 한방이냐 양방이냐, 늘 선택의 여지가 있다는 것이다. 취사선택은 사람마다 다르고 고정 값이 아니고 늘 변할 수 있는 것이다. 맹신도, 배척도 없이, 자기 몸에 맞는 방식을 찾아 가는 것, 그것이 답이다.

61. 정력 스토리텔링

　대한민국 한의원의 쇠퇴는 '비아그라'의 등장으로부터 본격적으로 시작되었다고 한다. 한의원 최대의 적(敵)은 정관장의 홍삼과 화이자의 '비아그라'라는 우스갯소리가 있을 정도다. 비아그라는 동물 보호에도 큰 기여를 했다. 1998년 비아그라가 처음 세상에 나오고, 캐나다 바다표범 포획량이 25만 마리에서 10만 마리 이하로 줄었다는 얘기가 있다. 전통적인 정력제였던 바다표범의 성기보다 비아그라가 더 훌륭한 효과를 보였기 때문이다.

　한방에서의 정력제로는 녹용이 가장 일반적이다. 발기부전에는 녹미라 해서 사슴의 꼬리를 많이 사용했다. 그리고 대표적인 정력제로 인삼이 거론된다. 인삼의 부작용을 줄여주고 효능을 높였다는 홍삼은 최근까지도 인기가 제법 남아있다. 그다음 순서로는 산수유, 구기자, 복분자 등이 우리나라 한방에서 많이 사용했던 정력제들이다.

　민간요법으로는 뱀을 달여 먹으면 정력이 증강된다 하여, 잘 사는 집에선 여름마다 독사(毒蛇) 수십 마리를 달여 먹곤 했다. 한방에서는 뱀보다는 도마뱀 말린 것을 많이 사용했다. 그것을 합개(蛤蚧)라 하였다.

　지금은 비아그라나 씨알리스 같은 양약에 완전 KO패 했지만, 왕권시대에 궁궐의 왕과 세자들의 정력 증강을 목적으로 개발되어 온 한방 정력제들은 상당히 오랫동안 사용되어 효과가 검증된 것도 많이 있다.

　몽고족이 중국을 지배하면서 알려진 약재 중에 육종용이라는 것이 있다. 중앙아시아 유목민족의 소문에 의하면, 말이 교미를 하다 정액이 떨어진 곳에서 육종용이 자란다고 한다. 생긴 모양도 남성의 성기를 닮았고 끈적거림이나 냄새가 정액 비슷하다 하여 정력제로 많이 알려져 있다.

　비슷한 스토리텔링이 바로 음양곽이다. 옛날이야기는 이렇게 시작한다. 중국에 양치기 노인이 하나 있었는데, 한 마리의 수컷 양이 하루에 백 마리도 넘는 암컷 양들과 교미를 하고는 기진맥진해서 산을 기어 올라가서 풀을 뜯어먹더니만, 다시 내려와 기운을 회복하고 또 교미를 시작했다는 것이다. 이 풀이 바로 삼지구엽초였다고 한다. 그 양치기 노인도 이 풀을 뜯어먹고 정력이 왕성하여 새 부인을 여럿 얻고 아들까지 주렁주렁 낳았다는 설이다. 삼지구엽초를 한방에서는 음양곽(淫羊藿)이라 한다. 네이밍은 음탕한 수컷 양을 흥분시키는 약이라는 뜻이다.

인도네시아 전통시장에서는 박쥐가 정력제로 팔린다. 우리나라에서는 박쥐 자체를 한약재로 사용하고 있진 않지만, 박쥐똥은 야명사(夜明砂)라 하여 열을 내리고 눈을 밝게 하는 데 쓰는 한약재다.

프랑스 사람들은 굴을 정력제로 생각한다. 글리코겐과 아연 성분이 남성호르몬을 활성화시킨다고 믿고 있다. 그리스신화를 보면, 사랑의 여신 아프로디테는 바다에서 굴 껍질을 타고 등장한다는 얘기에서 굴이 정력에 좋다는 소문이 퍼진 것이다.

중남미 등에서는 과거 거북을 정력제로 여겨, 마구잡이 포획이 횡횡했었던 적이 있다. 최근에는 '마카'라는 식물이 천연 '비아그라'라 소문이 나서 품귀현상을 빚은 적이 있다.

옛날 중국 사람들은 물개, 호랑이, 말, 개, 사슴 등 정력이 강한 것으로 알려진 동물들의 음경이나 고환 등을 먹으면 자신도 그들처럼 강해질 것이라고 믿었다. 이밖에도 코뿔소 뿔인 서각과 암컷 장백산 기름개구리의 나팔관, 자라피, 천산갑, 웅담, 동충하초에 대한 믿음이 대단했었다.

40대 이상 남성의 절반이 발기부전 증상을 갖고 있는 것으로 알려져 있다. '비아그라' 덕분에 근심은 많이 사라졌다. 반가운 일이다. 그 대신 안면홍조, 두통, 발열과 같은 '비아그라'의 심각한 부작용에 시달리는 사람도 늘어났다. 그러나 부작용에도 불구하고 '비아그라' 아류(亞流)의 인기는 여전하다.

그래서 한약재에서 정력제를 찾는 사람도 줄어들었다. 멸종 위기의 동물들도 마음이 한결 편해졌다. 가장 좋은 정력제는 충분한 수면과 충분한 걷기 운동이다. 자가용 승용차를 멀리하고 대중교통을 이용하거나 웬만한 거리는 걸어서 다니는 습관이 '비아그라' 부작용에서 벗어나는 지름길이다. 한방에서 정력제를 찾는 일은 구시대적 발상이다.

62. 주수상반

　일반적으로 한약은 끓는 물에 달이게 된다. 이를 열수(熱水) 추출이라고 한다. 탕약을 끓일 때에 물의 역할이 매우 크다. 물을 너무 많이 넣으면 약이 묽어지고, 너무 적게 넣으면 약이 진해진다. 적정한 물의 양은 약재의 무게나 부피, 전탕시간과 상관관계가 있다. 한의원에서 많이 사용하는 보편적인 탕약기에서 1제를 끓일 때, 대개 약재무게 당 1.2배의 물의 양을 계산하고, 여기에 3,600cc(1팩 120cc으로 30팩 기준)의 물의 양을 더하고, 1시간당 수증기로 소실되는 물의 양을 200cc로 추가로 계산한다. 예를 들어, 약재 무게가 1kg이라 하면 1.2배인 1,200cc에 기본 물의 양 3,600cc을 넣고 2시간 탕전이면 400cc를 넣어 총 물의 양은 5,200cc를 넣는다.

　그러나 이것은 표준 값일 뿐이다. 등심초처럼 부피가 큰 약재는 물에 잠기지 않아, 물을 더 넣어야 하고 계지처럼 딱딱한 약재만 있을 경우에는 물을 빨아들이지 않아, 물을 적게 넣어야 한다. 진피나 멥쌀, 소맥, 나뭇잎 등은 물을 엄청 빨아 들여 물의 양을 과하게 넣어야 할 때도 있다. 탕약기도 오래 되면, 수증기 소실이 많아져 물을 많이 넣어야 한다. 후하(後下)가 여러 번 중첩되면, 약탕기 뚜껑을 열 때마다 수증기 소실량은 더 늘어나고, 탕약보자기 숫자가 늘어남에 따라 물 흡수량도 증가하여 당연히 물을 더 넣어야 한다. 경험 치로 다져진 노하우는 물을 얼마 넣느냐에 달려 있고, 탕전을 잘하는 비결도 물의 적절량을 가늠하는 능력으로 귀결된다.

　탕전법에 주수상반(酒水相半)이라는 용어가 나온다. 한자의 뜻풀이는 술 주(酒), 물 수(水), 서로 상(相), 반 반(半)이다. 술반 물반으로 약재를 끓인다는 뜻이다. 대표적인 주수상반 처방으로 당귀수산, 주자인진탕, 당귀사역가오수유생강탕[52] 등이 있다. 특히,

---

52) 오수유는 매우 쓰다. 독성도 있다. 쓴맛과 독성을 줄이기 위해 3번 탕포(뜨거운 물에 데침)한다.

교통사고 약 중의 하나인 당귀수산을 끓일 때에는 물반, 고주(古酒) 반을 넣고 달인다고 방약합편 등에 기록되어 있다. 당귀수산은 타박상으로 기혈이 뭉치고 가슴, 배, 옆구리가 아픈 것을 치료하는데 많이 쓰인다. 주수상반을 하면 활혈지통의 효능이 증강된다고 한다. 이는 술의 힘을 빌려 약효를 위로 끌어올리기 때문이라는 논리다. 본래는 아주 오래된 술(고주)로 달여야 효과가 있다고 한다. 지금은 물과 청주를 절반씩 섞어 거기에 한약재를 넣고 끓여 추출한다. 고주는 술을 의미하나, 없을 때에는 식초로 대용할 수 있다. 그리고 청주나 좋은 술로 끓이면 좋지만, 비용 문제 등으로 생 막걸리로 대신하기도 한다.

문제는 술의 양이다. 정말로 물과 술의 비율을 1:1로 하면, 탕전이 끝난 후, 물의 양이 얼마 남지 않아 약이 너무 진해진다. 물과 술의 비율은 3:1이 적당하다. 술은 되도록 쌀로 만든 곡주로 사용하고 화학조미료가 적은 제품을 사용한다.

최근에는 녹용을 달일 때, 주수상반을 많이 사용한다. 그 이유는 간단하다. 녹용의 좋은 성분을 많이 추출하기 위함이다. 녹용은 3시간을 달여도 잘 우러나지 않는다. 먼저 녹용을 달일 때 표면적을 넓히기 위하여 믹서기로 간다. 덩어리보다는 가루가 물에 닿는 면적이 더 넓어지기 때문이다. 그리고 저온 약탕기에 녹용만 따로 물과 술을 함께 넣어 5시간 선전(先煎)을 한다. 녹용 추출을 위한 술의 종류 선택은 당귀수산 때와는 달리, 추출이 목적이므로 청주가 아니라 무감미 순수 증류주를 사용한다.

탕약의 효능은 각각의 약재가 갖고 있는 함유 성분으로부터 나온다. 탕약은 군약(君藥)의 단일성분이 압도적으로 효능을 좌지우지하지는 않는다. 탕약 중에 녹아 우러나온 여러 성분들이 서로 시너지 효과를 제고한다. 이런 함유 성분들이 모두 섞여 복합적으로 상호작용한 결과가 신묘하게 병을 낫게 하는 것이다. 동일한 한약재라고 하여도 끓는 물로 추출한 함유 성분과 술로 추출한 함유성분이 같을 순 없다. 효소처럼 설탕으로 추출하는 방법이 있듯이 주수상반이란 물로 추출되지 않는 성분을 술로도 추출한다는 의미로 해석할 수도 있지 않을까? 더 다양하고 더 많은 성분이 추출될수록 효과는 좋아진다. 물에 녹지 않는 성분이 알코올로 추출했을 때 녹는다면, 주수상반의 적용 범위는 더 넓어 질 수도 있다. 또한 술처럼 교이(膠飴)나 맥아(麥芽), 신국(神麴)

등이 탕약에 첨가되어 약재 그 자체의 효능뿐만 아니라, 다른 약재들에게 작용하여 더 많은 추출물을 끌어내는 시너지 효과가 생기는 지도 모르겠다. 효소를 담글 때, 설탕으로 약성을 추출한다는 사실에 비추어 볼 때, 교이나 맥아가 설탕과 동류항(同類項)일 수도 있겠다는 생각이 든다.

주초는 술에 적셔서 볶는 법제 방법이고, 식초에 적셔서 볶는 법제 방법도 있다. 과거 보관방법이 시원찮아 곰팡이나 부패의 위험을 피하고자 소독과 세척의 의미도 있었겠지만, 물로 추출하지 못하는 성분을 미리 추출하려는 깊은 뜻이 담긴 건 아닌지 모르겠다. 어떤 경우엔 정유성분이 많은 약재를 함께 넣는 것은 기름추출의 의미도 있었을 것이다.

탕약 구성은 인식론이고 탕전은 방법론이다. 방법론은 실험하기가 상대적으로 수월하다. 주수상반과 법제 방법은 향후 무궁무진한 연구영역이 될 것이다. 추출에 대한 많은 연구가 대한민국 한의학을 업그레이드하고 발전시킬 것으로 본다. 국가적 차원의 지원이 절실하다.

63. 탕약복용 방법

과거 한방에서는 탕약 복용방법을 매우 중요하게 생각했다. 마치 종교의식 절차와 같이 신성시 한 부분이 엿보인다. 탕약복용 방법은 동의보감 탕액편 1권[53]에 '복약법(服藥法)'이라 하여 다음과 같이 자세히 기록되어 있다.

병(病)의 위치에 따라 복용시간이 달라진다. "병이 흉격(胸膈) 위에 있으면 음식을 먹고 난 후에 약을 복용한다. 병이 명치(心腹) 아래에 있으면 약을 복용한 후에 음식을 먹는다. 병이 사지의 혈맥에 있으면 빈속인 새벽에 약을 복용해야 한다. 병이 골수에 있으면 배불리 먹은 밤에 약을 복용해야 한다.《본초》"

병의 위치에 따라 복용 속도가 달라진다. "병이 상부에 있으면 천(天)이 되니 센 불로 묽게 달여 천천히 마셔야 한다." "병이 하부에 있으면 지(地)가 되니 약한 불로 진하게 달여 급히 마셔야 한다.《역로》"

병의 위치에 따라 복용량이 달라진다. "병이 상부에 있으면 자주 조금씩 복용하는 것이 좋고, 하부에 있으면 한꺼번에 많이 복용하는 것이 좋다.《동원》"

탕약에 들어간 약재의 성질에 따라 복용탕약의 온도를 달리 한다. "대개 약을 먹을 때 찬 성질의 약은 뜨겁게 마시고, 더운 성질의 약은 차게 마시며, 중화하는 약은 따뜻하게 먹는다.《종행》"

구토를 피하는 복용요령을 친절하게 알려 주기도 한다. "탕약을 복용할 때 따뜻하게 먹으면 잘 내려가지만, 차게 먹으면 구토한다.《본초》" "구토로 약을 먹기가 어려울 때는 서서히 한 숟가락씩 먹어야지 급하게 먹으면 안 된다.《입문》"

새벽시간을 특정하기도 하고, 탕약을 복용할 때에는 언어를 조심하라는 기록도 있다.

---

53) 한의학연구원 한의학 고전 DB 자료.

"신(腎)을 보하는 약은 오경 초, 말하기 전에 먹어야 한다. 오경 초에는 사람의 신기(腎氣)가 열린다. 말 한 마디를 하거나 기침하거나 침만 뱉어도 신기(腎氣)가 바로 닫혀 버리기 때문에 신(腎)이 열려 있을 때 조용히 말없이 약을 먹어야 효과가 특히 좋다.《직지》"

'탕액본초(湯液本草)'를 보면, 밥 먹으면서 한약을 동시에 먹지 말라는 구절이 나온다. "약기(藥氣)와 식기(食氣)가 서로 만나게 말아야 하기에, 음식이 소화된 다음에 약을 복용하여야 한다."라고 하였다. '탕액본초(湯液本草)'에는 또 이런 말도 적혀 있다. "약을 소량 복용하면 하부를 자양(滋養)하고, 다량 복용하면 하부를 크게 보(補)한다."

양약의 경우는 대개 식후 30분이 일반적이다. 아마 위에 자극을 줄 수 있는 약들이 대부분이라 식후에 복용하는 것 같다. 물론 용도에 따라서 복용시간을 달리 하기도 하는데, 이뇨제는 잠을 자주 깨는 것을 고려하여 아침이나 낮에 복용하고, 강심제나 각성제도 아침과 낮에 복용한다. 또 소화제는 음식물을 소화시킬 수 있도록 식후 30분에 복용하고, 제산제는 식후 2시간 후에 복용한다.

한약의 복용시간은 주야의 변화, 계절 등으로 나누기도 하고, 한약의 성질이나 여성의 월경 주기에 따라 정하기도 하였다. 대개 한약은 세 가지 정도로 복용시간이 구분된다. '식전'은 위속에 음식이 들어 있지 않은 상태에서 식사 30분전에서 1시간 정도 전을 말한다. '식후'는 위속에 음식물이 들어 있는 상태인 식후 30분 정도를 말한다. '식간'은 식사와 다음 식사 사이의 중간인 식후 2시간에서 3시간 후를 말하며 '공복'이라고도 한다.

한약 복용법은 종류에 따라 조금 차이가 있다. 대부분 한약은 하루 2회 식후 복용한다. 옛날 방식으로 1제는 20첩이다. 재탕을 고려하면 1제로 30회 복용했다. 요즘은 탕약기가 발전하여 재탕을 할 필요가 없다. 그래서 1제를 30팩으로 뽑는다. 아침에 1팩, 저녁에 1팩을 복용하면 1제는 15일분이 된다.

한약도 용도에 따라서 복용방법이 다르다. 위장에 자극을 줄 수 있는 약들은 식후에 복용하고, 보약은 공복 시에, 간질 치료제는 발작 전에, 불면증 탕약은 취침 전에 복용한다. 식욕 조절을 위한 다이어트 한약은 밥맛을 사전에 떨뜨리기 위해 식간이나 식전에 복용한다.

급한 병은 시간에 구애받지 않고 복용하며, 만성병에는 일정한 시간을 정하고 복용한다. 이 외에 병의 상태에 따라 그에 맞게 하루에도 여러 번 복용하기도 한다. '수세비결'을 읽어 보면, 흥미로운 구절이 나온다. 이 약을 먹을 땐 "닭이 울 때 복용하며, 새벽이 되면 어혈(瘀血)이 나오면서 낫는다."고 한다. 그래서 이름도 계명산(鷄鳴散)이다.

그런데 보약의 경우, 중국에서는 식사 후 복용한다. 중국에서 보약을 식후에 복용하는 이유는 음식의 기운과 함께 보약의 기운이 합쳐져서 기운이 더 북돋아진다는 주장이다. 보약을 공복에 먹는 우리나라와는 사뭇 다르다.

약물의 흡수속도를 고려할 때, 우리나라에서 사용하는 방법이 더 효과적으로 생각되지만, 중국의 예를 보면 보약을 식후에 복용하는 것도 나름 이유가 있다. 복용방법은 시대에 따라 지역에 따라 변하기 마련이다.

이동원(李東垣)은 "약은 하루에 2회 또는 3회 복용하지만, 사람의 체력, 병의 정도에 따라 차이가 있다"라고 하여 복약 횟수와 복약시간 간격의 중요성을 이야기하였다. 복약시간뿐 아니라 약의 효과를 유지하기 위해서는 약을 복용하는 시간 간격을 일정하게 하는 것도 중요하다는 점을 강조한 것 같다.

간혹 딜레마에 빠지는 경우가 있다. 늘 복용하는 양약이 있는 데, 한약 복용을 시작한다면 고민이 깊어진다. 물대신 탕약으로 양약 캡슐을 넘길 순 없는 노릇이다. 양약과 함께 복용 할 때에는 항상 30분 이상의 간격을 두고 복용한다. 만성질환의 경우에는 한약 복용을 시작했다고 임의로 양약을 갑자기 중단하는 것은 위험한 행동이다. 사전에 한의사에게 평소 복용하고 있던 양약의 성분들을 알려주어 성분이 상충되거나 약효를 떨어뜨리지 않는 한약재를 처방하여 양약과 보완하며 복용하여야 한다. 당뇨 한약을 갑자기 먹는다고 단시간에 혈당을 떨어뜨리거나 혈압에 영향을 주는 부분이 아니기 때문에, 한약이 양약의 대체재가 될 수 없다. 만성질환이 있다면, 양약과 함께 한약을 복용하는 게 답이다. 단, 몸 상태의 개선상황을 지켜보면서 양약을 점차 줄이려는 노력은 필요하다.

한편 탕약의 섭취 온도에 관한 의문도 생긴다. 열이 많이 나는 증세에는 차갑게 복용하기도 하나, 일반적으로 한약은 소화기 부담을 줄이기 위해 따뜻하게 데워 복용한다. 성질이 차거나 쓴맛과 신맛이 강한 한약재들이 포함된 한약은 따뜻하게 섭취해야 위장관의 부담을 줄일 수 있다. 또 한약을 따뜻하게 복용하면 소화기관이 한약 성분을 소화흡수 하는 데도 도움이 된다. 과거엔 술이나 돼지고기와 닭고기, 차가운 음식, 식초, 녹두, 숙주나물, 콩국수는 물론 생무 등이 약효를 반감시키므로 금해야 한다고 했다. 복용 중에는 부부생활도 자제해야 약효를 극대화할 수 있다고 주장했다.

뜨거운 성질의 부자(附子)가 들어 있는 탕약은 데우지 않고 차게 하여 마시거나 상온으로 복용한다. 피부질환이나 열독을 치료하는 한약은 차게 하여 복용한다. 여름보약인 생맥산도 차게 하여 마시는 게 효과가 크다. 구역질이 심하거나 출혈이 있을 땐 데우지 않고, 조금씩 복용한다. 공진단과 같은 환제를 섭취할 땐 천천히 씹고, 침으로 녹여서 입 속에 오랫동안 머물게 하는 것이 좋다.

소화력이 부족하거나 처음 한약을 접하는 사람들은 소화가 잘 되지 않거나 설사가 난다. 이와 같이 약에 대한 반응이 과도하게 나타나면 복용 양과 횟수를 줄인다. 대개는 횟수를 반으로 줄여서 복용하면, 3일 정도면 정상이 된다. 점차 몸이 적응할 수 있도록 시간을 주는 것이 중요하다. 적응이 완료되면, 하루 2번 복용을 재개하면 된다. 그러나 토하거나, 입안이 얼얼하거나, 혀가 마비되거나, 손이 덜덜 떨리거나, 얼굴이 벌게지거나, 눈에 충혈 등이 심해지면, 복용량을 줄여서 될 일이 아니고 즉시 복용을 중단하고, 한의원에 약을 반납하고 다르게 처방을 받아야 한다.

한약을 복용할 땐 평소 소화를 잘 시키지 못했던 음식이나 과도한 음주는 한약 흡수에 방해가 되기 때문에 피해야 한다. 한약은 탕전 후 팩에 밀봉하기 때문에 약 한 달은 그늘진 상온에 둬도 큰 문제가 없지만, 햇빛과 계절적 요인 때문에 처음부터 냉장보관이 원칙이다.

한약을 냉장 보관하면 약 6개월간 보관할 수 있다. 스탠딩 파우치 팩에 들어 있는 한약의 부패나 변질 상태는 팩이 부풀어 오른 모습을 보고 판단한다. 일단 파우치가 팽팽하게 부풀어 오른 것은 변질되었다는 신호이니 미련 없이 버려야 한다. 6개월간 보관할 수 있다는 것이지 6개월 동안 효과가 일정하다는 얘기는 아니다. 자소엽, 곽향, 박하 등의 향(香)은 1개월후 부터는 점점 사라져 약효는 떨어진다. 처방 받은 한약은 연속적으로 복용하여, 가급적 빠른 시일 내에 신선하게 복용하는 것이 좋다.

한약은 탕약만 있는 것이 아니다. 요즘은 탕, 환, 산, 정, 연조 등 다양한 성상으로 제형이 다르다. 동의보감을 보면, "대개 탕(湯)은 씻어버린다는 뜻으로, 오래된 병을 없애는 데 쓴다. 산(散)은 흩는다는 뜻으로, 급한 병을 없애는 데 쓴다. 환(丸)은 완만하다는 뜻으로, 병을 빨리 없애지 못하여 서서히 치료한다는 뜻이다.《동원》" 바쁜 현대사회에서는 탕약을 기다릴 시간이 없다. 그래서 건강보험약은 기존의 탕약을 산(散)제로 많이 만든다. 커피믹스처럼 따뜻한 물에 타서 마시면 편하다. 이제는 연조가 대세다. 연조형태는 물이 필요 없고 젤처럼 쭉쭉 빨아 먹기만 하면 되므로 더 편해졌다.

세상은 변한다. 보약이든 다이어트 약이든 일반 치료약이든 바쁜 삶 속에 언제 제시간 찾아 복용하겠는가? 원전에 충실히 한다고 유별나게 "새벽 3시에 먹어라! 동트기 전에 먹어라!" 고 감히 누가 말할 수 있겠는가? "밀가루 음식 먹지마라! 돼지고기 먹지마라! 우유 먹지마라!,…" 다 사족(蛇足)이 되어 간다. 앞으론 약의 구분 없이 식후에 복용하라고 통일하는 것이 더 편할지도 모르겠다. 음식도 가리지 말고, 평소대로 먹으면 탈이 안 나는 탕약을 주어야 도리라 생각한다. 단, 과학적으로 약효 감소가 확실히 입증될 때까지는 시대변화와 생활 패턴에 맞추어 한약 복용법도 편리하게 진화하는 게 맞다고 본다. 자꾸 제약조건들을 부과하다 보면, 한약과 가까워지기가 너무 부담스럽기 때문이다.

64. 봉침

　봉독은 살아 있는 꿀벌의 산란관에서 나오는 독액을 말한다. 봉독의 주요 성분은 펩티드(Peptide)다. 펩티드 중에서 멜리틴(Melittin)이 결정적 역할을 한다. 벌침은 살아 있는 벌을 직접 아픈 부위에 놓고 침으로 쏘게 하여 생(生) 벌의 독을 피부 속으로 주입시키는 전통방식의 치료방법이다. 이보다 약한 방식이 살아 있는 벌에서 벌침만 핀셋으로 뽑아서 아픈 부위에 놓으면 신기하게 침이 혼자서 스스로 움직이면서 피부 속으로 파고 들어간다. 그리고 독을 주입한다. 생벌보다는 강도가 많이 약해진다. 손목에 벌침을 맞으면 따끔하다가 갑자기 뻐근해진다. 1시간이 지나면, 손에서부터 팔꿈치까지 퉁퉁 붓게 되고 벌겋게 충혈 되면서 매우 가렵다. 벌침용으로 양식하여 사용하는 벌은 힘이 약해 부작용이 크지 않으나, 들판에 다니는 벌을 잡아 직접 벌침을 맞으면, 독이 강해 호흡곤란까지 올 정도로 독하다.

　봉침이란 벌에서 추출한 봉독을 정제하여, 알레르기를 유발하는 성분을 걸러낸 다음, 유효성분을 주사기에 담아 아픈 부위에 주입하여 치료하는 방법을 말한다. 비교적 안전한 방법이고 한의원에서만 시술이 가능하다. 그럼에도 간혹 아나필락시스(anaphylaxis) 쇼크를 일으켜 사망하는 경우가 발생한다. 봉침을 처음 받거나, 받은 지 오래 된 사람은 사전에 반드시 테스트를 거쳐야 한다.

　한의원은 사전 테스트는 물론이고 부작용에 대한 설명을 하고 시술 동의서를 받아야 한다. 그래야 법적 책임을 면할 수 있다. 실제로 사전 테스트를 거쳤음에도 쇼크로 사망한 사례가 있다. 그리고 봉침 쇼크가 일어났을 때에는 119로 신고하여 큰 병원 응급실로 옮겨 해독제(에피네프린)를 맞도록 해야 한다. 한의원에서 해독제를 주사하는 것은 불법이기 때문에, 신속히 후송조치를 취하는 것이 중요하다. 아나필락시스 쇼크는 호흡곤란과 혈압 저하를 유발하여 사망에까지 이를 수 있다.

봉독약침 치료 후 부작용 발생율과 임상패턴을 10년간 분석한 연구결과[54]를 보면, 부작용이 관찰된 환자 중에는 아스피린, MRI 조영제 등에 과민증상이 있거나, 천식, 비염 등과 같은 알러지 관련 기저질환을 갖고 있는 비율이 상당하다. 아나필락시스 반응을 보인 환자들 중 120일 이상 봉독약침 치료를 중단하였다가 다시 치료를 받으면서 발생한 케이스도 있다. 부작용을 줄이기 위해 최초 용량을 0.4cc에서 0.2cc로 감량 주입해야 한다. 그리고 매번 서서히 증량하여 적정량을 주입해야 한다. 정부 차원에서도 한의원에서 신속하게 해독제(에피네프린)를 맞도록 허용해 주어야 한다.

이런 위험에도 불구하고 왜 봉침을 자꾸 맞으려 할까? 봉침은 강력한 항염증, 항균, 진통 효과 등을 가진 약물로, 관절에 만성적인 염증 및 통증이 있는 경우에 탁월한 효과를 보이고 있기 때문이다. 봉침은 일반 침 치료와 달리, 2군데 내지 3군데만 집중적으로 놓는다. 충분한 양과 적정 농도가 피부로 들어가면, 근육 깊숙한 곳에서 묵직하면서 뻐근하고 얼얼함을 느끼게 된다. 상당히 기분 나쁜 느낌이다. 그럼에도 불구하고 이래야 효과만점이다. 봉침을 맞고 가렵고 얼얼한 느낌이 며칠 간다. 약간의 오톨도톨한 발진도 생긴다. 그 정도 부작용으로는 큰 문제가 안 된다. 몇 번을 더 맞으면 통증 완화 효과가 극적으로 좋아지기 때문에 비싼 값을 지불할 가치가 있는 것이다.

난치병으로 알려진 류마티스관절염이나 강직성척추염, 쇼그렌증후군 베체트 등과 같은 자가면역 질환에 봉침은 인기가 많다. 봉침효과를 본 사람은 봉침을 평생 잊지 못한다. 그러나 항상 봉침이 만족할만한 효과를 주는 것은 아니다. 어느 정도 내성이 생기면 그 효과는 약화된다.

봉침의 논리는 손자병법(孫子兵法)의 이이제이(以夷制夷)와 같은 이독치병(以毒治病)이다. 염증이라는 적을 벌독으로 제압한다는 의미다. 봉침은 어느 날 갑자기 최근에 나온 방법이 아니다. 동서양을 막론하고 2500년 가까이 오래 동안 사용한 방법이다. 히포크라테스는 봉침을 '신비의 약'이라 했고 고대 이집트와 바빌로니아, 중국의 기록은 물론 이슬람의 경전 '코란'에 이르기까지 봉침에 관한 역사적 기록은 많이 남아 있다.

---

54) Frontiers in Pharmacology (국제약물학술지, IF: 4.225) 2020년 10월

봉침은 효과가 분명하지만, 부작용 또한 분명하다. 봉침을 부작용 없는 약제로 만드는 제약회사의 노력이 더 필요하다. 그리고 봉침으로 인해 호흡곤란 등의 쇼크가 왔을 때, 당황하지 않고 바로 처리할 수 있는 해독제 사용허가가 법적으로 필요하다. 한의사협회에서도 봉침 매뉴얼을 만들어야 한다. 제약회사별 제품의 부작용 사례집은 물론이고 주입방법론, 동의서 양식, 주의점, 쇼크시 대처 방법 등의 내용을 한의학연구원과 협력하여 매뉴얼이 작성되고 보급되어야 한다. 문제를 알면서 해결하지 않고 방치하는 것은 정부와 관계기관의 무능이다. 멋진 봉침을 만들어 세계에 수출하는 황금 알을 낳을 수 있는 나라가 될 수 있다면, 이는 국가의 프로젝트로 추진할 만하다고 생각한다.

65. 약과 독은 백지장 차이

당나라의 시선(詩仙)이요 주선(酒仙)인 이백의 주량은 술 한 말(斗)이었다고 전해진다. "대장부는 한 말의 술도 마다하지 않는다."는 뜻의 '두주불사(斗酒不辭)'라는 사자성어도 있다. 한 말은 약 15리터. 엄청난 부피다. 술을 잘 마시는 사람은 한 말의 막걸리를 들고 집까지는 못 걸어가도, 마시고는 걸어갈 수 있다는 말이 있다. 왜냐하면 술배가 따로 있기 때문이란다. 과장된 말일 것이다. 술 한말을 어떻게 마실 수 있겠는가? 술 한말을 정말로 먹다가는 보통 사람들은 다 죽을 것이다. 많이 마시는 술은 독이다. 소량으로 적당하게 마셔야 약이 된다.

그런데 술배라는 말은 전혀 엉뚱한 얘기가 아니라는 주장도 있다. 술은 대개 대장까지 내려가지 않는다. 위장과 소장에서 흡수되어 퍼지기 때문에 독한 술일수록 배가 부르지 않다고 한다. 위장은 물보다 술을 더 많이 흡수하기 때문에 같은 양의 물을 마신 것 보다 배가 부르지 않는 이유가 된다는 것이다.

영국은 위스키, 러시아는 보드카다. 나라마다 각기 나름의 전통 술이 있다. 프랑스는 포도주, 중국은 고량주다. 일본은 사케가 유명하고, 우리나라는 막걸리가 고유의 전통 술이다. 좋은 술 문화는 식사와 더불어 반주로 조금씩 기분 좋게 하는 것이다. '폭탄주'다 '두주불사'다 하는 것은 문화라기보다는 일종의 허세고 퇴폐다. 위장을 술배로 치부하고 혹사시키면 결국엔 정신 줄을 놓치게 된다.

술을 마시면 얼마 지나지 않아 몸이 더워진다. 얼굴도 빨개진다. 소장까지 내려간 것 같지 않았는데, 벌써 취한다. 어떤 사람은 목구멍에 첫잔이 넘어가자마자 토하는 사람도 있다. 술을 마시면 구강과 식도 점막에서부터 벌써 알코올이 흡수되기 시작했기 때문이다. 술은 위장에서 25% 정도가 흡수되고, 소장에서 75%가 정도가 흡수된다. 독한 술의 경우, 입에 들어가기 전에 이미 기체상태의 알코올이 술잔에서 증발되어 코를 통해 호흡기 점막으로 흡수되어 비위를 거스르게 한다. 실제로 경찰은 혈액 검사를 안 해도 호기(呼氣) 음주단속 측정기를 이용하여 얼마든지 차량 운전자가 마신 술의 양을 산정해 낸다. 위장에 먼저 음식물이 들어있으면 술의 흡수율이 감소한다. 그리고 지방질의 음식이 많을수록 알코올 흡수율은 더 떨어진다. 술을 마시면 30~90분 사이에 혈중 알코올 농도가 최대치에 도달한다. 그래서 경찰은 운전자의 혈중알코올 농도 측정에 '위드마크(Widmark)'[55] 공식을 사용한다.

본래 물을 마시면 입을 통해 식도로 내려간다. 그리고 위장으로 간다. 물은 위장에서는 일부만 흡수되고 소장으로 내려간다. 소장에서 물의 80%를 흡수한다. 대체로 소장에 흡수되는 물의 약 10%정도만을 대장이 흡수한다. 중학교 생물시간에 물은 대장에서 흡수된다고 배운 내용은 맞지만, 영양분과 함께 대부분의 물은 소장에서 흡수되는 게 진실이다.

보통 대장이 물을 제대로 흡수하지 못하면 설사를 한다고 알려져 있다. 대장 벽에서는 삼투압으로 물을 흡수한다. 그래서 소금을 먹으면 설사를 멈출 수 있고 소금을 많이 먹으면 확실히 오줌이 많이 나오고 변은 딱딱해진다.

장(腸)은 크게 나눠서 소장(小腸)과 대장(大腸)이 있다. 소장은 우리들의 생명에 중요한 장기이기 때문에, 면역체계가 발달해 있고, 다른 장기에 비해서 질병이 적게 발생한다. 소장이 탈났다는 얘기는 별로 들어 본 적이 없다. 대개 위장과 대장이 탈났다는 경우가 많다. 약물을 복용해도 위에서 일부가 흡수되고 대부분 소장에서 흡수된다. 지용성 물질만이 대장에서 흡수된다. 소장에서 흡수된 약물은 간을 통해서 심장으로 가지만, 대장에서 흡수된 물질은 곧 바로 심장으로 들어간다.

한방에선 소장에 영향을 미치는 한약재에 관한 언급이 유독 적다. 소장을 이롭게 하는 한약재라 해봤자, 동의보감 소장부에 나와 있는 것으로 택사, 복신, 구맥, 목통, 연교, 흑두, 치자, 동과즙, 자규즙(아욱 달인 물) 등이 고작이다.

이중 택사(澤瀉)는 늪이나 연못에서 자란다. 택사를 먹으면, 몸에서 물이 쏟아지듯

---

[55] 음주운전 당시의 혈중알코올 농도를 역으로 계산하는 방법.

소변으로 빠져나가고 부기도 가라앉아 건강을 되찾는다고 알려져 있다. 연못 택(澤), 쏟을 사(瀉)자를 써 연못에 사는 풀인 데, 오줌을 쏟아내게 하는 풀이라는 뜻이리라. 보통 이뇨작용 힘의 세기는 택사, 저령, 백복령 순이다.

'신농본초경'에는 단지 복령만이 언급되어 있고 '명의별록'에 비로소 복신이 나온다. 효능은 복령이나 복신이 엇비슷하다. 후세에 내려오면서, 세분화되어 사람들이 심병(心病)을 치료할 때는 반드시 복신을 사용하였다. 복신은 본초강목에 "허하여 소장의 기능이 원활하지 못할 때" 쓴다고 나와 있다.

구맥, 목통, 연교, 흑두, 치자, 동과즙, 자규즙 등도 모두 이뇨제와 관련 있고 청열이라는 단어가 나온다. 소장에 탈이 나면, 소변 문제가 발생하고 면역체계에 이상이 생겨 쓸데없는 열이 발생한다는 논리다. 12경락 체계로 보면, 소장은 방광과 연결되고 심장과 밀접한 관계를 갖으며, 신장과도 연관성이 깊다. 양방에서 소장이 간을 통해 심장과 연결되어 있다는 주장과는 사뭇 다르다. 수분변조 관점에서만 보았기에 소장 문제는 방광에 직결시켜 버린 것이다. 추론이 잘못되었더라도 한약을 먹고 소장이 원활해져서 부종과 소변문제가 소기의 목적대로 해결되었다면 그것으로 고마운 일이다. 시시콜콜 따질 일이 더 이상 아니다.

결국 위장, 소장, 대장 구분을 흡수로 본다면 일맥상통한다. 동물은 소화기관을 전장, 중장, 후장으로 나눈다. 한방에서는 인체의 삼초라 하여 상초, 중초, 하초로 나누기도 한다. 한약재를 써서 가장 신속한 효과를 얻기 위해선 위장에서 흡수되어야 한다. 간, 심장, 신장, 방광에 효과를 거두기 위해서는 소장에서 흡수되어야 한다. 거의 모든 한약이 여기에 해당한다. 그래서 그 효과가 다른 장기와 겹치기 때문에 소장에 좋은 한약재가 귀경(歸經)에서 빠지는 것이 비일비재(非一非再)하다. 소장이 직접 아프지는 않기 때문에 그렇다. 대장에서는 많은 문제가 발생한다. 변비와 설사가 대표적이다. 오배자, 대황, 마자인 등 24가지가 동의보감 대장부에 비교적 풍부하게 기록되어 있다. 대변 건강에도 좋지만, 폐나 피부에 동시에 효능이 있다고 서술되어 있는 것을 보면, 12경락 중 폐-대장의 배속에 짜 맞추려는 의도도 있어 보인다.

신속한 약물효과는 양방이 훨씬 우월하다. 양방에서는 정맥 주사를 통해 확실하게 약물을 투입한다. 그 전달물질도 소실 없이 100%에 달한다. 수액은 수천 년간 한방이 고민했던 문제를 일소시킨 명품이다. 근육주사만 해도 정맥주사보다는 못하지만 경구투입보다는 약물이 더 많이 흡수된다. 이것이 양방의 최대 장점이다.

한방에서는 대부분 경구투입이다. 역사적으로 보면, 한방에서 가장 급한 효과를 보려고 만든 탕약중 하나는 사약(賜藥)이다. 사약(賜藥)은 사실 사약(死藥)이다. 금부도사가 오래 기다리는 수고를 덜기 위해 대부분의 사약(死藥)은 마시고 30분 안에 사망하기를 기대하고 만들어진다. 즉, 위에서 흡수되어야 하는 약재다. 독약은 대체로 호흡을 정지시키므로 위에서 흡수된 물질은 폐로 들어간다고 해야 맞다. 사약(死藥)의 논리체계는 위에서 흡수되어 독의 기운이 폐로 가서 호흡을 정지시키고 심장으로 가서 박동을 멈추게 하여 죽게 만드는 것이다. 사약 재료는 정확히 알려진 것은 없고 다만, 부자, 천남성, 비상, 수은, 독버섯 등을 넣었을 거라고 추측할 뿐이다. 조선왕조실록을 보면, 조광조나 송시열은 사약을 먹고도 바로 죽지 않아 애를 먹었다는 기록이 있고 임형수 같은 인물은 하도 안 죽어서 16번이나 먹였다는 것을 보면, 매번 신통한 효과를 거두지는 못한 모양이다.

일본 사람들은 꿩고기를 좋아한다. 우리나라를 식민지로 만들고 대량의 꿩을 밀렵하여 일본으로 송출했다. 그 당시 밀렵방법이 희한하다. 청산가리를 쌀이나 콩에 묻혀 들판에 뿌리고 그것을 먹은 꿩을 죽게 한다. 총으로 사냥하는 것보다 훨씬 빠른 속도로 대량의 꿩들을 잡을 수 있기에 일본은 그런 식으로 꿩들을 조달해 갔다. 일종의 사약(死藥)을 먹인 것이다. 꿩들이 청산가리를 먹고 몇 걸음을 못가서 죽을 정도로 청산가리는 맹독성을 띠었다. 식도에서 모이주머니를 거쳐 선위로 가는 과정에 사망에 이르게 된다, 문제는 이렇게 죽은 꿩을 그대로 인간이 먹으면 사람도 죽게 된다. 머리와 목을 버리고 몸통에서는 내장기관을 훑어 버린 뒤, 일본으로 가져가 요리해 먹었던 것이다. 일본 사람들은 한국의 청산가리 꿩을 그렇게도 많이 먹고도 끄떡 없이 살았다는 게 당시 기록이다.

한방의 논리로 보면, 사실 몸통도 먹으면 안 된다. 왜? 독이 몸에 다 퍼졌을 테니까? 당시 일본 양방의 논리는 간단하다. 청산가리 물질이 남아 있는 꿩의 입과 식도와 소화기관을 제거하면, 이미 반응이 끝난 몸통은 아무 해가 없다는 것이다.

오늘날 일반인들은 청산가리를 구할 수가 없다. 일본 식민지 시대와 광복이후 한동안은 우리나라에서 청산가리를 쉽게 구할 수 있었던 모양이다. 예전에 실수로든 자살 목적이든 청산가리를 먹고 호흡곤란이 온 사람을 인공호흡으로 살리려 했다면 어떻게 될까? 인공호흡을 실시한 사람도 유독가스를 맡아 함께 죽게 된다. 아마 청산가리를 조선시대 어의(御醫)들이 알았다면, 조광조, 송시열, 임형수도 단 한 번에 숨을 거두게 했을 것이다. 결국 양방 사약(死藥)이 한방 사약(死藥)보다 훨씬 우수한 것이다.

초원에서 양을 키우는 목동들은 '란타나'라는 풀을 싫어한다. 양들은 대개 먹는 풀과 독초를 용케 구별하지만, 유독 란타나를 구별 못하는 경우가 있다. 이 풀을 먹으면 항문 쪽에 피가 흥건히 젖을 정도로 피똥을 싸고 죽게 된다. 매우 독한 풀이다. 그렇다고 목동들이 이 죽은 양을 땅에 파묻어 버리는 일은 절대 없다. 대개는 여느 양과 마찬가지로 그대로 요리해 먹는다. 찝찝하다 싶으면 소화기관만 골라 버릴 정도다. 구강이 있는 머리도 다 먹는다. 독이 퍼져 있는 혈액이 스며든 고기를 거리낌 없이 조리해 먹는 것이다. 그래도 끄떡없이 무탈하게 유목민들은 잘 산다.

겨울철마다 신문 사회면의 한 귀퉁이를 장식하는 기사가 있던 적이 있다. 복어 먹고 사람이 죽었다는 기사다. 복어는 내장은 물론이고 아가미, 알, 피까지 전문가가 모두 제거한 후 조리해 먹어야 안전하다. 그런데 신기한 것은 복어 먹고 병원에 입원해서 죽다 살아난 사람들의 얘기는 이구동성으로 그 뒤로 몸이 더 좋아지고 잔병치레도 없어지고 지병과 고질병이 사라졌다고 자랑한다. 그렇다고 난치병 환자가 조치 안한 복어를 조금씩 조리해 먹으면서 자가 치료를 한다는 TV 방송의 내용은 위험하기 그지없다. 마땅히 방송심의로 걸러야만 했을 내용이라 생각한다. 마루타는 일본과 독일제국주의 시대에 저질렀던 만행이고 스스로 마루타가 되는 행위처럼 미련한 짓이 없다.

여름철에는 광대버섯류를 먹은 사람들이 응급실을 찾는 게 흔한 풍경이다. 가만 놔두면 사망에 이르는 경우가 많다. 빠른 시간 내에 토하게 하는 것이 가장 좋은 방법이다. 아주 옛날 중국에서도 독을 먹고 고통을 받았다던 사람들이 많았던 모양이다. 그때도 치료방법은 토(吐)법이다. 병원응급실에는 주로 할아버지들이 독버섯을 먹고 많이 오는 데, 동행한 할머니는 멀쩡하다. 여쭤보면, 할머니는 광대버섯을 좀 덜 드셨던 모양이다. 광대버섯을 먹고 사망하기 직전에는 미친 사람처럼 날 뛰다 사망한다. 버섯 독이 사람마다 다르게 작용하는지, 섭취 용량이 원인인지 모든 사람이 죽지 않는다는 것은 시사하는 바가 크다.

기록에 의하면 집시들은 아이들에게 어려서부터 청산가리를 미량씩 먹인다고 한다. 내성을 길러 주는 것이리라. 청산가리를 먹고 자란 집시들은 몸매가 아름다워지고 얼굴도 예쁘게 된다는 속설이 있다. 천연에도 청산가리가 포함된 식품들이 널려 있다. 복숭아씨뿐만 아니라 살구, 매실, 사과등 대부분의 과일 씨앗에 미량의 청산가리 성분이 있다. 심지어 그런 씨앗들은 한약재로 사용하기도 한다. 독약으로 유명한 부자나 천남성도 한약재로 소량을 사용하기도 한다.

양(羊)을 죽이는 독초인 란타나도 꽃이 아름다워 관상용 화초로 우리나라에서 인기가 있고, '마편초'라 하여 진정, 해독, 해열의 효능이 있으며 특히 잎의 추출액은 위궤양을 치료하는 데 효과적이다.

한방에서는 향이 나는 약재들을 이용하여 위장으로 내려오기 전부터 벌써 폐로 들어가서 효능을 작동시키기도 한다. 대개 탕약을 끓일 때 마지막에 넣는 후하(後下) 약재들인 박하, 곽향, 자소엽, 백두구, 사인, 형개 등은 벌써 입에서부터 향이 작동한다.

특히, 본경속소에 보면, 박하에 관한 상세한 기록이 나와 있다. "박하는 서늘하고 두구(豆蔻)와 거의 같아서 원래 관중(寬中), 이기(利氣), 소도(消導), 순강(順降)하는 작용이 있다. 겉으로 보기엔 박하가 강렬한 향기를 외부로 발산하기만 하는 것으로 보이지만, 안에서 응결을 해소하고 밖으로 근거를 없앤다." 박하는 표리(表裏)의 나쁜 기운을 모조리 없앤다는 뜻이다. 본래 땀을 내는 전형적인 약재는 마황, 계지, 갈근, 청룡(靑龍) 등이 있다. 이들은 위장에서 주로 작용하여 나쁜 기운을 땀으로 배출한다고 주장한다. 그런데 박하는 이보다 더 빨리 입에서부터 위장에 이르기까지 작동하여 몸속 깊은 곳까지 스며들어 풍한(風寒)을 충분히 열어서 흩어버리는 발한제라는 논리다.

인도에서는 옛날부터 향이 나는 한약재들을 오일로 만들어 치료하는 '아유르베다' 요법이 전해져 내려오고 있고 오늘날에는 '아로마테라피'라는 용어로 대중 속에 친숙해져 있다. 향수도 농도가 짙은 원액은 독이기에 머리가 어지러울 정도이지만, 알코올로 희석시키고 희석시키면, 퍼퓸이 되고 오드 퍼퓸, 오드뜨왈렛, 오드코롱, 오드퓨레슈가 되어 오히려 사람들의 기분을 좋게 만들어 준다.

똑같은 풀이라도 어떤 사람에게는 약이 될 수 있고 어떤 사람에게는 독이 될 수 있다. 같은 열매라도 적당히 먹으면 약이 되지만 많이 먹으면 독이 된다. 약과 독은 종이 한 장 차이다. 그 차이의 기준인 역치(threshold)를 과학적으로 분석하고 찾는 것이 한의학의 과제이자 사명이다.

66. 합곡혈

경혈은 우리 몸에 361개가 있는 데, 그 중에 가장 유명한 것이 합곡혈이다. 속이 안좋을 때 합곡혈을 지그시 누르면, 편해진다. 동의보감에는 합곡혈로 치료가 가능한 증상이 무려 31개라고 기술하고 있다. 지압만 해도 많은 효과가 있다고 알려져 있다. 합곡혈은 엄지와 검지 사이의 손등에 위치해 있고 그 부위가 도톰하게 올라오는 곳이라 한다.

그런데 사람들은 의문이 생긴다. 병원을 쇼핑하듯 순회하는 노인들이 말하길, 20명의 한의사에게 합곡혈에 침을 맞으면 혈자리가 다 다르다는 것이다. 같은 한의사라도 어제 다르고 오늘 다르고 계속 달라진다. 더 이상한 건 어쨌거나 그런대로 다 효과가 있다는 사실이다. 한의약융합연구정보센터 표준경혈에서는 동영상으로 합곡혈을 보여 주기도 한다. 문제의 핵심은 합곡혈이 중요함에도 불구하고 대부분의 한의원에서는 대수롭지 않게 급하게 대충 놓는다는 사실이다.

합곡혈은 가볍게 주먹을 쥐고 탁자를 탕탕 치는 모습처럼 "봉을 수직으로 쥔 듯한" 상태로 자침하여야 하는지, 아니면 당수로 벽돌을 깨는 모습의 손 모양처럼 엄지손가락과 검지 손가락을 나란히 하여 피부가 볼록 올라온 부위로 하여야 하는 지, 아니면 자연스런 손 상태에서 손바닥 전체가 바닥을 향한 상태에서 해야 하는 지, 많은 의문이 생긴다. 그리고 효과가 서로 다른지 아니면 어떠한 자세도 무방한지에 관한 문제 제기도 있다. 왜냐하면 각각의 방법에 따라 자침의 깊이가 달라지기에 궁금증을 유발한다.

첫 번째 의문점인 합곡혈의 위치는 엄지와 검지 뼈의 사이 공간이므로 넓은 삼각형 중에 하나의 지점(spot)이 될 것이다. 외국 저널을 보면, 5곳을 지정하여 연구한 것이 있다. 유력지점인 5곳은 엄지와 검지를 맞닿을 때 가장 높이 솟아오르는 부위, 엄지와 검지사이 관절부위, 엄지와 검지를 맞닿을 때 주름이 끝나는 부위, 엄지와 검지사이의 손살과 관절부를 잇는 선의 중간점, 전기막대의 반응이 가장 높은 지점 등이다.

그러나 침구관련 원전에서는 명확하게 기술되어 있다. 침구갑을경, 천금요방, 태평성혜방, 침구대성 등 대다수의 침 관련 중국서적에서는 2가지 단어를 강조한다. '함중(陷中)'과 '완완중(宛宛中)' 그리고 '호구(虎口)'다. 함중(陷中)은 우리말 뜻으로 움푹 파인 곳이라는 의미다. 우리나라 허임 선생의 침구경험방에서는 함중(陷中)을 좀 더 구체적으로 기술하고 있다. "수양명대장경이라하여 이간 - 삼간 - 양계로 이어지는 직선상을 의식하여 검지 쪽에 자꾸 놓는 것은 합곡이 아니고 뼈가 나뉘는 곳의 움푹한 곳"이라는 얘기[56]를 한다.

그러면 움푹한 곳을 어떻게 찾느냐가 관건이다. 손바닥을 아래로 하고, 손바닥을 완전 펴서 엄지손가락과 검지손가락을 최대한 벌리면 호랑이 입(虎口)[57]처럼 우묵하게 들어간 지점(함중: 陷中)이 발견되고 그 중에서도 정맥 바로 밑에 더 쏙 들어가서 작은 그림자가 질 정도로 어두운 부분(완완중: 宛宛中) 정중앙이 합곡점이라는 것이다. 일단 이렇게 찾아 놓고 가볍게 주먹을 쥐고 탁자를 탕탕 치는 모습처럼 "봉을 수직으로 쥔 듯한" 상태로 자침해야 한다는 주장도 있다.

엄지와 검지 뼈의 사이 공간이므로 넓은 삼각형 중 아무 곳에 놓아도 그런대로 효과는 있다는 게 여러 논문에서 입증되었다. 그러나 그것은 60점에 불과하다. 함중(陷中)에 놓아야 85점인 것이다. 95점을 받으려면 완완중(宛宛中)에 놓아야 한다는 것이다. 완완중이란 사람마다 위치가 다 다르다. 대강의 탐혈(探穴)은 시각(視覺)으로부터 시작하지만, 정밀한 탐혈(探穴)은 시각적 의미보다는 촉각적 의미다. 환자의 두 번째 손가락뼈로부터 엄지와 검지 뼈의 사이 삼각형 쪽으로 타원형을 그리면서, 살살 쓰다듬고 내려오다보면, 갑자기 피부나 근(筋) 압력이 줄어들면서, 쏙 내려가거나, 푹 빠지는 느낌이 있는 곳이 바로 완완중 합곡인 것이다. 한의사의 지문(指紋) 감각으로 혈관사이에 위치

---

56) 이연희 외 3인, 『鍼灸經驗方』「訛穴」의 取穴法 분석에 따른 현대적 적용 연구, 경락경혈학회지 Vol.25, No.4, pp.31-47, 2008, Journal of Meridian & Acupoin.

57) 난경집주 장부정수 제12.

하고 있는 합곡을 찾는 것은 오랜 수련을 거쳐야 가능하다. 그러나 한번 터득하면, 그 다음부터는 매우 쉽고 빠르게 찾을 수 있게 된다.

그 다음 문제는 침 끝의 방향이다. 대개 방향은 노궁(穴)이나 후계(穴)를 향하여 직자(直刺)를 하거나 중수골의 골막을 따라 사자(斜刺)하기도 한다. 그리고 표면에 보이는 정맥과 깊숙한 곳에 자리 잡은 동맥과 신경을 피해가야 한다. 동의보감에는 '자생'의 글을 무작정 인용하여 "맥이 뛰는 곳"이라는 표현을 하지만, 대부분의 후세 사람들은 허준이 잘못된 글을 그대로 베껴 쓴 것이고 실제로는 맥이 뛰는 곳에서 손가락 쪽으로 약간 내려와야 한다고 조언한다. 동맥을 찌르면 지혈이 오래 걸리고 멍이 들고 통증이 며칠 갈 수 있기 때문이다. 일반적으로 동맥이든 정맥이든 큰 혈관을 잘못 건드리면 뻐근하고 아프다. 합곡에 제대로 침을 놓으면 아프지도 않고 피가 날 일이 전혀 없다는 게 중론이다. 합곡에 정통으로 맞으면 대개는 기분이 다운되면서 차분해지는 득기의 경지에 오른다. 간혹 배에서 꼬르륵 하는 소리가 날 때도 있고 바로 방구나 트림이 나는 경우도 있다. 어떤 사람은 합곡을 제대로 찾았을 때에 뜸을 떠서 미세한 흉터를 만들어 그 자리를 표시해 두기도 한다. 일종의 합곡 혈자리 마크가 되는 셈이다.

마지막의 문제는 얼마만큼 깊이 찌르는 가의 문제다. 침구경험방에서 합곡혈은 3푼 찌르라고 나와 있다. 약 1cm 인 셈이다. 손바닥을 완전 펴서 엄지손가락과 검지손가락을 최대한 벌린 상태에서 침을 찌르면 1cm가 절대 나올 수 없다. 그 다음 단계로 가볍게 주먹을 쥐고 탁자를 탕탕 치는 모습처럼 "봉을 수직으로 쥔 듯한" 상태로 자침을 하여야 충분한 깊이가 나온다. 일반적으로 1cm의 깊이지만, 마목에는 2~3촌 직자로 투자도 하고 사자로 1~1.5촌 깊이로 찌르기도 한다. 손에 놓는 침치고는 상당히 깊이 찌르는 편이다. 그럼에도 아프지 않고 찌릿찌릿한 득기감을 가장 많이 주는 혈자리가 바로 합곡이다.

옛날에는 왕궁에서 왕비나 후궁들을 치료할 때, 속살을 보지 못하게 하니 합곡혈에 침을 많이 놓았을 것이다. 그래서 합곡혈은 더욱 더 정교하게 놓는 기술이 발전되어 왔다. '고금도서집성 의부록'에는 이런 대목이 나온다. "서문중(徐文中)은 침술(鍼術)이 뛰어나 오(吳)의 연리(掾吏)가 되었다. 진남왕(鎭南王)의 왕비가 풍병(風病)을 앓았는데,

서문중은 증후를 진찰하겠다고 여쭙고는 팔의 합곡(合谷)과 곡지(曲池)를 누르면서 침(鍼)을 몰래 찔러 넣으니 왕비는 전혀 느끼지 못했다. 얼마 후 팔다리를 모두 들 수 있었고 다음날 일어나 앉았다. 왕은 기뻐하며 노고를 치하했다." 이 글만 보더라도 합곡은 깊이 찔러도 아프지 않고 피한방울 나오지 않아야 한다는 얘기가 맞는 것 같다. 그러나 합곡혈은 임산부에게는 절대 놓으면 안 된다고 한다. 태기(胎氣)를 손상시킨다고 한다. 합곡은 사람마다 제각각 미세하게 다른 위치에 있다. 혈관의 위치도 골격과 근육도 약간씩 다르기 때문에 아무리 숙달된 한의사라 해도 우선 눈으로 보고 예상되는 지점을 자침하는 사람의 엄지와 검지로 환자의 손등과 손바닥을 동시에 여러 번 문지른 후에 자침하는 게 원칙이라 한다. 합곡혈은 한 번에 찌르면 안 된다고 한다. 반드시 두 번에 걸쳐서 저항감을 느끼면서 혈관과 신경을 피해서 자침해야 한다.

조선의 명의인 이제마는 탕약에는 자신 있었으나, 침술에는 그다지 능력이 못 미쳤던 모양이다. 침술에 능한 당시의 다른 한의사에 대한 경탄의 글[58]을 남기고 있다. 이제마가 실제로 스스로 목격한 경험담이다. "중기병(中氣病[59])에 혀가 굳어서 말을 못하는 환자에게 한 의사가 합곡혈(合谷穴)에 침을 놓으니 그 효능이 신기하였고 그것 외에 또 다른 여러 가지 병이 약으로 속효를 보지 못하는 것을 침으로 능히 속효를 보는 자가 있었다."

소문난 잔치에 먹을 것이 없다는 속담이 있다. 합곡혈은 유명한 혈자리지만, 찾기가 매우 어려운 자리다. 그래서 효과가 있긴 있으되, 미미하다. 허임선생의 말을 의역하면, 합곡혈만 잘 찾아서 제대로 놓기만 하면 당대의 명의가 되는 것이다. 서양에서는 합곡혈을 찾으려고 치과의사들이 난리다. 치통을 금세 사라지게 하는 신기한 혈자리이기 때문이다. 서양의사들은 중국에서 맹장수술 마취를 침으로 하는 것으로 보고 합곡혈의 메커니즘을 찾으려고 노력 중이다. 한의대를 졸업하고 한의사 면허증을 손에 쥐었다고 처음부터 합곡혈을 제대로 놓는 건 아니다. 부단히 노력해야 찾을 수 있는 것이다. 대충 그 부위 근처에 놓아도 약간의 효과가 있음에 만족하고 타성에 젖으

---

58) 동의수세보원 신축본.
59) 중풍과 비슷한 증상.

면 발전이 없다.

　과학적 근거가 마련되기 전까지, 잠정적 결론은 취혈을 할 때, 당수를 치듯, 혹은 나란히 하건, 상황에 따라 하되, 자침은 자연스럽게 손을 늘어뜨린 채로 해야 환자가 편하다. 수직과 수평의 중간정도나 환자가 배에 손을 자연스럽게 올려놓은 상태로 해도 무방하다. 그 이유는 환자가 침을 맞고 있는 동안 움직이지 않아야하기 때문이다. 불편한 자세에서 침을 맞으면 환자가 움직이지 않더라도, 환자의 몸에 힘이 들어가게 되고, 부작용이 생길 수가 있다.

　한의학 연구원에서 경혈의 과학적 근거를 찾는 노력에 첫 발을 떼었듯이 다른 혈자리는 차치하고라도 합곡혈에 대해 철저한 연구와 충분한 실험을 통해 상세한 합곡지침서를 만드는 것이 시급하다고 생각한다. 합곡혈을 찾는 과학적 방법, 합곡혈의 표면적 위치, 합곡혈 자침시 손의 자세, 합곡혈의 깊이, 합곡혈을 자침하는 침끝의 방향, 합곡혈의 유침시간, 침의 길이 및 굵기, 직자와 사자, 그리고 투자방법론, 찌를 때의 전진-정지후퇴-전진의 방법론 등이 증상의 변수에 따라 어떻게 함수로 변화하는지를 지침서에 꼼꼼히 담는 게 선결과제라 본다.

67. 배오금지

　배오(配伍)란 처방을 내릴 때 약물의 상호작용을 고려하여 섞는 방법을 말한다. 보통 한방에서는 서로 섞지 않는 약재들이 있다. 서로 상극(相剋)이라 부작용을 나타내기도 하고 약효를 떨어뜨리기도 하기 때문이다. 옛날 사람들은 사람에게 나타나는 부작용을 미리 알아보고자, 매우 초보적인 실험의 하나로 집에서 기르는 가축에게 먹여 보고 확신을 가졌을 것이다. 금원사대가 중에 한사람인 이동원(이고: 李杲)이 편집한 본초학서적 진주낭약성부(珍珠囊藥性賦)에는 십팔반십구외(18反19畏)가 기술되어 있다. 18가지의 서로 상반되는 약과 서로 으르렁대는 약 19개를 소개하고 있다. 그 뒤 후세가들에 의해 계속 추가되어지고 있다. 배오금지 품목은 다음과 같다.

　인삼은 여로, 오령지, 조협, 흑태, 노함과는 배합금기다. 특히 인삼과 여로를 같이 쓰면 독성이 증가한다. 오령지는 날다람쥐의 똥이고 조협의 딴 이름은 조각(皁角)[60]이며, 콩과의 주엽나무의 열매이다. 흑태는 검은 콩을 말하고 노함은 염화마그네슘을 말한다.

　황기(黃芪)는 구판, 백선피, 방풍, 맥문동과 배합금기다. 황기는 삼계탕에도 들어가고 족발을 만들 때에도 들어간다. 누렇다는 뜻의 황(黃)과 단너삼이라는 뜻의 기(芪)가 합쳐진 네이밍이다. 황기는 몸을 따뜻하게 해주고 땀 조절에 탁월한 양기를 북돋워주는 약재다. 구판은 거북이 배 껍질을 말하고 백선피는 운향과 백선의 뿌리껍질을 말한다. 방풍은 잎을 나물로도 먹으며 여기서는 뿌리를 말한다. 맥문동은 그늘에서 자라는 식물로서 매우 찬 약재다.

　창출이나 백출(삽주)은 복숭아(도인), 배, 참새고기, 청어 등의 음식을 금한다. 창출과

---

60) 주엽나무 혹은 쥐엄나무라 불리는 열매를 말린 한약재. 성질이 따뜻하고 맛은 시고 짜며 약간의 독이 있다. 중풍이나 마비의 치료와 가래를 없애는 데 쓴다.

백출은 거의 비슷한 성질을 가지고 있고 음이 허하여 속에 열이 있거나 기가 허하여 땀이 많이 날 때에는 잘 쓰지 않는다. 도인은 뭉친 피를 깨서 밖으로 배출시키는 역할을 한다.

오미자는 위유와 배합금기이다. 둥굴레 뿌리를 말린 약재를 '위유'라고 하는데, 한방에서는 뿌리줄기를 번갈, 당뇨, 심장쇠약 등의 치료에 사용하기도 한다. 옥죽, 황정이라는 이름으로도 불리는데, 우리나라에서는 황정이란 이름이 가장 많이 쓰인다. 황정은 맛이 구수하다. 반대로 오미자는 맛이 시다. 주로 폐음허에는 맥문동을 사용하고, 간음허에는 오미자를 사용하고, 위음허에는 주로 황정을 사용한다.

연(蓮)은 생것을 쓰면 헛배가 부르고 속이 메슥메슥해 진다. 연(蓮)하면 가장 먼저 염화시중(拈華示衆)이 떠오른다. 불교에서 말하는 이심전심(以心傳心)이다. 동남아시아에서는 연잎으로 요리도 해먹는다. 한방에서는 주로 연꽃의 씨앗인 연자육이다. 생으로 섭취하면 심장에 좋지 않은 영향을 주는 것으로 알려져 있으나, 연심을 반드시 빼고 말려서 다른 약재와 함께 끓이면, 오히려 마음을 편하게 하고 숙면에 들게 하는 훌륭한 약재다. 요즘에는 밥에 넣어서 함께 삶아 먹는 경우도 있는데, 설사를 멈추게 하는 효과가 있지만, 변비를 악화시키므로 변비가 있는 사람은 절대 먹어서는 안 되는 음식이다.

감초는 원지, 대극, 자완, 곤포, 보골지(파고지)와는 배합금기다. 감초는 원지의 강한 성질을 완화시켜 준다. 원지는 먹으면 목에서부터 따끔따끔하고 독하며 매우 매운 맛이 나서 마시기가 힘들다. 그래서 가운데 들어 있는 심을 일일이 빼고 감초달인 물에 하루 정도 담가 두었다가 다시 생강즙에 적신 후 다시 말려서 사용한다. 그런데 사실 본래의 독한 맛이 원지 효능의 핵심이지만, 소비자의 기호에 맞게 마시기 편함만을 위해 법제 과정이 이루어지고 있다. 원지는 여름 장마철에 늘 곰팡이가 핀다. 비싼 약재지만 보관하기가 여간 어렵지 않다. 원지와 감초를 섞어 달인다면, 원지의 약효가 크게 떨어진다는 의미로 해석된다.

대극은 감수라고도 한다. 일종의 이뇨제다. 감초나 원지하고는 상극이다. 본래도 독성이 강한데, 감초나 원지를 만나면 독성이 극해 달해 몸이 상하게 된다. 자완(紫菀)은 개미취의 뿌리를 말린 것이다. 맛은 쓰고 매우며 성질은 따뜻하다. 이것도 이뇨제다. 감초와는 함께 사용을 금하고 있다. 곤포(昆布)는 다시마를 말한다. 곤포는 복부 비만, 인슐린 저항성, 고혈압, 고지혈증 등이 동시에 나타나는 대사증후군에 많이 쓰이는 약재다. 곤포도 감초와는 상극이다. 보골지는 소변이 잦은 것을 멈추게 하는 특별한 효능을 갖고 있고 본래 독이 없는 데, 유독 감초와 함께 사용하면 독성이 증가한다. 그래서 연구자의 관심을 독차지 한다. 감초가 보골지의 독성을 증가시키는 것에 관련한 논문들이 많이 양산되고 있다.

　당귀는 석창포, 곤포와 같이 쓰지 않는다고 되어 있다[61]. 석창포에는 정유성분이 있다. 석창포는 해독제로도 유명하다. 본초강목에는 이런 구절이 있다. "진피(秦皮)와 진교(秦艽)를 부리고(使藥), 마황(麻黃)과 지담(地膽)을 싫어하며, 이당(飴糖), 양고기, 쇠그릇을 꺼린다." 석창포의 대표적인 효능은 소변을 멈추게 하고 귀를 잘 들리게 하는 것[62]이다. 왜? 당귀와 석창포를 함께 쓰면 안 되는 지에 대해 명확한 기록이 없다. 그런데 '명의경험방'에 보면, '벽사단'이라는 처방에 석창포와 당귀가 함께 등장한다. 광제비급에 나와 있는 '청신해어탕'에는 당귀와 석창포가 같이 들어간다. 법제가 관건인가 해서 찾아보면, 석창포에 대한 특별한 법제는 없고 경보신편에 석창포는 털을 제거해야 한다고 나와 있을 정도다. 곤포는 앞서 감초와도 함께 안 쓴다 했는데, 당귀와도 별로 안 친한 모양이다. 동의보감에는 곤포의 효능이 "방광이 당기고 껄끄러운 것을 치료하고 수기(水氣)를 내린다."고 되어 있다. 그래도 많은 처방에 곤포와 당귀가 함께 들어 간 경우가 많으니, 이 또한 앞으로 연구해볼만한 과제임에 틀림없다.

　『향약집성방』에 의하면 '적작약'은 석곡, 귀갑, 소계, 여로와 같이 사용하면 부작용이 우려된다고 하였다. 어떤 이는 '작약'은 석곡, 망초, 별갑, 소계, 여로와는 배오금지라고 한다. 상한론에는 사실상 적작약과 백작약의 구분이 없다. 송대 이후에 백작약, 적작약 구분이 생겼다. 동의보감에 의하면 백작약은 보(補)하고 적작약은 사(瀉)한다고 한다. 백작약과 적작약은 효능은 거의 같으며 약간의 차이가 있을 뿐이다. 석곡은

---

61) 중국 양나라 도홍경(陶弘景)이 5세기 말경에 편찬한 본초경집주(本草經集注).

62) 본경속서 1권.

대표적인 보음약(補陰藥)이다. 성질은 차고 진액을 만들어 주어 음허(陰虛)로 인해 허열(虛熱)이 나는 증상에 제격이다. 적당량을 사용하면 매우 좋은 약이나, 석곡을 과량으로 쓰면 온 몸에 경련이 일어난다. 귀갑은 거북이 등딱지이고 별갑은 자라 등딱지다. 음을 도와주고 양을 내려준다. 신장을 보하고 뼈를 튼튼히 한다. 혈액을 나게 하고 심장을 보한다. 적작약과 백작약 모두 석곡, 귀갑, 소계, 여로, 망초, 별갑, 소계 등을 최대공배수로 하여 함께 쓰지 않는 것이 순리다. 굳이 쓰지 말라고 옛날 의서에 나와 있는 데, 고집부리면서 쓸 하등의 이유가 없다.

소계(小薊)는 조뱅이의 한약재 이름이다. 열을 내리고 혈압을 낮추고 출혈을 막아 준다. 부작용은 설사다. 어혈을 깨주는 역할이 탁월하다. 본경소증에 '여로'는 황련을 부리고 성질이 세신, 작약, 오삼과 반대며 대황을 싫어한다고 나와 있다. 본초강목에는 여로는 탕에 사용하는 약재가 아니라 나온다. 반드시 산제로만 써야 한다. 본초강목은 망초를 이렇게 설명한다. "맛은 짜고 독이 조금 있다. 오장의 적취, 오랜 열로 위가 막히는 증상을 치료한다. 사기를 제거하고 남아 있는 어혈을 깨뜨린다. 배 속의 담이 뭉쳐 치받는 것을 치료하고 경맥을 통하게 한다. 대소변이나 월경을 잘 나오게 하고, 오림(五淋)을 깨뜨리며, 묵은 것을 밀어내고 새것을 만든다." 망초는 물에 잘 녹고 열에 무척 약하다. 그래서 탕약을 끓일 때 가장 나중에 넣는다.

맥문동은 관동화, 황기와 배합금기다. 관동화는 《명의별록》에서는 "맛이 달다."라고 하였다. 관동화는 "행인이 사(使)가 되고, 자완과 만나면 좋으며, 조협, 초석, 현삼을 싫어하고, 패모, 신이, 마황, 황기, 황금, 황련, 청상을 두려워한다."라고 하였다. 관동화는 해역과 상기와 잦은 천식과 후비와 경간과 한사나 열사에 사용한다. 소갈과 천식으로 호흡이 가쁜 것을 치료한다. 맥문동이 관동화나 황기와 왜 배오금지인지에 관한 기록을 찾기 어렵다. 그러나 맥문동이 관동화나 황기와 서로서로 아무 문제가 없다는 연구결과가 나오기까지 굳이 같이 묶어 쓸 필요는 없다고 본다.

사삼(더덕)은 방풍, 여로와 배합금기이다. 방풍은 본초강목에 따르면, "황기를 제어할 수 있어서 황기가 방풍을 만나면 그 효력이 더욱 커지니, 곧 서로 두려워하면서 서로 사(使)가 된다."라고 하였다. 또 "총백을 만나면 온 몸을 운행하고, 택사나 고본을 만나면 풍병을 치료하고, 당귀, 작약, 양기석, 우여량을 만나면 부인의 자장풍(子臟風)을 치료한다. 비해를 두려워하고, 부자의 독을 줄이고, 여로, 백렴, 건강, 원화를 싫어한다."라고 하였다.

황정(위유, 둥굴레)은 오미자, 오배자와 배합금기다. 오배자는 진딧물과의 오배자면충이 옻나무과의 붉나무(오배자나무)의 잎에 기생하여 만든 벌레혹을 말한다. 맛은 시고 성질은 평하고 독이 없다. 오배자는 주로 외용약으로 많이 쓴다.

숙지황은 나복자와 상극이다. 흔히 보약이라고 부르는 한약에는 숙지황이라는 보음 약재가 포함되어 있는 경우가 많다. 나복자는 무의 씨를 말한다. 무의 씨와와 숙지황을 함께 복용하면 효능이 줄고 독성까지도 유발할 수 있다. 오두는 패모, 과루, 반하, 백렴, 백극과 상극이다. 백복령은 버드나무와 상극인데, 여기서 유피(榆皮)는 느릅나무이고 유피(柳皮)는 버드나무이므로 한자에 주의를 해야 한다. 사인은 구판, 구인과 같이 쓰면 안 된다. 부자는 반하, 과루, 패모, 백렴, 백급, 오공(지네)과는 배합 금기다.

위에 언급한 사항들에 대하여 보통은 신경 쓰지 않아도 된다. 이전부터 내려오는 원방에는 이 같은 금기 사항은 다 적용되어 삭제되어 있기 때문이다. 문제는 2가지 이상의 원방을 합하는 합방이다. 합방의 경우, 필히 배오금지 사항을 면밀히 검토하여야 한다. 예를 들어 가미궁귀탕과 활락탕을 합방할 때, 보골지와 감초를 섞는 경우, 배가 가스가 차오르고 아프며, 간이나 신이 손상 받을 수 있기 때문이다.

요즘에도 금지약물은 계속 추가되고 있다. 갑상선기능항진증이라는 병명을 갖고 있는 환자는 마황을 먹으면 안 된다. 축구선수 등 스포츠 대표급 선수는 도핑테스트를 받는 데, 적발 가능성 약재는 경기 시작 2주전부터 복용을 하면 안 된다. 마황, 반하, 마자인, 호미카, 보두, 자하거, 귀판, 동자뇨로 법제한 한약, 우신, 고우난낭, 해구신, 마전자 등은 도핑테스트에 걸리므로 복용해서는 안 된다.

옛날에는 한약을 먹을 때, 닭고기와 돼지고기를 삼가라는 말을 많이 들어 왔다. 요즘에는 그런 주의 사항이 점점 사라져 가고 있다. 그러나 황련, 감초, 길경, 오매 등의 약재와 돼지고기를 함께 먹는다면 약효가 급격히 떨어지기 때문에 탕약에 이런 약재들이 들어 있으면, 복약지도가 필요한 부분이다. 그리고 "녹두와 숙주"는 부자(附子) 등의 독성을 해독할 정도의 완화 성질이 강하기 때문에, 일반적으로 한약과 같이 먹게 되면 그 효과를 떨어뜨릴 수 있기에 되도록이면 탕약복용 시, 안 먹는 게 좋다.

 사람도 만나서 좋은 친구가 있고 만나기만 하면 서로 으르렁대는 형제도 있다. 일생에 단짝 친구 한 사람만 있어도 성공한 인생이다. 배우자가 가장 좋은 단짝 친구가 되면 더 말할 나위없다. 만나기가 꺼려지고, 두렵고, 싸움만 생기는 만남은 피해야 한다. 아무리 가족이라도 만나서 얼굴 붉히고 불쾌하게 만드는 사람이 있다면, 그 사람과의 관계는 끊어야 한다. 음식도 서로 궁합이 맞아야 하고 약재도 서로 뜻이 맞아야 한다. 목적지 방향과 얻고자하는 효과의 취지가 다른 약재들의 만남은 독약이나 진배없다. 이런 만남은 원천봉쇄해야 한다.

68. 우등생 만드는 한약, 총명탕

입시철에는 학부형들이 한의원을 많이 찾는다. 공부에 여념이 없는 자녀들에게 우등생을 만드는 한약을 짓기 위해서다. 공부 잘 하게 만들고 시험을 잘 보게 만드는 한약이 바로 '총명탕'이다. 총명탕은 중국 명나라 때 태의원 의관인 공정현이 만든 처방이다. 그는 만병회춘(萬病回春), 수세보원(壽世保元), 제세전서(濟世全書), 고금의감(古今醫鑑), 운림신각(雲林神殼), 본초포제약성부정형(本草炮製藥性賦定衡), 종행선방(種杏仙方), 노부금방(魯府禁方)의 저자이기도 하다. 총명탕 처방은 1581년에 간행된 '종행선방'에 들어 있다. 처방은 매우 간단하다. 백복신, 원지, 석창포 달랑 3가지다. 처방이 창안된 이후 430년 이상 과거시험과 대학시험을 앞두고 있는 수험생에게 어마어마하게 처방되었을 것이다.

동의보감에 총명탕은 "건망증을 치료하며, 오래 복용하면 하루에 천 마디 말을 외울 수 있다."고 기록되어 있다. 조선시대에 과거시험을 앞두고 복용한 한약이 바로 총명탕이다. 총명탕은 이미 두뇌발달, 집중력 향상, 체력증진에 뛰어난 효능이 있다고 인정받은 명약이다.

기억력을 높여주고 수험생들이 흔히 겪는 "잘 놀래고 불안해하며, 잠을 잘 자지 못하고, 복통을 일으키는 등의 증상"을 없애주는 효과가 있다. 장기간 스트레스로 인해 생기는 신체 기능의 이상과 면역력 저하에 총명탕은 몸 상태를 정상으로 복원해 주는 힘이 있다.

총명탕은 비단 수험생에게만 쓰는 한약은 아니다. 요즘에 많이 생기는 치매, 인지장애, 기억력 감퇴증 등과 같은 질환을 치료하는데 있어서 탁월한 효능을 갖고 있다.

총명탕은 임상경험이나 입소문에 의해서만 명약이 된 건 아니다. 논문을 찾아보면, 정말로 수많은 실험이 행해졌고 저명한 국제 학술지에도 총명탕의 효능에 관한 내용은 충분히 입증되었다. 학습과 기억력을 회복시킨다는 사실은 말할 것도 없고, 기억력이 떨어진 노인이나 치매에도 총명탕은 의미 있는 결과를 보여줌으로써 과학적으로도 판명은 이미 끝난 상태다.

그러나 모든 학생들에게 총명탕이 맞는 건 아니다. 소화불량이나 위장질환, 변비, 설사 등이 있는 학생에게는 총명탕은 맞지 않는다. 총명탕을 먹이기 전에 소화불량에 관한 근본적인 치료부터 먼저 하여야 한다. 학생의 체질을 따지지 않고 인터넷 보고 총명탕 재료를 사다가 끓여 먹이면 오히려 독이 될 수 있다. 처방은 간단해도 법제과정이 만만치 않다. 한의원에 가서 진찰을 받고 "맞춤 처방"을 받아야 제대로 효과를 볼 수 있다.

학부형들의 의문 중 하나는 언제 먹여야 하는지에 관한 것이다. 대부분의 한의사들은 시험 3개월 전에 약 두 달간 먹어야 최적의 효과를 얻을 수 있다고 주장한다. 우리나라처럼 입시가 치열하고 학부모들의 열정이 대단한 나라도 드물다. 그래서 그런지 총명탕도 진화를 많이 했다. 지금 우리나라 한의원에서 처방하는 총명탕은 원방보다는 녹용을 넣거나 공진단과 합방하는 처방 등 고급화가 많이 이루어져 있다. 수험생들의 컨디션을 최상으로 이끌어 내기 위한 수요와 공급에 관한 경제논리가 작동되어 처방이 최적화된 것이다.

총명탕은 분명 430년 이상 효과가 입증된 사랑받는 명약임에는 틀림없지만, 생각해 보라! 공부는 하지 않고 총명탕만 여러 번 먹는다고 입시에 성공하겠는가? 학생 스스로의 노력 없이 총명탕만 복용한다고 성적이 절대 좋아지지 않는다. 총명탕은 열심히 노력하는 데, 성적이 잘 안 오르고, 자꾸 지치고, 심리상태에 따라 성적이 오르락내리락 하고, 평소에는 잘 하는 데 꼭 큰 시험에서 실패하는 안쓰러운 자녀에게만 먹여야 할 가치가 있는 것이다. 평소에 농땡이 치고 공부를 작파하고 부모 말에 반항만 하는 자녀에게는 줄 필요도 주어서도 안 되는 약이다. 자녀에게 주는 총명탕은 일종의 투자 개념이다. 자녀에 대한 투자는 싹수 있는 자녀에게만 하는 것이 제대로 된 투자다. 이병철 회장이 무작정 큰 아들에게 삼성을 물려주었다면, 오늘날과 같은 세계적 기업이 되었을까? 싹수 있는 셋째 아들에게 투자했기에 성공이 가능했던 것이다.

69. 발바닥 각질이 주는 교훈

겨울철에 발뒤꿈치는 각질이 생긴다. 그대로 방치하면 딱딱해져서 거북이 등딱지처럼 두껍고 갈라져서 피까지 나오게 된다. 왜 그럴까?

날씨가 쌀쌀해지면서 공기가 건조해지는 겨울철에는 건성이 아닌 정상피부인 사람도 피부가 거칠어지고 건조한 느낌을 주며 심하면 각질이 일어나기도 한다. 양말을 신으면 뒤꿈치에 구멍이 자꾸 생겨 새 양말을 구입하기 일쑤다. 양방에서는 겨울철에는 혈액순환이 잘 이뤄지지 않고 피부의 피지선이 제 기능을 하지 못해 피부 보호막이 제대로 만들어지지 않으면서 피부건조증이 심해지게 된다고 설명한다. 한방에서는 음허(陰虛)라 설명한다. 음허(陰虛)를 해석하면, 습(濕)이 부족하기 때문이란다.

해결방법은 무엇일까? 칼로 긁어 보고 가위로도 긁어 보고, TV 홈쇼핑을 보고 각질제거 숫돌을 주문해 보기도 한다. 발뒤꿈치의 각질을 열심히 갈아 내봐야 며칠 가지 않아 또 생긴다. 이럴 때에는 바셀린으로 보습을 해줘야 한다. 그러면 뽀송뽀송한 상태가 오래간다. 그러나 딱딱하게 굳은 발바닥에 처음부터 바셀린을 발라봐야 소용이 없다. 일단 각질을 제거하고 보습을 해줘야 하는 것이다.

몸의 병을 다스리는 일에는 반드시 순서가 있다. 우선 몸속의 병독을 없애고 그 다음에는 음양의 조화를 맞추기 위해 보(補)해야 하는 것이다. 한방에서 치료약은 사약(瀉藥)이다. 병독을 밖으로 배출하는 방식이다. 사약(瀉藥)은 한(汗), 토(吐), 하(下) 법을 말한다. 즉, 땀을 내고 토하게 하고 오줌이나 똥으로 배출시키는 것을 말한다. 그러나 계속 한토하(汗吐下)법을 하여 몸 안을 청소(淸掃)한다고 해결되지 않는다. 반드시 몸에게 음이나 양을 보충(補充)해 주어야 한다. 즉, 치료약이 출발지라면 종착역은 보약이라는 논리다.

한의학 서적 중에 방약합편이라는 책은 편집이 매우 독특하다. 모든 처방약을 상통,

중통, 하통으로 구분하여 별도 페이지를 부여하고 있다. 보기에는 편리하지만, 편집하기에는 매우 힘들었을 것 같다. 왜 그랬을까? 하통이란 단기간만 쓰라는 약이고 상통은 장기간 사용해도 좋은 약이라는 얘기다. 치료약은 단기간만 사용하고 보약은 장기간 사용해도 좋다는 얘기다. 보약은 크게 아픈 뒤에 먹는 후속조치이기도 하지만, 어떤 의미에서 보면, 크게 아프지 말라고 미리미리 먹는 예방의학인 셈이다.

큰 수술을 하고 장기 입원하였다가 퇴원한 사람들은 밖에 나와 걸으려 해도 휘청거리고 어지럽다. 집안에서 쉬려고 해도 자꾸 기운이 떨어지고 이러다 죽는 건 아닌지 겁이 난다. 이때에는 보약을 먹어야 한다. 아니면 다른 병이 또 와서 또 쓰러지기 십상이다. 비타민도 먹고 홍삼도 먹고 여유가 되는 사람들은 한의원에 가서 보약을 지어 먹기도 한다.

항암 치료를 받는 사람들은 머리가 다 빠지고, 화장실 가서 토하고, 다리에 경련이 일어나고, 코피도 쏟고, 치료 부작용 때문에 몸 상태가 처참해진다. 이럴 때, 탈모방지 약이 무슨 소용이며, 구토 방지약을 먹은들 무슨 소용이며, 경련을 완화시키는 약을 처방 받고 소화제를 먹은들 무슨 소용이 있겠는가? 암보다 부작용으로 몸이 상해 죽을 판이다. 비타민 주사로 해결될 사안이 아니다. 이때 필요한 것이 체계적인 보약이다. 국가가 관심 가져야 할 부분이기도 하다. 암 치료에 있어, 한방과 양방의 협진 체계를 확립하여 암 치료를 견딜 수 있는 몸을 유지시켜줄 책임이 국가에 있는 것이다.

구안와사는 천남성이라는 독초를 법제하여 먹으면 쉽게 치료가 되지만, 마무리는 늘 보약으로 하는 이유도 각질제거에 몰입하다가 근본적인 보습 부분을 놓치는 우를 범하지 않기 위해서다. 산후조리엔 자궁에 남아 있는 어혈을 모조리 빼내는 치료약을 먹게 한 뒤, 반드시 보약을 올린 옛날 어의들의 생각도 같을 것이다.

상한론이라는 책은 치료 처방에 관한 책이다. 이런 약들을 오래 쓰면 오히려 몸이 상할 수가 있고, 약을 쓸 때만 반짝하다가 다시 몸이 나빠져서 또 약을 먹어야 하는 경우도 생긴다. 그래서 후세 의사들이 보약 처방을 많이 창안해 냈던 것이다.

한의사들은 이 세상에 가장 좋은 보약을 녹용이라고 한다. 기와 혈을 동시에 보충해주기 때문이라고 한다. 그러나 진짜 보약은 수면이다. 잠을 충분히 달게 자면, 모든 피로가 풀린다. 그리고 밥이 보약이다. 매 식사를 맛있고 즐겁게 한다면 그것이 행복이다. 그리고 적절한 운동도 보약이다. 마황을 먹고 억지로 땀을 내는 것보다 운동을 통해 땀을 내면 기분이 상쾌해지고 자연스럽게 피부에 보습이 된다. 따뜻한 물에 목욕하는 것도, 때를 미는 것도 혈액순환에 좋은 보약임에 틀림없다.

우리는 너무 눈에 보이는 각질이나 암과 같은 형태에 집착하는 것 같다. 각질이나 암(癌)은 잘라 내면 해결될 것 같지만, 그렇게 간단한 문제가 아니다. 습(濕)이든 면역력이든 우리 몸이 필요한 무언가를 보충해주는 것이 없애는 것 못지않게 중요한 것이다. 발바닥 각질은 우리 몸에 무언가 필요하다고 알려 주는 일종의 신호다. 몸이 주는 신호의 뜻을 매번 잘 이해하면서 살아간다면 교훈이 되어 편안한 삶을 영위하지만, 계속 이해를 못한 불통 상태로 살아가면 몸과 마음은 늘 불편하고 행복은 점점 멀어지게 되어 있다.

70. 탈모

　나이가 들면 머리 중 정수리 부분이 제일먼저 훤해진다. 초기 탈모의 대표적 유형이다. 그 다음에 이마를 중심으로 M자를 그리며 머리가 빠진다. 그나마 옆머리와 뒷머리 부분의 머리카락은 비교적 굵고 마지막까지 머리에 남아있다. 최근에는 여성은 물론이고 청년층까지도 탈모를 겪고 있어, 탈모가 더 이상 중년층 남성만의 고민이 아닌 시대가 왔다.

　머리카락은 용모를 결정한다. 옛날 전봇대에는 구인광고가 많이 붙어 있었다. 끝에 문구가 인상 깊다. "용모 단정한 여성 구함"… 같은 조건이면 얼굴 예쁜 사람을 뽑겠다는 노골적인 표현이다. 요즘에는 이런 칙칙한 문구는 사라졌지만, 취업경쟁에 관상이 완전히 배제된 건 아니다. 머리카락이 다 빠진 상태에서 취업 전쟁에 뛰어 드는 것은 머리카락이 다 빠진 상태에서 소개팅에 나가는 것과 크게 다르지 않다. 환영받기 힘들다는 것이다.

　탈모부위의 머리카락을 만져보면 부드럽고 매우 약해져 있다. 5만원짜리 디지털 현미경만 갖고도 탈모 부위를 자세히 들여다 볼 수 있다. 탈모가 진행된 부위의 모공은 구멍 한 개에 자라나는 머리카락도 1개 정도가 대부분이다. 모공 당 정상적인 모발개수는 2~3개가 있어야 하는 데, 여러 가닥이 이미 빠진 것이다.

　탈모는 대개 유전적 원인이 크다. 아버지가 대머리면 아들도 대머리인 경우가 많다. 유전적 요인을 제거하고 생각해 보면, 탈모의 주된 원인은 샴푸의 사용이다. 탈모를 일으키지 않는 샴푸를 엄선해서 사용해야 한다. 보통 시중에서 판매하는 온갖 화학약품이 첨가된 샴푸를 쓰느니 차라리 세숫비누로 머리를 감는 것이 탈모에는 훨씬 도움이 된다.

　항암치료 중 나타나는 탈모나 산후탈모는 어느 정도 시간이 지나면 대개는 자연스럽게 복원이 된다. 입시나 취업준비 시절에 나타난 원형탈모도 극심했던 스트레스가 사라지면 보통은 자기도 모르게 해결이 된다. 원인이 분명하면 복원도 쉬워진다.

양방에서는 탈모를 호르몬 변화로 보고 호르몬 제재를 투약한다. 그러나 탈모에 잠깐 효과를 보다가 몸만 심하게 망가지게 된다. 심한 다이어트로 인해 생긴 탈모에는 쇼 닥터들이 TV에 나와 단백질과 철분을 먹어야 한다고 '스피루리나' 장사에 열을 올린다. 탈모에 관한 약품광고는 스치고 지나가는 떴다방 유행 같다.

한방에서는 머리카락과 일반 털을 구분해 왔다. 머리카락은 발(髮)이고 일반 털은 모(毛)라고 한다. 단곡경험방에는 더 세세하게 구분하고 있다. "머리카락(발: 髮), 눈썹(미: 眉), 턱수염(수: 鬚), 구렛나루(염: 髥), 콧수염(자: 髭)은 각각 다른 것이다. 머리카락, 눈썹, 턱수염은 각기 속한 곳이 따로 있다. 부인에게는 수염이 없다. 환관은 수염이 없다." 이 말을 읽고 가만히 생각해 보면, 머리카락은 빠지는 데, 수염은 풍성하게 남아 있는 사람이 있고, 머리카락은 하얗게 변하는 데, 눈썹은 새까만 채로 있는 사람도 있고, 탈모인 사람도 다리털과 겨드랑이 털, 그리고 음모는 멀쩡한 것을 보면 탈모(脫毛)란 용어는 틀린 말이다. 탈발(脫髮)이 맞는 것 같다.

머리카락을 만지면 감각이 있다. 그러나 머리카락에는 통증신경이 없다. 머리카락을 아무리 짧게 잘라도 아프질 않다. 손톱과 발톱은 너무 짧게 깎으면 아프지만, 통증신경이 없는 하얗게 변한 부분을 깎으면 아프질 않다. 머리카락은 피부가 변형된 것이고 비록 통증은 없지만 살아 있는 생명체다.

한방에서는 정수리 탈모 원인으로 '두피열'에 주목한다. 두피열이란 과도한 열이 순환 저하로 인해 두피에 몰린 증상이라 주장한다. 두피열은 두피를 뜨겁게 만들고 건조하게 만든다는 스토리텔링이다. 그러면 이런 의문이 생긴다. "찬물로 머리를 감으면 되겠네." "추운 나라에는 탈모가 없을까?" 러시아의 푸틴 대통령 탈모를 보면, 꼭 그런 것은 아닌 것 같다.

두피염증 혹은 각질, 모공이 넓어지는 것과 두피열과는 상관관계가 분명 있을 것이다. 그러나 외부 기온이나 찬물만 가지고는 몸속 내부에서 발생하는 두피열을 온전히 떨어뜨릴 수는 없다. 아침에 일어나서 탈모 부위를 만져보면 덜 뜨겁다, 오후에 만져보면 매우 뜨겁다. 잠자는 아버지의 탈모 머리를 만져보라. 많이 차가워졌을 것이다. PC를 처음 켜면 환풍기가 돌아가지 않는다. 그러나 한참 작업을 하다보면 PC도 머리를 많이 써서 열이 나서 그런지 환풍기가 요란스럽게 돌아간다. 두피열도 과로, 수면 부족, 스트레스와 같은 영향으로 생긴 것이다.

탈모치료에는 침이 매우 효과적이다. 일단 직접적으로 모공에 자극을 주어 새로운 머리카락이 신기하게도 조금씩 나오는 모습을 확인할 수 있다. 힘이 없고 가늘지만 모발이 생성된다. 그러나 지속력이 없다. 그것으로 끝이다. 탈모를 벗어나려면 한약도 함께 먹어야 한다. 약침이 효과 있다고 주장하는 사람도 있지만, 한약과 병행한 일반 침으로 충분하다는 경험자가 더 많다.

탈모에 관한 한방의 원리는 수승화강(水升火降)이다. 수승화강의 반대말은 상열하한(上熱下寒)이다. 생각이 많아지고 머리를 많이 쓰게 되면 머리로는 열이 몰리지만 아랫배 쪽으로는 차가워지는 현상이 생긴다. 이를 상열하한이라 부른다. 상열하한으로 두피열이 생겼으니, 수승화강으로 두피열을 내려야 한다는 논리다. 수승화강이란 수(水)기운(찬 기운)이 위로 올라가고 화(火) 기운(뜨거운 기운)이 아래로 내려간다는 뜻이다. 즉, 머리는 시원하고, 아랫배는 따뜻하게 만드는 것이다.

수승화강에 가장 좋은 방법은 운동이다. 자가용 승용차를 몰고 다니는 것보다 대중교통을 이용하는 것이 수승화강이다. 배달음식을 시켜 먹는 것보다 직접 전통시장에 가서 장을 봐서 음식을 요리해 먹는 것이 수승화강이다. 택배로 옷을 주문배달 받는 것보다 직접 의류매장에 가서 여러 옷을 입어보고 심사숙고하여 하나를 골라 구매하는 것이 바로 수승화강인 것이다. 육체노동은 수승화강이고 정신노동은 상열하한이다.

수승화강 한약은 동의수세보원에 따르면, "무릇 남자가 떳떳한 기운이 한창인 젊은 사람으로서 오히려 겁을 내는 것은 천품 본래의 성질이 약한 것이며 신체가 허한 것은 아니다. 자익(滋益) 처방이 고루 많이 있으나 약력이 미약하여 그 효과를 보기가 어려운 것이니 본연의 선천적인 원기를 보하여 수승화강(水升火降)하게 하면 오장이 스스로 순화하여 백병이 생기지 않으니 공진단(拱辰丹)을 사용한다." 탈모 한약에 공진단을 많이 응용하는 이유가 이 같은 사료(史料)에 기인한다.

탈모에는 일반적으로 사용하는 한방 피부과 약을 사용하지 않고 주로 심장과 신장에 관한 약재를 사용한다. 즉, 심신불교(心腎不交)를 해결하는 약재가 많다. 심신불교에 많이 쓰이는 탕약은 교태환, 황련아교탕, 산조인탕, 계지가용골모려탕, 귀비탕, 주태환, 천왕보심단, 지백지황환, 주사안신환 등이다. 심장의 열기를 아래로 내려 주고 신장의 찬 기운을 위로 올려 주어 심장과 신장의 소통을 원활하게 한다는 논리다. 다소 엉뚱한 스토리지만, 효과는 만점이다.

또한 탈모는 혈허(血虛)로 본다. 동의보감에는 "혈(血)이 성하면 머리카락이 윤택하고, 혈(血)이 쇠하면 머리카락이 쇠한다. 혈(血)에 열이 있으면 머리카락이 누렇고, 혈(血)이 상하면 머리카락이 희어진다."고 기록하고 있다. 혈허로 인한 탈모에는 주로 숙지황(熟地黃)을 사용한다. 혈허로 인한 탈모 탕약에는 숙지황, 당귀, 천궁, 백작약의 사물탕에 하수오, 복분자, 상심자, 한련초 등을 가미하여 처방하여 왔다.

최근에는 탈모 한약이라고 빈도 높게 사용되는 것은 3가지 정도가 있다. 그 중 하나는 생지황을 넣은 것인데, 생지황 4근, 오가피 4돈, 우슬 4돈으로 가루로 낸 다음 복용하는 방법이 있다. 이것은 백발(白髮) 치료에도 많이 쓰인다. 두 번째는 측백엽을 중심으로 한 구성인데, 하수오 15g, 구기자 15g, 당귀 15g, 측백엽 30g을 탕약으로 복용한다. 세 번째는 하수오를 중심으로 한 구성인데, 하수오 15g, 황기 15g, 당귀 15g, 대추 15g, 생강 5g 을 탕약으로 복용한다.

체질별 탈모 치료 한약도 많이 연구되어 있다. 실열(實熱) 체질에는 시호청간탕을 쓰고 허열(虛熱) 체질에는 가미소요산을 사용한다. 실한(實寒) 체질에는 진출억간산을 쓰고 허한(虛寒) 체질에는 보중익기탕을 사용한다.

그러나 모든 탈모를 한방에서 치료할 수 있다는 것은 거짓이다. 탈모는 초기에 치료를 시작하는 것이 좋다. 10년 이상 된 탈모는 아무리 침을 맞아도 아무리 한약을 연달아 지어 먹어도 낫지 않는다. 오래된 탈모는 결국 모발이식이나 가발 밖에 다른 방법이 없어진다.

결혼도 하고 직장도 가진 사람은 탈모로 너무 걱정하거나 불행하다고 스스로 비관에 빠지는 일이 없어야 한다. 탈모라는 빈 공간은 밝은 표정과 인품으로 충분히 채워질 수 있는 작은 부분에 지나지 않기 때문이다. 오래 지속되는 인간관계는 헤어스타일이나 얼굴보다는 마음으로 이어진다.

71. 얼굴에도 색깔이 있다

얼굴에는 색깔이 있다. 이른 바 면색(面色), 낯빛이라 한다. 건강한 얼굴색이 있고 병든 얼굴색이 있다. 병이 얼굴에 드러날 때에 생기는 빛깔은 다섯 가지가 있다 한다. 의문보감에 따르면, 얼굴의 다섯 가지 병색(病色)은 청(靑), 적(赤), 황(黃), 백(白), 흑(黑)색이다. 추위에 덜덜 떠는 사람은 얼굴이 파랗고, 술을 방금 전에 마신 사람은 얼굴이 빨갛고, 금방이라도 졸도할 것 같은 사람은 얼굴이 하얗다고 한다. 오랜 기간 술을 많이 먹어 간이 상한 사람은 얼굴이 누렇게 떴다는 표현도 하며, 죽어가는 사람의 얼굴을 사색이라고도 하고 흑색이라고도 한다.

출세하거나 돈을 많이 번 사람에게는 얼굴색이 좋아졌다고도 말한다. 고서의언에 보면, 위칙(爲則)의 말을 인용하여, "병이 없으면 얼굴색이 윤택하니, 이것은 필연이다."라고 말하였다. 건강한 얼굴의 색은 화색(和色)이다. 얼굴에 드러나는 온화하고 환한 빛깔을 말한다. 아프거나 걱정이 있어 얼굴색이 나빴다가 다시 좋아지면, 얼굴에 화색이 돈다는 말도 쓴다.

옛날 사람들은 얼굴이 푸르면 열이 없고 한기가 있으며, 얼굴이 붉으면 열이 많은 것으로 여겼다. 광제비급에는 얼굴색이 푸르고 검기까지 하면 기궐(氣厥)[63]이라 했다. 이천(李梴)의 의학입문에는 "땀이 많이 나고 수족이 찬 사람을 망양증(亡陽證)이라고 하는 데, 얼굴빛이 푸르면… 치료하기 어려운 것이고, 면색(面色)이 누렇다면,… 치료할 수 있다."고 하였다. 또, 이천(李梴)은 삼음병 특징은 면색(面色)이 청백흑(靑白黑)한 것이라는 말도 했다. 장중경(張仲景)도 "음독병(陰毒病)은 얼굴빛이 푸르다"고 했다. 대개 청색은 병이 위중한 것이고 흑색은 가망이 없는 상태로 보았다. 별초단방에서는 "얼굴

---

63) 기의 순환 장애로 갑자기 기가 머리끝까지 치밀어 올라오는 현상.

이 검어 지면 절대로 치료할 수 없다."고 했다.

힘이 없고 기력이 약한 상태의 사람들은 얼굴이 하얗다고 생각했고 안정을 취해 쉬고 밥을 제대로 먹으면 혈색이 돌아온다고 믿었다. 산보명의방론에는 "면색이 위백(痿白)한 것을 보면 그 기가 허약한 것을 알 수 있고, …마땅히 기를 보해야 한다."고 했다.

금궤요략에는 매우 상세하게 얼굴빛이 나와 있다. "코끝이 푸르면 뱃속이 아플 것이다. 코끝이 약간 검으면 수기(水氣)가 있을 것이다. 코끝이 노란색이라면 흉중(胸中)에 한음(寒飮)이 있을 것이다. 얼굴색이 하얗다면, 피가 부족한 것이다. 얼굴색이 푸르면 복통(腹痛)이 있을 것이고, 검으면 피로에 지쳐 기진맥진한 상태이고, 붉으면 풍증(風證)이 있을 것이고, 노란색이라면 소변이 잘 나오지 않을 것이다."

옛날 사람들은 배속에 기생충이 있으면 영양분을 빼앗겨 얼굴이 황색으로 변한다고 생각했다. 별초단방에는 "뱃속에 충(蟲)이 있으면, 얼굴색이 노래지고, 배속에 충(蟲)이 많아 덩어리가 만들어지면 얼굴색이 푸른빛을 돌면서 노랗게 된다."고 했다.

처녀나 부인들의 얼굴색도 여러 가지 징후를 보여준다. '부인대전양방'에는 "임신하고 태아가 죽어서 뱃속에 있는 징후는 산모의 얼굴이 붉고 혀는 퍼렇게 되는 것이다."라 했다. '상한경험방'에는 열입혈실(熱入血室)[64]이 되면, 얼굴빛이 검푸르게 된다고 하였다. '언해태산집요'에서는 "해산에 임박하여 얼굴이 검어지고 입술이 파래지고 입에서 거품이 나오면 태아와 산모가 모두 죽을 수 있다."고 했다.

'수진경험신방'에는 이런 글이 있다. "얼굴이 누런빛이면 비장에 습열이 있는 것이며, 입술이 파랗고 낯이 검으면 한증이다." '여과경륜'에서는 "술은 피를 동요시킬 수 있어 사람이 술을 마시면 얼굴이 붉어지는데, 이는 술이 피를 요동시킨 결과이다."

'의방유취'를 보면, 성생활을 너무 자주 문란하게 하면 얼굴이 검게 변한다고 기록되어 있다. '장진요편'에서는 허화(虛火)가 치밀어 올라 얼굴이 벌겋게 되는 증상을 대양증(戴陽證)이라 한다.

요즘 한의원에서는 환자의 낯빛을 별로 안 본다. 다만, 붉은 빛은 많은 관심 대상이다.

---

64) 낮에는 정신이 맑았다가 밤에는 불안해하며 헛소리를 하는 것.

안면 홍조는 자신의 의지와 상관없이 얼굴이 쉽게 붉어지며 열감이 느껴지는 피부질환이다. 갱년기 여성에게 많이 발생하지만, 어린 학생들에게서도 흔히 볼 수 있다. 겨울철에 바깥 공기와 실내 공기의 기온차가 커지면, 실내에 들어오자마자 피부의 혈관이 확장되면서 얼굴이 붉어지기도 한다. 여름철에는 반대현상이 일어난다. 수치심을 느낄 때에도 얼굴이 빨개진다. '주사비(酒齄鼻)' 흔히 딸기코라고 부르는 코 주변에만 나타나는 홍조도 있다. 안면 홍조가 심한 경우에는 대인기피증도 생긴다.

안면 홍조를 상열(上熱), 면홍(面紅) 등으로 표현한다. 한방에서는 안면홍조를 피부 질환으로만 보지 않고 몸의 전반적인 문제에 기인한다고 본다. 얼굴이 붉어지는 것을 실열과 허열로 나누어 구별하고 있다. 실열일 때에는 매우 빨간 얼굴색이지만, 허열일 때에는 약간 분홍빛을 띤다. 실열의 경우에는 몸속에 열이 과해 얼굴로 올라오는데 뜨거운 열감으로 인해 여드름이나 발진 같은 염증성 피부 질환을 동반하기도 한다. 허열은 반대로 몸속은 차가운데 안면이나 피부만 뜨거워진 경우를 말한다. 안면부 피부에 몰려있는 열을 순환시켜 상열하한의 상태를 수승화강의 상태로 개선하는 게 필요하다.

갱년기 안면 홍조는 대개 허열로 본다. 음허화동(陰虛火動)이라 부르기도 한다. 음허화동은 몸에 있는 음(陰)이 허(虛)해 음양(陰陽)의 균형이 깨져서 화(火)가 동하는 증상이다. 음허화동(陰虛火動)으로 인한 안면 홍조는 실열(實熱)로 인해 얼굴이 붉어지는 것이 아니고 체내의 진액(津液)이나 신정(腎精)이 부족해지면서 상대적으로 허열(虛熱)이 위로 뜨면서 얼굴이 붉어진다고 주장한다. 이때에는 차가운 청열제를 쓰지 않고 음(陰)을 보충해주어 열감(熱感)을 없애준다.

음허화동의 안면 홍조는 대개 자음강화탕으로 처방한다. 그러나 실열일 경우에는 주로 형개연교탕을 사용한다. 문제는 당장 얼굴에 몰려 있는 상기(上氣)된 열을 아래로 내려 주기 위한 순환제도 필요하다는 것이다. 우리나라에서는 순환제로 계지복령환이나 황련해독탕을 많이 사용하고 중국에서는 교태환을 많이 사용한다. 안면 홍조는 이런 처방들의 조합으로 이루어진 합방이 기본이다.

안면 홍조는 단기간에 쉽게 낫지 않는다. 약간 호전되었다가 다시 원상태로 돌아가기 일쑤다. 사람마다 맞춤형 한약이 필요하다. 맞춤형 한약을 찾기까지의 과정인 캘리브레이션(교정(較正): calibration)이 만만치가 않다. 이 약, 저 약 쓰다보면, 환자도 지치고 비용도 많이 들어간다. 이 한의원 저 한의원 돌아다니며 시행착오를 반복하는 일도 적지 않다. 시간낭비하지 않고 한 군데를 정하여 꾸준히 진찰받고 긴 호흡으로 자신에게 맞는 약을 찾아내는 것이 중요하다.

얼굴빛에 나타나는 다섯 가지 병색은 어쩌면 오장의 문제를 알려주는 신호이며 알람(경고: alarm)일 수가 있다. 내장의 문제를 단순한 피부문제로 국한해서 과소평가하는 것은 아닌지 반성할 필요가 있다. 얼굴은 몸과 마음의 상태를 비춰주는 거울이다. 얼굴은 늘 맑고 밝아야 하고 잔잔한 미소가 담겨있어야 한다.

72. 발가락 골절

　사람들은 사소한 부주의로 집안에서 발가락 부상을 많이 당한다. 냉동실 문을 열다가 물건이 발에 떨어지기도 하고 식탁 다리에 부딪혀 발가락이 다치기도 한다. 때론 급하게 문을 열어주러 나가다가 문지방에 걸려 발가락이 다치기도 한다. 멍이랑 붓기가 심해 실금인가 걱정이 되어 정형외과나 대형병원 응급실을 찾아 가면 진료비가 어마어마하게 나온다.

　다친 곳은 오른쪽 발가락 하나인데, 다치지 않은 왼쪽 발까지 X선을 찍는다. CT장비가 있는 병원이면, 어김없이 CT까지 찍는다. 발은 물론이고 다리와 허벅지까지 모두 찍는다. 영상진단 결과는 염좌로 기록하면서 구두로 실금 같다고 말한다. 그리고 치료는 오른쪽 다리 전체에 반 깁스를 해준다. 어쩔 수 없이 목발까지 사게 되어 갑자기 장애인이 되어 버린 기분이 된다. 대략 한 달 동안 찔뚝거리면서 택시타고 엄청난 고생을 하게 된다. 그 결과 엉덩이는 비틀어지고 안 아프던 허리까지 고질병이 되어 버린다. 이건 픽션이 아니고 팩트다.

　본래 골절은 정형외과로 직행하는 게 맞다. 그런데 발가락은 생각해 볼 여지가 있다. 실금엔 깁스가 부작용이 더 크기 때문이다. 발가락을 다쳤을 경우에는 오히려 한의원이 더 효과적일 수가 있다. 한의원에 가서 침 맞고 이웃한 발가락을 부목 삼아 부상당한 발가락을 테이핑하고 접골탕을 먹고 2주면 완치된다. 정형외과 비용의 10분의 1도 안 든다.

　모 우체국에서 일하던 어떤 국장은 일요일에 동호인 축구를 하다가 종아리 근육이 당기고 너무 아파 정형외과를 갔더니 깁스를 하라 해서 치료 받는데, 피가 통하지 않아 다리가 까맣게 썩어 한 달 있다가 결국 다리를 절단하여 평생 장애인으로 산다.

　발목이 삐어서 정형외과에 가서 깁스하고 깁스의 발목부분이 너무 꽉 조여서 그러려니 견디다, 발이 퉁퉁 붓고 혈액순환이 잘 되지 않아 빨갛게 되어 한의원에 와서 오래 동안 후유증 치료받는 사람이 많다. 정형외과의 깁스 과잉진료는 어제 오늘일이 아니다. 물론 세상엔 양심적이고 훌륭한 정형외과 원장들도 많다. 문제는 진료수가에 몰입하여 의학보다는 경영학에 집착하고 있는 소수의 몰지각한 의사가 물의를 일으킨다.

골절이라는 단어는 당(唐)나라 왕도(王燾)가 752년에 저술한 '외대비요(外臺祕要)'에 처음 등장한다. 그 뒤, 한방에서도 골절에 관한 치료법은 계승되어 왔다. 1994년 윤길영이 저술한 동의임상방제학에는 접골탕의 처방내용이 나온다. 노련한 정형외과 의사들도 접골탕의 위력에는 놀란다. 보통은 한 달반 내지 두 달 정도로 예상되는 골절부위가 2주 만에 완전히 붙어버린 것을 보고 재생력이 좋다하면서도, 한의원에 가서 뼈 빨리 붙으라고 접골탕을 처방해 복용했다고 솔직히 말하면, 얼굴색이 기분 나쁜 표정으로 돌변한다. 본래 뼈가 잘 붙는 체질이 있다면서 한약효과를 애써 부정하려 한다.

양방의사들이 뭐라 하든 골절환자들은 한의원에서 으레 접골탕을 복용하는 경우가 많다. 왜냐하면, 목발을 빨리 집어 던지고 싶기 때문이다. 골절에 관한 임상경험은 몽고족에 의해 많이 축적되어 있다. 기마민족이며 전쟁을 많이 겪은 상황아래, 어려서부터 낙마로 인한 골절부상이 많아 이 분야의 치료방법에는 능통했기 때문이다. 원나라 이후 골절에 관한 처치경험들이 한의학에 많이 편입되었다. 그러나 우리나라의 한의사들은 X선과 같은 양방진단기기를 사용하지 못하도록 법으로 금지했기에 골절은 모두 정형외과에서 치료받는 게 일반적이다.

그럼에도 불구하고 한방의 접골탕은 뼈를 신기하게 잘 붙게 만든다. 골절의 명방인 '가미궁귀탕(加味芎歸湯)'을 흔히 '접골탕'이라 부른다. 당귀, 천궁, 황기, 인삼, 구기자, 만삼, 토사자, 속단, 석곡, 녹용 등이 들어간다.

일반적으로 골절치료는 시간이 흘러야 해결된다고 생각한다. 그러나 접골탕을 통해 뼈 붙는 속도를 높일 수 있다. 뼈가 손상을 입게 되면 '골진'이라고 불리는 진액이 나오게 된다. 이 골진이 손상된 부위를 부러진 뼈가 잘 붙도록 하는 접착제 역할을 한다. 접골탕을 먹으면 골진이 빠른 시간 내에 잘 나오기 때문에 치료 기간을 단축시킬 수가 있는 것이다.

프로 축구 선수나 프로 야구선수들은 접골탕의 위력을 너무도 잘 알고 있다. 치료 기간 단축은 선수생명과 돈에 직결되기 때문이다. 요즘에는 부상도 당하지 않았는데, 뼈 튼튼해지라고 예방차원에서 접골탕을 먹는 경우도 있다.

접골탕에 관한 효과는 이미 여러 실험을 거쳐 논문 등에 소개되어 있고, 보골지(補骨脂)나 합환피(合歡皮) 등을 추가하여 '가미궁귀탕(加味芎歸湯)'은 계속 진화 발전하고 있다. 발가락 골절을 우습게 여기고 한의원에 가서 접골탕을 먹으라는 얘기를 하는 게 아니다. 발가락 골절이 심하게 된 경우라면 당연히 정형외과로 직행해야 한다. 그러나 집안에서 벌어지는 발가락 부상은 대개는 염좌 혹은 실금이다. 대형병원응급실로 가서 침소봉대하는 일은 없어야 한다. 정형외과를 가고 싶으면 동네 정형외과를 가야 한다. 정형외과도 잘 찾아보면, 깁스를 최소화하거나 테이핑으로 치료해 주는 양심적인 곳도 있다.

경험이 부족한 한의원 원장들도 치료를 뒤로 미룬 채, 일단 정형외과에 가서 X-Ray 찍어 보라고 보내는 경우도 있다. 과잉 깁스의 악순환이다. 과잉깁스는 개인에게는 고통을 주고 사회적으로는 경제적 손실이 이만저만이 아니다.

가장 좋은 방법은 한의원에 치과처럼 간단한 방사선 진단기기를 허용해 주는 것이다. 배관 공사하는 일꾼들도 들고 다니는 X-Ray 장비를 한의사가 사용하지 못하게 하는 것은 매우 불합리하다. 어부들도 사용하는 초음파를 한의사들은 사용하면 안 된다는 법 규정도 상식적이지가 않다. 국가는 환자가 최단 시간에 가장 효율적으로 진단과 치료를 받을 수 있도록 보장해 주는 시스템을 구축할 의무가 있다.

건강보험심사평가원도 발가락 실금에 관한 과잉진료를 제도적으로 개선하여 예방해야 한다. 한의사협회는 한의과대학, 한의학연구원과 손잡고 골절에 관한 표준처치 지침을 조속히 마련하여 임상으로 그리고 학술적으로도 검증된 접골탕을 널리 보급하는 데 노력해야 한다. 그리고 많은 한의사들이 국회로 진출하여 불합리한 법 규정을 뜯어 고치는 일에 앞장서야 한다.

73. 온병이란?

예전부터 치료가 잘 안 되는 유행병이 있었다. 이것을 '온병(溫病)'이라 불렀다. 콜레라균이나 장티푸스균, 바이러스로 인한 질환 등의 전염병은 기존 감기와는 달랐다. 계절의 변화에 따른 외감병과는 사뭇 다른 것이다. 상한론(傷寒論)으로 유명한 장중경의 치료법으로도 온병(溫病)은 해결이 되질 않았다. 그래서 네이밍도 상한(傷寒)의 한(寒)에 대비해 온(溫)이 들어간 온병(溫病)이 된 것이다. 기존의 한약으로 땀을 내도 열이 떨어지지 않는 것이니 불치병, 난치병으로 취급되었고 생존이 되어도 후유증을 심하게 앓으면 고질병(痼疾病)이나 괴병(怪病)으로 취급되었던 것이다.

그렇다고 해서, 온병학(溫病學)을 장중경의 상한론(傷寒論)과 분리해서 독립적으로 생각하기는 어렵다. 상한론이 있었기에 온병학(溫病學)이 나온 것이다. 송, 금, 원, 명대를 거치면서 장중경의 처방으로 치료가 안 되는 부분을 보충하려는 노력이 온병학(溫病學)이다. 온병학(溫病學)은 상한론(傷寒論)의 부록(附錄)인 셈이다.

18세기 청나라 시대에 섭천사(葉天士), 설생백(薛生白), 왕맹영(王孟英)과 같은 명의들이 나타나서 드디어 온병을 제대로 치료하기 시작했다. 청(淸)나라 오국통(吳鞠通)이 1798년에 온병을 정리한 책이 바로 '온병조변(溫病條辨)'이다.

상한론이 온병학으로 보충이 되고, '약징'의 저자인 길익동동(吉益東洞)과 같은 명의가 한병(寒病) 치료목적으로 나온 처방을 전염병이 아닌 여러 가지 병에 응용할 수 있게 만들고, '온병종횡(溫病縱橫)'의 저자인 조소금(趙紹琴)이라는 명의가 온병(溫病) 치료목적으로 나온 처방을 전염병이 아닌 만병(萬病)에 응용할 수 있게 만들어 오늘날의 치료한약에 이르게 된 것이다.

황제내경은 한의학에 있어서 경전과 같은 좋은 책이다. 그러나 아쉽게도 수천 년간 한의학은 황제내경의 교조주의(敎條主義: Dogmatism)적 굴레에 의해 실증주의 발전이 저해되었다. 황제내경 류의 고서(古書)에 대해 문구(文句) 해석이나 하는 방식의 어의(御醫)들, 당대 대가(大家)라고 알려진 명의(名醫)들, 오늘날의 교수(教授)들의 합의에 의해서 주류(主流)가 형성되어 한의학이 이어져나간다면 미래가 없다. 역사를 살펴보자! 장중경이 문구(文句)가 아닌 환자의 다양한 증상관찰로써 황제내경을 극복했기에 상한론이 나왔고, 길익동동이 상한론의 엉터리 주석가들을 발로 걷어찼기에 약징이 나왔고, 조소금(趙紹琴)이 엄청난 임상경험에 치중했기에 모든 난치병에 대한 도전의 길을 열어놓을 수 있었다. 미래의 한의학은 임상실험과 실증에 의해서만 끊임없이 고쳐지고 보태져야 한다.

온병은 코와 입을 통해 나쁜 기운(세균이나 바이러스)이 들어오고, 호흡기나 소화기에 머물러 있다가 전신으로 퍼지게 된다는 관점은 나쁜 기운이 피부(表)로부터 들어온다는 기존의 상한론과는 사기(邪氣)의 진입로가 완전히 다른 것이다. 상한과 온병의 구분을 점액으로 주장하기도 한다. 점액의 분비 능력이 떨어진 사람은 전염병에 더 취약하고, 치료과정에서 땀을 내게 하면, 더욱 건조해지면서 면역능력이 크게 떨어진다는 것이다. 상한(傷寒)은 찬 기온 탓에 인체의 체온 조절 기능이 망가졌다는 사고체계다. 전제조건이 온도다. 차가우니까 몸을 따뜻하게 해줘야 한다는 주장이다. 그래서 맵고 달콤한 계피가 들어간 계지탕이 베이스가 된다. 반면에 온병학에서는 전제조건이 습도다. 점액조절을 최적화시켜 병을 이겨낸다는 논리다.

상한에 의한 전염병은 열이 나면서 추워지지만(오한), 온병은 열이 나는 데 춥지가 않다. 감기는 옷을 얇게 입거나 비를 맞거나 바람을 맞거나 갑자기 추워졌거나 하여 서서히 몸이 반응하는 데, 온병은 단계를 밟지 않고 급작스럽게 병이 깊어진다. 감기는 자기 스스로 요인을 쉽게 찾을 수 있지만, 온병은 자기 스스로 병의 요인을 찾기 쉽지 않다. 감기는 잠복기가 없지만, 온병은 잠복기가 있다.

세월이 가면, 사회 환경도 바뀌게 마련이다. 장중경이 살던 시대와 지금의 시대는 지구상의 온도도 많이 다르고 주거환경 차이에 따른 난방 수준도 차이가 많이 난다. 지금의 전염병은 따뜻하고 건조한 주거환경과 관련이 깊다. 따뜻하고 건조한 환경 속에서 발생한 바이러스는 전파력과 독성이 더 강하고 치료도 어렵다.

모든 병은 고칠 수 있는 방법이 반드시 존재한다는 기본 생각이 필요하다. 그래야 불치병을 고칠 수 있는 방법이 나온다. 우리나라의 한의사들은 동네한의원을 경영하는 '우물 안 개구리' 신세가 되어 가고 있다. 할머니, 할아버지들을 주로 상대하면서 지적(知的) 대화의 기회를 상실한 채, 원대한 꿈을 점차 포기하고 있는 실정이다. 점점 좁은 공간에서 자기만의 세계에 빠지기 쉽다. 한의사들끼리 임상경험에 대한 소통과 교류가 체계적으로 그리고 대대적으로 이루어져야 한다. 어쭙잖은 관찰이나 발견을 갖고 자신만의 비방인양 꼭꼭 숨기면, 고추장 만드는 명인 정도밖에 되지 못한다.

의미 있는 비유를 들기 위해 시선을 소 키우는 축사로 가보자. 소 키우는 목장에서는 대동물 수의사가 거의 신적인 존재다. 농가를 부자로 만들 수도 있고 망하게 할 수도 있기 때문이다. 만일 갓 태어난 송아지의 앞다리가 굽은 상태의 기형이라 가정하자. 앞다리를 제대로 펴지 못하여 일어설 수가 없으니, 어미젖을 빨지도 못한다. 왕진 온 수의사는 이런 기형 송아지를 처음 본다며, '불치'라 판정하고 얼른 돌아간다. 결국 송아지는 죽게 된다. 어떤 수의사는 똑같은 경우에 대수롭지 않은 표정으로 앞다리가 굽은 송아지 다리를 펴서 깁스를 하고 송아지를 살린다. 문제의 핵심은 유능한 수의사와 무능한 수의사의 차이에 있는 것이 아니다. 앞다리가 굽은 상태의 기형 송아지의 사례가 매우 적다는 데 있다. 앞다리가 굽은 상태의 기형 송아지가 다(多) 빈도(頻度)로 태어난다면, 전자의 무능한 수의사는 도태되었거나 어디 가서 보수교육으로 실력이 나아졌을 것이다. 임상경험을 직접적이든 저널을 통한 간접 방법이든 많이 접하는 게 중요하다는 얘기다. 한 골목에 한의원이 서너 개씩 있는 상황에서 한의원당 진료 환자 수는 뻔하다. 그러므로 부족한 임상경험을 채우기 위해 끊임없이 논문을 읽어야 한다.

엽문과 이소룡이 나오는 영화를 보면, 중국무술은 그야말로 세계최고의 싸움기술이다. 쿵푸를 배운 사람이 일반인하고 싸우면 이길 확률이 높은 건 사실이다. 태권도도 마찬가지다. 태권도 유단자가 일반인하고 싸우면 태권도 유단자가 쉽게 이길 것이다. 복싱 세계챔피언이나 레슬링 세계 챔피언도 마찬가지다. 다들 자기 분야에서 고수라고 으스댄다. 공수도의 대가 최배달은 소를 맨손으로 때려잡았다고 한다. 아마다 죽게 된 소를 데려다 쇼한 것이리라. 엄밀히 말해, 무림의 고수라고 자처하는 사람들은 모두 '우물 안 개구리'다. 아무조건 없이 이들을 격투기 세계 챔피언과 그냥 싸움을 붙이면 누가 이길까? 급소 이론으로 무장한 중국 최고의 쿵푸 고수라 할지라도 격투기 중급선수와 맞붙어도 처참하게 참패를 당할 것이다. 한의학도 마찬가지다. 양의학과 정면 승부를 하라는 얘기가 아니다. 중국 무술영화처럼 허풍 떨지 말라는 얘기다. 황당무계하다는 소리는 최소한 듣지 말아야 한다. 동네한의원 수준에서 명의가 되고 고수가 되려고 하는 노력은 필요하되, 고수라고 자처하거나 쓸데없는 자신감은 금물이다.

대한민국의 동의보감 한의학이 최고라고 으스대는 순간, 중국과 일본 여기저기서 쑤군대기 시작한다. 청나라 이후의 근현대 중의학이 우리나라의 한의학에 많이 스며들지 못했기에 부족한 부분이 많이 있다. 사실 최고라는 단어는 존재하지 않았을지도 모르고, 존재하더라도 순간일 뿐이다. 격투기 챔피언 '효도르'도 언젠가는 다른 선수에게 처참하게 무너지게 되어 있다. 다른 나라의 장점들을 끊임없이 배우고 보충해 나가야 한다. 우리의 사암침과 사상의학을 다른 나라에 선보이고 냉정한 평가도 받아야 한다.

자가당착과 소소히 돈 버는 재미에만 빠진 한방의 위축은 어쩌면 당연한 결과다. 한류가 세계를 강타하고 있다. 한의학도 한류의 중심에 설 수 있다. 그런데 왜 한의학은 제자리걸음인가? 근현대 중의학인 온병학이 우리 한의학에서는 빠져 있다. 왜냐하면, 코로나 대응 같은 국가의 공적 시스템에서 한방이 철저히 배제되었기 때문이다. 국가 조직에 한방청(韓方廳)을 만들어야 한다. 국책연구원도 여럿 만들고, 국립한방병원도 여러 개 있어야 하고, 한방(韓方) 관련 공사와 공단도 있어야 한다. 그것이 국익과 국부에 도움이 된다. 오늘날 한의학이 이 모양 요 꼴이 된 건 한의사협회의 잘못이 제일 크다. 한의사협회나 한의학 관련 학회에서 대정부(對政府)나 대사회적 이슈를 발굴하여 대응을 제대로 하지 못한 결과이기 때문이다. 한의학에 대한 법 규제 장벽을 없애고 과감한 국책과제로 한의학 한류를 일으켜야 한다.

74. 문진표

한의원에 처음 내원한 환자에게 문진표를 작성토록 하면 좋을 것 같다. 환자에게 직접 물어 보면 매번 그때그때 한의사의 질문 내용이 달라, 일관성이 없기 때문이다. 그리고 자세히 하고 싶어도 시간 제약이 있기 때문이다. 여러 한의원 문진표들을 종합하여 장점은 살리고 단점은 버린 뒤, 정리하면 다음과 같다. 그렇다고 문진표에 모든 내용을 다 담을 수는 없다. 정신과 문진표처럼 10 페이지 이상을 채우라 하면, 참을성 있게 그것을 채울 환자들은 아무도 없을 것이다. 길어도 A4 용지 양면으로 2쪽이 적당하다.

환자의 평소 호소하는 불편 증상 분포에 맞춰 통증, 소화불량 순으로 문진표는 시작한다. 문진표에 체크된 내용 중 눈에 띠는 사항들은 자세히 물어 보면 된다. 특히 구역질, 땀, 대변, 소변의 상태가 탕약에 들어가는 약재의 성질을 좌우하기 때문에 이 부분에 대해서는 추가적 질문이 필요하다.

4번 문항의 "손/발톱끝이 약간 검은 색"은 어혈에 해당한다. 5번 문항은 한열에 대한 구분이고 10번 문항은 수분변조에 관한 문항이다. 12번 문항은 혈액순환을 묻는 것이고 13번, 17번, 18번 문항은 마음상태를 알아보는 것이다. 23번은 전체 몸 상태를 재확인하는 절차다. 24번부터 26번까지는 여성에 해당하는 문항이다.

[○○한의원 문진표]

성명: _____

키: _____ cm   몸무게: _____ kg   인삼 부작용: 있다( ) 없다( )

1. (통증)지금 어디가 불편하십니까?

   ①다리 ②허리 ③어깨 ④머리(양쪽, 왼쪽, 오른쪽) ⑤등 ⑥목 ⑦옆구리 아래

   ⑧갈비뼈 바로 밑 ⑨기타(   )

2. 소화 상태는 어떻습니까?

   ①잘 되는 편 ②가끔 거북함 ③잘 체함 ④속이 쓰리거나 타는 느낌이다 ⑤배가 그득하다

   ⑥신경 쓰면 소화가 안 된다 ⑦트림이 난다 ⑧명치끝이 아프다 ⑨아랫배가 아프다

   ⑩적게 먹어야 편하다 ⑪식욕이 없다 ⑫딸꾹질이 잘 생긴다 ⑬신물이 올라온다

   ⑭배에서 소리가 난다

3. 평상시 몸에 땀이 많이 나는 편입니까?

   ①많이 난다 ②미약하게 난다 ③거의 안 난다 ④식사 때 땀을 많이 흘린다 ⑤여름에는 줄줄 흘린다

   ⑥잘 때 식은땀을 흘린다 ⑦머리에만 땀이 난다 ⑧기타(   )

4. 손발의 상태는 어떻습니까?

   ①차다 ②따뜻하다 ③땀이 나지 않는다 ④땀이 난다 ⑤손/발바닥이 뜨겁다 ⑥땀이 아주 많이 난다

   ⑦발뒤꿈치가 갈라진다 ⑧손끝이 갈라진다 ⑨손/발톱끝이 약간 검은 색 ⑩기타(   )

5. 추위를 잘 타는 편입니까? 더위를 잘 타는 편입니까?

   ①추위를 잘 탄다 ②더위를 더 잘 탄다 ③추웠다 더웠다 한다 ④더우면 기운이 없고 갑갑하다

   ⑤선풍기 에어컨 바람이 싫다 ⑥늘 몸에 열이 있는 느낌이다 ⑦미열이 있다 ⑧오후만 되면 열이 난다

   ⑨기타(   )

6. 대변의 상태는 어떻습니까?

   ①변비가 잘 온다 ②설사를 잘 한다 ③무른 편이다 ④딱딱한 편이다 ⑤보통 굳기이다

⑥가늘게 본다 ⑦신경 쓰면 대변본다 ⑧대변이 항상 고르지 않다 ⑨밥을 먹자마자 변을 본다
⑩기타(   )

7. 소변은 하루에 몇 번 보십니까?
　　①2-3회 ②4-5회 ③6-7회 ④7-8회 ⑤9-10회 ⑥그 이상 (   )회

8. 수면 중 소변보러 몇 번 깨십니까?
　　①(   )번 ②안 깬다

9. 소변의 상태는 어떻습니까?
　　①가끔 시원치 않다 ②소변이 붉고 진하다 ③보는데 오래 걸린다
　　④오줌소태나 방광염에 걸린 적이 있다 ⑤소변을 참지 못하거나 가끔 지린다 ⑥시원하게 잘 본다
　　⑦신경 쓰면 소변을 자주 본다 ⑧소변이 힘이 없다 ⑨기타(   )

10. 평소 건조하거나 갈증은 있으신가요?
　　①없다 ②있다 ③갈증이 있으나 물을 마시기 힘듬(혹은 물을 마시자마자 토하려고 함) ④코가 마른다
　　⑤입이 끈적거린다 ⑥입술이 바짝 마른다 ⑦입안이 텁텁하다 ⑧기타(   )

11. 특별히 답답하거나 묵직하거나 막힌 느낌이 어디에 있으신가요?
　　①가슴이 답답하다 ②명치 밑이 막혀있는 느낌이다 ③ 아랫배가 묵직하다 ④ 숨이 차다
　　⑤옆구리가 뻐근하거나 아프다 ⑥기침이나 가래가 자주 발생한다 ⑦귀가 울린다(이명)

12. 손발과 팔다리의 상태는?
　　①손이 저리다 ②발이 저리다 ③팔이 저리다(양쪽, 왼쪽, 오른쪽)
　　④다리가 저리다(양쪽, 왼쪽, 오른쪽) ⑤다리가 무겁다 ⑥다리가 부어 있다 ⑦하지정맥류가 있다
　　⑧팔다리에 힘이 없다 ⑨다리가 오그라드는 느낌 ⑩팔/다리가 가늘어진다 ⑪기타(   )

13. 마음의 상태는?
　　①피곤함을 자주 느낀다 ②가슴이 두근거리면서 불안해 한다 ③자주 놀란다 ④걱정이 많다
　　⑤명치밑에서 심장 박동소리가 들린다 ⑥늘 편안하다 ⑦기타(   )

14. 어릴 때나 최근에 앓았던 병을 적으십시오.
　　(　　　　　　　　　　　　　　　)

15. 주로 많이 먹는 음식에 동그라미 하십시오.
　　①육식 ②채식 ③과일 ④생선

16. 현재 복용하고 있는 양약이나 건강보조식품, 보조장치는 무엇입니까?
　　①혈압약 ②당뇨약 ③관절염약 ④인공심장박동기 ⑤기타(　　　　)

17. (울화) 가정이나 직장 혹은 주변 문제로 스트레스를 받고 있으신지요?
　　①스트레스가 없다 ②약간 짜증이 난다 ③늘 우울하다 ④화가 많이 난다 ⑤기타(　　　　)

18. (수면) 밤에 잠은 잘 주무시는지요?
　　①푹 잘 잔다 ②불면증 ③자다 깨다 자다 깨다 한다 ④잠이 깊지 못하다

19. 알레르기가 생기는 음식이나 약물을 적으세요
　　(　　　　　　　　　　　　　　　)
　　19-1. 아스피린이나 MRI 조영제 과민증상이 있다(　) 없다(　)

20. 피부 문제는?
　　①없다 ②가려움증 ③피부 염증 ④손 건조/주부습진 ⑤사마귀/종기/반점 등의 트러블
　　⑥피부건조 ⑦탈모

21. 평소습관?
　　①음주 ②흡연 ③운동 부족 ④누워서 TV 시청 ⑤말이 많다

22. 눈 건강은?
　　①문제없다 ②결막염이 자주 발생 ③침침하다 ④안구건조 ⑤기타(　　　　)

23. 전반적인 몸 상태는?

①무겁다 ②기운이 없다 ③축 처진다 ④떨린다 ⑤움직이기 싫다 ⑥몸이 찬 편 ⑦몸이 따뜻한 편 ⑧몸이 붓는다(부종) ⑨하품을 자주 한다

※ 다음은 여성분만 작성해 주세요

24. 생리(월경)는 어떠신지요?

①정상 ②주기가 불규칙 ③폐경 ④2개월 이상 없다 ⑤현재 임신 중 ⑥생리량이 많다

25. 출산(유산) 후 산후조리는?

①출산 경험이 없음 ②산후 보약을 먹은 적이 있다 ③출산 후 산후조리를 제대로 못했다

26. 얼굴의 상태는?

①얼굴이 화끈거린다 ②얼굴이 붉어질 때가 있다 ③얼굴이 창백하다 ④얼굴이 부어 있다 ⑤얼굴에 문제가 없다

문진표는 처방은 물론이고 진료에도 참고가 되는 중요한 자료가 된다. 예를 들어 16번 문항에서 인공심장박동기를 답했다면, 전기침 자극을 해서는 안 된다. 19-1번에서 과민증상이 있다고 답하면, 사전 테스트를 통과했더라도 봉침을 가급적 피하는 것이 좋다. 탕약을 선정할 때에 맨 처음 문항의 인삼부작용이 있다면, 인삼이 없는 처방을 하든지 사삼으로 대체하면 된다.

그 다음 엑셀 열에 증상명칭을 나열하고 행에는 탕약 명을 나열한다. 해당 사항이 없으면 '0'으로 표기하고 해당사항이 있으면 '1'로 표기한다. 문진표 답변사항에 해당하는 증상만을 필터링하여 '1'에 해당하는 탕약만을 추려 낸다. 그 중에서 맥진과 복진 등의 진찰에서 얻어진 정보를 대입하여 1개의 탕약을 선정한다.

〈표12〉 문진표 입력 범례

342 | 한의학의 재조명

75. 화법이란?

한방에서는 병을 치료하는 아홉 가지 방법이 있다. 한법(汗法), 토법(吐法), 하법(下法), 온법(溫法), 청법(淸法), 소법(消法), 보법(補法), 이법(利法), 화법(和法) 등의 9가지 방법을 말한다. 땀을 내어 몸속에 나쁜 기운을 없애는 것을 '한법(汗法)'이라 하고, 위속에 있는 음식물 등이나 호흡기관 속의 콧물, 가래, 이물질 등을 토해내도록 하는 것을 토법(吐法)이라 하며, 쾌변으로 병사를 없애는 것을 '하법(下法)'이라 한다. 인체를 따뜻하게 해 체력을 회복시키는 것을 '온법(溫法)'이라 하고 체온이 높거나 체온은 정상인데 스스로 열감을 느끼는 경우 열을 내리는 방법으로 찬 성질의 약물을 응용한 것을 '청법(淸法)'이라 부른다. 소화를 잘되게 하고 소화기능을 북돋아주는 것을 '소법(消法)'이라 하고, 기능 저하(低下)나 허약한 부분을 북돋아주는 것을 '보법(補法)' 이라 한다. 그 밖에 소변을 잘 보게 해 나쁜 기운을 없애는 것을 '이법(利法)'이라 하고 병사를 체내에서 중화시키는 것을 '화법(和法)'이라 한다. 탕약 네이밍에도 종종 이런 9가지 명칭들을 응용하기도 한다.

이중에 최고의 경지는 화법(和法)이다. 화법(和法)은 한법(汗法), 토법(吐法), 하법(下法), 온법(溫法), 청법(淸法), 소법(消法), 보법(補法), 이법(利法)들을 서로 조화시키는 방법이다. 즉, 차가운 약과 뜨거운 약을 함께 쓰고 사약(瀉藥)과 보약(補藥)을 함께 쓰고 표(表)하는 약과 리(裏)하는 약을 같이 쓰는 것을 말한다. 몸속에서 서로 상반(相反)되는 약들이 균형을 이루도록 하는 방법이다.

반하사심탕을 보면, 황련과 황금은 차가운 약이고 건강과 생강은 뜨거운 약이다. 창출백호탕을 살펴보자. 석고는 차가운 약이고 창출은 따뜻한 약이다. 온병 치료에 매우 차가운 지모와 뜨거운 초과가 같이 쓰이는 이유도 마찬가지다. 황금과 반하도 음과 양의 조합이다. 한열(寒熱), 이 둘이 조화를 이루어 몸을 회복시킨다는 논리다.

백호가인삼탕의 석고는 사(瀉)하는 약이고 인삼은 보(補)하는 약이다. 육미지황탕을 보면, 택사와 백복령은 물을 빼주는 약이고 숙지황은 물을 보충해 준다. 보사(補瀉)를 함께 구사하는 것이다. 보(補)라는 것은 모자라는 것을 채워준다는 뜻이고, 사(瀉)라는 것은 남아서 넘치는 것은 덜어내고 깎아 내려준다는 뜻이다. 보사화법(補瀉和法)이란 결국 균형을 맞춘다는 뜻이다.

마황, 갈근, 강활, 시호는 해표(解表)하는 약에 속하고 대황, 망초, 지실, 후박, 택사는 하리(下利)하는 약이다. 이 둘을 함께 쓰는 것도 표리(表裏)를 조화시키는 방법이다. 방풍통성산, 양격산과 같은 탕약이 표리(表裏) 조화의 대표적인 예다.

인삼과 백출은 모이게 하고 뭉치게 하는 성질이 있는 약이고, 반하와 후박은 녹이게 하고 흩어지게 하는 약이다. 그럼에도 인삼과 백출은 반하와 후박과 같이 함께 탕약에 들어가는 경우가 많다. 마당에 떨어진 낙엽을 빗자루로 쓸어서 쓰레받기에 모아 담아 효율적으로 쓰레기통에 버리는 요령과 같은 이치다. 이것도 화법(和法)이다.

대추나 감초, 그리고 생강은 탕약에 많이 쓰인다. 이것도 일종의 화법(和法)이다. 대추나 감초, 그리고 생강은 백약(百藥)을 조화롭게 한다, 대추나 감초, 그리고 생강은 독을 해독하기도 하다. 대추와 생강은 함께 들어가는 경우도 많다. 강삼조이(薑三棗二: 생강 세 쪽, 대추 두 개)라 하여 각각 6g씩 들어가는 경우가 많아 붙여진 이름이다. 감초, 대추, 생강은 다른 약성의 기운을 조화롭게 하고 독성이 있는 약재를 해독하는 역할을 한다.

양방에서는 거의 모든 치료약에 소화제나 위장약이 들어간다. 이것도 일종의 화법(和法)인 셈이다. 한방에서도 독한 치료약을 사용할 때, 소화 장애를 예방하기 위해 들어가는 약재가 있다. 가장 많이 사용되는 약재가 신곡과 맥아다. 일종의 소화제인 셈이다. 때때로 산사(山査)나 계내금이 추가되기도 한다. 어떤 이는 한방 3대 소화제로 신곡, 맥아, 산사를 꼽기도 한다.

우리말에 '이랴'와 '워워'가 있다. 옛날에 밭을 갈 때, 소(牛)에게 쓰던 언어다. "이랴!"하면 소(牛)에게 속도를 내라는 뜻이고 "워워~" 하면 반대로 소(牛)에게 속도를 늦추라는 뜻이다. 물론 초보 소는 고삐를 당기는 힘 조절과 함께 명령어를 주어야 알아듣지만, 노련한 소는 명령어만 갖고도 용케 알아듣는다. 물론 모든 결정에는 방향성이 중요하고 우선적이다. 방향이 설정되면, 그 다음에는 속도 조절이다. 공학에서는 방향성을 벡터량과 스칼라량으로 표현한다. 한방에서는 벡터량이 스칼라량보다 훨씬 더 중요하다. 화법(和法)은 벡터량을 감소키는 것이 아니고 속도를 조절하는 '워워'의 개념이다. 죽도 밥도 아닌 상태로 만드는 것이 화법(和法)이 아니라는 의미다. 너무 달리지 말라는 얘기다. 약기운이 퍼지는 속도를 몸이 견딜 수 있는 만큼으로 조절하라는 뜻이리라.

부부관계도 마찬가지다. 남편이 자꾸 일을 벌이고 새로운 사업을 하려고 할 때, 아내는 조용히 말려야 한다. 둘이 함께 나대고 수습보다는 일을 크게 만드는 데 힘을 합친다면, 사고치기 십상이다. 부부관계는 같은 성격보다는 서로 보완되는 성격이 만나야 잘 사는 이치와 같은 것이다. '다름'이 볼록과 볼록이 만나서 상충을 야기하지 않고, 두 개의 톱니바퀴처럼 볼록과 오목이 만나 보완하면서 원활하게 돌아가게 하는 것이 화법(和法)이다. 부작용이 없게 하는 것, 화법(和法)의 진정한 취지다.

76. 계내금

계내금(鷄內金)은 닭의 모래주머니 안쪽의 노란 막을 말한다. 계내금(鷄內金)은 동물성 소화효소제다. 신농본초경의 단웅계(丹雄鷄)에 기록되어 있으며, 본초강목(本草綱目)에서 "비치(膍胵) 안에 있는 황피(黃皮)를 말하는데, 비치(膍胵)는 닭똥집(肫: 모래주머니)을 말한다."고 기록되어 있다. 크고 얇으며 황금색이 진하고 구멍이 나지 않으며, 윤상(輪狀)의 돌기가 많은 것을 상품(上品)으로 취급한다.

닭에는 위장이 2개 있다. 모이주머니와 모래주머니가 위(胃)에 해당된다. 제1 위에 해당하는 것은 모이주머니다. 모이주머니는 식도에 연결되어 '먹이 저장소' 역할을 한다. 모이주머니에서는 소화 작용이 거의 일어나지 않는다. 그래서 우리말로 '멀떠구니'라 부르기도 한다. 아무 일도 하지 않고 놀고먹는 '멍청이'란 뜻이다. 모이주머니 바로 밑에 있는 제2 위를 근위 또는 모래주머니라 부른다. 다른 말로 '닭똥집'이라 부르지만, 실제 열어보면 그 안에 똥은 없다. 모래주머니 안에는 정말로 모래가 들어 있다. 닭이 끊임없이 주워 먹는 것이 모래와 흙이다. 조류(鳥類)는 사람처럼 치아(齒牙)가 없기 때문에 딱딱한 곡물을 씹는 역할을 모래주머니가 대신하는 것이다. 모래주머니에서 여러 소화액이 분비되기에 저작(咀嚼)을 포함한 거의 모든 소화 작용은 모래주머니에서 이루어진다. 몇 번 사용한 모래는 날카로움이 무뎌지기 때문에 녹여서 배출이 된다. 그래서 닭은 매일 계속해서 모래를 섭취해야 한다. 닭이 끊임없이 머리를 숙이고 땅을 부리로 쪼아 대는 것은 먹이를 먹는 것만이 아니다. 모래나 자잘한 돌을 주워 먹는 행위다.

계내금(鷄內金)은 둥근 모양, 타원형 또는 불규칙한 조각의 모양을 하고 있다. 건조시켜 약재로 사용한다. 표면에 주름이 많고 가볍고 잘 부서지며 단면은 각질 모양이다. 생선 비린 냄새가 약간 나고 맛은 약간 달기도 하고 어떨 때에는 쓴맛도 있다. 옛날부터 소화불량, 대하증, 설사, 오줌소태, 유정(遺精), 혈뇨(血尿), 편도선염, 구내염과 어린 아이의 학질 등의 민간요법으로 쓰여 왔다.

계내금의 벤트리쿨린(ventriculin)이 위액 분비를 증진시켜 위장운동을 활발하게 한다고 알려져 있다. 소화불량에는 맥아, 산사, 백출, 진피와 섞어서 함께 쓰인다. 입맛이 없고 소화가 안 될 때에는 계내금 10g, 백출 10g, 대조 4g을 섞어 복용한다. 만성 설사에는 백출, 건강, 대조와 섞어서 함께 쓴다. 냄새가 역겨워 주로 갈아서 산제로 사용하거나 환으로 만든다. 탕으로 사용할 때에는 반드시 볶아서 냄새를 없애고 다른 약재와 함께 넣어 역한 맛을 중화시킨다. 그렇다고 너무 오래 볶으면, 벤트리쿨린(ventriculin)이 파괴되어 효과가 저감된다. 옛 의서에 보면, "약효가 남아 있을 정도로 볶아라, 태워라, 밀기울 위에서 볶아라…"등의 당부가 많이 기록되어 있다. 계내금의 약성분은 뜨거운 물보다는 사과식초에서 더 잘 우러나오는 것으로 보고[65]된 바 있다. 계내금의 1회 허용량은 3~12g이지만, 보통 1회에 3그램 정도가 상용된다.

계내금은 소화효능 이외에 소변을 통제하는 놀라운 효능이 있다. 계내금은 삽정지사(澁精止瀉) 작용을 한다. '증보단방신편'에서는 몽설(夢泄)에 "계내금(鷄內金)을 가루 내어 좋은 술에 타서 먹는다. 많이 먹을수록 좋다."고 하였다. 어린이의 야뇨증이나 성인 남자의 유정증에 사용한다 하였다. 소변량을 많게 해주는 택사와는 사뭇 다르다. 계내금은 소변작동을 최적화 시켜준다. 소변불리(小便不利), 임증(淋證), 소변단소(小便短少), 소변불통(小便不通), 요실금(尿失禁), 요로결석 등 다양한 이름으로 표현되는 불편한 소변 증상(배뇨장애)에 두루 쓰인다. 소변을 보고 싶어도 잘 안 나오거나 소변이 나오되 찔끔찔끔 나오고 잔뇨감이 있거나 저절로 나와 오줌을 지리는 일 등이 계내금으로 해소될 수 있는 증상이다.

그렇다고 식당에서 닭똥집 요리를 자주 먹는다고 효과를 볼 수 있는 것은 아니다. 닭똥집과 계내금은 전혀 다르다. 계내금은 비린 냄새가 나기 때문에, 닭똥집은 노란 속껍질인 계내금을 제거한 상태에서 유통된다. 닭 도살장에서 대부분의 계내금은 버려

---

65) 김도완, "계내금의 효소학적 특성연구", 대한본초학회지, 2007.

진다. 약효로 따지자면, 식당에서 우리가 먹는 닭똥집은 '팥소 없는 찐빵'인 셈이다.

계내금은 성질이 평(平)하고 부작용이 거의 없는 약재다. 그러나 위산분비가 과다해 발생하는 위염, 위궤양이 있는 사람들은 증상을 더욱 악화시킬 수 있기에 주의하는 것이 좋다. 계내금은 600그램에 5,000원밖에 안하는 저렴한 약재임에도 동물성 약재이기에 효과가 강력하다. 녹용, 해구신, 웅담과 같은 고가의 동물성 약재 못지않은 효능을 갖고 있다. 특히 남성 조루증 개선에는 계내금 만큼 좋은 것이 없다고 알려져 있다.

77. 체질 문진표

　체질이란 무엇인가? 태어날 때부터 내장(內臟)의 강약이 다르다는 이론이다. 5장 6부는 서로 관계를 맺고 있는 데, 체질적으로 어떤 그룹은 특정 장기가 강한 반면에, 특정 장기는 상대적으로 약하다는 것이다. 태어나면서 죽을 때까지 "체질은 절대 변하지 않는다."는 고정불변(固定不變)을 전제조건으로 인정한다면, 체질론은 양방의 유전개념과 약간 유사하다고 볼 수도 있다.

　양방의 체질론은 혈액형을 처음 발견한 오스트리아의 병리학자인 카를 란트슈타이너(Karl Landsteiner)에 의해 이론정립이 가능하게 된다. 카를 란트슈타이너가 혈액형을 발견하기 전까지는 수혈을 하면 효과를 볼 때도 있고 원인불명의 부작용으로 죽는 사람도 발생했을 것이다. 페루의 인디언은 100%가 O형이라고 한다. 그 경우에는 수혈을 해도 문제될 것이 하나도 없게 된다. 우리나라는 A형이 34%로 가장 많다고 한다. 그런데 제주도에는 유독 B형이 가장 많다고 한다. 인종과 지역에 따라 분포비율이 다르다. 혈액형이라는 용어가 존재치 않던 시절에는 수혈 부작용의 원인을 알 도리가 없는 것이다. 혈액형은 약물반응과는 무관한 수혈에 국한된 체질이다. 최근 회자되고 있는 혈액형과 성격을 연결하여 단정적으로 얘기하는 것은 비과학의 극치다.

　양방이든 한방이든 모든 사람에게 동일한 치료방법을 적용했을 때, 어떤 사람은 효과가 크게 나타나고 어떤 사람은 전혀 효과가 없거나 부작용이 크게 발생하는 경우가 많아질 때, 체질론의 문제제기가 이루어진다.

　동양의학의 기본적 개념은 '음양오행(陰陽五行)'이다. 장부를 오행(목-화-토-금-수)으로 나누고 장(臟)을 음으로 부(腑)를 양으로 규정한다. 그래서 '오장오부(五臟五腑)' 개념이 나온다. 간-심-비-폐-신이 5장이고 담-소장-위-대장-방광이 5부다. 이를 계절에 맞추려 하니까, 짝이 맞지를 않아 심포와 삼초를 더 넣어 '육장육부(六臟六腑)'가 되어 침술에 응용하는 12경락이 된 것이다.

　1837년에 태어나 1900년에 작고한 이제마는 이런 '오장오부(五臟五腑)' 개념을 박살 냈다. '사상의학(四象醫學)'이라는 표현이 말해주듯 이제마는 추상적(抽象的) 오행(五行)이 아니라 구상적(具象的) 사상(四象)이라는 새로운 체계에 입각해 의학을 구축했다. 그는 인체 중 심장은 누구나 같다는 전제아래, '사장(四臟)'의 차이로 체질을 구분하였다. 그 전까지 중국의 한의학은 환자의 병증에만 치중했지만, 이제마는 병증과 환자의 체질을 함께 고려하는 의학을 주창했다. 이제마는 체질을 태음(太陰), 소양(少陽), 태양(太陽), 소음(少陰) 4가지로 구분했다. 이제마의 주장에 따르면, 태양인은 폐가 크고 간이 작으며(肺大肝小), 태음인은 간이 크고 폐가 작으며(肝大肺小), 소양인은 비장이 크고 신장이 작으며(脾大腎小), 소음인은 신장이 크고 비장이 작다(腎大脾小)는 것이었다. 여기에서 대소(大小)의 표현은 강약(强弱)의 표현과 같은 의미다. 이제마는 심장을 제외하고 폐-간-비-신 4장(四臟) 위주로 체질의 초점을 좁혀 놓았다. 즉, 이제마의 전제조건은 "모든 사람은 심장이 동일한 조건"이라는 가정을 준다는 것이다.

　한의학에서 말하는 상초, 중초, 하초를 이제마는 폐를 상초에 배속시키고 비와 간을 중초에 배속시켰다. 비와 간을 비교하면 비가 간보다 더 위에 있다고 생각했다. 그리고 신을 하초에 배속시켰다. 그래서 상초와 중초의 윗부분이 강한 것이 태양, 소양 하는 양의 개념으로 보았고 중초의 아랫부분과 하초가 강한 것을 태음, 소음이라 부르는 음의 개념이 된 것이다. 양인(태양인, 소양인)은 상체가 강하고 하체가 약하다. 음인(태음인, 소음인)은 하체가 강하고 상체가 약하다.

　오행개념에서 보면, 폐(肺)는 금(金)이기 때문에 목(木)인 간(肝)을 극한다. 그래서 폐가 큰 사람은 간이 작다고 주장한다. 비(脾)는 토(土)이기 때문에 수(水)인 신(腎)을 극한다. 그래서 비(脾)가 큰 사람은 신(腎)이 작다. 반대로 태음인은 간(肝)이 크고 폐(肺)가 작고 소음인은 신(腎)이 크고 비(脾)가 작다는 이야기다. 결국 "체질"이란 4장(四臟)이 균형을 이루어야 하는 데, 태어날 때부터 그 균형이 깨져 어느 한쪽이 부족한 상태를 일컫는 용어가 된다. 즉, 오행관계가 태생적으로 치우쳐 있는 구조를 "체질"이라 한다. 여기서 옛날 사람들이 생각하는 폐는 양방의 폐(肺)를 포함하여 머릿속의 뇌까지 확대 해석하기도 한다. 마찬가지로 신은 오늘날 신장을 포함한 생식기와 부신까지 확장된 개념으로 간주한 것 같다.

병인(病因) 중 내인에 해당하는 것의 근본적 원인을 칠정(七情)[66]때문이라 한다. 조선시대의 유학(儒學)을 보면, 인간을 이성(理性)의 주체로 보기보다는 감정(感情: 칠정)의 주체로 보고 있다. 이제마도 칠정 중에 4가지 감정(애노희락)이 체질적으로 두드러진다고 주장했다. 태양인은 애성(哀性:세상이 서로 속임을 슬퍼하는 마음)이 강하고 소양인은 노성(怒性:세상이 서로 업신여김에 분노하는 마음)이 강하고, 태음인은 희성(喜性:세상이 서로 도와줌을 기뻐하는 마음)이 강하며, 소음인은 낙성(樂性:세상이 서로 보호함을 즐거워하는 마음)이 강하다고 했다.

이제마는 당시 조선 사람들의 체질분포가 태음인이 50%, 소양인은 30%, 소음인은 20% 정도이며, 태양인은 매우 적다고 주장했다. 지금은 'QSCC2 검사법[67]'을 통해 사상체질을 구분한다.

체질이론하면, 이제마의 사상의학이 원조이고, 이를 더 세분화 한 것이 1965년에 권도원이 창안한 8체질 의학이다. '8체질 의학'을 주창한 한의사 권도원 제선한의원 원장은 2022년 6월 30일에 향년 101세로 별세했다. 인체를 8개 체질로 구체화하고 이에 따른 치료법을 주창했다. 권도원은 미국 유학을 준비하던 중 눈병에 걸려 실명 위기에 처하면서 침술을 배웠고, 아예 인생 진로를 바꿔 1962년 한의사 자격을 취득했다고 알려져 있다. '체질침 연구'라는 논문을 1965년 일본에서 열린 국제침구학회에서 발표하며 8체질 의학을 세상에 알리기 시작했다. 100세에 가까웠던 2019년까지 진료를 계속했다. 8체질 의학에서는 금양, 금음, 목양, 목음, 토양, 토음, 수양, 수음으로 체질을 분류한다. 사상의학이 4장(四臟)이라면 8체질은 4장4부(四臟四腑)가 된다.

8체질 의학에서는 사상의학의 태양인을 금(金)체질이라 하고, 태음인을 목(木)체질, 소양인을 토(土)체질, 소음인을 수(水)체질로 부른다. 폐와 대장이 금(金)에 속하므로 이

---

66) 희(喜)·노(怒)·애(哀)·구(懼)·애(愛)·오(惡)·욕(慾).

67) 정승아, 김석현, 유준상, 이승기, "사상체질 분류 검사지(QSCC 2)에 의한 사상체질의 심성적 요소 검토", 동의신경정신과학회지, 2012.

런 내장이 강하면 금(金)체질이라 이름을 붙였다. 금양(金陽)인은 폐가 강하고 간이 약하며(肺强肝弱), 목양(木陽)인은 간이 강하고 폐가 약하며(肝强肺弱), 토양(土陽)인은 비장이 강하고 신장이 약하며(脾强腎弱), 수양(水陽)인은 신장이 강하고 비장이 약하다(腎强脾弱)는 것이었다.

이를 대장, 담, 위, 방광을 추가로 대입하여 음으로 세분화한다. 금음체질은 장기들 중에서 대장의 기운이 가장 강하고 담낭이 가장 약하다. 목음체질은 장기들 중에서 담낭의 기운이 가장 강하고 대장이 가장 약하다. 토음체질은 장기들 중에서 위장의 기운이 가장 강하고 방광이 가장 약하다. 수음체질은 장기들 중에서 방광의 기운이 가장 강하고 위장이 가장 약하다.

〈표 16〉 4장4부(四臟四腑)와 체질

8체질		사상체질	강한 내장	약한 내장	관계
금양(金)	陽	태양	폐	간	목(간)의 상극은 금(폐) 금이 강하니 목이 약하다.
목양(木)		태음	간	폐	목은 금의 반대 개념
토양(土)		소양	비	신	수(신)의 상극은 토(비) 토가 강하니 수가 약하다
수양(水)		소음	신	비	수는 토의 반대 개념
금음(金)	陰	태양	대장	담	목(담)의 상극은 금(대장) 금이 강하니 목이 약하다.
목음(金)		태음	담	대장	목은 금의 반대 개념
토음(金)		소양	위	방광	수(방광)의 상극은 토(위) 토가 강하니 수가 약하다
수음(金)		소음	방광	위	수는 토의 반대 개념

<표 17> 8체질의 특성

8체질		체격이나 성격, 병증	적합한 활동	적합 음식	부적합 음식
금양(金)	陽	키가 크고 늘씬함, 엉덩이와 하체가 마른 편, 골반이 좁은 편, 발목을 자주 삠, 살이 찐다면 복부비만형, 내성적	수영, 마라톤	생선, 갑각류, 조개 등과 푸른 잎 채소 및 메밀, 팥, 녹두	육식, 인공 조미료
목양(木)		근육질이 많고 덩치가 좋은 편, 평소 말이 적고 숨이 짧은 편, 포커페이스	사우나, 반신욕	육식, 뿌리채소, 견과류, 우유, 인삼, 대추	생선, 조개류, 술, 메밀, 포도, 오이
토양(土)		골반과 엉덩이가 빈약, 급한 성격, 화병과 우울증	등산, 러닝	소고기, 돼지고기 등 붉은 육류, 콩, 팥, 바다생선, 푸른 잎 채소	닭고기, 파, 양파, 고추, 인삼, 술
수양(水)		하체가 발달하고 운동 신경이 좋음	냉수욕, 냉수마찰	닭고기, 인삼, 대추, 계피, 생강, 벌꿀	속을 차게 하고 소화에 부담을 주는 음식
금음(金)	陰	마른 체형, 골반은 탄탄한 편, 피부색은 하얀편, 얼굴은 광대가 발달, 외향적	수영, 냉수욕, 명상, 요가	생선, 조개류, 메밀, 푸른 잎 채소	육식
목음(金)		이목구비가 뚜렷한 편, 어깨보다 허리가 두꺼운 편, 배가 차고 찬 음식을 먹으면 배앓이를 자주 하는 편	사우나, 반신욕	소고기, 돼지고기, 모든 뿌리채소, 마늘, 파, 양파, 계피, 녹용	바다 생선, 조개류, 굴, 갑각류, 메밀, 맥주, 초콜릿
토음(金)		약의 부작용이 유독 심함	땀을 내는 운동	돼지고기, 메밀, 보리, 팥, 녹두, 오이, 바다생선, 조개류	닭고기, 감자, 고구마, 후추, 파, 양파, 생강, 인삼, 홍삼
수음(金)		마르고 내성적인 성격	요가, 명상	소고기, 닭고기, 현미, 찹쌀, 생강, 대추	돼지고기, 굴

체질은 한의사의 대표적인 환자 진찰 방법인 '망문문절(望聞問切)'에 의해 판정한다. 그러나 객관성을 유지하기 위해, 문진표를 사용하는 게 좋으며, 부족하다면 계속해서 문진표를 개량해 나가야 한다. 아래 문진표는 김희주외 5인이 작성한 "8체질 분류 설문지의 문항분석" 논문[68]을 바탕으로 하여, 발한 상태, 목욕 후 인체 반응, 생리·병리적인 체질별 특징, 음식 반응을 중심으로 하여 재정비한 것이다.

---
68) 대한한의진단학회지 제13권 제2호(2009년 12월).

1부 사상체질 문진표

선택지 중 ①은 태양, ②는 태음, ③은 소양, ④는 소음이다. 예를 들어, 아래 20개 문항 중에 ①이 8개, ②가 3개, ③이 9개, ④가 3개 선택되었다면, 소양인으로 판정한다.

1. 자신의 체형에 해당되는 것은?
   ① 허리가 비교적 굵은 편이며 체구가 듬직해 보인다.
   ② 뼈가 가늘고 균형이 잡혀 날씬하다.
   ③ 어깨가 벌어지고 뼈대가 단단하여 체격이 다부져 보인다.
   ④ 몸에 비해 머리가 크며 목덜미가 튼튼하나 허리부분이 약하다.

2. 전체적인 외모와 골격은 어디에 해당됩니까?
   ① 위엄 있고 듬직하며 체구가 큰 편이다.
   ② 얌전하고 단정하게 보이며 체구는 작은 편이다.
   ③ 민첩하게 보이며 상체가 발달하였다.
   ④ 건장하고 마른 편이며 날카롭게 보인다.

3. 자신의 용모에 해당되는 것은?
   ① 이목구비가 뚜렷하고 입술이 두텁다.
   ② 얼굴이 갸름하고 이목구비가 작고 오밀조밀하다.
   ③ 얼굴이 다소 길고 입술이 얇으며 턱이 뾰족한 편이다.
   ④ 이마가 넓고 광대뼈가 나와 있으며 눈빛이 강한 편이다.

4. 자신의 몸에 해당하는 것은?
   ① 피부가 두텁고 윤기가 없어 보인다.
   ② 손발이 차고 피부는 부드럽다.
   ③ 피부가 부드러우며 힘이 강하다.
   ④ 머리가 크고 정수리가 솟아 있다.

5. 건강상태가 안 좋을 때 어떻습니까?

　① 평소에는 땀이 많으나 병이 발생하면 땀이 줄어든다.

　② 음식 소화가 잘 되지 않는다.

　③ 변비가 생겨 대변이 잘 나오지 않는다.

　④ 소변량이 감소하고 잘 나오지 않는다.

6. 자신의 걸음걸이에 해당되는 것은?

　① 위엄 있고 무게 있게 걷는다.

　② 자연스럽고 얌전하게 걷는다.

　③ 먼 곳을 바라보며 빠르게 걷는다.

　④ 걸음걸이가 꼿꼿하고 힘차다.

7. 자신의 음성은 다음 중 어디에 해당합니까?

　① 음성이 탁하다.

　② 조용한 편이다.

　③ 카랑카랑하다.

　④ 굵고 성량이 풍부하다.

8. 자신에 해당되는 것은?

　① 보수적이고 큰 변화나 움직이기를 싫어하지만 결단을 내려야 될 때는 과감히 한다.

　② 내성적이고 수줍음이 많아 자기 의견을 잘 표현하지 않지만 질문에 대한 대답은 또박또박 잘 얘기하는 편이다.

　③ 매사에 활동적이고 진취적이며 앞에 놓인 일을 미루는 사람을 보면 답답해진다.

　④ 강한 성격이고 적극적이며 과단성이 있고 집요하다.

9. 자신에 해당되는 것은?

　① 매사에 예민한 편은 아니며 낙천적인 경우가 많다.

　② 생각을 많이 하며 예술이나 문학적인 면이 많고 예민한 편이다.

　③ 봉사정신이나 정의감이 많고 적극적이고 솔직 담백하다.

　④ 카리스마나 독재적인 기질을 가지고 있고 대중적이다.

10. 자신에 해당되는 것은?

① 과묵하며 남의 얘기를 끝까지 잘 듣는 편이어서 다른 사람이 자신에게 고민거리를 잘 말한다.

② 소심한 면이 많으며 섬세하고 남의 말에 민감한 편이다.

③ 경솔한 편이며 성격이 비교적 급하나 순간 판단력이 빠르고 판단을 너무 빨리해서 실수할 때가 많다.

④ 행동에 거침이 없고 냉정한 편이다.

11. 자신에 해당되는 것은?

① 매사에 신중하여 주위사람이 보기에 믿음직하다.

② 성격이 부드럽고 침착하며 생각을 많이 하고 빈틈이 없다.

③ 판단력이 빠르고 순발력과 창의력이 좋다.

④ 친하든 친하지 않든 남과 잘 사귀는 편이다.

12. 자신에 해당되는 것은?

① 남들이 보기에 일이나 공부를 하는데 있어서 꾸준한 노력과 인내심이 많은 것으로 생각한다.

② 자신에 이익이 되는 일은 적극적으로 하지만 불이익이라고 생각되면 관심을 갖지 않는다.

③ 아이디어가 많아서 없는 일을 새롭게 잘 만드나 곧 싫증을 잘 느낀다.

④ 생각한 일은 어떻게 해서든지 성취하고야 만다.

13. 자신에 해당되는 것은?

① 예의바르고 점잖게 처신하며 불필요하게 일을 벌이지 않는다.

② 자기 생각이 있어도 소심하여 여러 사람 앞에서 잘 드러내지 않는다.

③ 꾸준하고 장기적인 일은 약하지만 단기간에 계획된 일은 잘한다.

④ 아집이 매우 강하며 뚜렷한 주관을 갖고 있다.

14. 자신에 해당되는 것은?

① 점잖은 듯하나 의심이 많은 편이고 욕심이 많지만 내색을 잘 하지 않는다.

② 생각을 많이 하는 편이어서 오히려 빨리 결정을 하지 못하며 마음이 여려서 추진력이 약하다.

③ 바깥일이나 남의 일을 더 좋아해서 가정이나 자신의 일을 소홀히 하는 경향이 있다.

④ 자신의 잘못을 후회하거나 인정할 줄 모른다.

15. 자신에 해당되는 것은?

① 자신의 생각을 잘 내색하지 않기 때문에 다른 사람으로부터 응큼하다는 말을 들을 때가 있다.

② 섬세한 면이 많고 조그만 일에도 예민하며 상대방의 입장을 먼저 생각한다.

③ 덤벙대고 쉽게 일을 결정한 후 후회할 때가 많지만 금방 잊어버린다.

④ 일이 마음먹은 대로 안 되면 남에게 화를 잘 낸다.

16. 자신에 해당되는 것은?

① 듬직하고 말수가 적다.

② 말은 많지 않으나 가까운 사람끼리는 잘 하는 편이다.

③ 말이 많은 편이며 잘 끼여 들고 남의 비밀을 참지 못하고 얘기해 버리는 경향이 있다.

④ 수다스럽지는 않지만 남에게 거리낌 없이 과격하게 말을 한다.

17. 자신에 해당되는 것은?

① 겁이 많고 크게 움직이는 것을 싫어하는 편이다.

② 질투심이나 시기심이 많고 한번 감정이 상하면 오래가며 마음의 상처를 쉽게 잊지 못한다.

③ 다정다감하여 이해타산에 얽매어 활동하지 않고 조그만 일은 무시해 버린다.

④ 대중적인 반면에 세심하고 치밀한 면이 부족하다.

18. 당신의 대변상태는?

① 변비가 자주 오는 편이다.

② 대개는 변이 무르고, 혹시 변비가 있어도 그다지 불쾌감은 없다.

③ 약간의 변비만 있어도 고통스럽다.

④ 대변이 부드럽고 양이 많다.

19. 평소 자주 느끼는 증상은?

① 갈증이 있고 가슴이 두근거리며 눈이 쉽게 피로하거나 아프다.

② 신경이 예민하고 한숨을 잘 쉬며 손발이 떨린다.

③ 구역감이 있고 코피가 잘 나며 건망증이 있다.

④ 다리에 힘이 없어 오래 걷지 못하고 심한 구토로 음식물을 삼킬 때 불편하다.

20. 어떤 음식류를 좋아하십니까?

① 따뜻한 음식과 육식을 좋아한다.

② 뜨거운 음식을 좋아하고 비린 생선을 싫어한다.

③ 찬 음식, 채소, 생선을 좋아한다.

④ 시원한 음식을 좋아하고 육식을 싫어한다.

〈표 18〉 사상체질 출력표 예시

문항	응답				환산점수
			태양		5
1	1		태음		3
2	3		소양		9
3	1		소음		3
4	1				
5	1				
6	2				

　사상체질 분석으로는 애매모호한 부분이 발생한다고 여겨질 때에는 아래와 같이 8체질 분석으로 세분화 할 수 있다. 8체질 분석에 많이 사용하는 문항을 총합하여 살펴보면, 총 251개 문항이다. 이중 요인분석을 통한 연구논문들[69][70]을 참조하여 52개 문항을 추출하였다.

　금양은 1~5번 + 19번, 25번, 34번이다. 금음은 6~10번 + 19번, 34번, 41번이다. 목양은 11~15번 + 18번, 25번, 42번이다. 목음은 16~20번 + 42번, 43번, 44번이다. 토양은 21~25번 + 45번, 46번, 47번이다. 토음은 26~30번 + 19번, 48번, 49번이다. 수양은 31~35번 + 25번, 39번, 50번이다. 수음은 36~40번 + 34번, 51번, 52번이다.

---

69) 신용섭, 박영재, 박영배, 김민용, 이상철, 오환섭, "8체질 진단 전문가 시스템 개발을 위한 기초연구". 대한한의진단학회지. 2007, 7; 11(1): 25-47.

70) 김희주, 신용섭, 민재영, 김민용, 박영재, 박영배; "팔체질 설문문항 분석-Ⅰ", 대한한의진단학회지. 2008. 7;12(1):22-41.

2부 8체질 검사표

■ 자신에 해당되는 것이 있으면, ( ) 안에 체크하세요.
■ 중복된 항목은 체질 구분을 위함입니다. 동일하게 체크하시면 됩니다.

1. 커피를 마시면 불편해 진다.( )

2. 피부가 건조하고 가렵다.( )

3. 청각이 발달하여 음악적 소질이 있다.( )

4. 과민하고 비현실적인 이상주의로 대인관계가 넓지 못하고 좁고 깊은 편이다.( )

5. 땀을 많이 내면 기력이 쇠하여지므로 운동을 그다지 좋아하지 않는다.( )

6. 명랑하고 진취적이며 감성적으로 민감하다.( )

7. 사려 깊고 일관성이 있어 다양한 재주와 전문성을 나타낸다.( )

8. 청각이 예민하여 음악적 재능이 있고 대인관계는 원만한 편이다.( )

9. 위장이 좋지 않다.( )

10. 땀을 많이 내면 만성피로감이 쉽게 온다.( )

11. 평소 땀이 많이 난다.( )

12. 혈압이 높은 편이다.( )

13. 체형이 둥글둥글하다.( )

14. 말을 많이 하면 피곤하다.( )

15. 하루에 서너 번씩 대변을 본다.( )

16. 술을 좋아하고 알코올 중독에 빠지기 쉽다.( )

17. 육식을 먹으면 힘이 나는 것 같고 좋다.( )

18. 해산물을 먹으면 좋지 않다.( )

19. 인삼을 먹고 불편한 경험이 있다(두통, 답답함, 열감, 가슴 뜀 등)( )

20. 건강할 때는 잠이 많다.( )

21. 부지런하고 활동적이며 센스가 빠르다.( )

22. 매사에 긍정적이고 열정적이어서 빠른 성과를 얻는다.( )

23. 역류성 식도염을 앓은 적이 있다.( )

24. 손발에 땀이 많이 난다.( )

25. 대체적으로 몸의 좌측으로 병이 많다. ( )

26. 시각이 발달하고 정확하여 미적 감각이 뛰어나다.( )

27. 마음이 여려 관대해 보이나 직선적이며 원칙론자다.( )

28. 소화불량이 잦다.( )

29. 급하고 소심한 면이 있어서 그다지 사교적이지 못하다.( )

30. 쇠고기를 먹으면 속이 불편하다.( )

31. 침착하고 인내심이 강하며 조직적이고 완벽주의적이다.( )

32. 다른 사람들의 말과 생각을 끝까지 잘 들어주며 여간해서는 노하는 모습을 보이지 않는다.( )

33. 빈혈 증세가 있다.( )

34. 돼지고기를 먹고 불편한 적이 있다. ( )

35. 변비증이 흔히 있으나 그다지 힘들어하지 않는다.( )

36. 건강할 때는 땀이 없고 몸이 허약해지면 땀이 많아진다.( )

36. 설사를 자주 한다.( )

37. 어깨가 넓고 허리가 가늘며 엉덩이가 약간 나온 편이다.( )

38. 식사량을 조금만 늘려도 속이 불편하다.( )

39. 인삼을 먹고 효과를 보았다.( )

40. 마르고 여윈 모습으로 빼빼하고 가늘다.( )

41. 대변이 가늘며 시원치 않다.( )

42. 봄에 춘곤증이 심하다.( )

43. 대변을 자주 본다.( )

44. 술을 좋아하고 알콜 중독에 빠지기 쉽다.( )

45. 일찍 자고 일찍 일어난다.( )

46. 소화력이 아주 좋다.( )

47. 혈압이 조금만 높아도 몸이 괴롭다.( )

48. 한약 또는 항생제 등 약물로 인한 부작용이 심한 편이다.( )

49. 시각이 발달하고 정확하여 미적 감각이 뛰어나다.( )

50. 냉수욕을 하고 나면 상쾌하다.( )

51. 무슨 병이든 위 불편감이 소식을 먼저 알린다.( )

52. 설사 후 힘이 빠진다.( )

출력표는 1단계 사상체질 분석으로 나온 결과를 가중치 처리(52문항÷20문항)를 먼저 한다. 예를 들어 태양 점수가 5점이었다면 가중치 점수는 금양, 금음 란에 공히 사상체질 점수 13점을 부여한다. 그리고 8체질 문항에 응답한 항목에 속한 8체질 배속을 한 뒤 점수를 부여하여 사상체질점수와 8체질 점수를 합산하는 방식으로 하여 가장 높은 점수를 체질로 확정한다. 아래 예시에서는 '토양'이 결정된 것을 볼 수 있다.

〈표 19〉 8체질 출력표 예시

문항	응답	가중치	환산점수		결과표	구분	8체질세분	사상체질	8체질 종합
1	1	1	1		1	금양	3	13	16
2	0	1	0		2	금음	4	13	17
3	1	1	1		3	목양	4	7.8	11.8
4	0	1	0		4	목음	3	7.8	10.8
5	0	1	0		5	토양	7	23.4	30.4
6	1	1	1		6	토음	3	23.4	26.4
7	1	1	1		7	수양	5	7.8	12.8
8	1	1	1		8	수음	2	7.8	9.8
9	0	1	0						
10	0	1	0						
11	1	1	1						
12	0	1	0						

(수식: =E3+E4+E5+E6+E7+E27+E21+E36)

<표 20> 사상체질별 적합 약재(출처: 동의사상신편)

체질명	적합한 약재명
태음인	녹용, 용안육, 용골, 우황, 사향, 웅담, 맥문동, 천문동, 백자인, 연자, 의이인, 나복자, 길경, 승마, 갈근, 마황, 황금, 백지, 원지, 석창포, 황율, 백과, 대황, 마자, 관동화, 산조인, 조각, 고본, 산약, 패모, 부평, 사간, 오매, 행인, 저근백피, 상백피, 감국, 자완, 오미자, 사군자, 속단, 질려, 포공영, 위령선, 백미, 백렴, 백반, 포황, 사상자, 봉선자, 비실, 사당, 금박, 용뇌, 사삼, 상실, 택란, 마두령, 전갈, 천산갑, 속수자, 천축황, 상기생, 음양곽, 상표초, 백강잠, 대두황권, 토복령, 살구 이 송엽 송화 송지 화피 창이 선모 제니 자초 경묵[먹] 금[금가루] 은[은가루] 해조 해대[참다시마] 석이[석이버섯] 당조각 청몽석 나미 곤포 여지 송이 소맥 죽여 산장 운모 천마 이어 구인 해 종려 제조 백급 대마 궐채 수피 대두 남과 동과 호골 해송자 석유 토우
소음인	인삼, 부자, 육계, 사인, 계지, 계피, 백하수오, 적하수오, 백출, 창출, 당귀, 천궁, 정향, 목향, 양강, 건강, 곽향, 향유, 반하, 초과, 진피, 청피, 백작약, 향부자, 백두구, 육두구, 황기, 단삼, 익지인, 천련자, 현호색, 고련근피, 적석지, 오령지, 소자, 소엽, 익모초, 금불초, 산사, 대조, 지실, 저실, 파두, 파극천, 관중, 울금, 세신, 석곡, 앵속각, 큰 마늘[大蒜], 두충, 정공등, 소합향, 안식향, 인진, 소목, 남성, 구자, 삼칠, 수철, 감초, 감저, 계육, 육, 치육, 구육, 밀, 철, 후박, 우여량, 건칠, 귤홍
소양인	숙지황, 생지황, 육종용, 토사자, 구기자, 복분자, 산수유, 목단피, 강활, 독활, 저령, 택사, 시호, 전호, 형개, 방풍, 황련, 황백, 과루인, 우방자, 지골피, 산치자, 차전자, 청상자, 금은화, 인동등, 유향, 몰약, 감수, 대극, 고삼, 박하, 영사, 주사, 현삼, 연교, 목통, 등심, 구맥, 동규자, 석고, 황단, 경분, 호박, 청호, 홍화, 빈랑, 노회, 망초, 청대, 반묘, 오공, 천화분, 하고초, 동변, 목적, 지모, 복령, 조구등, 호동루, 호장근, 해금사, 석웅황, 자연동, 노감석, 마치현, 지부자, 초결명, 대맥, 규자, 여정실, 자기오줌, 해삼, 지유, 전라, 거북과 자라, 동, 송이, 두꺼비, 돼지고기, 가지, 감자나무 열매, 왕불유행.
태양인	미후도, 목과, 포도근, 노근, 앵도, 오가피, 송화, 저두강, 솔잎, 민들레, 어성초, 동규자, 달팽이, 영지

　공식에 의거한 이제마의 보약처방은 매우 간단하다. 태양인은 간(肝)을 보하는 미후도식장탕, 소양인은 신(腎)을 보하는 육미지황탕, 태음인은 폐(肺)를 보하는 갈근조위탕, 소음인은 비(脾)를 보하는 향사양위탕으로 귀결된다.

78. 침과 뜸의 차이

사람들은 혈자리에 침(針)도 놓을 수 있고 뜸(灸)도 놓을 수 있는 줄 알고 있다. 침은 뜸으로 대체 가능하고 뜸은 침으로 대체 가능한 그런 상호호환성이 아니라는 얘기다. 침과 뜸은 본질적 취지가 다르다. 뜸을 떠야 하는 증상은 침을 쓰는 증상과는 천양지차가 난다. 뜸과 침은 원칙적으로 상반되는 점이 있다. 대개 허한 사람에게는 뜸을 뜨고 실한 사람에게는 침을 사용한다. '통평허실론(通評虛實論)'을 보면, "경(經)이 허하고 낙(絡)이 만(滿)한 경우에는 음(곧 경을 의미한다)에 뜸을 뜨고 양(곧 낙을 의미한다)을 찌르며, 경이 만하고 낙이 허한 경우에는 음을 찌르고 양에 뜸을 뜬다." 이렇듯 뜸과 침 사이에 차이점이 있음을 알려주고 있다. 그럼에도 불구하고 요즘 한의사들은 함부로 침을 놓거나 원칙 없이 뜸을 떠서 병을 키우는 경우가 있다.

다른 각도에 보면, 침은 급성질환에 맞고, 뜸은 만성질환에 어울린다. 베거나 타박상으로 생긴 멍 같은 초기의 어혈은 침으로 찌르고 피를 내는 것이 도움이 되지만, 오래된 어혈은 뜸을 지속적으로 하여 그 주위의 혈액이 원활하게 움직이면서 결과적으로 오래된 어혈을 함께 분산시켜주어야 한다.

또 다른 시각에서 보면, 어혈은 침으로 치료하고 담(痰)은 뜸으로 치료하는 게 합리적일 수가 있다. 담(痰)중에 염증, 종기와 같은 종류는 침으로 뜯어내고 뜸으로 말려버리는 것이 방법이 되기도 한다. 그리고 신체의 하부는 음기가 강하고 상체는 양기가 강하다. 그러므로 침(뺄셈)을 팔의 곡지혈에 놓고 다리의 족삼리혈에는 뜸(덧셈)을 뜨는 것은 수승화강의 원리와도 일맥상통한다.

침은 구멍을 뚫어 주는 것이고 뜸은 열기를 넣어 주는 것이다. 발목이 삔 곳에 침을 놓으면 금세 효과를 본다. 그런데 어깨통증은 침을 놓아도 단기간에 낫지 않는다. 이때 침을 놓아서 구멍을 뚫고 그다음에 뜸으로 열기를 불어 넣어 염증을 녹이면 효과를 더 빨리 볼 수 있는 이유가 침의 역할과 뜸의 역할이 다르기 때문이다.

2015년에 'Evidence-Based Complementary and Alternative Medicine'에 게재된 'Electroacupuncture versus Moxibustion for Irritable Bowel Syndrome: A Randomized, Parallel-Controlled Trial' 논문을 보면, 미흡한 여러 실험조건의 한계에도 불구하고 똑같은 혈자리를 침과 뜸을 비교해 가면서 시술했을 때, 변비에는 침의 효과가 뜸보다 좋았고 설사에는 뜸이 침의 효과보다 우월했다는 결과가 있다. 거꾸로 생각하면, 변비는 실증이고 설사는 허증일 수가 있는 것이다. 또, 변비는 조열이고 설사는 한습일 수가 있는 것이다. 침에도 보사(補瀉)법은 있지만, 기본적인 침의 취지는 사(瀉)법이다. 그리고 뜸의 취지는 보(補)법이다. 이 논문은 침과 뜸의 취지를 그대로 반증한 셈이다.

종기나 암치료에도 뜸은 효과적이다. 특히 암으로 인한 통증 완화에는 뜸이 침보다 더 효과적이라는 보고도 많다. 손발 사마귀를 뜸으로 치료한 사례도 많다.

김덕방(金德邦)은 임진왜란 당시 일본에 포로로 잡혀갔던 조선시대 무관이었다. 김덕방(金德邦)이 일본에 남긴 의술이 일본 의사들에게 구전으로 전해지면서 '침구극비초(鍼灸極祕抄)'란 책이 완성되었다. 매우 내용이 간결하고 분량이 적은 책이다. 그럼에도 역사적 의미가 큰 책이며, 임진왜란 당시 우리나라 침술의 수준을 가늠하게 해주는 중요한 서적이다. 1778년 간행된 '침구극비초(鍼灸極祕抄)'는 유럽에까지 전해진다. 이 책에도 침을 먼저 놓고 효과가 없으면 뜸을 놓으라는 표현이 나온다. "음식을 먹지 못하는 증상에는 … 침을 놓는다. 이렇게 3일 동안 해도 효험이 없다면, …7장 혹은 14장 뜸을 떠야 한다." 이질 치료에는 뜸을 어마어마하게 뜬다는 것을 기록하고 있다: "구운 소금으로 배꼽을 메우고 100-200장 뜸을 뜬다." 허리통증에는 8개 혈자리에 동시에 뜸을 뜨라고 기록하고 있다: "요통에는…팔료혈[71]에 뜸을 뜬다." 배꼽 옆에 있는 4개의 혈에는 침도 가능하고 뜸도 가능한 상호호환 혈이라 적혀있다: "배꼽으로부터 동신촌으로 2치 2푼씩 떨어져 있는 4혈이다. 이곳에 침을 놓아도 좋고 뜸을 떠도 좋다."

보통 한습으로 인한 병에는 뜸을 사용하지만, 뜸을 금하는 경우도 있다. 단곡경험

---

71) 천골과 장골이 이루는 천장관절에 4개의 구멍이 양쪽에 8개가 있는 데, 상료, 중료, 차료, 하료라 불린다.

방에는 이런 글이 있다. "상한에 가슴과 옆구리와 배가 아픈 데에는 함부로 쑥뜸을 뜨면 안 된다. 상한에 가슴과 옆구리가 아픈 것은 소양(少陽)에 속하며, 배가 불러 오르고 아픈 것은 태음(太陰)에 속한다. 절대로 경솔히 쑥뜸을 떠서는 안 되니, 사람을 죽게 하는 경우가 많다." 동의보감에서도 같은 취지로 말한다. "상한의 흉협통과 복통에는 함부로 쑥뜸을 떠서는 안 된다." 의가비결(유의소변술)에서는 혈허에 뜸을 뜨지 말라고 한다. "혈허(血虛)로 어지럽고 갑자기 쓰러지는 병증에는 쑥뜸을 뜨면 안 되고…"

뜸의 효과가 매우 크지만, 뜸은 화상으로 인한 흉터를 남긴다. 그래서 간접구를 많이 쓰지만, 효과는 직접구보다 낮아진다. 직접구나 간접구나 문제는 또 있다. 연기와 냄새로 다른 환자들에게 불쾌감을 줄 수 있고 실내 공기도 많이 오염된다. 그래서 숯불구이 집처럼 '자바라 연통'을 설치한 곳도 있다. 최근에는 기기구술이라 하여 연기 없는 전자뜸을 쓰지만 솔직히 말하면, 건강보험급여 청구 성격이 매우 강한 반면에 실제 높은 효과를 기대하는 한의사는 아마 없을 것이다.

뜸의 대안으로 등장한 것이 화침 요법이다. '화침요법'은 뜨거운 침으로 굳어있는 근육과 뭉친 지방, 어혈 등을 해소하여 염증을 가라앉히는 침법이다. 황제내경 영추에, "근의 병이 한(寒)으로 인한 것이면 몸이 뒤로 젖혀지고 근이 당긴다. 열로 인한 것이면 근이 늘어져 거두지 못하고 음위(陰痿)가 되어 힘을 쓰지 못한다. 한(寒)으로 당기면 화침(火鍼)을 쓰고, 열로 늘어지면 화침을 쓰지 않는다"고 하였다. 화침이란 과거에는 등잔불에 침 끝을 달궈 빨간 상태로 뜨거운 침을 환부에 재빠르게 찌르고 재빠르게 빼는 것이었다. 다시 말해 유침을 하지 않고 자침과 발침을 신속히 하는 것을 말한다. 지금은 대개 침을 먼저 놓은 뒤 금속 세공용 토치로 불꽃의 강도를 세밀하게 조절해 가면서 피부 근처의 침 부분을 불로 달구어 사용하는 가열식 화침을 주로 사용한다. 주로 어깨, 허리, 무릎 통증에 많이 쓰인다.

미래에는 현재 개발 중인 '초음파 뜸 치료기'를 보다 완벽하게 개량하고 법적 제도를 정비한다면, 뜸 재료와 시술 방법 등에 따라 치료효과가 달라지는 문제도 해결할 수 있고 연기와 부주의로 인한 화상, 불편한 시술 과정의 문제점 등도 해소될 것으로 기대된다.

79. 마목이란?

손발이 저리다, 손발이 차다, 손발이 찌릿찌릿하다, 손발이 내살 같지 않다고 고통을 호소하는 사람들이 많다. 이런 증상에 대해 양방과 한방의 추론 방식은 완전 다르다. 한방은 '마목'이라 하고 양방은 '신경' 계통의 이상으로 본다.

먼저 양방의 논리를 살펴보자. 신경을 크게 둘로 나누어 중추와 말초로 본다. 중추신경계는 뇌와 척수로 이루어져 있다. 그중 척수는 뇌 줄기에서 시작해 척추 속의 공간을 따라 수직으로 내려가며 몸 전체의 신경과 뇌를 연결하는 역할을 한다. 말초신경계는 몸신경계와 자율신경계로 나뉜다. 몸신경계는 주로 골격근이나 피부처럼 우리가 의식할 수 있는 부위를 담당하며, 기능에 따라 운동신경과 감각신경으로 나뉘어서 중추신경계에서 받은 명령에 따라 근육을 운동하게 하거나 감각기관이 느낀 자극을 중추신경계로 전달한다. 중추는 중앙정부고 말초는 지방정부인 셈이다.

중풍은 중추신경계의 병증이고 구안와사는 말초신경계의 병증이다. 한마디로 중추신경병증은 무겁고 말초신경병증은 비교적 가볍다. 손발의 문제는 말초로 본다. 말초신경병증이란 근육, 피부 및 내부 장기로 연결되는 신경이 손상되어 통증, 감각 소실, 마비 등의 증상을 유발하는 병증을 가리킨다. 말초신경계의 감각신경이 손상될 경우 따끔거림, 쑤심, 통증, 작열감으로 느끼게 된다. 특히 감각 저하나 소실은 발과 손에 걸쳐서 스타킹이나 장갑을 착용한 듯한 감각처럼 느껴질 수 있다. 혹은 바늘 위를 걷는 듯한 느낌, 통증과 온도에 대한 민감도의 변화 등 감각 이상을 갖게 된다. 운동신경이 손상될 경우 근육 경련, 근력 및 민첩성 저하로 나타난다. 일상생활에서 '단추 채우기', '병뚜껑 돌리기' 등을 수행하는데 어려움을 겪게 될 수 있다.

말초신경의 마비는 팔과 다리와 같은 사지(四肢)에서 나타나고 주로 손과 발에서 느껴진다. 유독 손가락과 발가락에 국한된 경우를 대개 레이노병이라 칭한다. 레이노병은 일시적인 질환으로, 추위에 노출되면 손발가락이 창백하게 되었다가 따뜻해지면 붉어지는 양상을 보인다. 증상은 대개 손가락이나 발가락에 국한되는 것으로 알려져 있으나 드물게 코끝이나 귀 끝 등에 나타나기도 한다. 환자는 창백해지는 단계에서 손가락과 발가락이 차갑고 저리는 감각 이상을 호소하며, 붉어지는 단계에서 흔하게 박동성 통증을 호소한다.

특별한 원인 없이 증상이 발생한 경우를 일차성 레이노병이라고 하며, 환자들 중 대부분이 여기에 속하고 대개 젊은 여성에게 발병한다. 여성의 경우에는 남성과 다르게 초경, 임신, 출산, 폐경 등을 거치며 호르몬의 급격한 변화를 겪게 된다. 또 남성에 비해 정서적으로 예민하면서도 스트레스를 받기 쉬운데, 스트레스는 혈관을 수축시켜 혈액순환을 방해해 병증이 발병하기 쉽다. 대부분 모든 손가락을 침범해 양손에 대칭적으로 나타나며, 통증이 심하지 않은 것이 특징이다.

이차성 레이노병은 대부분 자가면역질환인 경우가 많은데, 노인들에게 주로 발병하며 일반적으로 일차성 레이노병에 비해 정도가 더 심해서 해당부위의 괴사 등을 유발하기도 한다.

한방에서 손발 저림, 감각과민, 감각저하, 및 감각이상 등의 문제는 마목(麻木)이라 부른다. 마(麻)는 피부나 근육(肌肉)이 가렵거나 아프지는 않은데 벌레가 기어가는 듯한 이상한 느낌이 있는 것이고, 목(木)은 기부(肌膚)의 감각이 둔한 것을 말한다. 손발이 차가워지는 문제는 수족궐냉이라 부르기도 하는 데, 이때 궐(厥)은 음양(陰陽)이 서로 순조롭게 만나지 못해 발생한 것으로 손발이 차가워지는 것을 뜻한다.

한방에서 추론하는 마목의 원인은 혈허나 기허다. 기혈부족의 내인(내적요인)과 풍한습열의 외인(외적요인)을 원인으로 삼는다. 그리고 비장에 집중한다. 소위 비주사말(脾主四末)이라 하여 비장(脾臟)이 사지말단으로 가는 기운을 조절한다고 믿고 있기에, 비위(脾胃)의 기능이 좋지 않은 경우 말초 순환이 떨어지게 되어 마목이나 수족냉증이 생긴다고 본다.

수족병증의 원인 분석은 양방이 한방보다 훨씬 논리적이고 과학적이라는 점이 문제의 핵심이다. 그런데 치료는 양방으로 해서는 어렵다. 심지어 레이노 병에 있어 신경을 아예 차단시키는 수술까지 감행한다. 그러나 한방에서 수족병증은 비교적 치료가 잘 되는 편에 속한다. 한방에서 추론하는 기허나 혈허는 증명도 되지 않고 비과학적 용어임에도 불구하고 그에 해당하는 탕약을 먹으면 문제가 해결되니 아이러니가 아닐 수 없다.

따뜻한 양기를 사지로 되돌린다는 뜻의 사역탕(四逆湯)이 있다. 손발의 차가움과 마비를 해결해 주는 유명한 한약이다. 처방의 구성은 감초 12g, 건강 10g, 생부자 4g으로 매우 단순하지만, 뜨거운 약재를 집중적으로 투입하는 모양새다. 그래서 사역탕은 몸 전체가 대체로 차가운 사람에게 맞는다. 몸이 비교적 열이 많은데, 손발만 차다는 사람은 몸에 열이 부족한 것이 아니고 기가 부족해서 그런 것이기에 사역탕(四逆湯)을 먹으면 큰일이 난다. 이때에는 사역산(四逆散)을 먹어야 한다. 처방의 구성은 시호(柴胡), 백작약(白芍藥), 지실(枳實), 자감초(炙甘草)를 같은 양으로 넣는다. 사역산은 열을 더하는 것도 열을 뺏는 것도 아닌 단순히 기순환을 조절해주는 약이다. 그래서 수족냉증은 물론이고 수족번열에도 쓰이고 수족 다한증에도 쓰일 수 있다.

마목에는 당귀작약산도 사용한다. 혈허(血虛)라는 이유에서다. 사물탕과 오령산의 결합처럼 보이는 당귀작약산은 백작약(白芍藥) 10g, 천궁(川芎), 택사(澤瀉) 각 6g, 당귀(當歸), 적복령(赤茯苓), 백출(白朮) 각 3g 으로 구성되어 있다. 보혈을 해주면서 습을 빼주는 혈액의 신구(新舊)대사를 원활하게 해준다는 개념이다. 혈허(血虛)이면서도 몸이 전반적으로 차갑다면, 당귀사역탕을 사용한다. 사물탕과 계지탕의 합방처럼 보이는 당귀사역탕의 처방구성은 당귀(當歸), 백작약(白芍藥) 각 8g, 계지(桂枝) 6g, 세신(細辛), 통초(通草), 감초(甘草) 각 4g, 대조(大棗) 2개가 들어간다.

4허 관점에서 보면, 기허는 사역산, 양허는 사역탕, 혈허나 음허는 당귀작약산 양허와 혈허가 함께 있으면 당귀사역탕을 사용한다. 원칙적으로는 풍과 담으로도 수족문제가 발생할 수 있으나, 풍과 담이 근본원인이 아니라 2차성 원인이기에 풍과 담을 없애는 약을 쓰면 상황이 오히려 악화되는 것이 일반적이다. 명의경험록에서도 이 같은 문제점을 지적하고 있다: "어떤 사람이 담이 있어서 양 팔뚝에 마목(麻木)이 심하고 양쪽 눈에서 눈물이 줄줄 흘렸다. 풍을 없애고 담을 삭이는 약을 먹었으나 담이 더 심해져 팔뚝이 오히려 아프고 펴지지 않으며 손가락이 모두 떨렸다. 마목(麻木)은 기허 때문인데 도리어 풍을 없애고 담을 삭이는 약을 먹었으니 간화(肝火)가 크게 타올라 간의 혈이 바짝 말라서 근육이 길러지지 못하는 것으로, 허하여 떨리는 것일 뿐입니다. 간과 폐를 보하고 신수(腎水)를 길러주면 풍과 열과 담이 모두 저절로 없어질 것입니다. 하고 육미지황원과 보중익기탕을 함께 썼더니, 3달이 채 되지 않아 완전히 나았다." 마목(麻木)에는 사약(瀉藥)보다 보약(補藥)이 훨씬 더 효과적이라는 주장이다.

요즘은 식품으로 천마(天麻)가 수족냉증 완화와 마목증상 완화에 각광받고 있다. 천마라는 말뜻에서도 "마비증상을 고쳐주려 하늘이 내려주신" 훌륭한 식품이라는 뉘앙스가 농후하다. 천마 속에 함유하고 있는 게스트로딘은 혈관 내에 쌓인 노폐물과 독소를 제거하고 혈관탄력을 높여주는 효과가 있다고 한다. 굳이 한약이 아니더라도 천마라도 꾸준히 먹는다면 예방효과와 초기의 경증치료에 많은 도움을 줄 것으로 기대된다.

80. 온담탕(溫膽湯)의 네이밍

중국 당나라 손사막(孫思邈)이 7세기 중엽에 편찬한 '의서 천금요방(千金要方)'이라는 책이 있다. 때때로 비급천금요방(備急千金要方)이라고 부르기도 한다. 이 책은 황제내경(黃帝內經) 이후 당나라 초기 이전까지의 의학 성과를 비교적 체계적으로 반영하고 있다. 이 책에 처음으로 온담탕(溫膽湯)이 나온다. 무려 1400년 이상, 원방의 변형 없이 그대로 애용된 탕약이다.

온담탕을 직역하면, 담(膽)을 따뜻하게 해주는 약이다. 이때, 담(膽)은 쓸개로 해석한 것이다. 그러나 이것은 사실이 아니다. 해석이 틀린 것이다. 의역을 해야 한다. 담(膽)은 마음의 상태요, 정신 상태를 지칭하는 것이지 몸속에 있는 특정 장부를 의미하는 것이 아니다. 그리고 온(溫)은 따뜻하다는 뜻이 아니고, 부드럽고 온순하게 보호한다는 의미다.

온담탕 구성을 보자. 반하(半夏), 진피(陳皮), 백복령(白茯苓), 감초(甘草), 생강(生薑), 지실(枳實), 죽여(竹茹), 대조(大棗)다. 거의 이진탕(반하, 진피, 적복령, 자감초, 생강)이다. 지실, 죽여, 대조가 더 들어 간 것일 뿐이다. 지실은 진피의 보강이고 대조는 생강의 친구라 치면, 핵심적 약재는 바로 죽여다. 여기에 난데없이, 담(膽)이라는 쓸개를 갑자기 갖다 붙이는 건 어불성설(語不成說)이다.

죽여(竹茹)란 대나무 속껍질을 말린 것이다. 죽여는 연한 노란 빛을 띠고 있다. 차가운 성질이어서 열을 내리고 특히 번열(煩熱)에 효능이 있다. 죽여는 오심도 가라앉히고 마음을 편안하게 해준다.

죽여의 귀경이 간이다, 혹은 담이라고 하는 주장은 온담탕을 근거로 거꾸로 짜 맞추기 한 것에 불과하다. 한약재의 귀경 스토리텔링은 대개는 쓸데없는 사족(蛇足)이다. 죽여가 찬 성분인데 담을 따뜻하게 만든다는 자체가 허구의 소설 같다.

죽여를 맛보면 약간 달착지근하다. 그런데 죽여가 맛이 쓰다고 표현한 기록이 많다. 왜 그랬을까? 사람마다 느끼는 맛이 다르기 때문에 맛이 쓰다고 우기면 할 말은 없다. 그런데 그 저의는 뻔하다. 맛도 맥진도 담(膽)에 꽂혀 있으면 어쩔 수가 없는 것이다. 이 지경에 이르면 이론이 아닌 것이다. 이런 엉터리 같은 견강부회(牽強附會)로 한의학을 매우 잡스럽게 만들어 버리는 일은 없어야 한다.

어떤 글을 보면, 온담탕은 담이 허하여 자주 놀라고 겁이 많으며 꿈이 잦고 속이 허전하면서 답답하고 잠을 들지 못하는 데 쓴다고 나와 있다. 여기서 "담이 허하여"와 "속이 허전하여"를 빼면 말이 된다. 온담탕은 자주 놀라고 겁이 많으며 꿈이 잦고 속이 답답하고 잠을 들지 못하는 데 쓴다고 해야 맞는 말이다. 한마디로 번열불면(煩熱不睡)이다. 허번불면(虛煩不睡)도 틀린 말이다. 허(虛)는 필히 삼가해야할 말이다.

산보명의방론에 의하면, 온담탕은 따뜻한 약재를 써서 담을 따뜻하게 만드는 것이 아니라고 말한다. 오히려 청량(寒凉)한 약재를 써서 온화하고 완만하게 만든다는 것이다. 조선시대 영조 기록을 보면, 사도세자는 가슴이 막히고 뛰는 증상이 있었는데, 발자국 소리만 들어도 이런 증세가 일어났다고 한다. 그래서 온담탕(溫膽湯)이라는 처방을 사용했나 보다. 그러나 온담탕은 사도세자의 병을 낫게 하지 못하였다. '승정원일기'의 인조, 효종, 현종, 숙종 등 여러 왕대에 걸쳐서 온담탕을 원방으로, 혹은 가감방으로 사용한 기록이 남아 있다. '일성록'에는 순조 때 온담탕을 가감하여 사용한 기록이 나온다. 고종도 사망하기 직전까지 불면증 치료를 위해 온담탕을 복용했다고 한다. 왕궁에서 사용했던 약이라 너무 유명해진 경향도 있다.

오늘날 온담탕은 귀비탕과 대비된다. 그런데 온담탕은 귀비탕과 같은 보약이 아니다. 온(溫)에 매몰되어 허증(虛症)에 쓰이는 약으로 오해하면 큰일이다. 담과 열이 가득 찬 실증으로 해석하여야 본초와 일치한다. 온담탕에는 담과 열을 없애주는 약재가 주도하고 있다. 반대로 귀비탕은 같은 정신과적 증상이더라도 기혈이 허한 사람에게 맞는 처방이 된다.

중국이 미국처럼 전 세계를 제패했다면, 그리고 온담탕을 오늘날 네이밍 했다면 아마도 '신경안정제'라는 이름이 가장 걸맞았을 것이다.

81. 귀비탕의 네이밍

귀비탕(歸脾湯)의 네이밍은 비(脾)에 적합하다(歸)는 뜻이다. 즉, 비(脾)를 보(補)한다는 의미다. 귀비탕은 중국 송대(宋代) 엄용화(嚴用和)의 '제생방(濟生方)'에 처음으로 등장한다. 이후 명대(明代)의 설기(薛己)는 제생방의 귀비탕에 원지와 당귀를 추가한다. 이천(李梴)이 1575년에 저술한 '의학입문(醫學入門)'은 설기의 처방을 또 바꾼다. 복령대신에 복신으로 대체하였다. 이것이 오늘날의 귀비탕이다. 처방구성을 보면, 당귀, 용안육, 산조인(볶은 것), 원지(법제한 것), 인삼, 황기, 백출, 복신, 목향, 감초, 생강, 대추가 들어간다.

그런데 과연 귀비탕이 이름에 걸맞게 비(脾)를 보(補)하는 약일까? 의문이다. 귀비탕은 주로 불면증에 사용하고 정신과에 속하며 마음을 편안하게 해주는 약이다. 불안하고 정신이 쇠약한 증세에 귀비탕을 많이 쓴다. 굳이 비(脾)를 보(補)하는 약재라 하면, 인삼과 백출을 들 수 있겠고, 사군자탕(인삼, 백출, 백복령, 감초)이 기본베이스이기에 보비(補脾)라 칭하는 것 같다. 그러나 군약(君藥)은 안심(安心)제인 용안육과 산조인이라는 점이다. 황기와 목향은 기를 북돋아 주는 약재이고 후세에 추가된 원지와 복신도 정신과적 약재의 성격이 강하며, 당귀는 보혈약이다. 귀비탕에 시호(柴胡)와 치자(梔子)를 더하면 본래의 적응증에 열이 있을 때 사용하는 '가미귀비탕'이 된다.

귀비탕은 대체로 부작용이 매우 적은 약이다. 인삼이 잘 맞지 않는 사람들에게도 무난하게 쓰인다. 그러나 소화가 안 되는 사람에게는 부작용이 일어날 수가 있다. 참으로 신기한 현상은 인삼과 백출이 포함되어 소화가 잘 될 것으로 오해할 수 있으나, 귀비탕의 대표적인 부작용이 소화가 잘 안 된다는 것이다. 귀비탕 네이밍의 역설(paradox)일 수가 있다. 귀비탕은 체력이 있는 사람이나 위장이 허약한 사람에게는 맞지 않는 약이다. 귀비탕은 너무 기가 약해 불안해하고 잠을 못자는 사람에게 맞는 약이다. 조증으로 날뛰어서 잠을 못 이루는 사람에게는 오히려 독이 된다.

귀비탕을 오늘날에 제대로 네이밍을 한다면, '신경안정제'가 맞다. 비(脾)라는 글자에 너무 꽂혀 소화가 잘 되게 해주는 약이라고 무조건 생각하면 큰 코를 다치게 되어 있다. 광제비급을 보면, "귀비탕은 놀라서 잠이 편하지 않은 것을 치료한다." 여기까지가 답이다. 광제비급의 사족(蛇足)을 보면, "건망증은 생각을 과히 하여 심과 비를 상해서 된 것이다. 또, 건망증은 모든 일을 해 놓고는 잊어버리는 것이다. 비경에 피를 잃어버려 잠을 잘 못자고 열이 나며 도한이 나거나 혹은 생각을 많이 하여 비를 상해 피를 통섭하지 못하여 순환이 부진할 때 혹은 건망, 정충, 경계 등의 증상이 있는 데는 귀비탕을 써서 치료한다." 이 글에서 추측과 헛된 가정을 제거하면 "건망증, 잠을 잘 못자고 열이 나며 도한이 나거나 혹은 생각을 많이 하는 것을 귀비탕을 써서 치료한다."로 정리된다. 실제로 환자에게서 확인할 수 있는 것은 불면, 도한(盜汗), 사려과다, 건망, 정충, 경계뿐이다. 소설을 쓴 부분은 "생각을 많이 해서 비를 상했다." "비경에 피를 잃어버렸다." "비를 상해 피를 통섭하지 못하여 순환이 부진할 때" 등이다. 본초강목에도 쓸데없이 비(脾)와의 연관성 얘기가 자주 등장한다. 왜 이런 상상의 날개를 후세 한의사들이 하게 되었을까? 귀비탕이라는 잘못된 이름 때문이다.

한방에서는 자꾸 내장과 사람의 감정을 아전인수 격으로 꿰 맞추려한다. 그러다 보니 억지가 나오고 증명되지 않은 소설이 나온다. 노함이 지나치면 간을 상하게 하고, 기쁨은 심장에 영향을 준다고 한다. 생각이 너무 많으면 비장이, 근심은 폐에 무리를 준다고 주장한다. 그리고 두려움은 신장에 악영향을 준다고 단정한다. 물론 그럴 가능성도 있겠지만, 반드시 그러함이 증명이 되었을 때 언급해도 늦지 않는다.

귀비탕이 비를 보호해준다고 말하는 것보다 마음을 편안하게 해주고 불안을 없애주고 잠도 푹 잘 수 있도록 도와주는 약이라고 말하는 게 훨씬 이해하기 쉽다. 침술에 국한되어야 할 12경락과 장부배속을 탕약에 까지 써먹으려고 하다 보니 무리수가 계속 나오는 것 같다. 탕약은 증상과 1대 1 함수로 풀어야지 12경락과 장부배속과는 헤어질 결심을 해야 한다.

약재마다 다양한 효과가 있지만, 신경정신과적 관점에서만 보면 다음과 같다. 인삼은 몸과 마음이 허약한 상태에서 나타나는 불안과 가슴 두근거림을 조절해준다.

약재 중에 석창포와 원지는 머리를 맑게 해, 정신을 편안하게 한다. 그리고 연자육은 우울증에, 산조인은 신경과민, 불면증, 건망증 등에 효과가 있다.

양약은 조증약과 울증약이 따로 있지만, 한약은 조울증을 함께 조절해준다. 조울증 치료하는데 기본적으로 쓰이는 것이 귀비탕과 온담탕이다. 화병이든 울화병이든 상관없이 쓰는 것이 귀비탕과 온담탕이다. 몸이 차가우면 귀비탕이 맞고 몸에 열이 많으면 온담탕이 맞다. 다양한 체질과 증상에 맞추어 기본 베이스에 가미하거나 다른 약과 합방을 하는 것이 일반적이다. 그럴듯한 네이밍은 허장성세에 불과하다. 네이밍에 매몰되어 잘못된 주석을 반복하다보면 과학과 멀어지는 바보가 되기 십상이다. 네이밍보다 실속에 집착하고, 증상에 보이는 효과만 생각해야 이해가 쉽다. 상상(想像)의 세계로 멀리 가버린 한의학은 이제 구상(具象)의 세계로 되돌아오는 것이 정답이다.

82. 손사막

 중국 당(唐)나라 때 손사막(孫思邈:581~682)이라는 사람이 있었다. 당대 최고의 명의(名醫)였다. 장중경보다 약 360년 정도 후세 사람이다. 손사막의 가장 큰 업적은 천금방(千金方)을 저술한 것이다. "사람 목숨이 천금(千金)처럼 귀하다"는 손사막의 장수 철학이 담긴 책이다. 손사막이 가장 잘한 일은 남북조시대부터 불로장생약으로 여겨진 오석산(五石散)의 복용을 비판한 것이다. 오석산을 옹호하고 이득을 취하는 기득권 세력과 싸우고 대중의 고정관념을 타파하면서, 손사막이 오석산의 무서운 독성을 밝혀 냈다는 점은 놀랍다. 마약의 일종인 오석산이라는 약물을 복용하면, 일시적으로 통증이 사라지고 기분은 좋아지지만, 중독에 의해 장복(長服)하면서, 수은 중독으로 멜라닌 색소가 빠져 피부가 투명하고 얇아지면서 죽어가게 된다. 오석산은 황화 수은이 주성분이며, 주사(朱砂)와 비소 등을 함유한 웅황(雄黃) 등이 들어간 매우 인기가 있었던 한약이다.

 그의 주장은 현대과학에서도 인정된 것이 제법 있다. 갑상선 부종에는 양의 목이나 해조류가 좋고, 야맹증에는 동물의 간이 효과가 있다 했다. 각기병에는 왕겨를 끓인 죽이 좋고, 당뇨병 환자의 소변은 달다고 했으며, 당뇨병은 침이나 뜸을 놓는 방식으론 치료가 되지 않는다고 했다. 찔린 상처, 황달 등에는 민들레가 효과가 있다고 했다.

 그의 저서 천금방(千金方)은 모두 30권으로 구성되어 있다. 제1권은 의학 총론과 본초, 제약(製藥) 등에 관한 것이고, 제2~4권은 부인과병, 제5권은 소아과병, 제6권은 칠규병(七竅病), 제7~10권은 제풍(諸風), 각기(脚氣), 상한(傷寒), 제11~20권은 장부(臟腑)의 순서에 따라 일부 내과 잡병을 배열하였고, 제21권은 소갈(消渴), 임폐(淋閉) 등의 증(證)에 관한 것이며, 제22권은 정종옹저(疔腫癰疽)에 관한 것이고, 제23권은 치루(痔漏), 제24권은 해독(解毒)과 잡치(雜治), 제29, 30권은 침구공혈(鍼灸孔穴)의 주치(主治)로 되어 있다. 총편(總編) 233문(門)에 방론(方論) 5300수(首)를 합하였다. 이 책에 실려 있는 의론(醫論)과 의방(醫方)은 '황제내경(黃帝內經)' 이후 당나라 초기 이전까지의 의학 성과를 비교적 체계적으로 반영하고 있어서 학술적 가치가 매우 높다.

손사막은 양생(養生)법으로도 유명하다. 그는 장수하려면 언어를 순화하고 절제하며, 음식섭취를 매우 절제해야 한다고 주장했다. 의복을 계절과 기후에 맞게 입고, 자는 곳도 음습하지 않고 외풍을 막아주고 편안해야 한다고 했다.

특히 남자의 성생활도 20대는 나흘에 한 번, 30대는 8일에 한 번, 40대는 16일에 한 번, 50대는 21일에 한 번만 사정해야 한다고 주장했다. 60대가 넘어서면 성교만 하고 사정을 해서는 안 되나, 체력이 강건한 사람이면 한 달에 한번 사정은 무방하다고 하였다. 정력을 "등잔불"에 비유하여 기름이 얼마 남지 않은 등잔에서 심지를 작게 하여 밝기는 약하지만, 오랫동안 불이 비추도록 하는 지혜와 같이, 노인들은 발기부전 개선 약물에 너무 의존하여 정액을 고갈시키지 말고 사정 횟수를 극도로 조절하여야 한다는 것이다.

손사막은 약을 먹기 전에 반드시 기생충을 없애야 하고, 일정시기 동안의 단식(斷食)을 통해 위장 속에 남겨진 담음을 먼저 없애야 한다고 주장했다. 그는 젊은 사람은 '새집'에 비유하고 노인은 '헌집'에 빗대어 말하였고 노인은 헌집이기에 항상 보수하고 수리해서 써야 한다고 주장했다. 실제로 손사막 본인은 100세 이상 장수하였다.

그는 운동을 강조하면서 이런 비유도 했다. "흐르는 물은 썩지 않으며, 문의 지도리에는 좀이 슬지 않는 이유가 운동하기 때문"이란다. 또한 과로(過勞)를 하지 말고 소로(小勞)를 해야 한다고 했다. 힘이 모자라는 데 무거운 것을 들면 몸이 상(傷)하고, 수면과 휴식을 취하지 않으면 몸이 상하고, 밥 먹고 바로 누우면 상하고, 숨이 찰 정도로 뛰거나 노동하면 몸이 상한다고 했다. 이런 일이 반복되는 것을 "상(傷)의 축적(蓄積)"이라 하고 단명(短命)의 원인이 된다고 한다.

그가 한 말 중에 유명한 구절이 '12다(多)'다. "너무 생각이 많은 것, 너무 올 바르려 하는 것, 너무 욕심내는 것, 너무 일을 많이 하는 것, 너무 말이 많은 것, 너무 웃는 것, 너무 근심하는 것, 너무 즐기는 것, 너무 화내는 것, 너무 기뻐하는 것, 너무 좋아하는 것, 너무 미워하는 것"은 모두 장수를 방해하는 12가지 과도한 요소다. 적당히 행동과 표현을 절제하라는 얘기다.

섭생을 잘하고 의복이 정갈하며, 행동과 표현이 절제된 사람은 호랑이와 같은 사나운 짐승이 달려들지 않는다는 것이다. 아무리 맹수라도 어리거나, 힘이 없어 보이거나, 빈틈이 엿보이는 사냥감을 고르지, 까다로운 대상은 피한다는 얘기다. 요즘 시대에 대입해보면, 사기꾼에게 늘 당하는 사람도 문제가 있다는 얘기로 들린다. 빈틈과 허점 그리고 욕심을 보였기 때문에 사기를 많이 당하는 것이다.

손사막은 명리(名利)를 쫓거나 빈부에 대한 집착을 버리라고 가르친다. 좋은 약이 있다면 쪼르르 달려가고, 좋은 과외선생이 있다며 몰려다니고, 점을 잘 본다고 이름 난 사람 찾아다니고, 실세라고 알려진 사람에 줄 대려고 갖은 애를 쓰고 하는 것들이 명리를 쫓는 것이리라. 이름이 알려진 사람일수록 어쩌면 속빈 강정이 많을 수 있다. 그리고 빈부에 너무 집착하지 않으면 욕심도 과하게 안 부릴 테고, 마음도 편안해질 것이다. 요즘엔 재벌이 일찍 죽고 산에 사는 무일푼 자연인이 오래 사는 세상이다. 대한민국이 부자나라가 되었고 복지가 훌륭하게 되어 가고 있어, 요즘 세상에 굶어 죽는 사람은 없다. 오히려 부를 더 쌓으려 욕심 부리다 죽는 경우가 대부분이다. 한 다리가 너무 길면 다른 쪽 다리는 어쩔 수 없이 짧게 된다. 두 다리 모두 균형 있게 짧은 것이 사는 데는 훨씬 편하다.

손사막은 평소 건강할 때에도 뜸을 떠야 한다고 강조한다. 뜸은 장수의 비결이라는 것이다. 병은 예방이 최선이고, 차선이 발병 초기에 고치는 것이고, 최악이 중병에 걸려서야 치료에 나서는 것이라고 말한다. 도가에서 말하는 신선이 된다는 의미는 어쩌면 무병장수를 뜻하는 것과 일맥상통한다. 손사막의 양생(養生)법 얘기를 그대로 따르면, 최소한 손사막처럼 100세는 살 수 있지 않을까? 시대가 더 좋아졌으니 120세는 충분히 넘길 것이다. 적게 먹고, 많이 씹고, 산보하고, 정신적 사랑을 하고, 나누어 주고, 베풀고, 돈에 집착을 버리면, 그게 바로 신선 아니겠는 가? 무병장수는 그 자체가 진정한 종교다. 손사막은 무병장수 종교의 창시자이다.

83. 화피 네이밍

화피라고 하면 자작나무 화피와 벚나무 화피를 말한다. 둘 다 염증성 질환에 쓰인다. 그러나 아토피에는 자작나무 화피보다는 벚나무 화피가 더 효과가 좋다. 자작나무 화피는 백화피라고도 하며 대부분 중국산이다. 벚나무 화피는 국내 생산으로도 약재공급이 원활하여 국내산이 주류를 이룬다. 자작나무 화피가 벚나무 화피보다 가격이 두 배로 형성되어 있다. 중국에서는 주로 자작나무 화피가 많이 쓰이고 우리나라에서는 자작나무와 벚나무 화피가 두루두루 쓰이는 데, 벚나무 화피는 주로 아토피 환자에게 많이 사용된다.

자작나무 줄기는 하얗다. 그래서 자작나무 화피는 흰색이라 백화피(白樺皮)라 부른다. 러시아나 북유럽에서는 자작나무를 거의 만병통치약으로 쓴다. 감기, 기침, 기관지염 등에 쓰인다. 본초강목에는 자작나무 화피가 "폐의 풍독으로 몸이 가려운 데 주로 쓴다. 달인 물을 먹는다." "독기가 배를 공격하여 손발이 붓고 아픈 증상에는 느티나무 껍질과 떡갈나무 껍질을 삶아 낸 즙을 다시 엿이 될 정도로 달인 다음 자작나무 껍질을 진하게 달여 낸 즙에 녹여서 마신다."고 기록되어 있다. 광제비급에는 발열에 "자작나무 껍질 3돈을 물에 달여 먹인다."고 되어 있다.

증보단방신편에는 벚나무 껍질 화피는 쇠고기를 먹고 체한 경우, "화피(樺皮)를 약성이 남게 태워 물에 타서 먹는다." "두드러기에는 자작나무 껍질 7돈을 달여서 먹는다. 혹은 약성이 남게 태워서 꿀물에 타서 먹는다."고 되어 있다. 향약집성방에는 벚나무 껍질 화피를 "맛이 쓰고, 약성(藥性)이 평이하며, 무독(無毒)하다. 여러 가지 황달(黃疸)을 치료하는데, 진하게 달여서 즙을 마시면 좋다. 나무는 산도(山桃) 나무와 비슷한데, 기름을 내서 불을 피우면 나쁜 기운을 물리친다." "진장기(陳藏器)는 다음처럼 말했다. 진하게 달인 즙을 식혀서 마시면, 상한병(傷寒病), 돌림병, 열독창(熱毒瘡) 등에 특히 좋다.

요즘은 완두창(豌豆瘡)에 쓴다."로 기록하고 있다.

고삼, 삼백초, 벚나무 껍질인 화피, 양재근(소루쟁이) 등 우리나라 토종 식물이 난치성 피부질환인 아토피 피부염 치료에 효과가 있다고 알려져 있다. 벚나무 껍질은 기침, 가래에 좋고 등푸른 생선 먹고 체했을 때에도 효능이 있다. 특히 피부병에는 효과가 매우 좋은 것으로 알려져 있다. 사실, 요즘 피부병에는 고삼, 삼백초, 벚나무 껍질인 화피, 양재근(소루쟁이)와 더불어 금은화, 연교, 백질려, 미초를 함께 사용한다.

과거에는 아토피 치료를 위해 십미패독산이 많이 쓰였다. 십미패독산의 처방 구성은 감초, 건강, 길경, 독활, 방풍, 복령, 시호, 화피, 연교, 천궁, 형개가 들어간다. 이때, 자작나무 화피를 넣으면 효과가 없어진다. 십미패독산에는 벚나무 화피가 꼭 들어가야 한다. 이런 혼동을 피하기 위해 요즘에는 화피란 용어대신에 앵피라고 표기한다. 그래도 화피라고 자꾸 처방이 나가니, 어떨 땐 비싼 자작나무 화피를 쓴다고 애는 쓰지만, 화피가 벚나무였다가 자작나무였다를 요동을 치니, 좋아졌다 나빠졌다를 반복한다. 그리고 벚나무 울퉁불퉁한 껍질은 거피해야 하는 데, 이것도 약효에 큰 차이가 나타난다. 거피된 것을 구입하지 않았다면 약효가 상하지 않을 정도로 불로 태워서 거피를 해야 한다. 벚나무 화피는 진하게 우러나오도록 끓여야 한다.

최근에는 아토피에 약효 변화가 심한 십미패독산보다는 양혈거사탕이 흔히 처방되는 데, 구성약재는 금은화 12g, 백복령, 적복령, 현삼 각 4g, 백강잠, 천궁, 형개, 방풍, 진피, 곽향, 강활, 감초, 선퇴 2g을 넣는다. 여기에 활석과 목통을 추가하기도 한다.

자작나무 화피나 벚나무 화피 모두 약간 스폰지 같은 섬유성 물질이 붙어있어 여름철 장마에 취약하다. 장기 보관할 때에는 냉장이나 냉동보관 하는 것이 훨씬 더 위생적이다. 이름이 가져온 약효논란의 해프닝은 이제 결말을 지어야 한다. 자작나무는 백화피로 하고 벚나무는 앵피로 개명이 확실히 이루어졌으면 한다. 화피라는 같은 이름으로 내용이 서로 다른 약재를 혼용해 쓴다는 것은 어불성설이다.

84. 귀경설(歸經說)

　의학이라는 학문은 입증된 진실만을 다루어야 한다. 진실로 입증되기 전까지는 소설(小說)이고 거짓이다. 지금 우리나라 한의대에는 우수한 인재들이 몰려든다. 그럼에도 불구하고, 대학 6년 동안, 그들은 이해할 수 없는 부분에 대한 좌절과 학문에 대한 불신에 치를 떤다. 수없는 회의와 좌절을 느껴 중도에 자퇴하고 의대나 치대로 다시 시험을 보고 들어가는 학생들도 많다. 한의대 6년은 창의력이 한창인 20대 젊은이들의 합리적 사고를 정지시켜 버린다. 그들은 6년 동안 의학만을 배우는 것이 아니고, 상당부분 오염된 소설까지 배운다. 심지어 그 거짓을 이해하려고 자포자기 심정에 이른 뒤에 영악한 학생들은 자기 세뇌에 빠져든다. 대부분의 학생들은 집단 논리의 구렁텅이에 빠져 평생 헤어나질 못한다.

　한의대생들은 유급에 걸려 1년을 더 다니기 싫어 허구까지 무조건 깡그리 외운다. 중간고사나 기말고사 3주 전부터 나오는 족보를 가지고 아무 의미 없이 암기만 한다. 그러니 암기해야할 양이 어마어마하다. 그래서 각자 쪽지 족보를 만들고 그것을 통합하여 요약본으로 외우는 수밖에 없다. 한의대 앞 복사집은 족보를 아예 미리 제본하여 책자로 만들어 놓은 곳도 있을 정도다. 한의대 공부라 하는 것이 스칼라양은 많은데 벡터량이 정말로 적다. 여러 전공 중에 교육과정과 교육방법이 가장 낙후된 학문이 한의학이다.

　한의대가 아직 인기가 있고 유지되는 건 졸업 후에 돈으로 보상받기 때문이다. 요즘 서울대를 나와도 실업자가 수두룩한데, 아직까지는 한의사 면허증 하나면 대진의, 부원장, 개업의, 큰 병원 봉직의로 생활을 꾸려 나갈 수 있다. 한의사가 옛날만큼 큰돈은 못 벌어도 굶어 죽지는 않는다. 자본주의 사회에서 이 부분은 매우 중요하다.

　한의대 졸업 후, 한의원 개업으로 돈을 벌다가 50세 정도가 되어, 어느 정도 여유가 생기면 한의학이 훌륭한 학문이라는 걸 느끼면서 허구인 부분을 필터링하고 싶어지는 사람이 더러 생긴다. 임상 경험이 어느 정도의 경지에 오르면 무엇이 소설이고 무엇이 말장난인 줄을 스스로 깨닫게 된다. 한의대 교수는 아무래도 임상을 30년 이상 한 필터링 능력이 있는 분이 종신으로 아무 사심 없이 후학을 위해 봉사해야 하는 직업 같다. 우수한 인재를 이끌어줄 길잡이가 교수인데, 현실은 그렇지 못하다. 그리고 한의대의 가장 큰 문제는 교육과정과 교재다. 특히 책을 많이 팔 목적으로 대한민국 모든 한의대에서 교수 한명씩이 차출되어 구색 맞추기로 끼어들어가 십시일반(十匙一飯)으로 펴낸 교재는 가관이다. 오염과 공해로 가득 찬 교재가 계속 유지되는 건 돈 때문이다. 인세 몇 푼 챙기려는 얄팍한 마음이 학생들을 망치고 있는 셈이다.

  한의대생들이 가장 어려워하는 부분 중의 하나가 '귀경설'이다. 본초강목 책을 펼치고 시호(柴胡)라는 약재를 찾아보자. 석명, 집해, 수치까지는 이해가 된다. 그런데 기미(氣味)를 펼치는 순간 앞이 깜깜해 진다: "기미가 모두 가벼우니 양이고 위로 오르며, 소양경에 쓰는 약으로 위기(胃氣)를 이끌어 상승시킨다." "위로 오르므로 음속의 양이고 수소양경, 족소양경, 수궐음경, 족궐음경의 네 경락의 인경약(引經藥)으로 쓴다." "수소양경과 족소양경으로 운행시키려면 황금을 좌약(佐藥)으로 삼고, 수궐음경과 족궐음경으로 운행시키려면 황련을 좌약으로 삼아야 한다." 왜? 12경락! 네가 거기서 나와?

  오행설에 꿰맞추려고 약재나 탕약을 오장육부에 배속시키는 것도 무리수가 많을 텐데, 경락을 견강부회(牽强附會)식으로 약재나 탕약에 갖다 붙이면, 이건 난센스다. 머리 좋은 학생들이 이것을 이해 못하는 게 당연하다. 만일 이것을 불편해하지 않고 암기만 하고 넘어갔다면, 그 학생은 정말로 머리가 나쁜 학생이다. 암기력이 좋다고 머리가 좋은 것이 아니다. 이해력이 좋아야 머리가 좋은 것이다. 한의대 수석 졸업생이 한의대 꼴지 졸업생보다 임상에서 뒤지는 이유가 바로 여기에 있다. 시호가 몸속에 들어가 수소양경을 따라 여행하는 것을 본 사람 있으면, 나와 봤으면 한다. 학생들이 어려워서 이해를 못하는 게 아니라 말이 안 돼서 이해를 못하는 것이다. 귀경설의 대부분은 쓰레기다. 아무리 맛좋고 영양가 있는 요리라 하더라도 쓰레기가 조금이라도 섞여 있으면, 그 요리는 모두 쓰레기가 된다. 버려야 한다.

  물론 추론은 초기단계에서 늘 필요하다. 거짓이라 무조건 단정 짓기도 어렵다. 반증을 해야 하기 때문이다. 이런 약점을 악용하여 수천 년간 추론이 정식 이론으로 둔갑하여 소설인줄 모르고 전해져 내려오는 것을 묵과하면 안 된다. '귀경설'은 철저히 증명되어야 한다. 연역법이든 귀납법이든 증명이 되어야한다. 의학 분야에 있어, 입증되기 전까지는 교재에 정설로 담아서는 곤란하다. 그런 것을 교육시키는 것은 죄악이다.

  '천근(茜根)'이라는 한약재는 꼭두서니의 뿌리다. 귀경은 신(腎)이라고 되어 있다. 이것은 증명이 되었다. 정말로 약성이 신(腎)으로 간다. 신장에 암을 일으키는 것으로 증명이 되었다. 그래서 우리나라에서는 천초의 사용이 금지되어 있다. 신(腎)으로 들어가는 약(藥)이 아니고 신(腎)으로 들어가는 독(毒)이었던 것이다. 그 동안 천근(茜根)을 복용했던 사람들은 다 피해자다. 이렇게 오장육부 배속은 가뭄에 콩 나듯이 드물게 입증되어 가고 있다. 대부분의 약재가 귀경의 증명이 아직 안 되었음에도 약재의 12경락 배속은 암기할 가치가 있는 걸까?

  귀경설은 한의학이라는 학문과 합리적 임상의 발전을 저해하는 '무당' 같은 허무한 생각들이 많이 섞여 있다. 한의학계를 방해하는 '보이지 않는 손'이다. 12경락 귀경설이 입증되기 전까지는 귀경설을 철저히 배척해야 새로운 연구와 생각들이 자유로워진다.

85. 막걸리

쌀과 누룩으로 만든 술이 막걸리다. 누룩은 술을 만드는 효소를 갖는 곰팡이를 곡류에 번식시킨 것이다. 누룩은 술을 빚는 데 쓰는 발효제다. 막걸리의 주재료는 물, 쌀, 누룩 세 가지가 전부다. 세 가지 재료를 섞어 항아리에 넣으면 저절로 막걸리 술이 된다. 이 세상에 막걸리처럼 만들기 쉬운 술도 드물 것이다.

막걸리의 핵심은 누룩이다. 쌀, 보리로도 누룩을 만들지만 우리나라에서는 보통 밀로 누룩을 만든다. 맥아는 싹을 틔웠을 때 당화효소가 나오지만 누룩은 주로 통밀을 재료로 하며 누룩곰팡이, 즉 국균의 작용으로 당화효소를 만든다. 어떤 이는 밀과 녹두를 섞어 누룩을 만든다. 좋은 술일수록 누룩의 훌륭한 향이 진하게 난다고 주장하는 사람도 있다.

음력 1월 15일을 대보름이라 한다. 대보름을 한 해 농사를 준비하는 시작점으로 보고, 부럼과 귀밝이술을 빌어 가족의 건강과 집안의 평안을 기원하는 풍습이 있다. 귀밝이술을 한자어로는 '이명주(耳明酒)'라고 한다. 귀밝이술은 데우지 않고 차게 마시는 것이 특징이며, 남녀노소를 막론하고 술을 못 마시는 사람도 누구나 한 잔씩 마신다. 귀밝이술을 마시면 일 년 동안 귀가 밝아지고 좋은 소식을 듣게 된다는 의미다. 유만공의 '세시풍요'(歲時風謠)에서는 귀밝이술로 막걸리를 흠뻑 마신 노인의 모습이 묘사되어 있다.

젊은 사람들은 누룩으로 빚은 술을 별로 좋아하지 않는다. 누룩에서 나는 쿰쿰한 향을 싫어하기 때문이다. 그러나 나이가 들수록 누룩이 좋아진다. 마치 트로트 음악과도 비슷하다. 전통이 피에 숨어 있다가 어느 시점에 슬며시 나와 취향이 바뀌는 것 같다.

우리의 전통주에는 늘 누룩이 함께 했다. 서양 술에 맥아가 항상 들어가는 것과 마찬가지다. 누룩과 맥아 모두 당화과정에 결정적 역할을 한다. 당화과정이란 효소 작용으로 녹말 등 무미한 다당류를 가수분해하여 감미가 있는 저분자량의 당으로 바꾸는 반응을 말한다. 그런 이유로 한약에 자주 등장하는 소화제가 '신국'과 '맥아'다.

누룩을 발효시키는 곳에 가면 특이한 사실을 발견한다. 누룩이 발효 중에 토해내는 높은 열이다. 누룩실에서 곰팡이가 누룩에 달려들어 '품온'이라는 열을 낸다. 열을 많이 낼 때는, 발효실의 실내 온도가 60도까지 올라간다. 술을 마셔도 열이 나고 누룩을 먹어도 열이 난다. 술에 의한 열은 극도로 빨리 나면서 주로 얼굴에서 먼저 나타나고 그 열이 매우 높다. 누룩에 의한 열은 천천히 아랫배에서 나지만 미지근한 정도다.

한국식품연구원은 최근 전통누룩으로 제조한 막걸리에 의한 장 건강 개선효능을 밝히고 장내미생물이 조절될 수 있다는 점을 확인했다고 밝힌 바 있다. 옛날부터 내려오는 민간요법으로 감기초기에 막걸리를 중탕하여 먹으면 땀이 나면서 열이 내려가고 감기가 낫는다는 얘기가 있다. 누룩도 좋은 약이지만, 한 단계 더 나아가 막걸리는 지나친 알코올 성분만 물리치면 여러 증상을 치료해 주는 훌륭한 약이 될 수 있다는 사실이다.

글로벌 화장품 브랜드 SK-Ⅱ가 내놓은 광고를 보면, 사케 장인의 스토리텔링이 나온다. 80세가 넘은 듯한 전통주 장인의 얼굴은 쪼글쪼글하게 주름이 졌지만, 두 손은 젊은 20대의 손처럼 피부가 팽팽하고 윤기가 흐른다. 손 피부비결을 살펴보니 평생 누룩을 만져서 그렇다는 것이다. 그래서 SK-Ⅱ 화장품 광고는 "일본 전통주인 사케의 효소 성분을 추출하여 만든다. 여러분의 얼굴 피부도 SK-Ⅱ 화장품을 통해 노화를 방지할 수 있다"는 내용의 카피를 담고 있다.

여기에 자극을 받았는지, 국내 막걸리 제조회사인 '국순당'이 최근 발효 화장품 시장에 뛰어들었다. 막걸리를 양조하는 과정에서 발생하는 '주박(술지게미)'과 누룩 추출물로 발효 화장품 원료를 개발했다는 것이다.

여러 나라의 술맛을 아는 외국인은 막걸리에 감탄한다. 우리나라 막걸리는 일본, 미국을 비롯해 세계 30여 개국에 수출된다. 막걸리는 한번 맛을 보면 그 맛과 향에 사로잡혀 술이 바닥날 때까지 그 자리에서 일어날 줄 모른다고 해서 일명 '앉은뱅이 술'로 불린다.

막걸리 효능에 관한 연구결과는 끊임없이 나오고 있다. 위암세포 억제 효능도 있다 하고 중풍과 통풍 예방효과도 있다고 한다. 변비와 비만에도 좋다고 한다. 이쯤 되면, 막걸리는 약(藥)이다. 그러나 막걸리도 술이기에 많이 마시면 독이 된다. 맥주 컵으로 반만 마시는 게 좋다는 얘기도 있다. 약으로만 쓰기 위해, 막걸리의 효능은 고스란히 남겨두고 알코올 성분만 제거하는 연구가 많이 이루어졌으면 좋겠다.

소아과 명의였던 한동관 선생님이 스위스와 독일 출장 중에서 하신 말씀이 생각난다. "세상에서 가장 좋은 약은 술이다." 어릴 때 동네 한의사 선생님한테 들은 얘기란다. 그런데 너무도 애주가였던지, 70세 초반에 세상을 뜨셨다. 지금 생각해 보면, 세상에 가장 좋은 약은 술이 아니고 "누룩과 맥아"임이 여러 연구결과를 통해 입증되고 있다.

한약재로 쓰이는 누룩을 신국(神麴)이라 칭한다. 신(神)이 만든 누룩(麴)이라는 뜻이다. 여섯 가지 곡물을 넣어 신들이 만든 누룩이 신국이다. 6가지 곡물이란 밀, 청고, 붉은 팥, 행인, 창이, '들여뀌'를 말한다.

한약의 부작용은 신국과 맥아를 함께 넣으면, 많이 해소된다. 마치 모든 양방처방에 소화제가 필수적으로 첨가되는 이치와 같다. 그리고 약성도 뜨거운 물로만 추출해내는 방식보다 술이나 설탕으로 추출해내는 성분이 훨씬 더 풍부하다. 신국과 맥아는 술을 만들고 엿을 만드는 원료이므로 치료약으로 들어간 다른 약재들의 약성을 더 우려내는 방법으로도 제격이기 때문이다.

주수상반(酒水相半)에 요즘은 막걸리를 많이 쓴다. 용어 그대로 막걸리와 물을 반반씩 넣어 탕약을 끓이는 탕전법이다. 이 때, 다른 화학 첨가물이 없고, 가공이 없는 생막걸리를 쓰는 이유가 바로 신국을 염두해 두었기 때문이다. 장수하시는 할아버지들의 특징 중 하나는 반주로 막걸리 한잔을 드시는 분이 많다. 화학주나 증류주보다 막걸리가 좋고, 너무 많이 마시는 술보다는 딱 한잔만 식사와 함께 한다면, 이것이 소화제이고 이것이 '활혈탕'인 셈이다. 막걸리는 소량을 적절히 마시면 득(得)이고, 취하게 마시면 실(失)이다. 막걸리가 장차 포도주나 위스키처럼 세계적인 술로 자리매김 하는 날을 기대해 본다. 그러면 지구촌 사람들이 더 건강해질 것이다.

86. 한의학의 재조명

공자가 제자 '유(由)'에게 남긴 '논어(論語)'의 한 구절이 있다. "由(유) 誨女知之乎(회여지지호) 知之爲知之(지지위지지) 不知爲不知(부지위부지) 是知也(시지야)"이다. "유야, 내가 너에게 아는 것이 무엇인가를 가르쳐 주겠다(由誨女知之乎). 아는 것을 안다고 하고(知之爲知之), 모르는 것을 모른다고 하는 것(不知爲不知), 이것이 아는 것(是知也)이다"라고 하였다. 자신이 아는 것과 모르는 것에 대해 스스로 정직하게 받아들이는 것이 진정한 앎이라는 것을 말하고 있다.

한의학 고서(古書)를 보면, 대충 알면서도 자신 있게 아는 척 하는 경우가 많다. 아는 척 하다 보니 억지로 우기는 경우도 있었다. 선무당이 사람을 잡듯이 잘못하면 일을 그르칠 소지가 많다. 공자는 아는 것과 모르는 것을 구분할 줄 아는 것이 진정한 앎이라고 가르쳐 준다. 소크라테스가 이야기했던 '너 자신을 알라'와 같은 맥락이다.

무엇보다도 한의학 자신을 다시 살필 필요가 있다. 그런 다음, 한의학 자신이 추구해야 하는 것이 무엇인가를 분명히 알 필요가 있다. 그래야 다음의 방책이 나오고 문제에 대한 해답이 나온다. 모르는 것을 아는 척하는 것이 한의학의 오래된 병폐다. 인지가 '아는 것'이라면, 초인지는 '아는 것을 아는 것', 즉 자신이 무엇을 알고 있고, 무엇은 모르고 있는지를 아는 것이다. 메타인지란 자신이 아는 것과 모르는 것을 자각하고, 스스로 문제점을 찾아 해결하는 인식, 즉 인지를 인지하는 상위개념의 능력이다. 모르는 것은 모른다고 인정하라는 무지(無知)의 지(知)를 한의학이 받아 들여야 한다.

아는 것을 안다고 말하기는 쉽다. 그러나 모르는 것을 모른다고 말하는 것은 매우 어렵다. 정직한 용기가 필요하다. 공자는 아는 것과 아는 척하는 것의 차이를 지적했다. 앎의 기본이 정직함이라는 사실을 강조한 것이다. 많은 한의사들을 관찰하다 보면, 과한 자신감에 빠진 사람들을 자주 본다. 자기가 무엇을 모르는지 모르는 상태에서 근거 없는 자신감에 넘친다. 이런 한의사들은 자신이 무엇을 모르는지 모르기에 배움을 멈추며, 남의 조언에 귀 기울이지 않는다. 나이가 들수록 꼰대가 되어 가고 무당을 닮아 간다.

무지(無知)의 지(知)를 받아 들여야, 한걸음씩 앞으로 나아갈 수 있다. 모름을 방치하는 것은 비과학이다. 모름을 인정하면 그것을 파헤쳐서 알아내고자 하는 동기(動機)가 생긴다. 잘못된 앎이 전수되면 해결하지 못하는 문제로 남지만, 선배가 모름을 실토하면 후배는 모름을 바탕으로 알아내려고 노력을 할 수 있다. 후세에 언젠가는 문제가 풀릴 것이다.

'뇌졸중(腦癒)'을 한방에서는 '중풍(中風)'이라 한다. 뇌졸증은 대뇌로 통하는 혈관이 장애를 받거나 파열되어서 일으키는 대뇌 기능의 갑작스런 상실로, 근육이 수축되고, 몸의 움직임을 제어하지 못하며, 혹은 감각과 의식을 잃기도 하고, 머리가 어지러우며 언어가 명확하지 않는 증상을 말한다.

한의학은 중풍의 원인을 해석할 때에, "정기가 부족하고 낙맥이 텅 비어 있으며, 사악한 바람이 침입하였다"고 해석한다. '중풍'이라는 단어의 뜻은 "바람이 몸속에 들어왔다"이다. 인체로 들어간 이러한 '바람'은 바깥으로부터 왔을 경우에는 한의학에서는 이를 '외풍(外風)'이라고 부를 것이며, 안으로부터 발생했다면 '내풍(內風)'이라고 부를 것이다. 사람의 몸에 풍이 들게 되면, 그 증상은 마치 바람에 흔들리는 나뭇잎처럼 가만히 있지를 못한다는 얘기다.

한방에서 '중풍(中風)'으로 부르는 탓에 한방 치료법도 "풍을 없애는 것"이다. 그래서 중풍에는 관방풍(關防風)을 많이 쓴다. 관방풍 외에도 바람을 없애는 약재로는 천마(天麻), 국화(菊花), 구등(鉤藤), 영양의 뿔(羚羊角), 전갈, 지네, 백강잠, 천남성 등이 있다. 그런데 이런 약재들이 정말로 바람을 없애 주는가? 뇌졸중을 치료해주는 약임에는 틀림없지만, 바람을 없애주는 약이라 우기면 할 말이 없게 된다. 뇌졸중이 뇌출혈이나 뇌경색이라는 사실을 몰랐기에 '바람(風)'이라는 엉뚱한 상상이 나온 것이다. 상상의 구조에 맞추기 위해 그럴듯한 포장이 없어도 잘 고쳐주는 약재들에게 바람이라는 사족을 달아 신뢰를 떨어뜨리는 결과를 초래하고 있다.

중풍의 원인이 사악한 바람이 침입하였다고 말하는 한의사들의 말을 믿는 환자들은 더 이상 존재하지 않는다. 요즘 환자들은 영상자료로 뇌혈관의 상태를 상세히 보여 주는 양방의사들의 말을 신뢰한다. 수술도 하고 시술도 하여 뇌경색과 뇌출혈을 양방으로 치료받는다. 문제는 그 다음부터다. 후유증으로 마비가 된 신체기능은 아무리 양방 병원을 다녀도 좀처럼 낫질 않는다. 그런데 한의원에서 침을 맞고 탕약을 먹으면 호전이 빠르다. 이런 점 때문에 한의원이 그나마 명맥을 유지한다고 본다. 한방이 언제까지 민간요법 수준에 머물러 있어야 하나?

뇌경색과 뇌출혈을 바람맞은 '풍'으로만 여겼던 한의학 사고체계를 '어혈'로 바꾼 인물은 왕청임(王淸任, 1768~1831년)이다. 그는 어혈의 증상에 대해 기존 한약 논리체계의 허점을 보완했다. 어혈의 증상에 바람을 없애주는 한약이 무슨 소용이 있고, 차갑게 해주는 한랭제가 무슨 소용이 있고, 비위의 기를 보해주는 보약이 무슨 소용이 있겠느냐는 것이다. 어혈을 축출하는 축어탕을 만들게 된다. 이것은 하나의 시작이다. 풍을 어혈로 바꾸듯, 수분변조와 열의 관계를 전자레인지로 음식물을 뜨겁게 하는 원리를 대입하여 과학적으로 풀어야 한다.

그리고 한방은 임상에 집중해야 한다. 임상을 통해 얻어진 집합된 통계가 절실하다. 빅데이터를 생성하는 시스템이 필요하다. 동네 한의원에서 하루 100명 미만의 환자를 통해 얻어지는 경험들을 갖고 비방(祕方) 운운하는 자체가 코미디다. 미시적 항목을 통합하여 거시적 항목으로 묶는 수집시스템이 필요하다.

과거보다 의학이 발달해도 사람들은 계속 아프다. 아픔의 고통을 덜어 주는 데 양방, 한방 편 가르기 하는 게 우습다. 치료해도 아픈 자가 늘어나는 것은 양방, 한방 모두 완벽한 것이 아니라는 반증이다. 아직 미지(未知)의 영역이 무궁무진하다. 특히 지(知)의 영역이 부족한 한방은 일단 그 사실부터 솔직히 인정하는 것이 급선무다. 치료는 되는 데, 어떻게 또 어떤 이유로 해서 치료가 되었는지를 밝히는 것이 한의학의 핵심 과제다.

87. 염증

  염증을 영어로 'inflammation'라 한다. 'inflammation'의 어원인 'flamme'은 불꽃이라는 뜻이고 'inflammare'는 불을 지른다는 뜻이다. 몸속의 불필요한 물질을 태운다는 의미다. 한자어 염(炎)도 불꽃을 의미한다. 생체조직이 손상을 입었을 때 국소적으로 스스로 치료하는 열성 반응을 염증이라 한다.

  양방에서 염증은 수치로 나타낸다. 신체 한 부분에서 염증이 발생하면, 간에서 여분의 단백질이 방출되어 혈액 속에서 순환하게 된다. 혈액검사로 잉여 단백질을 검출하여 관절염을 비롯한 각종 염증의 상태를 판별한다. 혈액 검사 항목 중 적혈구 침강속도(ESR: erythrocyte sedimentation rate), C-반응성 단백질(CRP: C-reactive protein)은 일반적인 혈액 내 단백질 증가를 감지하는 데 쓰인다. 그 다음 염증 수치는 백혈구 수치의 증가를 나타내는 WBC(백혈구: White Blood Cell)가 있다. 물론 급성염증에서 나타나는 고열도 '섭씨 40도'라는 수치로 표시되니, 체온도 염증의 바로미타 중 하나인 셈이다.

  한방에서 염증에 해당하는 것은 작열(灼熱), 발적(發赤), 종창(腫脹), 동통(疼痛)의 4가지 징후를 거론할 수 있다. 그러나 이것들은 대부분 우리가 볼 수 있는 곳에서의 염증 증상이다. 몸속의 염증은 육안으로 보이지가 않는다. 첨단 의료기기를 사용하지 않고는 형태나 위치를 알 수 없었다. 이런 경우, 염증과 가장 유사한 한방 단어는 '담음(痰飮)'이다. 한방에서는 수분변조에 의해 담음이 발생한다는 논리다. 수(水)의 가벼운 형태가 기(氣)인데, 외감(外感)이든 내인(內因)에 의해 기가 막히면 기울(氣鬱)이 되고, 기울이 심해지면 습(濕)이 된다고 한다. '습'이 심해지면 '담음(痰飮)'이 되고, 여기서 음(飮)이라 하는 것은 비교적 묽고 맑은 것이고 담(痰)이라 하는 것은 상대적으로 걸쭉하고 탁한 것을 말한다. 담(痰)이 더 심해지면 '열(熱)'이 되는데, 열로 된 단계가 바로 염증과 유사하다고 생각했던 것 같다.

다른 관점에서 보면, 옛날 사람들이 생각하던 습은 부종, 담은 염증, 열은 극심한 교감신경의 흥분, 풍은 신경정신학적 증상을 말하려고 의도했던 것도 같다. 물론 염증이 오래되면, 열이 발생하지 않고 만성으로 남아 있다. 상처가 치유되면 자연스레 사라지는 급성염증과 달리 만성염증은 열도 없으면서, 잔존세력이 남아 끊임없이 문제를 일으킨다. 열이 나는 급성염증은 열담(熱痰)이라 하고 열이 나지 않는 만성염증은 한담(寒痰)이라고 부른다. 습이 가득 찬 담을 습담(濕痰)이라 부르고 오래되어 속이 건조해진 염증을 조담(燥痰)이라 한다. 열도 나지 않으면서 거의 말라버려 관절에 유착되어 있는 염증은 치료가 오래 걸리고 전혀 다른 방향성을 갖고 접근해야 한다. 그래서 활혈탕 계열과 축어탕 계열로 방향 설정하는 일이 잦아진다. 석회처럼 딱딱하게 굳어가는 만성염증에 실핏줄의 연락은 뜸해지고 영양분 공급이 미흡하게 마련이다. 이런 곳에 피가 돌게 하여 굳은 부분을 풀어 주고 노폐물을 축출해 낸다는 논리 주장인 셈이다.

담음이란 결국 기혈이 막히고 전신의 수분대사 장애가 발생하게 만들 수 있는 요인에 해당하는 용어다. 담음(痰飮)은 넓은 의미에서 물과 관련된 수음병(水飮病)을 칭하는 말로, 진액이 몸 안에서 여러 가지 원인으로 인해 정상적으로 순환하지 못하고 정체되어 생긴 병증을 뜻한다.

동의보감에는 "담(痰)이라는 것은 진액이 열을 받아서 생긴 것이고 음(飮)은 마신 물이 잘 퍼지지 못해서 생긴 것"이라고 정의되어 있으며, '십중구담(十中九痰)'이라 하여 열 가지 병이 있으면 그중에 아홉은 담병(痰病)이라는 말이 있을 정도로 담음으로 인해 생기는 질환이 많다는 뜻이다. 동의보감에서 말하는 내용은 현대 과학으로 보면, 말이 안 되는 내용이다. 물은 열을 받아 기체가 되고 기체는 차가워지면 액체가 된다. 액체는 더 차가워져야 고체가 된다. 음(飮)은 지금 마신 물이라기보다는 몸 안에 있는 체액과 관련이 더 많다.

양방에서 염증이 많은 병의 원인이 되듯, 한방에서는 담음이 만병의 근원이 된다. 양방에서는 염증 제거를 위해 소염진통제를 쓴다. 나프록센, 이부프로펜, 세레콕시브, 아스피린 등이 소염진통제에 해당한다. 그리고 항상 많이 쓰이는 것이 스테로이드다.

한방에서는 염증을 담을 녹이고 열을 내리는 방향으로 치료한다. 첫 번째, 담을 없애는 방법은 녹여서 습을 만들어 배출시키거나 습을 아예 기로 만들어 날려 보내는 것이다. 두 번째 열을 내리는 방법은 가스 불 위에 올려놓은 냄비와 이치가 같다. 냄비에 물이 팔팔 끓고 있을 때 물의 온도를 낮출 수 있는 방법은 여러 가지가 있다. 첫째 가스 불을 줄이는 방법이고 둘째 찬물을 넣는 방법이고 셋째 뚜껑을 여는 방법이다.

한방에서 기(氣: 陽)와 수(水: 陰)는 같은 본질이다. 공기 중에 습도를 측정하여 65%라고 나오면 눈에 보이지는 않지만, 분명 물이 공기 속에 있는 것이다. 공기 중에 습도가 매우 높아지면 눈에 보인다. 그것이 안개다. 습도가 더 심해지면 안개비가 내린다. 그것은 물이다. 눈에 보이기도 하지만 만져진다. 기화란 액체 상태의 물질이 기체 상태의 물질로 되는 현상을 말하고 액화란 기체 상태의 물질이 액체 상태의 물질로 변하는 것을 말한다. 이 과정에서 에너지 변화가 생긴다. 그래서 기를 다른 말로 에너지라 칭한다. 기화 시 액체가 흡수하는 열을 기화열이라고 한다. 피부에 난 땀이 기화할 때 체온 저하 효과가 일어나는 현상이 바로 그것이다. 기(氣)와 수(水), 습(濕)과 담(痰), 염증(炎症)과 열(熱) 이런 것들 모두가 본질은 물이다. 상황에 따라 물이 색다른 상태(狀態)로 보일 뿐이고 결국은 물로 귀결된다.

여기서 주목해야 할 부분이 물과 열의 관계다. 인류의 문명이 불로부터 시작되었기에, 사람들은 늘 불과 열의 관계에만 집중한다. 불 없이 마찰력만 가지고도 열은 발생할 수 있다. 마찰이란 결국 운동으로부터 나온다. 물 분자를 격렬하게 운동시킨다면, 마찰열이 발생할 수 있기에 물도 열을 발생시킬 수가 있는 것이다.

전기오븐과 전자레인지는 열을 발생시키는 조리기구이지만, 원리가 판이하게 다르다. 전기오븐은 열을 직접적으로 가하는 것이고, 전자레인지는 고주파의 전자기파로 물 분자를 진동시켜 열을 내는 방식이다. 전기오븐은 겉부터 익고 전자레인지는 속부터 익는다.

우리 몸속에 열 발산을 하는 조직중 대표적인 것이 근육이다. 근육이 열을 만들어 내는 원리는 간단하다. 바로 마찰열이다. 근육은 계속 수축과 이완을 반복하는데 근섬유들은 물리적인 마찰을 일으킨다. 이때 발생한 마찰열이 체온을 유지하는 데 도움을 준다. 추위를 느끼면 몸이 잠깐 떠는 이유도 바로 이 때문이다.

소변 후 몸이 약간 떨리는 것도 따뜻한 소변이 몸에서 배출되면서 갑자기 떨어진 체온을 높이려고 근육을 수축시켜 몸에 진동을 일으켜 열을 내는 것이다. 그리고 추운 겨울에 몸이 덜덜 떨리는 것도 전자레인지가 진동을 통해 열을 발생시키는 것과 같은 이치다.

몸속에 염증이 생겨 열이 났는데 춥다고 하면(오한: 惡寒), 한방에서 일단은 마황, 계지, 세신 등의 따뜻한 약재를 사용하여 체표로 혈액을 많이 보내 땀을 내게 하여 열을 내리게 한다. 반대로 몸속에 염증이 생겨 열이 났는데 덥다고 느낀다면, 시호와 갈근과 같은 차가운 약재를 사용하여 교감신경을 억제하고 말초혈관을 확장시켜 열 발산을 촉진시킨다. 동일한 염증과 동일한 해표약재라 하더라도 교감신경을 촉진하는 것과 교감신경을 억제하는 것과 방향이 완전 다른 그룹인 것이다.

마황은 라면을 끓일 때, 냄비 뚜껑도 완전히 닫아버리고 불도 세게 하여 끓이는 모습과 유사하다. 임계점이 넘어가면, 닫혀 있던 뚜껑을 완전히 제치고 국물이 넘쳐흘러 아예 가스 불을 꺼뜨려 버린다. 석고가 가스 불을 줄이는 역할을 하는 것과 비교할 때, 완전 다른 개념이다.

처음부터 냄비 뚜껑을 열어버리면, 어떻게 될까? 압력이 내려갈수록 열은 하강한다. 형개와 방풍은 피부와 코, 귀와 같은 구멍을 통해 바람을 빼내는 역할을 한다. 일종의 진공상태를 만들고 무중력 상태를 만드는 것이다. 교감신경도 끊어놓고 부교감신경도 끊어놓으니, 진정(鎭靜), 진통(鎭痛)의 효과의 극대화가 된다. 독활과 강활은 뚜껑이 열린 냄비 속을 젓가락으로 저어 주는 역할을 한다. 젓가락으로 잘 저어 주면 냄비속의 압력이 내려가, 넘쳐흐르는 것을 막을 수 있다. 독활과 강활은 혈액 움직임을 활발하게 하여 근육과 관절 속의 압력을 낮추는 효과가 있다.

금은화와 연교는 전통적인 청열해독제이다. 최근 발표된 논문[72]에 의하면, 염증성 단백질을 감소시키는 것으로 보고되고 있다. 염증으로 생긴 덩어리나 부종을 없애는 데 금은화와 연교가 탁월한 효능을 보이고 있는 것이다. 이를 '파종(破腫) 효과'라고도

---

72) 양승정, 조성희, "연교(連翹)와 금은화(金銀花) 에탄올 추출물의 항염증 효능 연구", 대한한방부인과학회지, 2020.

부른다. 끓는 냄비에 찬물을 부어서 온도를 낮춤으로써 압력을 빼는 것이다. 황련과 치자가 몸 전체에 찬물로 샤워하듯이 몸속 전체를 식혀주는 청열제라 한다면, 금은화와 연교는 마치 부어 오른 종기에 얼음 팩을 대듯 염증 국소부위를 누르고 식혀서 부종을 없애거나 터트려 버리는 역할을 한다.

  한방에서는 염증을 한 개의 독립적 대상으로 보고 없애는 사고체계를 갖추지 못했다. 그래서 담을 없애는 반하도 섞어 놓고 열을 줄여주는 여러 가지 방법 중 하나를 선택하여 또 약재를 섞고 그래도 낫지 않으면 또 약재를 추가하고 그랬다. 결국 치료가 되면, 거꾸로 약재의 약리작용에 이름을 붙여 발한제, 청열제, 거풍제니 하고 그럴 듯한 논리를 조작하려 했다. 어찌 보면 아직도 미완성이고 아직도 염증을 없애는 방법을 찾아가는 과정이다. 한방에서 내린 처방은 소수의 사람에게 맞고 다수의 사람에게는 맞지 않는다. 다수의 사람에게 적합한 치료 방법을 찾는 게 아직은 미숙하다.

88. 이명래 고약

　1920년대 중반, 서울 중구 중림동에 '이명래 고약집'이 있었다. 하루에 환자를 300명만 받았다. 1956년에는 서울 종로구 관철동에 '명래 제약'을 세운 뒤, 고약을 대량 생산해 번창했으나 사회여건 변화로 결국은 역사 속으로 사라지게 되었다. 지금은 다시 천우신약에서 브랜드를 인수하고 만들어 판매하고 있다.

　옛날부터 종기는 무서운 병이었다. 세종대왕도 종기로 고생했지만, 문종도 종기 때문에 세상을 떴다. 오랜 역사 속에서 고치지 못한 종기를 드디어 치료했던 이명래는 서울의 독실한 천주교 집안에서 태어난다. 천주교 박해가 심해지자 이명래 가족은 아산으로 피난 오게 된다. 그곳에서 이명래는 드비즈 신부를 만난다. 사실 드비즈 신부가 동서의약을 결합하여 이명래 고약을 창안한 원개발자인 셈이다. 드비즈 신부에게서 제조법을 이명래는 배우게 된다.

　일본 식민지 시대에 이명래는 고약으로 수많은 사람을 살렸다. 50대 이상은 아직도 이명래 고약을 기억하는 사람이 있다. 어린 시절 엉덩이에 종기가 나면 검은 고약을 바르고 있으면 종기가 터지고, '발근고'라 하는 조그마한 알갱이를 녹두알 크기로 떼어 환부중심에 붙이고 다시 고약을 바르면 신기하게도 종기 속에 있는 누런 고름이 빠져 나오는 것을 볼 수 있었다.

　이명래 고약에는 연교, 금은화, 목향, 유향, 몰약, 도지, 도인, 상지, 유지, 마치현, 황단으로 구성되어 있다. 사실, 연교와 금은화가 성난 종기를 무르게 하는 주된 역할을 한다. 지금도 염증을 완화시키는 탕약에 자주 등장하는 약재가 연교와 금은화다.

　여기서 황단(黃丹)은 법제된 납이다. 독성이 있으므로 외용약으로만 쓰이고 새살 돋게 하는 데에는 특효약이다. 그리고 특이한 것이 마치현(馬齒莧)인데, 이는 쇠비름을 말한다. 장명(長命)이라고도 하고 오행초(五行草)라 부르기도 한다. 마치현은 내복(內腹)

시, 항균작용과 이뇨작용 효과가 있다.

마치현은 '향약집성방(鄕藥集成方)'에 자라와 같이 먹지 말라고 기록되어 있다. 마치현에는 수은이 들어 있다. 금속성 수은은 독이 있으나, 쇠비름에 들어 있는 수은은 먹어도 큰 해가 없다고 알려져 있다. 수은이 들어 있는 약재로 경면주사가 있는 데, 법제되었음에도 장기 복용하면 수은 중독 위험이 있어 최근에는 많이 꺼리는 것과 비교할 때, 무독 수은이 들어 있는 마치현은 항염 효과가 뛰어 나고 피부에 좋으며, 해독제로도 많이 사용된다. 우리나라에서는 쇠비름은 뜨거운 물에 데쳐서 나물로 흔히 먹기도 한다.

이명래 고약에는 흑색 고약과 함께 갈색의 '발근고'라는 약이 함께 들어 있다. 발근고에 들어간 약재는 창출, 황, 석검, 청피다. 이 중 석검은 주로 석위라 불리는 약재이며, '동의보감'에는 "성질이 서늘하고 맛은 쓰고 달며 독이 없다. 방광에 열이 맺혀 소변이 안 나오는 것과 방광에 열이 나며 그득한 것, 그리고 소변이 찔끔찔끔 나오는 것과 유뇨를 치료하여 소변을 잘 나오게 한다"고 기록되어 있다. '신약'[73)]에는 "임질과 매독에 석위 3근을 달이고 들깨와 복숭아씨 기름을 섞어 마신다… 신(腎), 방광(膀胱), 요로(尿路) 결석(結石)에는 육미지황탕에 녹용과 석위를 가미하여 복용한다."고 기록되어 있다.

석위는 거담작용이 있고 비뇨생식기질환으로서 임질, 요도염, 방광염, 신염 등의 증상에 이뇨, 해열효과가 있고, 요도결석에도 탁월한 효능이 있다고 한다. 만성기관지염에도 효과가 인정되며, 급만성신염, 신우신염에도 소염, 이뇨작용이 있다고 알려져 있다.

외용약과 내복약은 혼동하여 그대로 치환하면, 큰 일 난다. 그런데 외용약의 치료과정을 자세히 살펴보면, 몇몇 약재를 내복약으로 썼을 때, 작용할 메커니즘을 예측할 수 있는 것이다. 종기를 무르게 하고 고름을 배농시키는 과정을 눈으로 관찰할 수 있기 때문이다.

---

73) 김일훈, "신약", 나무, 1986, pp.181-182.

담을 삭이는 것으로 알려진 반하나 길경은 습이 뭉쳐있는 담을 녹여서 연한 물처럼 만들 수는 있지만, 딱딱하게 굳은 담은 연교나 금은화, 마치현으로 뭉겨 뜨려야 한다. 이렇게 연하게 만든 독소를 배출시키는 일은 창출, 청피, 석검이 하는 것이다. 독소나 노폐물 배출을 인경작용이라고도 하고 이수작용이라고도 한다. 백출은 소변으로 주로 배출시키고 창출은 소변과 땀으로 배출시키며, 진피는 온순하게 씻어내고 청피는 강하게 씻어낸다고 주장한다. 석위는 수압 높은 샤워기로 신장과 방광 그리고 요도를 청소하는 역할을 한다고 한다. 담을 삭이는 화담(化痰: 가래를 삭이다)도 중요하지만, 말랑해진 담을 밖으로 떨어 없애는 거담(祛痰: 떨어 없앨거, 가래담)도 중요한 것이다.

이명래는 항생제와 스테로이드 연고제가 대량 보급되기 전까지 종기환자를 살린 영웅이었다. 이명래 고약은 한방과 외국 민간요법의 결합처럼 보인다. 연교와 금은화는 극히 동양적 사고체계이고 마치현과 황단, 몰약, 유향은 서양적 사고 체계로 보인다. 이명래 고약은 간단하나, 많은 사람들에게 효험이 있기까지는 수없는 실험이 이루어졌을 것이다. 동서양의 사고가 화합하고 멋지게 합쳐지면 언제든지 명약은 만들어질 수 있을 것이다.

89. 부항

　부항(附缸)은 글자 그대로 풀이 하면 '항아리(缸)를 붙이는 것(附)'이다. 과거에는 항아리, 대나무, 사기 등 다양한 재료로 만들어 썼지만 지금 한의원에서는 플라스틱으로 만든 1회용 제품을 주로 사용한다. 과거 서양에서는 대개 금속재질로 만들어 썼다고 전해진다. 그러나 금속재질의 부항 컵은 불을 붙여 진공 상태를 만들기에, 금속 자체가 뜨거워져 사용하기가 불편했다. 중국에서는 아직도 유리재질을 이용하는 곳이 있는 데, 유리의 장점은 붙기 어려운 부위에도 잘 떨어지지 않는다. 유리의 단점은 떨어뜨렸을 때, 산산 조각 파편이 튄다는 것이다.

　지금은 불을 붙여 음압(陰壓)을 만드는 방법을 '불 부항'이라 별도 구분하고, 대부분 자동 흡착기 펌프로 진공을 만든다. 최근에는 흡착기도 필요 없는 실리콘 부항기가 개발되어 있고, 굴곡진 부위에 유리보다 더 잘 붙는 재질로 각광받고 있다. 실리콘 부항기는 압축세기 조절 부분만 개량되면, 앞으로 플라스틱을 대체하는 방법으로 자리잡을 것 같다.

　부항술(附缸術)은 크게 두 가지로 구분된다. 건식부항과 자락관법이다. 건식부항은 유관법, 섬관법, 주관법으로 나뉜다. 자락관법은 사혈을 전제로 부항으로 피를 뽑아내는 것을 말한다.

　부항을 붙인 상태에서 가만히 두는 것을 유관법(留罐法)이라 한다. 유관법이 건식부항에서 가장 많이 사용하는 방법이다. 부항은 오래 붙여 놓으면 피부가 연약한 사람에게는 물집이 생길 우려가 있으므로 3분 이하로 시술하는 것이 좋다. 그리고 얼굴이나 너무 굴곡진 부위에는 유관법을 사용하지 않는 게 좋다.

　섬(閃: 번쩍일 섬)관법은 부항을 붙였다가 전광석화(電光石火)처럼 바로 떼기를 반복하는 것을 말한다. 섬관법은 주로 구안와사의 환측에 많이 사용되는 시술이다[74]. 섬관법을 하기 위해서는 석션이 설치되어 있어야 편하다. 석션은 소음이 심하므로 사용할 때는 수건 같은 것을 잠시 덮어 두면 좋다. 석션 섬관법은 전신 부항이 가능하므로 전신 경혈요법이 저절로 시행된다. 전신을 석션 섬관법으로 시행하면 소변 냄새가 달라질 정도로 몸이 가벼워짐을 느낀다. 최근에 섬관법은 비만치료에 많이 쓰이며, 엉덩이 살, 복부 살, 허벅지 살, 팔 위쪽에 늘어진 살 부위를 집중적으로 하게 되면, 효과가 나타난다.

비교적 넓은 부위에 부항을 움직이며 시술하는 것을 하는 주관법(走罐法)이라 한다. 주관법은 외국에서는 '페이셜 커핑'이라 부른다. 주관법은 부항을 흡착시키기 전 시술할 신체부위에 시프겔 등의 윤활제를 바른다. 부항에 음압을 줄 때에는 유관법의 2/3만을 주어 너무 단단하게 하지 말고 약간 허술한 흡입력을 유지한 채, 당겨야 한다. 그리고 부항 밑 부분을 잡고 후반부에 힘을 주고 전반부를 약간 들어 올리는 방향으로 힘을 주면서 완만한 속도로 상하좌우로 이동한다. 얼굴, 목, 등, 다리 등의 경락과 근육을 따라 부항을 움직이며 림프 순환을 돕게 하는 것이 주관법이다.

특정 압통점 부위나 경혈점을 사혈침으로 빠르게 찌른 다음, 부항으로 압착하는 것을 자락관법(刺絡罐法)이라고 한다. 경부와 요부, 하지와 요부, 상지와 배부 등 부항이 체로 관련 경락을 고려하여 피를 뽑기도 한다. 사실, 자락관법은 '부항의 꽃'이라 할 수 있다. 자락만 제대로 해도 명의(名醫) 소리를 들을 수 있다.

한방에서는 자락관법(刺絡罐法)의 사혈로 뽑는 피에 대해 두려워할 필요가 전혀 없다고 주장한다. 많은 연구결과가 말해 주듯이 통증부위보다 넓게, 그리고 가급적 피를 많이 뽑는 것이 어혈 제거에 효과적이라는 얘기다. 성인 몸속에 혈액량은 약 4,000~6,000cc 정도가 있다. 1회 헌혈 시 400~500cc 정도로 다량의 피를 뽑는다. 그리고 8주가 경과하면 다시 헌혈할 수 있을 정도가 된다. 양방에서 다양한 혈액 검사를 할 때에도 피를 수시로 뽑는다. 헌혈이나 혈액검사나 아무 문제가 없다. 매일 사

---

74) 오현준, 송호섭, "말초성 안면신경마비에 대한 섬관법 복합치료 효과", 대한침구학회지 제28권 제4호(2011년 8월).

람들은 60~70cc 가량의 혈액이 새로 만들어지고 그 만큼이 어차피 없어지기 때문이다. 요즘에는 1회 부항시, 부항컵 2개로 5cc도 안 나오게 뽑는 경우가 허다하다. 젊은 한의사들은 그나마도 귀찮아서 되도록 건부항을 많이 한다. 경험이 많은 한의사들은 소량의 피를 뽑는 것은 진정한 의미의 사혈이 아니라고 주장하기도 한다. 거의 점자출혈 수준이라는 것이다. 최소 20cc 이상은 빼내야 어혈과 활혈이 이루어진다는 주장이 많다. 그렇다고 중국처럼 1회 사혈에 200cc 이상 빼내는 경우는 곤란하다. 이런 경우에는 재사혈을 하려한다면, 1주일 이후에나 시술해야 할 것이다. 하루 조혈량의 1/3 수준에서는 매일 사혈해도 무방하지만, 빈혈이라든지 혈액응고 억제재를 복용하는 경우에는 횟수와 사혈량을 엄격히 제한해야 한다.

보건복지부의 '요양급여의 적용기준 및 방법에 관한 세부사항'에 따르면, '자락관법'의 경우 동일 상병에 최초 시술일로부터 1주 이내는 매일, 1주 이후부터 3주까지는 주 4회 인정이고 3주 이후부터는 주 2회만 인정된다. 그 이유는 1회 사혈량이 100cc 이상일 때에 매일 피를 뽑으면, 몸에 무리가 가기 때문일 것이다. 1일 조혈량을 감안하여 보건복지부의 기준을 준수하되, 1회 사혈량은 진정한 의미의 어혈제거와 활혈이 될 수 있도록 충분히 하는 것이 중요하다. 정해진 양은 없지만, 환자의 상태를 보고 조절해야함은 물론이다. 보건복지부의 방침에 대해 반대 의견도 많다. 건강보험 재정의 과도지출을 예방하기 위한 일방적 기준이라는 것이다. 환자 상태 및 질환에 따라 한의사가 어련히 알아서 매일 혹은 격일로 시행할 텐데, 치료간격을 일률적으로 정부가 강제로 정하는 것은 한의학을 억압하려는 잘못된 기준이라는 주장도 만만치 않다.

모세혈관 속의 흐르지 않는 어혈을 뽑아내야만 맑은 피가 흘러들어 질병의 치료가 근본적으로 가능하게 된다는 게 한방의 주장이다. 고인 물이 오래될수록 부패 정도가 커지는 것과 마찬가지로 몸속의 혈관이 조금만 막혀있어도, 혈류의 속도는 느려지고 점점 부패된다는 원리다.

양방에서는 환자군과 대조군 실험을 통해 사혈치료를 받은 환자의 사망률이 높다는 이유로 20세기 초에 사혈의 무익함과 위험성에 대한 자각이 널리 퍼지면서 현대의학에서 완전히 사라졌다. 그러나 과거 양방의 사혈은 칼로 정맥혈을 직접 베어서, 1,000cc 이상의 엄청난 피를 뽑는 방법이었고, 후두염, 폐렴 등 모든 병에 적용하던 것이어서 매우 위험한 행위였다.

한방에서는 지금도 사혈치료가 이루어지고 있다. 한방에서는 메스를 사용하지 않는다. 한방에서 사용되는 사혈침은 깊이가 2~3mm에 불과하다. 매회 새 것으로 교체해주는 것에만 주의한다면, 매우 안전하다. 사혈되는 혈액은 주로 모세혈관이나 정맥의 혈액이기에 동맥혈에 비해 산소 함량이 부족해 다소 어두운 색이다. 국소 순환장애가 심하다면, 산소 공급이 더 많이 떨어져 사혈된 혈액이 더 검고 탁할 수 있다. 피를 뽑는 자락관법인 습부항은 근육 등의 산화물질을 원활히 제거하고, 사혈 시 기능이 저하된 모세혈관의 회복을 돕고, 면역반응이 촉진될 수 있다.

신체 어느 부분이든지, 압통점을 부항으로 치료할 수 있다. 물론 손발톱, 눈, 젖꼭지, 배꼽, 성기, 염증 부위에는 부항을 할 수 없다. 그러나 항문의 치질이나 입안까지도 부항으로 치료가 가능하다. 치질은 건부항을 하여 암치질까지 밖으로 돌출케 하고 뭉친 부위를 사혈하여 자락하면 검은 피가 쏟아져 나오면서 치질이 작아지고 힘을 잃게 된다. 구안와사의 경우, 환측의 마비된 얼굴의 입안에 비닐장갑을 끼고서 촉진하여 건측보다 뭉쳐있는 환측 볼의 내측부를 사혈침을 사용하여 자락(刺絡)하기도 한다. 심지어 머리카락이 있는 머리에는 부항 끝에 윤활제를 묻혀 백회혈에서 피를 뽑기도 한다. 검은 피가 나오면서 두통이 사라지고 머리가 가벼워지는 것을 금세 느낀다. 부항은 상체의 앞부분은 가급적 안하는 편이 좋다. 특히 명치나 가슴 쪽에 부항을 세게 하면 혈관이 꼬이는 부작용이 발생할 수 있으므로 하지 말아야 한다. 또한, 다리에 울퉁불퉁 튀어 나온 정맥류에는 부항을 하면 정맥류가 더 꼬여 악화된다. 목도 뒷부분은 괜찮지만, 옆이나 앞부분에는 부항을 하지 않는 것이 원칙이다.

몸이 너무 굳어 있으면, 사혈침을 아무리 많이 찌르고 부항을 해도 피가 많이 나오질 않는다. 그럴 때에는 환부를 손으로 살짝 여러 번 때리고 다시 사혈침으로 찌르고 하면 피가 많이 나오게 된다. 여기에 뜸을 뜨고 부항을 다시 하면, 안 나오던 피가 쏟아져 나오게 된다. 사혈침으로 찌르고 난 뒤, 알코올을 다시 묻히면, 알코올을 바르지 않을 때보다 훨씬 더 많이 피가 나오게 된다. 자락관법을 하다가 피가 옷에 묻게 되면, 알코올로는 절대 지워지지 않는다. 반드시 과산화수소를 바르고 약 10초 정도 거품 반응이 일어난 후에 깨끗한 휴지로 닦으면 말끔히 지워진다.

자락관법의 최종 목표는 걸쭉한 혈액을 충분히 뽑아내는 것이다. 자락을 하고 흐르는 피만 나오거나 여드름처럼 조금 고인 정도라면 불충분하다는 얘기다. 다시 사혈하고 걸쭉한 피 덩어리가 나올 때까지 3~4회를 반복해야 한다. 걸쭉한 피 덩어리를 실험실에서 분석해 보면, 그것이 바로 과산화지질이다. 양방에서 말하는 과산화지질이야말로 백내장, 심근경색, 고혈압, 동맥경화, 협심증, 중풍 등을 일으키는 주범이고 한방에서 말하는 진정한 의미의 어혈인 것이다.

부항은 한의원 서비스의 '바로미터'다. 부항이 자꾸 떨어지게 하고 시원찮게 하면, 신뢰도가 급격히 떨어진다. 굴곡지고 자주 떨어지는 부위는 절대 1회용 부항컵을 사용하면 안 된다. 어쩔 수 없이 예외적으로 경질 부항컵을 사용하고 세척하고 소독을 철저히 하면 된다. 자락관법을 하되 진짜 어혈을 빼지도 않으며 형식적으로 하고, 섬관법도 안하고, 주관법도 안하며, 점자출혈도 안하는 한의원이 있다면, 치열한 경쟁 사회에서 점점 밀려 나기 십상이다. 침술은 실력이지만, 부항은 정성이다. 젊은 한의사에게는 매우 귀찮은 일이겠지만, 부항에 쏟은 정성은 들인 만큼 몇 수십 배의 보상으로 되돌아올 것이다.

90. 곤충

　식물성 약재에 비해 동물성 약재는 비교적 효과가 빠르고, 강하며, 뚜렷하다. 동물성 약재는 녹용이나 웅담같이 고가(高價)가 대부분이다. 동물성 한약재 중에서 그나마 가격이 비교적 저렴한 것이 곤충류다. 이제는 곤충류에 관해 관심을 가져볼 때가 온 것 같다. 곤충 한약재 산업이 미래 유망사업이 될 수도 있기 때문이다.

　곤충은 무척추동물이다. 곤충은 단단한 껍데기로 이루어져 있는 구조다. 곤충은 폐(肺)가 없고 모세혈관도 없어서 신체조직 곳곳에 산소를 공급하고 이산화탄소를 바깥으로 배출하는 구조를 갖고 있다. 곤충의 특징은 열악한 환경 조건에서 용케 살아남는 재주를 가졌다는 점이다. 그 재주를 인간이 배우려 하고 곤충의 몸을 먹음으로써 발생하는 약성을 계속 연구하는 중이다.

　의료보험이 적용되는 안면신경마비(구안와사) 처방 한약으로 이기거풍산, 견정산, 청양탕, 진교승마탕, 불환금단 등이 있다. 대개 부자나 천남성과 같은 독약이나 백강잠이나 전갈과 같은 곤충이 들어간다. 가장 많이 처방되는 이기거풍산이 모든 사람에게 통하면 왜 견정산이 나왔겠는가? 그래서 완벽한 치료를 위해 '이기거풍산가미'가 나왔다. '이기거풍산가미'는 백강잠이나 전갈을 추가하여 만들어진다. 권투경기에서 아무리 많이 때려도 상대방 선수가 쓰러뜨리지 못하면 15회전까지 경기를 끌고 가면서 고생 고생한다. 이럴 때, '카운터 불로' 한방이 없어 KO(Knock Out)를 못시켰다고 얘기한다. 한약에서 KO를 위한 마무리 한방을 곤충 약재로 하는 경우가 왕왕 있다.

　하얗게 말라 병들어 죽어 있는 누에가 있다. 병을 이겨내고 싸우려고 온갖 물질을 뿜어내다가 장렬히 전사한 누에를 백강잠(白殭蠶)이라고 한다. 번데기로까지 성장하지 못하고 애벌레로 살다가 죽었지만, 살기 위해 몸부림치면서 발산한 저항물질들이 고스란히 사체에 축적되어 있는 것이다. 옛날 사람들이 이런 약성을 찾아낸 것이 신기할 따름이다. 백강잠의 맛은 짜고 매우며, 약성은 독이 없고 무난하다. 한방에서는 백강잠을 당뇨병 특효약으로 많이 사용했다. 동의보감에는 백강잠이 중풍, 간질 등 뇌신경계 질환 치료제로 사용된다고 기록돼 있다. 구안와사가 첩약 급여가 되고 백강잠 가격이 급등했다. 백강잠은 본래 누에 농가에서 버려지는 것이었지만, 지금은 일부러 백강잠을 만든다. 번데기 팔아 얼마나 벌겠는가? 명주실 뽑아내는 것보다 생산성과 수익성이 100배 이상이다. 백강잠 사업이 블루오션이 된 것이다.

전갈은 맹독성 곤충으로 물리면 비명횡사할 수가 있다. 그런데 전갈의 독은 열을 가하면 없어지게 되므로 끓이거나 튀겨서 먹으면, 식용에 아무런 문제가 없다. 중국 왕푸징 시장을 가면, 전갈이 세 마리나 달린 꼬치가 오천원에 팔리고, 어린이들도 길거리에서 먹고 다닐 정도다. 전갈을 한약재로 사용할 때에는 법제하여 '전충'이라는 명칭으로 통용된다. 전충은 식풍해경(熄風解痙)과 통비지통(通痺止痛) 작용이 있다고 알려져 있다. 주로 신경계 질환 치료에 전충이 활용되고 있다. 최근 우리나라에서 유통되는 전충은 200그램이 10만원에 근접한 가격으로 팔리고 있다. 재미난 사실은 보험 첩약 가격으로 '견정산'은 제조될 수 없다는 결론이다. 전충이 빠진 견정산을 견정산이라고 부를 수 있는 것인가? 전충가격이 고공행진인지라, 전갈을 잡은 후 1주일 정도 굶긴 후 고기 덩어리를 주어 배를 불려 체중을 늘리는 수법도 쓰고, 부패방지를 위해 소금에 절인다는 핑계로 무게를 늘리기 위해 소금범벅을 만들곤 한다. 이 때문에 전충을 탕약에 넣기 전에는 엄청난 소금기를 빼야한다. 그래서 일주일 정도 수침(水沈) 해야할 지경에 이른다. 중국과 튀르키예에서는 전갈사육 농장이 활발하다. 요즘은 전갈의 독만 따로 추출하여 건조시킨 후 유럽 등지로 수출하여 큰 소득을 올리기도 있다. 일종의 농민갑부가 우후죽순격으로 배출되고 있다.

전라남도 영광군에 가면 말의 안장을 닮았다 하여 '안마도'라고 불리는 섬이 있다. 안마도는 '지네' 산지로 유명하다. 관절통에 특효가 있는 지네가 안마도에는 지천(至賤)으로 널려 있다. 최근에 안마도 주민들은 지네를 채집하여 적지 않은 부수입을 올리고 있다. 경상남도 산청군에서는 토종 지네를 사육하여 수익창출 사업으로 발전시키고 있다. 지네의 한약재 이름은 오공(蜈蚣)이다. 오공은 성질이 따뜻하며 맛은 맵고 독이 있다. 의학서에 나온 오공은 어찌 보면 만병통치약이다. 각종 통증, 경련, 뱀에 물렸을 때, 근위축, 두통과 팔다리 저린 증상에 두루두루 쓰인다. 최근에는 오십견, 요통, 아토피에 마무리 끝내기 '홈런 한방'으로 많이 사용된다. 오공의 효능을 정리하면, 식풍지경(息風止痙), 통락지통(通絡止痛), 해독산결(解毒散結)이다. 옛날 궁궐에서는 상대편 후궁의 아기를 유산시키는 용도로도 쓰였다. 여기서 주목할 대목은 오공이 어혈 제거에 탁월하다는 것이다.

야뇨증에는 기본적으로 상표탕이 처방된다. 상표탕의 군약은 상표초(桑螵蛸)다. 상표초는 뽕나무에 붙어 있는 사마귀 알집을 말한다. 상표초는 맛이 달고 짜고 평하다. 삽정축뇨지대약(澁精縮尿止帶藥)의 대표주자다. 즉, 정기를 오므리고, 모으고, 소변흐름을 멈추게 한다는 뜻이다. 남성 조루증에도 특효약으로 알려져 있다. 상표초는 소금물에 담갔다가 불에 구워서 써야한다. 법제를 하지 않아 탈이 난 경우가 왕조실록 기록[75]에 남아있다. 태종은 과도한 성생활 때문인지, 조루가 심하고 평소에도 오줌을 자주 지렸던 모양이다. 태종은 이런 증상을 고치려고 '상표초원'을 복용했는데, 구토하고 정신을 잃었던 모양이다. 아마도 부자를 제대로 법제하지 않았거나 상표초를 제대로 수치하지 않았기 때문으로 추정된다.

최근 파킨슨병 치료제로 각광받고 있는 '선퇴'는 매미의 허물이다. 나뭇잎에 붙어 있는 선퇴를 자세히 살펴보면 은은한 황금빛에 매미모습 그대로다. '본초정화[76]'에는 선퇴에 대한 그럴듯한 스토리텔링이 기록되어 있다. "두풍과 현훈, 피부의 풍열, 두진의 소양증, 파상풍, 정종, 독창, 성인의 실음, 소아의 금풍, 경곡, 야제 등을 치료한다. 쓸 때는 씻어서 진흙과 날개와 다리를 제거하고, 물로 삶은 후 햇빛에 말려 쓴다. 매미는 … 바람을 마시고 이슬을 흡수하니 그 기운이 맑고 허하다. 그러므로 주로 치료하는 것이 모두 일체의 풍열증상이다. 옛 사람들은 몸체를 썼고 후세 사람들은 허물을 쓰는데, 대체로 장부와 경락을 치료하려면 마땅히 매미 몸체를 써야 하고, 피부의 창양, 풍열을 치료하려면 마땅히 매미 허물을 써야 하니 각기 그 부류를 따른 것이다.

---

75) 태종실록 11권, 태종 6년 1월 5일.

76) 본초정화 권지하 충부, 이시진 재인용.

또 말을 못하는 병이나 야제를 치료하는 것은 낮에 울고 밤에 쉬는 성질을 취한 것이다." 특히 눈길을 끄는 대목은 여름에 시끄럽게 매미가 우는 상황에 착안하여 '실음' 치료에 쓰였다는 자체가 흥미롭다. 과거에 선퇴는 천연 아스피린처럼 사용되었다. 그리고 매미가 허물을 말끔히 벗었으니, 눈에 낀 허물인 '익상편' 치료에도 사용된다. 초기의 백내장도 선퇴를 사용한다.

매미목 진딧물과의 오배자면충이 옻나무과의 붉나무(오배자나무)의 잎에 기생하여 만든 '벌레 혹'을 오배자라 부른다. 불규칙적인 주머니 모양으로 사람의 귀 모양을 닮은 충영이 많다. 속이 비어 있고, 맛이 매우 시고 약성은 평평하다. 예로부터 지혈, 해독, 치산, 피부질환, 아토피, 습진 등을 위한 치료제로 쓰였다. 한방에서는 수렴(收斂) 효력이 강하다고 주장한다. 설사, 탈항, 위궤양, 십이지장궤양, 자한, 유정(遺精), 혈변, 혈뇨. 구내염 등에 처방한다. 최근 연구에서는 오배자에서 항암물질이 발견되었다고 보고하고 있다.

구인은 지렁이의 한약재명이다. 지룡이라 부르기도 한다. 지렁이는 빛을 싫어하고, 눈도 없고, 코도 없고, 귀도 없다. 지렁이는 암수 한 몸이다. 숫 생식기와 암 생식기를 동시에 지니고 있다. 지렁이는 반으로 잘려도 재생능력이 탁월해 머리 부분은 다시 살아나 장기들을 다시 만들어 낸다. 찰스 다윈은 "지렁이의 작용에 의한 부식토의 형성"이란 논문을 통해 지렁이가 농토를 비옥하게 만들어 준다고 주장했다. 구인은 찬 성질을 갖고 있어 해열에 탁월하다. 이뇨작용이 있고 황달을 완화시키며, 회충을 없애주는 효능이 있다고 알려져 있다. 어린이의 뇌전증을 치료하는 데에도 쓰인다.

가뢰는 독충이며 약용 곤충으로 칡 등 먹이식물에서 얻은 독성 물질인 칸타리딘(cantharidin)을 갖고 있다. 가뢰를 머리, 날개와 다리를 제거 한 뒤, 건조시켜 찹쌀과 함께 넣고 찹쌀이 누렇게 될 때까지 볶아서 법제한다. 가뢰의 한약재 이름은 반묘(斑猫)다. 반묘는 성질이 차고 매운 맛이 있고 강력한 독이 들어 있다. 반묘는 주로 활석과 함께 쓰이며, 성병 치료제, 피부염 치료제, 이뇨제, 무월경증, 탈모증, 통증완화제로 쓰인다. 반묘는 독성이 강하므로 1회 복용량이 1/3 마리를 넘지 않도록 하여야 한다. '수진경험신방'에서는 색다른 복용법을 제안한다.: "(나력을 없애기 위해) 계란에 작은 구멍을 뚫고 반묘 1개를 그 속에 넣은 다음, 밥 위에 쪄서 익힌 후 반묘를 제거하고 매일 아침 1개를 복용하는데, 200개에 이르면 사라진다." 반묘는 생강으로 법제를 다시 추가로 하기도 한다. 그만큼 독이 강하고 부작용이 많다. 더 많은 임상실험과 실증이 나오기 전까지는 내복약보다는 외용약으로만 사용하는 게 지혜다.

백약전은 오배자(五倍子)에 다엽(茶葉)가루 등을 섞고 누룩을 넣고 발효시켜 햇볕에 말린 것이다. 맛은 시고 달며 성질은 평하다. 폐(肺)를 촉촉하게 하고 가래를 삭이며 진액을 생기게 하고 갈증을 가시게 한다. 가래가 많으며 기침이 나는 데, 목이 아픈 데, 만성 이질, 탈항, 입 안이나 잇몸이 허는 데, 부스럼 등에 쓴다. 동의보감에는 백약전 만드는 방법이 보다 더 자세하게 나와 있다: "오배자 2.5근, 오매육·백반 각 4냥, 흰 누룩 4냥. 수홍료(水紅蓼) 12냥을 달이고 찌꺼기를 제거한다. 여기에 오매를 넣고 달이되, 물을 너무 많이 넣지 말고 알맞게 달인 후, 오배자를 거칠게 가루 낸 것과 백반, 누룩을 고루 섞어 술밑을 만드는 것처럼 사기그릇에 넣고 바람이 통하지 않게 막는다. 흰 것이 생기면 꺼내어 볕에 말려 필요할 때 쓴다."

이시진은 백약전에 대해 이렇게 말하고 있다. "주로 폐를 시원하게 하여 담을 없애고 기침을 멈추게 하면서 열을 풀어주며 진액을 생성시켜 갈증을 멎게 하고 습을 수렴시키면서 주독을 풀어준다. 하혈과 오랜 이질로 인한 탈항, 치아와 잇몸의 닉충(䘌蟲), 얼굴과 코의 감식창(疳蝕瘡), 입 안과 혀의 미란, 풍습으로 인한 제반 창증에 그 효과가 오배자와 다르지 않으나, 양조과정을 거치면 그 체가 가벼워지고 그 성질이 떠오르고 수렴하며 약간 단맛을 띠게 된다. 상초 심폐의 해수, 담음, 열갈 등 제반 병증을 치료하니, 머금고 있으면 더욱 좋다."

이 밖에 꿀과 로얄젤리, 봉방도 곤충이 주는 선물이다. 꿀은 천연 방부제로 환약을 만들 때, 장기간 보관용으로 많이 사용된다. 로얄젤리를 평생 먹고 사는 여왕벌의 수명은 7년이고 일벌의 수명은 고작 3개월이라 한다. 로얄젤리의 효능은 신체의 성장을 촉진하고, 노화를 예방하는 것이다. 그리고 약효가 있는 벌집은 바로 말벌, 즉 땅벌의 집이다. 말벌집을 채취하여 햇볕에 말리거나 약간 삶은 후 죽은 벌이나 번데기를 제거하고 말린 것을 '노봉방(露蜂房)' 혹은 '봉장(蜂腸)'이라고 한다. 노봉방은 풍을 없애주고 독을 배출시키며 종기를 가라앉혀 주고 통증을 멈추게 한다. 그리고 벌집에서 채취해서 가공하여 건강식품으로 나오는 것 중에 '프로폴리스(propolis)'도 있다. 그리고 거머리와 거미도 한약재로 사용되고 있다. 사람에게 이로운 곤충이 세상에 널려 있다. 우리가 무심하게 지나치기에는 아까운 것들이 너무 많다. 미래 먹거리와 한약재 산업은 어쩌면 곤충의 세계 속에 숨겨져 있는 지도 모르겠다.

91. 다이어트 한약

사람들은 한약을 먹으면 살이 찐다고 생각한다. 물론 살을 찌게 하는 보약도 있지만, 사칙연산에 덧셈도 있고 뺄셈도 있듯이, 한약은 종류가 많고 다양해서 살이 빠지는 한약도 있다. 이것을 흔히 다이어트 한약이라 한다.

다이어트 한약에는 방향성이 분명하다. 땀이나 오줌으로 물을 빼는 것이 첫 번째이고 대변으로 장내 노폐물을 제거하는 것이 두 번째이고, 신진대사와 혈액순환이 좋아져, 많은 식사를 하지 않아도 허기지지 않도록 구조적으로 체중 항상성을 유지토록 하는 방향이 세 번째이다.

한방 다이어트의 원칙은 체중감량이 아니라 '비만도 병'이라는 건강관리에 초점을 맞춘다는 것이다. 그래서 한방치료의 장점은 다이어트가 끝난 뒤, 체중이 원상 복귀하는 "요요현상"이나 심각한 부작용이 적다는 것이다. 다이어트가 가장 절실한 연예인들이 가장 선호하는 비만치료가 한방인 이유가 바로 여기에 있다.

한약재 중 다이어트에 도움을 줄 수 있는 것들은 다음과 같다. 마황(麻黃), 대황(大黃), 방기(防己), 결명자(決明子), 산사(山楂), 해조(海藻), 진피(陳皮), 단삼(丹參), 오미자(五味子), 택사(澤瀉), 하수오(何首烏) 등이다. 이 같은 약재들은 주로 '수분변조'에 사용되는 것들이다. 몸속에 수분을 밖으로 배출하거나 갈증을 없애주어 수분섭취를 제한하는 방법이다. 일명 '낙타혹' 전략이라 한다. 즉, 몸속의 수분을 줄여 체내의 지방을 분해하여 필요한 수분을 만들게 함으로써 결과적으로 살이 빠지게 하는 원리다. 낙타가 사막에서 오랫동안 물을 먹지 않아도 견딜 수 있는 것은 바로 등에 붙은 '혹' 때문이다. 낙타는 체내에 수분이 부족하면 '혹' 속에 있는 지방을 태워서라도 필요한 수분을 만들어 생존한다.

우리나라에서 많이 쓰는 한방 비만치료 탕약을 열거하면, 다음과 같다. 월비가출탕,

방기황기탕(防己黃芪湯), 마자인환(麻子仁丸), 방풍통성산(防風通聖散), 계지복령환(桂枝茯苓丸), 대시호탕(大柴胡湯), 대승기탕(大承氣湯), 구미반하탕(九味半夏湯) 등이다.

한의원에서 가장 많이 처방되는 '월비가출탕 가감'을 보자. 마황, 석고가 각각 8g, 건강이 2g, 대추가 9g, 창출 3g, 감초가 2g, 빈랑이 2g, 대황이 2g 들어간다. 마황은 땀을 빼는 약이고 석고는 열과 습을 내리면서 갈증과 식욕을 억제하는 효과가 있다. 창출과 빈랑은 위에 가스 차는 것을 없애 주고, 음식물 적체를 해소시켜 준다. 대황은 장내 배변을 용이하게 해준다. 건강, 대추, 감초는 체중 항상성을 유지시켜주는 역할을 한다고 얘기한다. 효과는 만점이지만, 부작용을 호소하는 사람도 의외로 많다. 이때에는 마황 투입량을 줄이고 다른 약재들을 가감 미세 조정하여 몸 상태에 맞추기도 한다.

금궤요략에 나오는 원방 '월비가출탕'은 본래 다이어트 약이 아니었다. 당시 원방은 마황과 석고가 어마어마한 양이 투입되었다. 이수작용을 목적으로 고안되어졌고, 특히 안면, 사지, 근육, 관절이 염증성 부종으로 퉁퉁 부어 고생하는 환자의 고통을 덜어 주기 위해 만든 것인데, 결과적으로 살이 빠지고 얼굴이 예뻐지는 효과가 나타나, 현대에 와서는 갑자기 다이어트 약으로 둔갑해 버린 것이다.

월비가출탕의 가장 큰 제약조건은 마황이다. 한의약 서적에 나오는 마황의 사용 용량을 보면 보통 1일 8~16g이 일반적이며, 위급증인 경우 1일 24g까지 사용하기도 한다. 하루 사용량이 10g 이내로 하면 대체로 안전하다는 게 중론이다. 그러나 마황에 취약한 사람들도 있기에, 경우에 따라 이보다 더 대폭 감량해야 할 때도 있다. 마황 속에 포함된 에페드린은 교감신경 흥분작용을 하기 때문에, 일반인은 마황을 식품으로 구입할 수 없고, 의약품 중에서도 향정신성 약품처럼 엄격히 분류되어 판매가 극히 제한되어 있다. 지금은 한의사나 한약사들만 취급하도록 되어 있다.

마황은 투입량만 조절한다고 부작용이 모두 해소되는 것이 아니다. 반드시 선전(先煎)이라는 과정을 거쳐야 한다. 옛날 선조들은 마황만을 먼저 물에 끓여서 짙은 회색빛 거품덩어리를 거두어 버렸다. 한참을 끓여도 계속 거품이 나온다. 거품을 완전히 제거한 후에, 그 우러난 물과 마황을 함께 다른 약재와 섞어 본격적인 탕전을 해야 하는 것이다. 이와 같은 절차를 "마황선전거상말지전복법(麻黃先煎去上沫之煎服法)"이라 칭한다. 거품을 제거한 마황탕은 '손 떨림'과 '가슴 답답함' 등의 부작용이 없어지게 된다. 투입량 감소는 불면증 부작용을 줄여 주는 데 연관성이 많다.

또한, 투입량 조절은 마황의 원산지를 고정 값으로 하고 이루어져야 한다. 마황은 중국, 몽고, 파키스탄, 우즈베키스탄, 카자흐스탄, 키르기스스탄 등 사막지대에서 수입되어 온다. 그런데 실험결과를 보면, 원산지에 따라 에페드린 함량에 커다란 편차를 보이고 있어, 고정 브랜드와 고정 원산지의 일관성을 유지하지 않으면, 마황 8그램 동일량을 투입하였다는 것이 아무 의미가 없어지게 되는 비과학(?)의 나락으로 떨어지게 된다.

다이어트 한약 중에 두 번째로 많이 쓰이는 것이 방기황기탕이다. 본래는 기허환자에게서 물 빼는 약이다. 소화기가 약하면서 하지 부종에게 쓴다. 소음인 하지부종 비만 클리닉에 사용된다. 방기(防己), 황기(黃耆) 각 12g, 백출(白朮) 8g, 감초(甘草) 6g, 생강(生薑) 3쪽, 대조(大棗) 2개가 들어간다. 동의보감(東醫寶鑑)에 보면, "풍습사(風濕邪)로 몸이 무겁고 아프며 바람을 싫어하고 땀이 저절로 나며 소변이 잘 나오지 않는 데, 또는 감기 끝에 열이 완전히 내리지 않고 바람을 싫어하며 식은땀이 계속 나고 머리와 온 몸이 아프며 소변이 잘 나오지 않는 데 쓴다. 신염, 피부염, 근염(筋炎), 관절염, 두드러기 등 때 쓸 수 있다. 또한 몸이 실하면서 땀을 많이 흘리는 데도 쓴다. 위의 약을 1첩으로 하여 물에 달여서 먹는다." 월비가출탕과 방기황기탕의 구분은 주로 땀으로 한다. 땀이 안 나면 전자를 쓰고 땀이 나면 후자를 쓴다. 그 다음 오풍(惡風)이면 방기황기탕을 쓴다. 마목(麻木)이 있어도 월비가출탕보다는 방기황기탕을 쓰는 게 낫다고 한다.

비만인 사람인데, 소변이 잦으면서 변비가 심하면, 월비가출탕과 방기황기탕을 복용하고 변비가 더 심해졌다고 호소한다. 이럴 경우에는 마자인환이 효과적인 비만치료제다. 한방 이론에 따르면, 소변이 잦은 변비환자를 승기탕으로 치료해도 낫지 않는 건 당연하다고 생각한다. 승기탕이 장의 수분을 모아서 변을 무르게 하여야 하는데, 모으기도 전에 벌써 소변으로 빠져 나가버리니 변은 계속 건조해질 수밖에 없다는 것이다. 의외로 이런 경우가 흔하다. 정말로 딜레마다. 이런 딜레마를 해결해 주는 방법이 마자인환이다. 마자인환은 소변을 먼저 통제하면서 대변을 윤택하게 하고, 아랫배를 가볍게 만들어 주기 때문에 이른 바 "똥배" 빼는 데에는 적격이다.

그러나 한방 다이어트라고 해서 모든 사람이 살이 빠지는 건 아니다. 혈압이 낮거나 빈혈이 있고 몸에 땀이 많이 나는 사람들은 살이 잘 빠지지 않는다. 당연한 것이 한방 다이어트 약이 주로 수분을 빼는 약인 데, 이런 사람들에게서 수분을 더 빼면 몸에 무리만 가고 살이 빠지지 않는 것이다. 한방에서는 이런 사람들은 '혈허'라고 얘기한다. 그래서 오히려 보혈탕약을 처방하고 평소에 거친 음식을 먹게 한다. 그런 다음에 지방을 태워 주는 보기약을 처방하여 살을 빼주는 장기간의 단계적 다이어트 프로그램이 필요하다.

식품공학자 이원종 교수의 저서 "거친 음식이 사람을 살린다"에서 보면, 도정하지 않은 현미, 보리, 잡곡과 우리 조상들이 예로부터 먹어오던 전통식품 등을 '거친 음식'이라 부르고 이러한 식품들이 질병과 비만을 예방한다고 주장하고 있다. 빨리 먹는 패스트푸드에서 천천히 먹는 슬로우 푸드로 식단을 바꾸는 것이 비만탈출의 비법이라는 것이다.

이런 관점에서 율무는 살 빼는 거친 음식의 대명사다. 한약명으로 의이인(薏苡仁)이라고 하며, 몸의 습기와 부종을 없애주고 소변을 잘 나오게 하여 습(濕)으로 인한 관절질환이나 통증을 조절하며 설사를 멈추게 하는 효과를 나타낸다. 살충작용도 갖고 있고 밥맛을 떨어뜨려 태음인 체질의 소유자들에겐 다이어트식으로 사용해도 좋은 식품이다.

비만 치료에는 사상체질 분류가 상당한 도움을 줄 수 있다. 평소에도 식욕이 넘치고 식탐이 많은 태음인과 스트레스를 받을 때마다 폭식하는 소양인이 있다면, 탕약의 방향성이 다를 수밖에 없기 때문이다. 소음인은 주로 기(氣)가 약하여져 기의 순환이 원활하지 않아서 살이 찐다. 소화 기능이 약하여지고 몸이 차지면서 전신의 냉증이 생기면 대변과 소변의 배설이 원활하게 되지 않으면서 살이 찐다. 태양인은 기가 너무 위로 오르거나 화를 많이 내면 상체의 순환이 안 되어 목과 어깨에 살이 찐다. 이런 관점으로 체질에 맞는 해법을 찾는다는 것이 사상체질학파의 주장이다.

물만 먹어도 살이 찌는 체질은 없다. 아무리 많이 먹어도 살이 안찌는 체질도 없다. 소양인, 소음인, 태양인은 살이 안 찐다는 말도 맞지 않는다. 태음인은 다 비만인가? 그렇지도 않다. 대체로 그렇다는 것이지, 사상체질을 비만과 1대 1 대응 함수식으로 바라보는 것은 매우 위험한 접근이다. 우리가 얘기하는 태양인, 태음인, 소양인, 소음인은 변화시킬 수 없다. 태음인이 소음인으로 될 수 없다는 것이다. 사상체질의 본질은 사상체질이란 아무리 노력해도 다른 사상체질로 변화시킬 수 없다는 전제와 가정이 있어 성립하는 것이기 때문이다. 태양인, 태음인, 소양인, 소음인은 누구나 모두 많이 먹으면 살찌는 체질로 변화할 수 있다. 태양인, 태음인, 소양인, 소음인은 누구나 모두 조금 먹으면 마른 체질로 바뀔 수 있다. 이때의 체질은 사상체질이 아니라 몸이 많이 붓고 순환이 잘 되지 않는 담음(痰飮)이 있는 '병증체질'에서 '건강체질'로 바꿀 수 있음을 의미한다. '사상체질'은 심층적인 것이고 '병증/건강 체질'은 표층적인 것이다.

중국에서도 다이어트 한약은 인기 만점이다. 제1의 처방은 주로 "진피(陈皮)10g , 반하(半夏)10g , 복령(茯苓)15g , 감초(甘草)6g , 목향(木香)10g , 창출(苍术)10g , 백출(白术)10g , 향부(香附)9g , 천궁(川芎)9g , 당귀(當歸)12g"으로 구성하고, 제2 처방은 "황기(黃芪), 방기(防己), 백출(白术), 천궁(川芎)、하수오(首乌) 각15g , 택사(泽泻), 산사(生山楂,, 단삼(丹参), 인진(茵陈), 수우각(水牛角) 각30g, 생대황(生大黄)9g"으로 구성한다. 제3처방으로는 태음인에게는 "하수오(首乌), 택사(泽泻) 각20g, 음양곽(淫羊藿), 황기(黃芪), 생산사(生山楂), 래복자(莱菔子), 화생각(花生売) 각30g, 백출(白术), 방기(防己) 각15g"을 조합하고 제 4처방은 "해조(海藻), 하고초(夏枯草), 미인(米仁) 각30g, 백개자(白芥子)10g, 산사(山楂)15g, 택사(泽泻), 인진(茵陈), 시호(柴胡)각10g, 감초(甘草) 6g"으로 만든다.

한방 다이어트 약은 시대의 요구에 맞춰 새로 개발된 약이 아니다. 예전부터 내려오던 처방을 다이어트에 재활용하는 것이다. 뚱뚱하다는 증상만 공통일 뿐, 세부 증상은 제각각이기에, 처방은 다양할 수밖에 없다. 뚱뚱한데 몸이 차가운 경우가 대부분이지만, 따뜻한 경우가 있지 않겠는가? 뚱뚱한데 땀이 거의 나지 않는 사람이 있다면, 땀을 철철 흘리는 사람도 있다. 몸 전체가 뚱뚱한 사람도 있고, 다른 곳은 날씬 한데, 마치 허리에 무거운 전대를 찬 것처럼 똥배만 튀어 나온 사람도 있다. 소변도 적게 누고 대변도 적은 사람이 있는 반면에, 소변이 잦고 변비가 있는 사람이 있다면, 어떻게 처방이 같을 수 있겠는가? 한약은 만인에게 통하는 표준약이 존재하기 힘들다. 한약은 한번 먹고 바로 낫는 신비스런 약이 아니다. 자기 몸에 맞는 약을 찾아가는 방법이 한약의 원리다. 공학에서는 이런 것을 '캘리브레이션을 맞춘다'라고 한다. 한약은 방향성이 중요하고 그 다음은 약재간의 비율이 중요하다. 그 다음 몸이 받아들일 수 있는 허용치가 약재의 용량이다. 약재간의 비율은 수 천년을 내려오면서 정해진 경험치다. 어찌 보면 고정 값이다. 방향성은 문진표 등을 활용한 진단으로 잡아야 한다. 한방에서의 진단 기준은 오직 하나 "증(症)"이다. 그러나 이것이 끝이 아니다. 완벽을 기하려면 개인별 용량을 맞춰 나가는 '캘리브레이션' 작업이 필요한 것이다. 시행착오는 적어도 3~4회 있어야, 자기 몸에 맞는 다이어트 한약을 찾을 수 있지 않을까?

92. 오수혈

캄캄한 밤에 전등을 켜고 싶다면 벽면에 붙은 스위치를 누른다. 오수혈(五輸穴)은 몸 상태를 조절하는 일종의 스위치다. 오수혈은 '영추(靈樞)'와 '난경(難經)'에 나오는 내용이다. 오수혈은 사암침이나 체질침, 동씨침 등은 물론이고 임상에 널리 활용되고 있는 혈자리다. 한의대에서 학생시절에 달달 외워 구두시험을 보기도 한다.

오수혈은 12경맥의 손, 발쪽에 있는 중요한 혈자리를 지칭하는 용어다. 즉, '정, 형, 수, 경, 합(井滎輸經合)의 다섯 가지로 이루어진 오수혈은 주로 팔꿈치 이하나 무릎 이하의 부위에 위치하고 있다. 오수혈에 침을 놓아, 오장육부의 한열과 허실을 조절하여 질병을 치료하고 건강을 유지한다는 얘기다.

혈자리를 선택하는 방법은 2가지가 있다. 근위취혈과 원위취혈이다. 혈자리 선택에 있어서 병소 가까이 놓는 것이 근위취혈이고 병소와 떨어져 있는 같은 경락상의 먼 혈자리를 놓는 것이 원위취혈이다. 아시혈(阿是穴)[77]은 근위취혈이지만, 오수혈은 원위취혈에 해당한다. 오수혈은 오행이나 육기의 배속에 관한 이론적 의미보다는 임상적으로 효과를 축적하여 얻은 결과가 더 중요하다. 오수혈은 침구활용을 통해 자율신경계를 정상화시키는 스위치 경험론이다. 이에 관련된 대표적 서적 중에 하나가 양유걸(楊維傑·67) 박사가 지은 '실용오수혈발휘(實用五輸穴發揮)'다.

오수혈을 사용하는 침법 중에 '사암침'은 중국에는 없는 침 치료법이다. 우리나라 2대 의성(사상의학의 이제마, 사암침의 사암도인) 중 한 사람인 사암도인이 창시한 침법으로 토종 한의학으로 평가받고 있다. 사암침은 정확한 경락부위에 침을 놓기 때문에, 침의 개수가 보통 4개 정도로 효율적이다. 효과가 탁월할 뿐 아니라 시술 직후 질환 개선

---

[77] '아(阿)'는 의성어로서 압통점을 눌렀을 때 "아야" 또는 "아" 하고 내뱉는 소리를 표현한 것임. 다시 말해, 아시혈(阿是穴)이라는 용어의 의미는 눌렀을 때 아픈 부위가 곧 혈자리가 된다는 의미.

정도를 바로 확인할 수 있는 장점이 있다. 또한, 경락에 침을 놓기 때문에 소화가 잘 되는 침을 놓았는데, 허리까지 좋아졌다는 파급효과도 기대할 수 있다. 허리 통증 치료에 맞는 침을 맞았는데, 소변불리도 좋아졌다는 얘기도 있을 정도다. 사암침은 경우에 따라 환부 반대쪽에 침을 놓는 데, 그래도 효과가 있는 것이 신기하다.

오수혈은 음경락의 정-형-수-경-합이 木-火-土-金-水가 되고 양경락의 정-형-수-경-합이 金-水-木-火-土가 된다. 이 대목이 처음엔 이해가 안 되는 부분이다. 폐와 대장을 한번 살펴보자. 폐는 수태음폐경이라는 음경이고 대장은 수양명대장경이라는 양경이다. 폐와 대장 모두 오행으로 보면, 금(金)에 속한다. 폐라는 음경의 정형수경합은 소상-어제-태연-경거-척택이 된다. 대장이라는 양경의 정형수경합은 상양-이간-삼간-양계-곡지가 된다. 음경락은 습(濕)기운이 상향하는 것이고 양경락은 조(燥)기운이 하행하는 것이라는 주장이다. 축축한 기운의 시작(井穴)은 봄부터 가슴(木)이 되고 건조한 기운의 시작(井穴)은 가을부터 제습(金)이 된다는 스토리텔링이다.

사암도인침법 제34장 통풍(痛風)편에 보면, 오십견 임상경험 사례 2건이 자세히 기록되어 있다. "한 부인이 오른 쪽 어깨 부위가 저리고 통증이 극심하면서 손도 이와 같았는데, 옷을 입거나 허리띠 묶는 것도 남에게 맡겼다. 내가 통비한승방(痛痺寒勝方: 陽谷, 陽谿補, 通谷, 二間瀉)으로 치료하자 1일에 추운 감을 느끼면서 몸이 떨리는 증상이 멎었고, 수회에 어깨 부위가 저리고 통증이 극심한 증상도 그치면서 옷 갈아입기를 스스로 했으며, 그리고 나았다." 의역하면, 오른 쪽 어깨가 아픈 환자를 양곡과 양계혈을 보(補)하고 통곡과 이간혈을 사(瀉)했더니, 진통이 나아졌고 여러 번 같은 방식으로 침을 놓으니, 의복도 편히 입을 수 있을 정도로 운동범위가 정상이 되었다는 얘기다. 또 다른 사례를 보자. "거의 60세 가량인 한 남자가 양견비부(兩肩臂部)에 통증(痛症)이 심하면서 마비(麻痺)가 있었는데, 병세가 극심하게 변하여 머리를 빗어 묶는 것(斂髮)과 옷을 여미는 것(斂衣)도 남에게 맡겨 하게 했는데, 통비한승방(痛痺寒勝方: 陽谷, 陽谿補, 通谷, 二間瀉)으로 치료하여 효과가 있었다." 의역하면, 양어깨가 아픈 환자를 같은 혈자리 4개만 침을 놓았는데도 치료가 되었다는 경험담이다. 왜 양곡과 양계혈을 보(補)하고 왜 통곡과 이간혈을 사(瀉)했냐를 설명하자면, "대장승격"에 관한 이론이 길다.

그러나 이론보다 더 중요한 것은 웬만한 침으로 잘 낫지 않는 오십견을 사암침법으로 낫게 한다는 점이다. 사암침법을 숭배하는 계파는 400년 이상 침 4개로 똑같은 혈자리에 놓음으로써, 견비통을 치료하여 명성을 올리고 있다는 사실이다. 입증된 임상효과의 경험은 이론의 허풍을 열폭, 스무폭 치마폭으로 덮어 주고도 있지만, 치료가 되기 때문에 많은 칭송을 받고 있다. 사암침법 이론의 수많은 모순에도 불구하고, 오십견 치료가 쉽게 된다는 사실 때문에, 그쪽을 무조건 외면하고 무시할 수 없는 형편이다. 이론은 차치하고 임상발견으로 인정하고 따라서 시도해 보는 것을 항복이라 칭할 사람 아무도 없을 것이다. 오십견을 쥐 잡는 일에 비유하자면, 쥐 잡는 데 검은 고양이면 어떻고, 흰색 고양이면 어떠랴? 방법론을 떠나 환자를 고통으로부터 벗어나게 해주는 게 정답이다.

93. 강삼이조

탕약에 생강과 대추는 감초만큼 많이 등장한다. 주로 생강을 3쪽, 대추 2개의 비율로 넣는다. 많은 종류의 한약에 빈번하게 이런 비율로 넣는 것을 강삼이조(薑三二棗)라고 한다. 여기에서 강(薑)은 생강을 의미하고 조(棗)는 대추를 의미한다. 대추를 한방에서는 대조라 부르기 때문이다. 대추나 생강은 모두 따뜻한 약성을 가지고 있고 효능은 각각 다르지만, 합해지면 오묘한 시너지 효과가 일어난다. 생강과 대추는 궁합이 맞아서 생강과 대추만이 들어간 강조탕(薑棗湯)이 있을 정도다.

사실, "생강 3쪽과 대추 2개"라는 용어는 매우 부적절한 레시피다. 빵 만들 때, 설탕을 100그램을 넣으라는 말은 적절하지만, 설탕을 한 움큼 쥐어 넣으라는 말은 부적절하기 때문이다. 생강은 칼로 써는 사람 마음에 따라 1쪽의 무게가 달라지고 10월 햇 생강과 다음해 9월 묵은 생강은 무게가 같아도 약성은 천양지차다. 대추도 크기가 천차만별이고 건조 상태에 따라서 1개의 무게는 2그램에서 4그램까지 다양하게 나온다. 보통 한의원에서는 생강 3쪽과 대추 2알을 도량형으로 환산하여 사용한다. 바쁜 세상에 그 많은 걸 언제 세고 있겠는가? 생강 3쪽과 대추 2알을 도량형으로 환산하면 생강 6g, 대추 6g이 된다. 이것이야말로 황금비율이고 환상의 찰떡궁합인 것이다.

대추는 8월에 채취하여 햇볕에 말린다. 식품 대추와 약 대추의 구분은 건조의 정도를 갖고 판단한다. 약간 덜 건조된 통통한 중국산 대추는 덜 우러나온다. 겉껍질은 물론이고 속살까지 바짝 마른 국산이 좋은 약재다. 대추는 맛은 달고 성질은 따뜻하며 평하고 독이 없다. 속을 편안하게 하며, 온갖 약에 섞을 수 있다. 대추는 비위를 이롭게 하는 약이나, 너무 많이 먹으면 오히려 비위를 상하게 만든다. 대추에서 씨를 빼고 달이면, 마음을 평안케 하고 잠을 잘 자게 도와준다. 대추는 치아 건강에는 좋지 않다. '동의보감'에는 대추를 달여서 마셔야 좋다는 구절이 있다. '급유방(及幼方)'에도 "생대추를 많이 먹으면 습열을 생기게 하고, 생파와 같이 먹으면 풍증을 일으킨다. 푹 쪄서 껍질과 씨를 버리고 써야 한다. 명치가 답답하거나 속이 더부룩하거나 구토하거나 이가 아픈 경우에는 금해야 한다."라고 기록되어 있다.

'본초강목'에서도 건대추와 생대추를 엄격히 구분했다. 건대추를 대조(大棗)라 하고 생대추는 생조(生棗)라 했다. "(생대추를) 많이 먹으면 한열이 나게 한다. 몸이 야윈 자는 먹어서는 안 된다. (생대추를) 많이 먹으면 열과 갈증이 나고 배가 불러 오르거나, 장부를 요동하게 하거나, 비(脾)의 근원을 손상시키거나, 습열을 조장한다."라고 '본초강목'은 기술하고 있다. '의학입문 식치문'에는 생대추는 "습열(濕熱)을 동하게 하여, 배가 차오르고 설사하게 만들며 사람의 살이 빠지게 한다."고 되어 있다.

대추는 매독이라는 성병에 많이 쓰였다. 그때에는 겉껍질과 씨를 제거하고 속살만 사용한다. '단방비요 경험신편(單方祕要 經驗新編)'에는 이런 내용이 있다. "양매창(楊梅瘡)에는 대추 3근을 삼목 장작으로 삶아 껍질과 씨를 제거한다. 또, 삼목 숯을 곱게 가루 내어 대추살에 고르게 개어 총탄알만 하게 환을 만든다. 끊어지지 않게 매일 임의대로 먹되 식초와 모든 뜨거운 음식은 피한다. 나은 후에도 1-2개월간 먹으면 뿌리가 제거된다." 외생식기에 생긴 각종 질환에 대추 속살은 효험이 있다고 전해진다.

'식료본초'에는 귀 먹어 소리를 듣지 못하는 것, 코가 막혀 냄새를 맡지 못하는 것을 치료할 때에는 "껍질과 씨를 제거한 대추"를 사용한다고 나와 있다. 또한, 이런 구절도 있다. 소아가 가을철의 이질을 앓으면 "벌레 먹은 대추"를 먹이는 것이 좋다고 한다. 또, 배꼽 아래가 비틀 듯이 아플 때 "깨뜨린 대추"를 달여 먹이라고도 한다.

마음의 안정과 불면증 해소에는 불로 태운 대추를 먹이라는 구절이 옛날 한의서에는 자주 등장한다. '진양신방'의 해당 내용을 인용하면, 다음과 같다. "부인이 장조증으로 귀신에 홀린 것처럼 슬퍼하면서 울려 하고,… 혼자 웃고 혼자 우는 것을 치료한다. 감초 1냥, 소맥 3홉을 달여서 복용한다. 산전이나 산후 모두 복용할 수 있다. 혹은 대추를 약성이 남게 태워 미음에 타서 먹는다." '식물본초'에는 "3년을 묵힌 것의 씨 속의 인(仁)은 복통 치료에 주효하다."고 되어 있다.

'식품집'에 나오는 "꿀과 함께 먹지 말라는 조자(棗子)[78]"는 초대형 대추를 말한다. 중국어 발음으로 '짜오즈'라 하고 이것은 대추과의 과일인데 일반적으로 알고 있는 대추와는 전혀 다른 품종이다. 이것이 한국에서는 대추(?)로 잘못 번역되어 있다. 이같은 오역(誤譯)을 보건계통 중앙정부 관리가 잘못 받아들이면, 전통찻집에서 파는 꿀 넣은 대추차는 모두 회수해야 되는 촌극이 벌어진다. 대부분의 의서(醫書)를 보면, 꿀과 대추는 매우 잘 어울린다고 나와 있다. 종자가 다른 초대형 대추만이 꿀과 상극이라는 얘기다.

산조(酸棗)도 대조(大棗)와는 전혀 다른 품종이다. 산조의 씨(산조인)를 초(불로 태운 것)한 것은 불면증 치료제로 많이 쓰인다. 그러나 산조인에 대한 오해를 풀어야 한다. 산조인을 한번 먹으면 바로 잠이 바로 오는 수면제로 생각하면 큰 오산이다. 오늘날 불면증 환자는 이미 정신과 약을 많이 복용한 터라, 산조인을 1제 먹어도 조선시대 사람들과는 다르게 기별도 안 오는 경우가 허다하다. 신기한 것은 산조인을 오래 먹으면 분명히 효과 있다는 사실이다. 고서(古書)가 거짓을 적어 놓진 않은 모양이다. 요즘 사람들에게 있어, 산조인은 꾸준히 오래 장복해야 효과가 서서히 나타난다. 1회 복용량에 많이 써야 하고, 효과를 본 사람들은 오래 장복하다 보니, 산조인은 늘 공급 부족이다. 그래서 값싼 면산조인으로 대체하기도 한다. 면산조인 역시 산조인에 버금가는 효과가 있다. 그렇다고 면산조인을 산조인으로 속여 팔면 그건 불법이다. 산조인은 가격이 높을 때에는 600그램에 20만원 이상을 호가하기도 한다. 산조 나무가 몇 그루 없는 상황에서 산조인 수입가격은 앞으로도 계속 오를 것으로 전망된다. 산조인은 매년 값이 껑충껑충 오르기 때문에 한의원의 재테크 수단이 되기도 하다. 물론 거액으로 대량 축적할 때에는 생산조인으로 구매해야지, 초산조인은 산화되어서 유효기간이 지나면 버려야 한다. 산조인도 주의할 점이 몇 가지 있다. 산조인은 반드시 씨 끝의 뾰족한 부분(皮尖)을 떼고 사용해야 한다. 그리고 산조인은 방기와 함께 쓰면 안 된다고 '본초정화'에 나와 있다.

---

78) 식품집, 부록 상반되는 음식 5항.

이제는 생강 얘기를 해보자. 몸이 으슬으슬 추우면 생강차를 끓여 먹는다. 상당한 효과가 있다. 의서(醫書)에는 생강이 구역질 완화에 좋다는 얘기도 있다. 중국은 땅이 넓다보니, 이런 의문점이 있었던 모양이다. 남쪽은 덥고 북쪽은 추운데, 남쪽 사람은 따뜻한 음식을 많이 먹고 북쪽사람은 오히려 찬 음식을 많이 먹는 경우를 보고 의아해 했던 모양이다. 고금도서집성 의부전록에 나오는 내용이다: "어떤 사람이 물었다. 동남방(東南方)은 기후가 뜨거우므로 찬 약을 복용하는 게 맞고, 서북방(西北方)은 기후가 차가우므로 더운약을 복용하는 것이 맞다고 보는데, 어떤 연유로, 지금 동남방의 사람들이 늘 후추와 생강, 계피를 먹는데도 병이 생기는 것을 볼 수 없으며, 서북방의 사람들이 후추나 생강 등 신열(辛熱)한 음식물을 먹기를 두려워하는 것인가? 이에 답하길, 동남방은 비록 덥지만 지대가 낮아 습기가 많은데, 신열한 음식과 약이 또한 습(濕)을 물리칠 수 있고, 서북방은 비록 춥지만 지대가 높아 건조한 경우가 많은데, 신열한 음식과 약은 도리어 건조함을 도울 수 있기 때문이다. 병을 치료하고 약을 쓰는 자는 모름지기 이 뜻을 알아야 한다." 굳이 해석하자면, 한열은 병인(病因) 중 간접적 요인이고, 조습은 직접적 원인이기에 생강을 쓸 때, 따뜻한 성분보다는 제습의 효과를 더 중요하게 여겨야 한다는 뜻이고, 수분변조에 의한 조습관리가 한열관리보다 치병(治病)에는 더 중요하다는 주장인 셈이다.

　한의학 서적에 나온 생강의 효능을 정리하면 다음과 같다. 구토, 기침, 감기, 딸꾹질, 숨참, 해독 등이다. '본초강목'에서의 석명(釋名)은 "습(濕)을 다스리는 채소다". 기미(氣味)는 "맛은 맵고 성질은 약간 따뜻하고 독이 없다". 주치는 "악취를 제거하고, 머리가 아프고 코가 막히는 증상, 해역(咳逆)과 상기(上氣)를 제거한다. 구토를 멎게 하고, 담을 제거하며, 속이 그득한 것을 제거하고, 기침과 계절병을 치료한다. 명치가 당기고 아픈 증상을 치료한다. 하부에서 뭉친 증상, 어혈을 깨뜨리고 속을 고르게 하며, 냉기를 제거한다. 가슴 속의 악취와 호취(狐臭, 암내)를 없애주고, 뱃속 회충을 제거한다. 여러 가지 음식물의 독을 풀어 준다."

　생강은 껍질과 속을 함께 쓴다. 생강껍질만을 사용할 때에는 부종에 특효다. 건강은 껍질을 제거하고 속살만을 말린 것이다. '급유방'을 보면, "건강은 성미가 맵고 뜨겁다. 배 전체가 냉하면서 아픈 경우나 사지 끝부터 냉해지는 경우를 치료한다. 풍사와 한사를 흩는다. 뱃속이 차고 구토하는 경우를 치료한다."고 되어 있다. 포건강(炮乾薑)이라고 별도 표기 된 것이 있다. 이것은 건강(乾薑)을 물에 불려 잿불에 묻어 구은 것을 말한다. 요즘은 살짝 덖어서 포건강(炮乾薑)을 만든다. 포건강(炮乾薑)은 주로 냉증 치료에 사용된다.

'우잠잡저'에 대추와 생강과의 관계를 표현한 대목이 있다. "36세의 남자가 몹시 아픈 지 8~9일이 되도록 땀을 내지 못했는데, 가슴이 그득하고 갈증이 나고 기침을 하고 숨이 차고 한열이 왕래하고 설사를 하였다. 최군이 "십신탕에 행인, 오미자, 길경, 지각을 더해 쓰는 것이 어떻겠나?" 하기에 내가 말하였다. "병에는 정해진 곳이 있는데 그 구역이 속한 곳을 찾아내지 않고 도리어 땀내는 약을 쓰면 진액만 쏟아내어서 궐증과 갈증이 생길 것이 분명하네." 최군이 "그렇다면 자네의 고견으로는 어떤 약을 지으면 좋겠는가?" 하기에 내가 "한열이 왕래하고 가슴이 창만하니 분명 소양증일 것이네. 기침을 하고 숨이 차고 설사를 하는 것은 곧 갈증으로 물을 마신 것 때문이니 물이 가슴과 옆구리에 맺혀서 담목(膽木)의 기운이 상하로 치받으면서 거스르기 때문이라네. 마땅히 소시호탕(小柴胡湯)에서 인삼과 대추를 빼고 다시 오미자 습지에 싸서 구운 건강, 모려분 1돈씩을 더해 쓰면 저절로 화평해져 풀릴 것이네."하였다. "오미자를 더해 쓰는 것까지는 이해되지만 소시호탕에서 인삼과 대추를 빼고 건강과 모려를 더한 이치에 대해서는 잘 모르겠네. 어떤 소견이신가?" "소양증에 기침을 하고 숨이 찬 경우는 열이 폐에 들어갔기 때문이니 이 때문에 인삼과 대추를 빼고 오미자나 건강 같이 쓰고 따뜻한 약을 더하여 공허하게 떠다니는 양기를 거두어들여 기침을 멈추게 하고 모려의 짠맛으로 위(胃)와 옆구리에 도사리고 있는 수기(水氣)를 삭여서 몰아낸다네. 이즈음에야 반표반리의 소양증을 시호, 황금, 반하가 속에서 치료한다네." 이에 최군이 순순히 수긍하면서 약을 지어주었는데 과연 1번 복용하니 들어맞았다." 대추나 생강은 모두 따뜻함을 보태어 주는 약이기에 같은 성질을 보여줄 것 같지만, 대추는 주로 소화기에 좋고 생강은 주로 호흡기에 보탬이 된다는 뜻으로 해석된다.

'의종손익'에서는 대추와 생강과의 관계를 독특하게 해석하고 있다. "약제 중에 생강 3쪽, 대추 2개를 민간에서는 '간삼소이(干三召二)'라고 하는데, 대체로 '습춘장경(拾春章慶)'이라는 책명에서 나온 말이다. 그런데 비록 생강과 대추의 본래 의미는 아니지만, '간(干)'자에는 '간섭', '방해'의 의미가 있고, '소(召)'자에는 '불러들이다'라는 의미가 있다." 즉, 생강은 세균이나 바이러스가 몸속에 들어와서 활개를 치는 것을 직접 방해하고 대추는 신진대사와 혈액순환을 좋게 하여 면역력을 불러 모으는 역할을 한다는 주장이다. 그러나 일각에서는 '간삼소이(干三召二)'에 등장하는 '간(干)'은 '강(薑)'을, '조(召)'는 '조(棗)'를 취음(取音)으로 하여 쉽게 쓴 것일 뿐이라는 주장도 있다.

원칙적으로 대추는 살찌게 하고, 생강은 살 빠지게 한다. 몸살기가 심하고 으슬으슬 떨리는 증상을 보이면 생강을 많이 먹으면 되고, 몸에 한기가 느껴지는 증상보다는 피로감이 더 심하고 나른하고 기운이 없을 때는 대추를 먹어서 몸을 편안하게 만들어 주는 것이 좋다. 대추와 생강은 서로 협력하는 관계이기 때문에 함께 먹으면 소화기와 호흡기가 모두 편안해지는 것이다. 탕약의 날카로운 맛도 생강과 대추가 들어가면, 부드러운 맛으로 변한다. 생강과 대추 그리고 감초는 모든 요리에 적당량이 들어가면 구수한 맛을 자아내는 된장과 같은 존재 같다. "약방의 감초"라는 말 대신에 "약방의 생강, 대추, 감초"라는 말이 더 잘 어울린다고 생각한다.

94. 산수신산

　산수신산(酸收辛散)이란 신 맛은 거두어들이고, 매운 맛은 발산한다는 얘기다. 살찌고 싶으면, 신맛 음식을 먹고 살 빼고 싶으면 매운 맛 음식을 먹으라는 얘기도 있다. 요즘에는 살찌길 원하는 사람보다 살 빼고 싶은 사람이 훨씬 더 많다.
　'본경속소'를 보면, "신맛은 진액을 모은다. 그리고 매실(梅實)과 모과(木瓜)는 아주 시다. 그래서 매실(梅實)은 갈증을 그치고 모과는 전근(轉筋)[79]을 그친다." '본초정화'에는 "매운 맛은 흩어지게 하는 작용을 하여 횡적으로 움직이게 하며, 신맛은 수렴하는 작용을 하여 수축시키는 성질이 있다."하였다. '상한명리론'에도 "공하시킬 때는 반드시 쓴맛으로 하고, 보할 때는 반드시 신맛으로 한다."라고 했다. 신맛은 수렴시키고 쓴맛은 배설시킨다. '급유방'에서는 오매나 석류를 신맛에 분류했다. '동의보감'에서는 작약을 신맛이 난다고 표현했다. '양의미'에서는 황백에서 신맛이 난다고 했다.
　의문보감을 살펴보면, "신맛은 수렴하는 성질이 있어 땀이 나가지 못하게 지키므로 표가 허하여 땀이 나는 것을 막고, 신맛 때문에 간이 튼튼해지면 혈이 제 경락으로 돌아가므로 밤새도록 잠을 자지 못하는 증상에 쓴다." '의학입문 식치문'에서는 "신맛이 피를 보익"한다고 하였다. '황제내경소문'에서는 "팥, 개고기, 오얏, 부추는 모두 신맛이다."라고 표기해 놓고 있다. 신맛은 감기 예방이나 초기의 오한과 고열이 줄어들고 회복하는 과정에서 기운을 보충하고 면역을 높이는 역학을 한다.
　또, '황제내경소문'에는 "매운 맛은 발산(發散)하고 신맛은 수렴(收斂)시키며, 단맛은 완화(緩和)시키고 쓴맛은 견고(堅固)하게 하며, 짠맛은 연견(耎堅)[80]시킨다."고 했다. 매운 맛은 열과 화를 흩뜨려지게 하는 해표 효과가 있다고 믿었다. 매운맛은 몸을 따듯

---

79) 전근이란 쥐가 나고 경련을 일으키는 증상을 말하며, 진액부족이 원인이다.
80) 굳은 것을 풀어 줌.

하게 해주고 뭉친 것을 풀어주며 발산하는 기운이 있어서 몸 안의 노폐물과 땀을 피부를 통해 배출시킨다.

현대인들이 매운맛에 열광하는 것도 마음속에 싸인 울분이 많아서다. 스트레스를 많이 받다 보니 매운 음식으로 풀 수밖에 없는 것이다. 매운 라면, 불닭, 떡볶이 등은 날로 더 매워지고 있다. 매운 음식을 먹으면 실제로 땀이 나면서 스트레스가 확 풀리는 느낌이다. 옛날 사람들은 고추, 마늘, 기장, 닭고기, 복숭아, 파를 매운 맛이라 분류하였다.

생강도 매운 맛에 속하여 열을 발산시킨다. 소자는 매운 맛으로 담을 몰아내고 기를 내린다. 백개자는 매운 맛으로 오로지 옆구리의 담을 화담시킨다. 천마는 매운 맛으로 능히 두현증과 소아의 경간, 사지 근육이 오그라드는 증상을 몰아낸다. 중국에는 호초(胡椒)와 천초(川椒) 등 각종 매운 맛을 가진 약물이 있다.

식물본초에는 매운 맛의 내복자와 생강을 비교하고 있다: "기를 흩으려면 생강을 쓰고, 기를 내리려면 내복자(萊菔子)를 쓴다"고 하였다. 본래 무는 매운맛이 있으면서도 단맛이 있으므로 완만하게 흩어 주면서도 기를 내리는 것이 빠르다. 내복자는 무보다 기를 더 잘 내린다. 건강과 세신도 매운 약재에 속한다. 그런데 건강은 뜨겁고 세신은 따뜻하다. 건강은 약간 맵고, 세신은 아주 맵다. 세신은 막힌 곳을 뚫어 주는 효과가 대단하다. 건강은 담을 녹여 주고 냉기를 몰아내 준다.

동의보감에서는 목향이 매운 맛이라고 기록하고 있다. "목향은 중초와 하초의 기가 잘 돌게 한다. 또, 목향은 매운맛이 있어서 기가 울체되어 잘 퍼지지 못할 때는 반드시 써야 한다. 만약 음화(陰火)가 위로 치받으면 황백과 지모를 쓰고 목향을 약간 써서 도와주어야 한다."고 하였다.

세상의 모든 외부 물질은 모두 독이라 한다. 다만 그 분량이 관건일 뿐이다. 사람 몸에 꼭 필요한 설탕과 소금일지라도 너무 많이 섭취하면, 설탕과 소금은 무서운 독이 된다. 쓴 맛은 대개 독성이 강하다. 그러나 속담에 입에 쓴 약이 좋은 약이라 한다. 독(毒)도 적당량이면 약이 된다. 신맛이 보혈도 하고 영양분도 축적시켜 준다고 해서 너무 많이 먹으면 엄청난 독성으로 다가온다. 매운 맛이 기분을 좋게 한다고 마구 섭취하면, 소화기관이 다 망가진다. 쓴맛, 단맛, 짠맛, 신맛, 그리고 매운맛 대신 감칠맛을 오미(五味)로 한다. 대개의 식품은 두 가지 이상의 맛을 지니고 있다.

음식이든 한약재든 재료 자체가 갖고 있는 맛을 기준으로 몸의 균형을 잡아간다는 개념은 매우 논리적이다. 그리고 산수신산(酸收辛散)이란 패러다임은 굳이 한방이 아니더라도 일상 음식 문화에서도 적용할 가치가 충분히 있다고 본다. 생선회를 다 먹고 남은 생선뼈로 찌개를 끓일 때, 비만한 사람은 매운탕을 먹고, 마른 사람은 맑은 탕을 먹는 게 좋은 이유가 매운 맛이 체중감소에 영향을 주기 때문이라고 말한다면, 이를 굳이 부정할 필요가 없을 것이다. 흡수와 발산을 맛에 연동시킨다는 자체가 흥미로운 발상이다. 앞으로 광고 카피에 매운 맛에 이어 새콤한 맛이 대거 등장하는 날이 올 수도 있을 것이다.

95. 자궁을 떼어 낸다면

　1960년대 우리나라 가임여성들은 불행한 세대였다. 폭발적인 신생아 출생으로 중앙정부에서는 대규모 가족계획을 실시하고 산아제한을 권장했다. 그 과정에 유력 정치인이 우리나라에 무리하게 도입한 것이 위험한 피임약 '아나보라'였다. 이 약을 먹었던 우리나라 여성들은 많은 부작용에 시달려야 했다. 특히, 자궁암이 급증했다. 그 뒤, '아나보라'의 호르몬 성분을 대폭 줄여 '미니보라'라는 약이 출시되었고 오늘날은 약성이 더 순화된 피임약으로 진화되었다.

　안전한 피임약 개발을 위해 푸에르토리코나 대한민국의 저소득층 여성들은 선진국 제약회사들의 '마루타'가 된 것으로 역사는 기록하고 있다. 피임약 부작용에 따른 자궁암은 결국 자궁적출로 이어졌다. 그 탓에, 우리나라는 OECD 국가 가운데 자궁적출율 1위라는 불명예 기록을 갖고 있다.

　자궁을 떼어내게 되면, 신체적, 정신적인 변화가 급격히 일어난다. 에스트로겐과 프로게스테론 호르몬의 균형이 무너지게 되면서, 신체균형이 깨지게 되는데 체력 감소, 다한증, 안면홍조, 호흡 불안정 등이 나타난다. 그리고 소화불량 등의 증상도 발생하고 허리와 아랫배, 골반 통증까지 동반한다.

　자궁이란 여성의 상징적 장기이기 때문에, 자궁이 없어졌다는 사실에 심한 박탈감과 상실감이 밀려온다. 여성으로서의 출산기능을 하지 못한다는 자신감 저하로 인해 우울증과 공황장애를 겪기도 한다. 또한, 자궁적출은 노화를 앞당긴다. 조기 갱년기를 겪게 되며, 한열왕래와 불면증, 오한 등이 일어나고 고혈압과 당뇨병도 함께 발생할 수도 있다.

　양방에서는 자궁을 보존하는 치료 방법을 최대한 찾아야 하고, 자궁적출이 꼭 필요한 경우에는 수술을 해야 하겠지만, 최소한의 부위를 제거하고 후유증을 충분히 고려

하여야 한다.

한방에서는 음양(陰陽)이 교구(交構)하여 태(胎)가 응(凝)하여 장(藏)하는 곳을 '자궁(子宮)'[81]이라고 한다. 즉, 여자와 남자가 성교하여 정자와 난자가 뭉치고 엉겨 붙어 수정란이 되고 이것을 품고 있는 곳이 자궁이라는 얘기다.

'신기천험'에서는 자궁을 비교적 상세히 기술하고 있다. "여성의 골반강의 앞부분에는 방광이 위치하고, 가운데는 자궁이, 뒷부분에는 직장(直腸)이 위치한다. 방광의 요관은 길이가 약 1촌이며, 그 아래쪽은 질(陰道)이며, 사람의 질은 굽어져 있다. 질의 입구가 음문(戶)이다. 음문의 안쪽은 넓고 바깥쪽은 좁으며, 처녀는 얇은 막으로 덮여서 막혀 있는데, 막에 조그마한 틈이 있어 월경혈이 흘러나온다. 처음 남자와 성교를 하게 되면 막이 찢어지면서 약간의 출혈이 있는데, 민간에서는 파신(破身)이라 한다. 아이를 낳을 때에는 이곳을 산문(產門)이라 한다. 산문은 직장과 비슷하여 가로로 된 근육이 있어 넓어지기도 좁아지기도 한다. 내부에는 주름이 잡혀 있고 외부와 막으로 연결되며, 아랫부분이 자궁의 입구와 연결되어 음수(陰水)를 생성한다. 자궁은 모양이 가지와 같고 호로박의 윗부분을 절단한 것과 비슷하다, 골반강에 거꾸로 매달려 있다. 길이는 2촌, 기저부의 너비는 1촌 3푼, 두께는 7푼이다. 속은 비어 있는 삼각형의 방(자궁강)으로 되어 있는데, 삼각형의 한쪽 모서리는 자궁입구에 위치하고, 두 개의 모서리는 기저부에 위치한다. 한 쪽은 기저부의 좌측, 한 쪽은 기저부의 우측에 있다. 기저부의 모서리에는 돼지털이 통과할 만한 작은 구멍이 있으며, 기저부의 바깥에는 두개의 인대가 매달려 있는데, 하나는 둥글고 하나는 납작하다. 둥근 인대는 교골에 이어지고, 납작한 인대는 대소장의 장간막 및 관골과 함께 이어져 있다. 인대가 약해지거나 출산 후에 움직이게 되면 자궁이 밑으로 처져 내리게 된다."

옛날 할머니들은 젊은 임산부에게 애기 낳은 직후에는 무거운 것을 들어 올리지 말라고 당부한다. 밑이 빠진다는 것이다. 밑이 한번 빠지면, 그 다음부터는 힘이 없어지고 노화가 급속도록 진행된다는 우려의 말씀도 하신다. 일종의 자궁하수를 말하는 것

---

81) 경악전서,

이다. 자궁이 내려앉으면, 배뇨 간격이 짧아지고 변비가 심해지며, 하복부 불쾌감이나 요통 등이 나타난다. 또한 허리도 아프고 걷기도 힘들어 진다. 하물며, 자궁을 아예 떼어내면 그 후유증은 불문가지(不問可知)다.

　한방에서는 자궁에 생긴 혈적(血積)을 석가(石瘕)라 한다. 석가란 자궁 안에 어혈이 몰려서 생긴 것인데 월경 중 찬 기운을 받으면 어혈이 몰려서 생긴다고 주장한다. 자궁에 덩어리 같은 것이 생겨 단단하고 점차 커져서 임신한 것 같고 월경마저 끊기게 된다. 이럴 때에는 온경행기(溫經行氣)하고 어혈을 없애는 방법으로 희로환(晞露丸)이나 통경환을 쓴다[82].

　한방에서는 자궁을 주로 냉기와 혈의 운행 불순 관점에서 바라본다. 특히, 자궁 내 어혈을 주목하고 자궁에 장시간 어혈을 방치하게 되면, 다양한 자궁질환이 발생한다고 생각하고 있다. 일부 한의사들은 자궁의 제반 질병들을 한방으로 치료할 수 있다고 주장한다. 그러나 자궁암을 한방으로 치료할 수는 없다고 본다. 자궁암 치료까지 한방이 떠맡겠다고 들이대는 것보다는 자궁암으로 발전되기 전에 한방치료가 가능하고, 수술 후에 후유증 치료로 한방이 가능하다고 얘기하는 게 순리다.

　요즘은 자궁을 떼어낸 뒤 나타나는 후유증을 자궁적출술후증후군(post hysterectomy syndrome)이라 부른다. 한방에서는 병증에 따라 산후풍에 쓰이는 약으로도 치료하고 축어탕 계열로도 치료한다. 기가 심하게 허한 상태인 다허(多虛)나 어혈이 심하게 겹친 상태인 다어(多瘀) 관점에서 접근한다.

　여성의 질병은 자궁부터 살펴보는데, 자궁이 없어진다면 난감해 진다. 자궁은 성호르몬의 본부(本府)기 때문이다. 호르몬은 조절기능의 핵심이다. 부족한 호르몬을 직접 몸에 투입시키는 것보다는 사라진 자궁대신에 어디선가 자궁을 대신하여 호르몬을 생성하도록 하는 게 절실하다. 그 조력자가 한방이기 때문에 양방이 무조건 한방을 배척할 것이 아니라, 한약의 어떤 성분이 효과적인 지를 밝혀 협진의 공간을 넓히는 것이 더 중요하다.

---

82) 단곡경험방.

96. 육두구

　육두구(肉荳蔲)의 원산지는 인도네시아 '몰루카 제도'다. 영어 이름은 '넛맥'(nutmeg)이고 "사향 향기가 나는 호두"라는 뜻이다. 인도네시아 사람들에게는 3500년 전부터 육두구가 사용되었다. 15세기에는 유럽까지 넘어와, 육두구가 고급 향신료로 자리를 잡는다. 동양과의 무역을 독점한 베네치아공화국은 동양에서 육두구를 수입하여, 유럽국가에 비싸게 팔아 엄청난 수익을 챙겼다. 초기 유럽 탐험가들이 북미 대륙과 인도양으로 이어지는 항로 개척에 나선 것도 베네치아의 독점적 폭리를 더 이상 참을 수 없어서였다. 즉, 향신료를 손에 넣기 위한 모험과 발견이 시작된 것이다.

　16세기 육두구 한 주머니는 금화 한 주머니와 맞먹는 가치를 지녔다. 향료를 구하기 위해 동방으로 떠나는 여행은 짧게는 1년, 길게는 2~3년이 걸리는 장기적인 고비용 투자였다. 인도네시아 군도 한가운데 위치한 런(Run)섬은 작고 조용한 오지의 섬이었으나, 육두구의 산지라는 것이 알려지면서 이곳은 스페인, 포르투갈, 영국, 네덜란드의 각축장이 되었다.

　16세기 초 항해 기술이 발달하면서 향료무역의 패권은 베니스 상인들로부터 1차적으로 스페인과 포르투갈로 넘어갔고 16세기 말에는 2차적으로 영국과 네덜란드가 패권을 다투게 된다.

　결국 네덜란드는 육두구 산지였던 인도네시아를 장악하기 위해 영국과 경쟁을 벌였고, 네덜란드가 육두구 산지인 인도네시아를 차지하는 대신에 전략적으로 뉴욕을 포기하고 영국에 넘겨주는 결과를 가져온다.

　육두구는 독특한 향을 갖고 있어 요리의 수준을 높여 준다. 육두구는 말리면 껍질과 과육이 분리되어서 흔들면 소리가 난다. 호두와 같은 열매 속 흑갈색 씨앗 부분을 갈아서 후추처럼 조금씩 사용한다. 후추보다 자극적이지 않고 매우 고급스러운 향과 풍미를 갖고 있다. 육두구는 톡쏘는 독특한 향이 있고 단맛도 있으며, 양고기나 소고기의 역한 냄새를 없애주는 역할을 한다.

스타벅스는 매년 초가을부터 겨울까지 호박향 라떼(Pumpkin Spice Latte)를 판매한다. 호박 파이와 에스프레소 한 모금이 기막히게 잘 어울린다는 경험에서 호박향 라떼 메뉴가 시작되었다. 커피에 시나몬, 육두구, 정향 등 갖가지 향신료를 섞어 호박향 라떼가 만들어진다. 호박향 라떼의 가장 결정적인 맛은 토핑에 들어가는 육두구가 그 역할을 한다.

육두구는 단순 향신료가 아니다. 신비의 약이기도 했다. 동양에서는 주로 육두구를 말려서 방향성 건위제나 강장제 등으로 썼다. 과거부터 면역력을 증진시키는 약으로 알려져 혹독한 유행병에서도 살아남는 비법으로 사용되기도 했다. 최근에는 육두구의 항산화물질인 리그난(폴리페놀계 화합물)이 노화를 늦추고, 근육을 재생하고, 운동 능력을 개선하는 데 효과가 있는 것으로 보고되고 있다.

'본초강목'에 육두구의 네이밍이 나와 있다. "육두구는 초두구에 상대하여 지어진 이름인데, 껍질은 제거하고 육질만 쓴다. 육질이 있고 기름진 것이 좋고, 마르면서 희고 속이 빈 것은 (품질이) 떨어진다." 이름 자체가 말해 주듯이 약재로 쓸 때에는 속살만 써야 한다. 옛 기록에 육두구는 "중국에는 없고 오랑캐 나라에서 생산되어 큰 배로 들어온다"고 써져 있기에, 중국에서 다소 먼 거리의 바다 건너 인도네시아를 지칭했던 것 같다. 법제에 관한 얘기는 "다룰 때는 찹쌀가루로 만든 미음으로 육두구를 싼 다음 잿불에 구워 익으면 찹쌀가루를 제거한다. 구리와 같은 쇠붙이에 닿지 않게 해야 한다."고 되어 있으나 후세 기록에는 편하게 밀가루 반죽으로 감싸서 불에 굽거나 볶았던 모양이다. 육두구의 기미에 대해서는 이견이 있다. 어떤 사람은 "맛은 맵고 성질은 따뜻하고 독이 없다."고 했고 어떤 이는 "맛이 쓰고 맵다."고 했다.

'본초강목'이 기술한 육두구 자체의 효능은 "속을 따뜻하게 하고, 음식을 소화시키고 설사를 멎게 하며, 가슴과 배에 냉기가 쌓여 창만하고 아픈 증상, 곽란으로 속이 메스꺼운 증상, 귀기와 냉주, 게거품이나 냉기를 구토하는 증상, 어린아이의 곽란을 치료한다. 속을 고르게 하고 기를 내리며, 위를 열어 주고, 주독을 풀어 주고, 피부 밖의 낙하기(絡下氣)를 삭인다. 묵은 음식이나 담음을 치료하고, 어린아이의 구역질을 멎게 하며, 젖이 나오지 않는 증상과 복통을 치료한다. 가슴과 배에 충이 있어 아픈 증상, 비위가 허랭한 증상, 기가 차기도 뜨겁기도 한 증상, 허하여 설사하거나 적백리를 주치할 때는 가루 내고 죽을 쑤어 복용한다. 비위를 따뜻하게 하고, 대장(大腸)을 튼튼하게 한다." 즉, 육두구는 냉증, 구토, 복통, 설사에 쓰는 약재다.

한방에서는 주로 환약에 육두구를 많이 사용했다. 본래 향이 많이 나는 약재는 탕약으로 끓이면 향이 모두 달아나 버려 후하(後下)를 하든지, 환제나 산제로 만드는 것이 원칙이다. 식욕이 부진하고 음식을 잘 먹지 않으며 소화가 안 되고 자주 새벽에 설사를 하는 데에는 이신환(二神丸)을 쓴다. 이신환에는 딱 5가지 약재만 들어간다. 신장에 좋은 보골지와 비위에 좋은 육두구 그리고 소금, 생강 물에 푹 삶아낸 대추 과육이 전부다. 이신환이라는 명칭에서 보듯이 육두구는 보골지와 함께 2가지 주된 재료가 된다.

한방에서 육두구는 이신환을 제외하고는 거의 양념 방식으로 추가 가미된다. 육군자탕에 육두구가 가미되어 설사와 복통을 멈추게 한다. 보중익기탕에도 설사가 심한 사람에게 추가 가미된다. 사인과 백두구, 신국과 맥아처럼, 육두구는 파고지와 함께 쓰이는 경우가 많다. 물론 백두구 대신에 사인과 육두구가 단짝으로 등장하는 탕약도 제법 있다. 사상체질을 주장하는 사람들은 육두구를 소음인 체질을 위한 상용약으로 분류하기도 한다.

육두구는 대마초나 양귀비와 같이 기분을 좋게 하는 효능이 있다. 아직까지 마약으로 분류되지 않은 것은 중독성과 금단현상이 없기 때문이다. 그러나 육두구도 용량을 초과하면, 환각작용을 일으킬 수 있기 때문에 조심하여야 한다. 육두구의 부작용을 피하기 위해서는 반드시 볶은 뒤, 껍데기를 제거하고 알맹이만을 사용해야 한다,

육두구의 용량사례를 옛날 기록에서 찾아보면, '태평성혜방'에서는 육두구 1개를 3회에서 4회 정도 나누어 복용하라고 했다. 충한산과 정향투격산에는 7푼(2.625g)이 들어간다. 백출산에 가미할 때에는 5푼(1.875g)이 들어간다. 진인양장탕에는 3푼(1.125g)이 들어간다. '의휘'에는 육두구를 2돈(7.5g) 넣는다고 했다. 그 외, 처방탕약마다 1돈,

8푼, 2.5푼, 1푼도 종종 등장한다. 요즘 요리책에는 1스푼(5g)을 초과하지 말라고 기록하고 있다. 그러므로 육두구의 적정 용량은 탕약처방전에 정해진 만큼 넣으면 문제가 없고, 가미할 수 있다고만 되어 있고 정해진 용량이 없을 경우에는 한의서에 나온 빈도수를 고려하여 1첩 기준으로 1.125g을 넣는 것이 가장 적절하다.

육두구를 먹으면 속이 편해져서 그런지 기분이 좋아진다. 그걸로 충분하다. 미칠 정도로 기분이 좋아질 필요가 없다. 약에 있어서는 다다익선(多多益善)은 금물이다. 효과를 느낄 수 있는 스레숄드(threshold)가 육두구에 엄격히 적용되어야 할 법칙이다. 우리가 흔히 말하는 임계점, 문지방역, 차이역과 같은 용어에 걸맞게, 자극에 관한 "최소량의 법칙"이 지켜져야 몸을 다치지 않게 한다.

97. 아들 낳게 해주는 한의원

 지금도 아들을 낳게 해준다는 모 한의원 앞에는 여성들이 줄을 서서 기다린다. 그런데 확률은 딱 50%다. 이런 엉터리 한의원을 다닌 사람 중에 딸을 출산한 사람들의 목소리는 작게 전해지고, 아들을 낳은 엄마들의 목소리는 크게 전달이 되어 날로 번창할 수밖에 없다.

 한방에서 남자와 여자의 구분이 자궁에서 이루어진다고 주장한다. "(자궁이) 밑에서는 하나로 이어지고 위로는 두 갈래가 있으며 가운데가 둘로 나뉘어 바리때[83]를 합한 형태로, 한 쪽은 좌(左), 한 쪽은 우(右)에 이른다. 정(精)이 혈(血)을 승(勝)하면 양(陽)이 주(主)가 되어 좌자궁(左子宮)에서 기(氣)를 받아 남형(男形)이 성(成)하고, 정(精)이 혈(血)을 불승(不勝)하면 음(陰)이 주(主)가 되어 우자궁(右子宮)에서 기(氣)를 받아 여형(女形)이 성(成)한다"고 하였다.

 이런 종류의 스토리텔링은 '성제경(聖濟經)'의 '좌동성남(左動成男), 우동성여(右動成女)'의 주장과 똑같다. "씨앗을 보면 전부 2개의 판(瓣)이 있기 때문에 남성 역시 2개의 고환이 있으니, 자궁의 의미도 이처럼 믿으면 틀림없다. 다만 좌(左)가 받으면 남아, 우(右)가 받으면 여아가 된다는 설(說)만은 후사(事後)가 아니면 그렇게 됨을 알 수가 없다. 여기에 다시 좌(左)로 사정(射精), 우(右)로 사정(射精)하는 방법이 있다고는 하지만, 여성의 음(陰)은 열리고 닫히는 스스로의 기(機)가 있기 때문에 좌(左)로 하려고 해도 반드시 좌(左)로 되지 않고, 우(右)로 하려고 해도 반드시 우(右)로 되지는 않는다. 음양(陰陽)이 상승(相勝)하는 이치는 천시(天時)와 인사(人事)에 있고 별도의 일도(一道)가 있는 듯하니, 이런 설(說)을 안다고 해도 결국 무익하다."

---

83) 절에서 쓰는 승려의 공양 그릇.

주단계(朱丹溪)는 "'易'에서는 건도(乾道)가 남자를 형성하고 곤도(坤道)는 여자를 형성한다고 한다. 건곤(乾坤)은 음양(陰陽)의 성정(性情)이며, 좌우(左右)는 음양(陰陽)의 길이고, 남녀(男女)는 음양(陰陽)의 의상(儀象)이다. 부정(父精)과 모혈(母血)은 서로 성적인 감응을 통하여 만나게 된다. 정(精)이 배설되는 것은 양(陽)의 기운이 작용한 것이다. 혈(血)이 정(精)을 포섭하고 정(精)은 그 골격을 이루게 되는데, 이는 만물(萬物)의 자질이 건원(乾元)에서 시작되는 경우이다. 혈(血)이 운행하여 정(精)이 혈(血)을 잡지 못하여 그 포(胞)를 형성하는데, 이는 만물(萬物)의 자질이 곤원(坤元)에서 생성되는 경우이다. 음양(陰陽)이 서로 결합하여 배태(胚胎)가 응결(凝結)되기 시작하여, 태(胎)가 자리 잡는 곳을 자궁(子宮)이라 한다. 한 가닥은 아래에 있고, 위로는 두 갈래로 갈라지는데, 하나는 왼쪽에 닿고, 하나는 오른쪽에 닿는다. 정(精)이 그 혈(血)보다 우세하면 양(陽)이 주가 되어 작용하여 왼쪽 자궁으로부터 기운을 받아 남아(男兒)가 형성되고, 정(精)이 혈(血)보다 우세하지 못하면 음(陰)이 주가 되어 작용하여 오른쪽 자궁으로부터 기운을 받아 여아(女兒)가 형성된다. 임신이 성립되면 포(胞)가 화생(化生)하기 시작한다."고 하였다.

왕숙화(王叔和)는 "부인(婦人)이 임신 4개월이 되어 아들인지 딸인지 알고 싶을 때의 방법은 맥을 짚어서 좌맥(左脈)이 빠르면 남아(男兒)이고 우맥(右脈)이 빠르면 여아(女兒)이며, 양쪽 모두 빠르면 쌍둥이를 낳게 된다."고 하였다. 또한 "좌맥(左脈)의 척부(尺部) 안쪽으로 치우쳐 크게 나타나면 남아(男兒)이고 우척(右尺)이 안쪽으로 치우쳐 크게 나타나면 여아(女兒)이며 좌우(左右)가 모두 크게 나타나면 쌍둥이를 낳게 된다. 맥이 큰 것은 충실한 모습이다. 이것은 '음(陰)의 맥(脈)이 박동하는 것이 양(陽)과 구분되어 나타나는 것(陰搏陽別)'의 의미를 담고 있다. 이것은 척맥(尺脈)이 충실하고 커서 촌맥(寸脈)과 완전히 다르게 구분이 된다. 다만 남아(男兒)의 경우에는 왼쪽에서, 여자의 경우에는 오른쪽에서 나타나는 차이가 있다."고 하였다. 또한 "좌맥(左脈)이 침실(沈實)하면 男兒이고, 우맥(右脈)이 부대(浮大)하면 여아(女兒)이다."고도 하였다. 오늘날 초음파 의료기기가 발명되고 이런 이론은 쓸모가 없어지게 된다.

역사적으로 보면, 왕실에서는 공주보다는 왕자의 출산을 더 원했다. 후계자가 될 수 있는 왕자가 왕실을 안정시키는 든든한 버팀목이고 병으로 일찍 사망하는 사례도 있기 때문에 대안 마련을 위해, 가급적 많은 왕자를 원했다. 그래서 어의들은 나름대로의 아들 낳는 방법을 시행했다. 그것을 소위 전녀위남법(轉女爲男法)이라 불렸다. 동의보감에는 "시태(始胎)는 임신 3개월로 남녀의 성이 구분되지 않는다. 약을 쓰면 여아가 남아가 바뀔 수 있다[84]"고 기록되어 있다.

세종 때 나온 향약집성방에는 "삼음이 모이는 때에 성교를 하면 딸을 많이 낳게 된다. 다만 임신 2개월을 시장(始藏)이라고 하니 정이 이루어져 포가 되고, 3개월이 되면 시태(始胎)라고 하니 이때에는 혈맥이 흐르지 않고 형체만 생겨나 남녀가 정해지지 않았다. (임신부가) 사물을 보는 것에 따라 (남성/여성이) 변화하게 된다. 그러므로 남아와 여아가 정하여지지 않았을 때인 임신 3개월 이전에 약을 먹고 방술을 사용하면 태아가 남자로 전변되게 된다. 그 방법은 임신부의 침대 밑에 도끼를 넣어두되 도끼날이 아래로 향하게 하며 아무도 모르게 하여야 한다. 이를 믿지 못하는 경우가 있는데 예를 들면 닭이 알을 품을 때 둥지 밑에 도끼를 매달아두면 숫병아리만 까는 경우이다. 무릇 수태하여 3개월 동안은 보는 사물에 따라 변화하므로 옛사람들이 태교의 방법을 만들고 사용하면 자식이 착하고 오래 살며 충효하고 어질며 의롭고 총명하고 질병이 없게 되는 것이다. 모름지기 10개월 동안 좋은 것만 보고 벽사를 가까이 하지 않는 것이 좋은 가르침이다."

"약을 쓰면 여아가 남아가 바뀔 수 있다" 이 대목을 기화로 뿌리 깊은 아들 선호사상에 기생하여 교묘한 상술로 산모들에게 사기 치는 한의원들이 지금까지도 기승을 부린다. 모 한의원에서는 아들 낳는 비법으로 "생리 때, 탕약을 한 달 동안 먹으면 알칼리체질로 바뀌어 아들을 낳는다고 속인다. 어떤 곳에서는 "양의 기운과 음의 기운에 따라 남녀간 '합방' 날짜를 정해주면서, 아들을 낳게 된다는 '육미지황탕'이라는 한약을 파는" 경우도 있다. 이 밖에도 아들 낳는 비법으로 "새벽에 성관계를 가져라", "식습관을 알칼리 성 음식으로 바꿔라" 등 검증되지 않는 이야기들이 난무하고 있다.

만일, 탕약을 먹고 여아가 남아가 바뀔 수 있었다면, 조선 왕조에 공주와 옹주는 없

---

84) 동의보감 잡병편 권10 부인편 여아를 남아로 바꾸는 법.

었어야 맞다. 한약이 불임에 효능이 있음은 알려져 있지만, 중국왕조나 우리 역사에서나 그 많은 공주와 옹주가 탄생한 것을 보면, 여아를 남아로 바꾸는 탕약은 크게 성공을 거두지 못한 게 분명하다.

오늘날 이 문제는 과학적으로는 해결이 되었다. 한의학 서적에 나오는 임신 3개월 이전에 남녀의 성을 바꿀 수 있다는 내용은 거짓이다. 이미 수정란에서 성(姓)의 결정이 끝나는 것이다. 양의학이나 한의학보다 이 분야는 수의학이 훨씬 발전했다. 축산업에서는 사람과 달리 암컷을 더 선호한다. 왜냐하면, 암 송아지가 숫 송아지보다 돈이 되기 때문이다. 암수 송아지를 구분해 낳을 수 있는 기술은 벌써 개발이 되었다. 암소의 난자의 수를 여러 개를 늘리고 숫소의 정자를 수정시킨 뒤 수정란 세포의 DNA 추출과 증폭을 통해 수정란의 암수 여부를 판별하여, 암컷으로 판별된 수정란을 암소에게 이식해 출산하는 방법이다. 요즘에는 쌍둥이 암송아지를 출산케 하여 농가 수익을 배로 만들어 주고 있다.

과학적으로 입증이 된 사항에 대해, 아직도 임신초기의 부인에게 탕약을 먹이면서 여아를 남아로 바꿀 수 있다고 장사하는 한의사는 사기범죄에 해당한다. 성교를 하기 전에 탕약을 먹으면 남아를 낳을 수 있다고 장사하는 한의사는 범죄는 아니지만, 의료인 윤리에 어긋나는 행위가 분명하다.

한의학 고서에 나온 내용 중 전녀위남법(轉女爲男法) 대목은 쓰레기다. 버려야 한다. 물론 수태하여 엄마가 좋은 것을 보고 좋은 것만 먹어야, 아기가 나중에 훌륭하게 된다는 내용은 옛사람들의 태교이고 지혜라 본다. 그런 좋은 가르침은 따라서 나쁠 것이 하나도 없다. 남녀는 평등하고 반반의 비율로 태어나야 인류의 평화가 오고 지구가 지속 가능하다. 동물도 마찬가지라 생각한다. 자연과 순리를 따르는 것이 한의학의 원칙이다.

98. 탕약의 방향성

처방으로 병을 제거하는 것이 탕약의 목적이다. 처방이란 병을 고치는 도구도 되고 약재의 반응을 분석하는 도구도 된다. 약재의 반응이란 병을 다시 진단하는 수단도 되는 것이다. 그러나 자신이 내린 첫 처방에 100% 확신을 갖는 한의사는 한명도 없다. 탕약이 처음 처방되었을 때, 복약편지에 재진맥의 날짜를 기록한다. 보통 탕약 1제를 복용하여 완료하기 3일 전쯤에 약속날짜를 잡는다. 새로운 탕약이 준비되어 나갈 때까지 시간이 필요하기 때문이다. 또한, 탕약의 반응을 계속 관찰(follow-up)하기 위해 재진단은 필요하다.

중국의 국의대사[85]인 장레이(張磊) 선생은 다음과 같은 취지로 말한다. "보통 처음 먹은 탕약의 반응은 4가지다: ①효과가 있다. ②효과가 없다. ③병이 더 나빠졌다. ④부작용이 있다. 첫 번째, 효과가 있다고 답한다면, 방향을 바로 잡았던 것이다. 향후 후속조치 또한 매우 순조롭다. 동일한 약을 처방하든지, 미진한 부분에 대한 용량의 미세조정이나 가미를 하면 된다. 두 번째, 효과가 없다 혹은 효과를 모르겠다고 말하면, 오랜 병을 앓아 쉽게 치료가 안 되는 경우가 많아서 그런 것이다. 즉, 변증과 용약의 뚜렷한 오류가 없을 때에는 탕약을 전혀 다른 방향으로 바꾸면 안 된다. 약을 썼는데, 아무런 효과를 못 느낀다는 것은 효과가 있다는 긍정적인 쪽에 더 가깝거나 최소한 방향성이 엉뚱하지는 않다는 것이다. 그대로 재처방을 하는 것이 가장 상책이다. 아니면 방향성이 같은 다른 선택지의 처방 중 하나를 택하는 것도 시도해 볼만 하다. 세 번째 병이 더 악화되었다고 하면, 반반의 확률이 있다. 명현(瞑眩)반응[86]으로 약성

---

85) 중국정부는 시진핑 주석의 중의학 세계화 정책의 일환으로 5년 마다 한번씩 50명의 명의를 선정해 '국의대사'라는 칭호를 부여하고 있다.

86) 환자에게 투약하여 치유되어가는 과정에서 예기치 않게 일시적인 악화 증세가 유발되었다가 결과적으로 완쾌되는 것을 일컫는 말.

(藥性)과 병정(病情)이 충돌하여 일시적으로 나빠졌다가 회복의 시간이 오는 것에 해당하는 긍정적인 방향이 50%이다. 약독(藥毒)과 병독(病毒)은 하나이며 서로 적수를 만나 격렬하게 싸워야하기 때문이다. 이럴 경우에는 명현을 참고 견디게 하여야 한다. 그리고 아예 거꾸로 방향을 잘못 잡았기에 병을 더 나쁘게 만든 부정적인 방향이 50%이다. 후자의 경우엔 방향전환은 너무 쉽다. 반대방향으로 처방을 하면 된다. 네 번째는 부작용이다. 부작용은 주로 구토, 가려움증, 어지럼증, 설사, 복통이 나타난다. 이건 처방의 큰 물줄기의 방향성 문제와는 별개의 사안이다. 서로 상극이 되는 약재들끼리의 충돌이든지, 극렬한 성질의 특정 약재가 난동을 부리든지, 법제를 제대로 안 했든지, 탕전의 순서와 원칙을 어겼든지, 특이체질에 의한 특정 약재에 대한 이상반응 등인 것이다. 이럴 때에는 원인을 찾아 즉각 조처를 해야 한다. 먼저 복용량을 반으로 줄이도록 복약지도를 해야 한다. 그럼에도 계속 부작용이 나타나면, 약을 회수하고 원인이 되는 약재를 빼거나 다시 다른 구성의 선택지로 재처방을 해야 한다."

 탕약의 방향성은 벡터 값이지, 스칼라 값이 아니다. 약재를 많이 넣으면 스칼라 양(量)은 많아지지만, 상반되거나 다른 약재를 완화시키는 것이 있다면 벡터 량(量)은 오히려 줄어들 수가 있다. 일단 주증(主證)을 살펴보고 방향성을 찾아야 한다. 대개는 환자가 가장 강조하는 증상이 주증(主證)이다. 아니면 가장 먼저 말하거나 가장 나중에 말하는 것이 주증(主證)이다. 이것을 심리학에서는 '처음효과', '나중효과'라 한다. 옆집 사는 딸부자집 7명의 딸들 이름을 첫째 딸과 막내딸 이름 밖에 기억 못하는 이치와 비슷하다. 그런데 환자 스스로가 주증(主證)을 모를 때도 있다. 중언부언, 중구난방 식으로 쏟아내는 언어 속에 주증을 골라내기는 쉽지 않다. 그리고 환자가 동시에 여러 가지 만성병을 갖고 있을 때에는 주증은 여러 개가 되고 우선순위를 결정해야 하는 고민도 발생한다. 주증과 상대되는 용어가 겸증(兼證)이다. 주증(主證)을 본(本)이라 하면 겸증(兼證)은 표(標)라 할 수 있으며, 치법(治法)으로 보면 원인치료(原因治療)를 주증(主證)으로 하면 대증치료(對症治療)는 겸증(兼證)이라 할 수 있다. "치병필구우본(治病必求于本)"이라는 원칙은 모든 병은 근원부터 찾아야 하고, 그 근원을 해결해야만 치료가 가능하다는 것이다. 환자가 말하는 여러 가지 증상 중에 오직 하나의 결정적 독(毒)을 찾는 것이 의사의 책무다.

　중국의 국의대사인 장레이(張磊) 선생은 탕약의 방향성에 대해 강조했다. 임증팔법(臨證八法)[87]이 그것이다. 팔법(八法)은 척탁법(滌濁法), 영동법(靈動法), 소리법(疏利法), 경청법(輕清法), 운통법(運通法), 섭리법(燮理法), 고원법(固元法), 달울법(達鬱法)이다.

　2개의 큰 방향을 보면, 수분변조(水分變調)관점에서 물을 빼는 것과 물을 더하는 것 2가지 방향이다. 그리고 압력을 조절하는 방법이 보충될 수 있다.

　첫 번째, 물을 빼는 방법론에 대해 세분화하고 있다. 어혈과 담과 같이 몸속에 움직이지 않고 고여 있는 탁한 물을 세척하듯이 빼는 일반적인 방법을 척탁법(滌濁法)이라 한다. 그런데, 약을 먹어도 위장이 받아 주질 못하면, 백약이 무효다. 사상의학에서는 소음인이 위장이 약하다고 한다. 비단, 소음인이 아니더라도 신경성 위장 증세는 현대인이면 누구나 달고 산다, 위에 습(濕)이 많이 끼어 있기 때문이다. 이럴 땐 습(濕)을 응축시켜 물(水)로 만들어 배출하는 것보다 오히려 습을 따뜻하게 하여, 완전한 기체로 기화를 시켜서 날려 보내는 것이 좋다. 이런 방법을 영동법(靈動法)이라 한다. 영동(靈動)이란 저절로 위(胃)의 기운이 편안해지고 원활해진다는 뜻이다. 대표적인 약이 향사육군자탕이다. 그리고 소화기관 장부 어딘가에 오래 동안 묵은 것이 막혀 있으면, 물이 편안하게 내려 갈 수가 없다. 오래 고인 물과 끈적끈적한 습(濕)을 풀어 주고 부종을 비롯한 수습(水濕)에 대해 대소변을 원활하게 통리(通利)시켜주는 방법이 소리법(疏利法)이다. 머릿속에 머물러 있는 물(水)과 습(濕)은 빼내기가 만만치 않다. 두통, 어지럼증, 두훈, 이명, 눈의 팽창감, 심한 콧물, 코막힘 등이 머리 부분에 고여 있는 골치 아픈 수분(水分)이다. 수분(水分)이 머리까지 올라가 있다는 것 때문에, 대개 머리의 수분(水分)은 따뜻한 수분(溫水分)으로 해석한다. 약효가 머리(頭部)라는 병소(病所)에 빨리 도달하여 습을 없애려면 가볍고 맑게 하고 위로 뜨게 하는 경청상부(輕清上浮)한 약재를 쓰거나 서늘하고 흐트러뜨리는 양산(凉散)한 약재를 써야 하는 데, 이것을 경청법(輕清法)이라 한다. 척탁법(滌濁法)이 효과가 없는 또 다른 경우는 안개처럼 수증기가 꽉

---

87) "중국 제3기 국의대사", 한국한의학연구원, P.128, 2018.

차있어 기가 막히고(氣不通) 기의 순환이 둔해지면(氣失運), 복부의 팽만감, 식욕부진, 변비, 복통, 구토를 일으킬 때이다. 이 때 막힌 기를 통하게 하고 둔해진 기를 활발하게 움직이게 하는 방법을 운통법(運通法)이라 한다.

두 번째는 물을 더하는 방법론에 대해 세분화하고 있다. 사상의학에서 소양인은 물이 부족하다고 한다. 비단 소양인이 아니더라도 누구나 영양분이 부족하면, 머리카락도 가늘어지고 피부도 건조해진다. 이러 경우, 화(和), 이(理), 조(調)에 목표를 둔 섭리법(燮理法)을 활용한다. 크게 중병으로 아프지는 않지만, 만성 고질병을 달고 사는 환자에게서 흔히 나타나는 불균형 상태를 균형 상태로 바로 잡아준다는 개념이다. 대표적인 약이 육미지황탕이다. 그렇다고 섭리법(燮理法)이 물을 더하는 작용만 하는 것이 아니다. 더하고 빼고를 함께 하는 경우도 있다. 쌍보익기탕이 두루두루 조화를 이루어지게 하는 그런 개념이다. 물이 빠져 나가지 않게 잡아 두는 방법도 어찌 보면, 물을 더하는 방식이다. 물을 가두어 두는 힘을 키워서 수분이 줄줄 새어 나가지 않도록 조절하는 방법을 고원법(固元法)이라 한다. 수문(水門)을 닫아주는 역할을 하는 대표적인 약재가 보골지다.

세 번째는 수분을 빼고 넣고 이런 단순한 작용이 아니라 압력의 상치(相馳)로 인해 일어나는 전선(前線) 때문에 야기되는 수분변조(水分變調)의 해결방법이다. 이것을 달울법(達鬱法)이라 한다. 압력의 상치(相馳)란 고기압(高氣壓)과 저기압(低氣壓)이 부딪치는 것을 말한다. 이 때 맞닿은 부분을 전선(前線: front)이라 부른다. 갑자기 몸이 싸늘하게 되는 것은 한기(寒氣)가 열기(熱氣)의 아래를 파고 들어가 저기압을 밀어내면서 발생된다. 갑자기 몸이 더워지는 것은 열기(熱氣)가 한기(寒氣)를 완만히 타고 올라가면서 저기압이 편안하게 자리 잡으면서 발생한다. 한기(寒氣)가 들 때에는 수분이 몸 안에서 응축되고 집중되어 몸이 떨리고 혈압이 올라갔다가 열기(熱氣)가 들 때에는 땀이 나면서 수분(水分)이 배출되고 혈압이 급격히 내려가기도 한다. 이런 현상을 한방에서는 기울(氣鬱)이라 한다. 기울(氣鬱)은 사전적 의미로 보면, "정신적인 원인으로 기가 한곳에 몰려 잘 순환하지 못하는 병리 현상"을 말한다. 기체(氣滯)를 표현한 정의를 살펴보면, "체내의 기가 쇠하여 운행이 잘 안되어 몸의 한 곳에 몰려 있는 병리현상"을 말한다. 이런 식의 정의로는 기울(氣鬱)과 기체(氣滯)의 차이를 아무도 이해 못한다. 그러면 도

대체 기울(氣鬱)과 기체(氣滯)의 차이점은 무엇인가? 기울(氣鬱)은 기체(氣滯)보다는 더 복잡한 상태를 말한다. 기울(氣鬱)은 마치 엉킨 실타래처럼, 엉키거나 몰린 것이 쉽게 헤쳐지지 않는 것을 말한다. 올라가야 할 것이 올라가지 못하고, 내려가야 할 것이 내려가지 못하며, 변화되어야 할 것이 변화되지 못하여, 이러한 전화(傳化)가 제대로 되지 못하면, 기울이 발생한다. 압력의 항상성과 균형성 문제를 옛날 사람들은 이렇게 기울(氣鬱)로 표현한 것이다.

여기서 말하는 몸속의 압력은 혈압을 지칭하는 것이 아니다. 쉬운 예를 하나 들면, 세포와 혈액에 작용하는 삼투압이 바로 그것이다. 인간은 세포가 변형되는 것을 막기 위해 살아있는 동안 끊임없이 체액의 삼투압을 일정하게 유지하려고 노력한다. 삼투조절을 통해서 혈액과 체내의 수분 량을 조절하는 등 중요한 역할을 하는 것이 바로 알부민이다. 알부민은 간(肝)에서 생성된다. 그래서 기울(氣鬱) 관련 약재는 귀경(歸經)을 간(肝)으로 배속시키는 경우가 많다. 기압이나 삼투압의 개념이 없던 옛날에는 간(肝)을 오행의 목(木)이다, 바람(風)이라고 스토리텔링을 꾸며댄 것이리라. 기압 차이에 의해 바람이 일어날 수 있다는 사고(思考)의 문턱을 넘어섰더라면 좋았을 텐데….

기울로 인한 대표적인 증상은 '한열왕래'와 '흉협고만'이다. 추웠다, 더웠다를 교대로 반복하는 데, 청열제를 쓰기도 뭐하고 온기제를 사용하기도 애매했던 모양이다. 체내의 압력에 관한 항상성이 없어지면 인생은 피로(疲勞) 그 자체가 된다. 수많은 임상을 통해 시호, 창출, 백작약이라는 약재가 이런 증상에 효험이 있다는 것을 발견했다. 약성기전은 몰랐지만, 시호, 창출, 백작약이 압력 조절에 탁월한 효과를 나타냈던 것이다. 그렇다고 시호, 창출, 백작약이 알부민성분이냐? 그건 아니다. 알부민 성분과 담즙을 생성하는 데 도움을 주는 약재라는 것이다. 달울법(達鬱法)이란 고기압과 저기압의 대치로 인해 생긴 전선(前線)을 말끔히 막힘없이 트이게 하다는 뜻이리라. 요즘 우리말에도 기분이 몹시 언짢은 사람을 가리켜 "저사람 저기압"이라고 하는 것과 일맥상통한다. 압력이라는 과학적 용어가 없었던 시절에는 갖가지 추측이 난무했다. 그래서 나온 재미난 스토리텔링은 다음과 같다. "기(氣)가 상하좌우 운동을 하는 데, 표리 간 운동도 한다. 표리(表裏) 간(間) 기(氣)의 정체는 '반표반리'다. 반표반리의 기(氣)

정체(停滯)로 생긴 열(熱)을 시호가 내려 준다." 오랜 역사 속에서 사역산, 달원음, 월국환은 경험에서 얻어진 달울법(達鬱法)인 셈이다.

중국의 국의대사인 장레이(張磊) 선생은 달울법(達鬱法)으로 정신과치료제 명약을 만들었다. 이름도 '장레이(張磊) 달울탕(達鬱湯)'이다. "'장레이(張磊) 달울탕(達鬱湯)'의 구성은 시호, 백작약, 창출, (초)지실, (제)향부, 초과, 황금이 각 10g, 치자 6g, 포공영(민들레) 15g, 방풍, 강활 3g, (생)감초 6g 이다. 목이 마른 증상이 있으면 지모를 더하고, 심번(心煩)이 있으면 등심초를 더한다. 식욕부진이 심한 경우에는 (초)신곡, (초)맥아를 더한다. 대변이 건조하면 결명자를 더하고 무른 변에는 치자를 빼고 백출과 백편두를 더한다. 오심(惡心)이 있으면, (제)반하와 진피를 더한다.[88]"

탕약은 방향성(方向性)이 중요하다. 물을 뺄 것이지, 물을 더할 것인지, 아니면 수분(水分) 압력을 조절할지에 관한 방향설정을 먼저 해야 한다. 장중경의 병리학은 대부분 수분변조(水分變調)에 기초를 두고 있다. 신체에서 발생하는 고열도 수분변조(水分變調)로 본 것이다. 압력변조(壓力變調)도 결국은 수분변조(水分變調)로 수렴된다. 풍요로운 현대 사회에서는 너무 많이 먹었기에, 물을 빼야 하는 경우가 더 많을 것 같다. 그러나 다른 학문들을 쳐다보라! 최대값과 최소값만 추구하던 경제학이 통화론(通貨論)으로 큰 물줄기가 돌아 서면서 '조절경제학'이 대두되었다. 최대값과 최소값만 추구하던 공학이 이제는 최적값을 목표함수로 삼고 있다. 한약도 개합(開闔)의 시대는 가고, 조절하는 '추(樞)'의 시대가 오는 건 아닐까? 피곤하면 양방병원에 가서 알부민 주사를 맞으면 거뜬하다. 그런데 왜 한의원이 존재할까? 알부민 주사는 그때뿐이기 때문이다. 시호가 포함된 탕약이 몸에 맞으면 지속적으로 몸이 괜찮아지기 때문이다. 못 사는 친척에게 돈을 계속 보태주어 봐야 밑 빠진 항아리에 물붓기다. 못 사는 친척에게 직장을 알선해 주거나 물고기 낚는 법을 가르쳐 주는 것이 훨씬 항구적인 보탬이 되는 세상 이치와 같은 것이다.

---

[88] "중국 제3기 국의대사", 한국한의학연구원, P.132, 2018.

99. 추나

　언제부터인지, 안마, 지압, 마사지, 카이로프랙틱, 물리치료, 도수치료, 추나와 같은 용어들이 난무하고 있다. 시각장애인이 하면 안마나 지압이 되고, 일반인이 하면 마사지인가? 물리치료사가 하면 물리치료, 카이로프랙틱이고 정형외과에서 하면 도수치료이고 한의원에서 하면 추나인가?

　안마(按摩)라는 단어를 사전에서 찾아보면, "손으로 몸을 두드리거나 주물러서 피의 순환을 도와주는 일"이라고 한다. 우리나라에선 시각장애인에게만 국가공인 안마사 자격증이 발급된다. 의료법 제82조에 안마사 관련 조항이 나온다. 안마사 자격 취득 대상을 시각장애인으로 제한하고 있다. 시각장애인일지라도 이 제도를 잘 발전시켰으면 좋았을 텐데, 성매매가 주(主)가 되어 버렸기에, 진짜 제대로 안마만 받는 곳은 드물고 안마시술소 하면 '퇴폐 영업장소'로 이미지가 이미 굳어져버렸다.

　지압은 손끝으로 누르거나 두드리는 것을 말한다. 아픈 부위를 손가락 따위로 누르거나 주물러서 신경을 자극하여 피의 순환을 순조롭게 하는 민간요법이다.

　마사지는 안마나 지압을 서양에서 부르는 이름이다. 안마나 지압이 동양에서 서양으로 건너갔다는 얘기도 있고 마사지가 동양으로 건너와서 안마와 지압이 되었다는 얘기도 있지만, 고대에 동양이나 서양 모두, 일련의 신체적 자극을 통해 뭉친 신체 일부 또는 전신의 근육을 푸는 행위가 있었으니 이제 와서 원조타령은 별 의미가 없다.

　물리치료란 기계적인 힘, 중력, 전기, 열 등을 이용하여 통증을 줄이고 운동성을 개선시키는 치료로 큰 범주에서 도수치료(徒手治療)를 포함한다. 일반적으로는 특수 기구를 이용한 치료를 물리치료라 한다. 그리고 물리치료사가 손 등 신체의 일부를 이용하여 척추, 관절, 근육, 인대의 근육과 연부조직 등을 이완시켜 통증을 줄여주는 치료를 도수치료라고 한다.

'카이로프랙틱'이라는 말은 그리스어에서 파생되었는데, 손을 뜻하는 '카이로(chiro)'와 치료를 뜻하는 '프랙틱스(praxis)'의 합성어로, 우리말로 하면 수기치료인 셈이다. 약물이나 수술을 사용하지 않고, 예방과 유지적인 측면에 역점을 두어 신경, 근골격계를 복합적으로 다루는 치료를 '카이로프랙틱'이라 말한다.

그러면, 한방에서 말하는 추나(推拏)란 무엇인가? 추나는 '밀거나 당긴다'는 뜻이다. 환자의 아픈 부위를 밀고 당겨서 병을 치료하는 의료기술이라는 뜻이다. 관절가동이나 근막 혹은 관절신연을 실시하는 것을 '단순추나'라 하고 관절교정을 시행하면 '복잡추나'라 하고 탈구를 치료하면 '특수추나'라 부른다. 본래는 한의사의 손이나 신체 일부를 활용하여 추나치료를 실시한다. 요즘에는 추나테이블과 같은 고가의 장비를 이용하여 추나를 시행하기도 한다. 일부 한의사들은 '카이로프랙틱'과 '추나'는 다르다고 주장하지만, 우리나라의 '추나'는 '카이로프랙틱'과 유사한 점이 많다. 그래서 최근에는 전통 중국 추나의 요소를 카이로프랙틱에 너무 가까워진 대한민국의 추나에 가미하려는 경향이 있다.

고대 한의학 서적에서 '추나'라는 단어를 찾기는 매우 어렵다. 오히려 안마(按摩)나 도인(導引)이라는 단어가 많이 등장한다. 황제내경부터 각종 의서에 안마(按摩)라는 단어는 꾸준히 등장한다. 동의보감에서는 발마사지 방법이 나온다: "용천혈은 발바닥 가운데에 있는데, 습기는 모두 이곳으로 들어온다. 낮과 저녁의 사이에 늘 양 발의 벌건 살 부분을 번갈아 한 손으로는 발가락을 쥐고 다른 한 손으로는 문지른다. 여러 번 반복하여 발바닥 가운데에 열감을 느끼면 발가락을 돌려주고 피곤하면 조금 쉰다. 혹 다른 사람이 문질러 주어도 괜찮으나 스스로 문지르는 것만 못하다. 이와 같이 하면 다리 힘이 좋아지고, 다리가 무력하고 시큰거리고 아픈 것이 사라진다."

세월이 지나면서 추나(推拏)라는 집합명사 속에 여러 가지 요소가 세분화된다. 추법(推法)은 손가락이나 손바닥을 몸의 일정한 부위에 대고 힘을 주면서 일정한 방향으로 밀어주거나 쓰다듬는 것을 거듭하는 방법이다. 나법(拏法)은 엄지손가락과 나머지 네 손가락을 마주하여 물건을 쥐듯이 피부나 힘살, 힘줄, 경혈(經穴) 부위를 잡고 땅기면서 주무르는 방법이며, 올바르지 않은 관절이나 손상된 뼈를 당기는 방법을 포함한다. 편봉추법(偏鋒推法)이란 엄지손가락을 비스듬히 하여 누르는 방법이다. 편봉(偏鋒)이라는 것은 붓글씨를 쓸 때, 붓대를 비스듬히 하는 것을 말한다. 유법(揉法)은 이근수법(理筋手法)의 하나로 주로 엄지손가락 밑의 어제(魚際) 부분으로 돌리면서 문지르는 방법이다. 마법(摩法)은 손바닥으로 "엄마 손은 약손이다"와 같이 부드럽게 쓰다듬는 방법이다. 지추법(指推法)은 엄지손가락 전체를 사용하여 강하게 누르면서 문지르는 방법이다. 장추법(掌推法)은 손바닥으로 미는 방법이다. 주추법(肘推法)은 팔뚝안쪽의 부드러운 살 부분으로 환자의 아픈 부위를 미는 방법이다. 분추법(分推法)은 두 엄지손가락 끝으로 경혈(經穴)의 중심부에서 서로 다른 방향으로 미는 방법이다. 찰법(擦法)은 손가락이나 손바닥을 환자의 몸에 대고 치료하려는 부위를 중심으로 하여 시계바늘이 돌아가는 방향으로 끊임없이 회전시키거나 손바닥을 마주하여 쓰다듬거나 비비는 마찰 방법이다. 소어제찰법(小魚際擦法)은 5번째 손가락 모서리 라인으로 마찰하는 방법이다. 장찰법(掌擦法)은 손바닥으로 마찰하는 방법이다. 지찰법(指擦法)은 손가락으로 마구 비벼대는 방법이다. 말법(抹法)은 엄지손가락 무늬를 피부에 꽉 대고 아래위, 좌우 또는 반달형으로 밀었다 당겼다 하는 것을 거듭하는 방법을 말하며, 얼굴에 크림을 바르는 것을 연상하면 된다. 안법(按法)은 엄지손가락이나 손바닥, 주먹 또는 팔꿈치로 경혈 부위나 치료하려는 부위를 누르는 방법인데, 누르고 상당한 시간동안 누른 상태를 유지하는 것을 말한다. 손가락으로 누르는 것을 지안법(指按法)이라 한다. 손바닥으로 누르는 것을 당안법(掌按法)이라 한다. 팔뚝으로 누르는 것을 주안법(肘按法)이라 한다. 지압법(指壓法)은 엄지손가락이나 손바닥 등으로 몸 표면의 일정 부위를 압박하는 방법인데, 안법(按法)이 손가락이나 팔 힘만으로 누른다면 지압법(指壓法)은 온몸의 힘을 쏟아 압력을 가하는 것을 말한다. 안법이 버스 정차를 요구하는 버튼을 누르는 것이라 한다면, 지압법은 고장 난 회전문을 힘껏 밀어내는 것과 같다. 점법(占法)은 손가락 관절이나 팔꿈치로 콕콕 찌르면서 누르는 것을 말한다.

중국에는 현란한 손동작으로 빨리 움직이는 일지선추나(一指禪推拿)라는 것이 있다. 최고 권위자는 리예프(李業甫)다. 빠른 자극을 할 때에는 주로 엄지손가락만 이용한다. 엄지손가락의 손톱 끝을 세웠다가 엄지손가락의 지문으로 내려오면서 환부를 자극한다.

주로 손목의 스냅을 이용하여 빠르게 움직이며 1분에 200회 이상 빠르게 하나의 경혈점에 대해 자극을 반복한다.

　중국의 전통적 추나는 진단을 상당히 오래한다. 그들은 진단 과정에서 이미 추나가 실행되고 있다고 주장한다. 일반적으로 경추(頸椎) 추나를 할 때에는 환자를 눕힌 상태에서 목을 좌우로 돌려보면 완전히 돌아가는 쪽이 있고 상대적으로 덜 돌아가는 쪽이 있다. 덜 돌아가는 쪽이 문제가 있는 것이다. 덜 돌아가는 쪽으로 빠른 회전이 들어간다. 회전을 하기 전에 7개의 경추를 양손 2지와 3지를 사용해 차례로 지압하듯이 대어 가면서 "들었다 났다"를 하고 좌우로 회전하고, 양옆으로 밀어보면서, 후방변위, 회전 변위, 측골변위를 자세히 살펴본다. 경추 1번은 숨어 있어 만져지지 않지만, 후두골과 경추 2번 사이라 추정하고 후두골의 유양돌기와 하악의 각진 부분과의 사이를 3등분하여 유양돌기로부터 시작하여 1/3지점이 경추 1번이 된다. 경추 1번부터 아래로 차례대로 내려오면서 7번까지 차례대로 촉진하면서 들었다 났다하면서 후방변위를 알아보고 후방변위가 발생 한 곳에서 일단 멈추어 두 손으로 머리를 든 상태에서 변위 경추를 약한 힘을 주면서, 누워있는 환자에게 아래쪽으로 머리에 힘을 주라고 말한 뒤, 10초간 유지한다. 그 다음 머리를 좌우로 회전하면서 촉진으로 회전 변위를 알아보고, 머리의 중심선을 유지한 채로 양옆으로 밀어보면서 측골변위를 가늠한다.

　일지선추나(一指禪推拿)의 경추진단은 환자의 한쪽 팔을 어깨 높이로 옆으로 들게 한 상태에서 경추를 1번부터 7번까지 차례로 엄지로 세게 눌러 보면 갑자기 팔에 힘이 빠지면서 뚝 떨어지는 경추 번호가 있다. 그 곳이 목을 아프게 하는 원인이라는 것이다. 이런 진단방법은 카이로프랙틱에서 말하는 AK 테스트(Applied Kinesiology Test)와 거의 동일하다.

　예를 들어 3번 경추에서 오른쪽 횡돌기가 후방으로 튀어 나와 있다고 진단되면, 3번 경추를 왼쪽으로 밀어 넣고 2번 경추를 오른쪽으로 밀어 넣으면 된다. 오른쪽 2지의 위쪽 옆 부분을 해당 3번 경추부위에 넣고 머리 무게를 지지한다. 그리고 오른쪽 2지로 3번 경추부위를 전방으로 밀면서 왼손으로는 턱을 잡고 순식간에 머리를 오른쪽으로 30도 정도 돌리고 마지막 단계에서 경추가 전방으로 들어가도록 목을 "획" 꺾는 데, 턱이 위로 치켜 세워질 정도로 빠르게 한다. 그리고 왼쪽 2지의 위쪽 옆 부분을 3번 바로 위 2번 경추부위에 넣고 머리 무게를 지지한다. 그리고 왼쪽 2지로 2번 경추부위를 후방으로 밀면서 오른손으로는 턱을 잡고 순식간에 머리를 왼쪽으로 30도 정도 획 돌린다. 몸이 약한 환자는 목이 "획" 더 돌아갈 수 있으므로 30도를 절대 넘지 않도록 조심해야 한다. 목 회전 각도가 커지면 자칫 신경이나 혈관손상을 가져 올 수 있기 때문이다. 그리고 이때 손이 귀를 덮지 않도록 주의해야 한다. 그리고 환자는 최대한 긴장을 하지 않도록 해야 한다. 이것이 일반적인 추나의 경추치료 과정이다.

일지선추나(一指禪推拿)에서의 경추치료는 주로 앉아서 한다. 목을 숙이게 하여, 육안과 촉진으로 척추선과 경추선을 진찰하고 비뚤어진 부분을 찾아낸다. 예를 들어 환자의 3번 경추돌기가 우측으로 비뚤어진 경우, 한의사는 앉아 있는 환자의 뒤편 우측에서 시술한다. 환자는 고개를 앞으로 35도 이하로 숙이게 하고 오른쪽 옆으로 45도 이하로 돌리도록 한다. 오른 손으로 아래턱을 지지하면서 턱을 위로 들어 올려 경추축을 전방으로 밀면서 왼손 엄지손가락으로 4번 경추 돌기를 함께 밀고 오른쪽으로 약간 더 획 돌린다. 그리고 엄지손가락의 손톱 끝을 세웠다가 엄지손가락의 지문으로 내려오면서 1번 경추부터 7번 경추까지 내려오면서 환부를 자극한다.

여기서 일반 추나와 일지선추나(一指禪推拿)의 중요한 차이점을 발견할 수 있다. 일반 추나는 변위 경추를 반대방향으로 밀어 넣고 변위 경추의 바로 윗 경추를 정방향으로 밀어 넣는 방법을 사용하는 것이기에 양쪽 회전이 필요하다. 반면, 일지선 추나는 변위 경추의 바로 밑 경추만을 정방향으로 밀어 넣는 것이기에 한 방향 회전만 필요하다. 그리고 일반 추나는 1번 경추(C1)가 변위되었다면 1번 경추와 후두골(C0)을 사용해야 하고, 2번 경추(C2)가 변위되었다고 하면, 2번 경추와 1번 경추를 사용해야한다. 사실 1번 경추는 매우 민감하고 중요한 부분이기에 함부로 건들지 않는 게 상책이다. 그런 관점에서 일지선추나(一指禪推拿)는 1번 경추의 변위에도 2번 경추로 해결하니까 1번 경추를 직접 손댈 일은 없기에, 후유증[89]이 최소화 될 수 있게 된다.

---

89) 경추 1번을 심하게 자극되면 어지러움 증상이 발생할 수 있다.

견비통도 추나로 치료가 잘 되는 신체부위중의 하나다. 팔의 움직임을 보거나 옷 입은 매무새가 한쪽으로 기울어진 것을 보고, 팔과 어깨가 분리되지 않고 함께 움직이면, 유착되었구나하고 판단한다. 오른 쪽 어깨가 오십견일 경우, 일반 추나에서는 누운 상태에서 한의사가 환자의 오른팔 전완을 한의사의 오른 쪽 겨드랑이에 끼우고 환자 팔을 열린 상태에서 완전히 고정시키고 왼손으로 악수하듯이 견갑골을 움켜쥐고 환자의 발쪽으로 밀어 낸다. 이때 반동을 주듯이 "쭉쭉쭉" 한의사의 왼손으로 밀어내는 데, 견갑골과 상완골의 사이가 점점 벌어지도록 사이 각도를 4단계로 나누어 "쭉쭉쭉"을 단계별 20회씩 반복한다. 추나 베드를 활용할 경우에는 환자 팔의 각도를 조정하면서 한쪽 손으로 잡은 채, 다른 손으로 환자의 어깨를 누르고 하는 방식으로 반복한다.

 허리 디스크도 추나를 많이 하는 부위다. 요추간판 탈출증의 추나요법은 환자를 건측으로 옆으로 눕게 하고 하퇴를 펴고 상퇴를 구부린다. 한손은 환자의 어깨를 누르고 다른 한손은 4번 요추나 5번 요추를 누르고 다리로 환자의 다리를 고정시킨 채, 4번 요추나 5번 요추를 누르고 있는 손과 연결된 팔뚝 부위로 환자의 둔부를 진동을 주면서 문제의 요추가 제대로 움직이도록 하퇴의 각도를 조정한다. 조정이 끝나면 어깨를 누르는 힘과 둔부를 누르는 힘을 동시에 가하여 요추에 충격을 준다.

 그리고 추나는 골반 통증에도 탁월한 효과를 준다. 골반(장골) 추나를 하기 전에 먼저 엎드린 상태에서 양쪽 다리의 길이를 측정한다. 주로 발 뒷꿈치를 동일한 위치에서 서로 대어보고 그 차이를 인지한다. 짧은 다리 쪽의 골반(장골)을 반대편에서 서서 반대편 손으로 45도 전상방 방향으로 밀어서 추나를 실시한다. 이때 손은 PSIS(골반 후방경사: Posterior iliac spine) 내측에서 외측으로 걸고 체중을 실어 교정을 한다. 즉, 왼쪽 골반을 교정하려 할 때에 환자의 오른편에 서서 오른손으로 해당부위를 앞쪽으로 밀면서 동시에 위쪽으로 미는 데 힘을 더 주기 위해 오른 손 위에 왼손을 겹쳐서 두 손으로 세게 밀면 된다.

 일지선추나(一指禪推拿)에서는 항상 시나리오가 있다. 먼저 정확한 변위를 찾기 위해 5분간 진찰을 한다. 이때의 진찰이란 촉진과 지압, 해당 부위를 잡고 굽히며 흔들고 당기는 움직임을 포함한다. 그 다음 해당 혈자리를 엄지 손가락으로 문지른다. 예를 들어, 요추와 골반을 일반 추나하기 전에 방광경 혈자리를 몇 개를 선정하여, 일지선 추나법으로 5분간 시행한다. 그리고 일반 추나를 5분간 실시한다.

　이외에도, 괄사법(刮痧法)이라는 것이 있는 데, 괄사의 괄(刮)은 '긁을 괄' 자이다. 뜻 그대로 도구를 이용하여 피부에 먼저 오일 등을 바르고, 피부를 마찰하고 문질러 뭉친 곳을 풀어주고 혈액순환을 촉진시킨다. 목, 어깨, 턱 등 근육이 뭉친 곳에 많이 사용되며 꾸준히 하면 피부도 좋아지고 마사지한 곳의 라인이 예뻐진다고 한다. 최근에는 주로 미용에 괄사법을 많이 사용한다. 효과는 좋지만, 괄사(刮痧)후에 모세혈관이 파괴되므로, 심한 상처와 멍이 들 수가 있다. 얼굴이나 목 주위의 괄사는 최대한 약하게 하여 흔적이 남지 않도록 하고 옷 속에 감춰지는 신체부위에는 다소 흔적이 남더라도 세게 하는 것이 좋다. 그러나 혈액응고 장애가 있는 사람에게는 괄사 시술을 하면 안 된다.

100. 축수(蓄水)와 축수(逐水)

우리 몸의 70퍼센트가 물이라 한다. 물이 가장 중요하고 모든 문제는 물로부터 시작한다. 사람은 하루에 1.5~2.5리터의 물이 몸 밖으로 빠져나가는데, 그 만큼의 물을 음식에 든 수분을 섭취하거나 물을 마시는 것으로 채우고 있다. 섭취한 물만큼의 수분이 그대로 배수(排水)되면 아무 문제가 없다. 이것이 생리(生理)작용이다.

입으로 들어 온 수분보다 적게 배수(排水)되거나 너무 천천히 배수(排水)되어 남으면 축수(蓄水)고, 더 많이 배수(排水)되거나 너무 급하게 배수(排水)되면 갈수(渴水)가 된다. 이 경우, 몸에 문제가 발생한다. 이것이 병리(病理)작용이다. 그래서 한방의 주된 관점도 늘 수분변조(水分變調)에 있다.

옛날 의사들이 늘 하던 말이 있다. 모든 병의 단서는 물에서 찾아야 한다는 것이다. "범병(凡病) 징어수(徵於水)" 왜? 사람 몸의 대부분이 물이니까. 그리고 병이란 것이 물로 비롯된 것이기 때문에 치료도 물에서부터 시작하여야 한다는 논리다. 물을 잘 다스리는 것(治水)이 건강 유지방법이라는 주장이다. 한의학이란 결국 치수사업(治水事業)인 것이다.

축수(蓄水)는 몸속에 물이 쌓이는 것을 말한다. 축수(蓄水)는 고인 물이기 때문에 노폐물이 섞여 있고 맑지 않으며, 독소가 된다. 축수(蓄水)는 통증을 유발한다. 축수는 고열을 일으킬 수도 있다. 그렇다고 축수(蓄水)가 모두 나쁜 것은 아니다. '여과경륜'에 "임신 중의 태수(胎水)[90]는 포중(胞中)에 수(水)가 쌓인 축수(蓄水)"라고 기록되어 임신부의 양수(羊水)와 같이 몸에 필요한 축수(蓄水)도 있다.

---

[90] 양수, 요막수는 각각 양막낭, 요막낭에 충만되어 있는 액으로 양자를 일괄하여 태수라고 말함.

반면, 축수(逐水)는 물을 인위적으로 퍼내는 것을 말한다. 경악전서에 축수(逐水)와 이수(利水)를 구분하여 이렇게 설명하고 있다. "오령산(五苓散), 오림산(五淋散), 오피산(五皮散), 도수복령탕지류(導水茯苓湯之類)는 모두 이수(利水)하고, 주거환(舟車丸), 신우환(神祐丸), 준천산(濬川散), 우공산(禹功散), 십조탕지류(十棗湯之類)는 모두 축수(逐水)한다." 이수는 물 퍼내는 것을 도와 준다는 간접적 의미이고, 축수는 직접적으로 물을 빼낸다는 의미인 것 같다.

그러나 약재구분은 이수(利水)와 축수(逐水)를 함께 묶어 취급하고 있다. 이수(利水) 및 축수(逐水) 관련하여 고서에 기록된 약재로는 감수(甘遂), 강활(羌活), 경분(輕粉), 고삼(苦蔘), 구맥(瞿麥), 내복자(蘿蔔子), 누고(螻蛄: 땅강아지), 대극(大戟), 대복피(大腹皮), 대황(大黃), 독활(獨活), 망초(芒硝), 목과(木瓜), 미함(薇銜), 박초(朴硝), 방기(防己), 백출(白朮), 봉출(蓬朮), 부자(附子), 삼릉(三稜), 사향(麝香), 상륙(商陸), 소자(蘇子), 오가피(五加皮), 원화(芫花), 저령(猪苓), 적소두(赤小豆), 전라(田螺: 우렁이), 수질(水蛭), 이어(鯉魚: 잉어), 저실(楮實), 정력자(葶藶子), 즉어(鯽魚: 붕어), 지각(枳殼), 지룡(地龍), 진교(秦艽), 침사(鍼砂), 통초(通草), 파두(巴豆), 해금사(海金沙), 행인(杏仁), 호박(琥珀), 활석(滑石), 황금(黃芩), 후박(厚朴), 흑축(黑丑) 등이 있다.

그런데 부자(附子) 관련해서는 주된 효능이 축수(逐水)라는 주장과 회양(回陽)이라는 주장이 서로 대립되어 있다. 땀을 많이 흘리면, 양기가 몹시 손상된 상태가 된다. 추워서 몸을 움츠리며 팔다리가 싸늘하고 정신이 흐려지며 얼굴이 창백해지고 숨결이 몹시 약하며 갈증은 없으나 때로 더운물을 마시려 하며 심하면 입술이 파리해진다. 이것을 망양이라 하고 양기를 다시 회복시키려고 부자(附子)를 먹게 된다. 사실, 땀을 많이 흘렸다는 것은 진액이 빠졌다는 것이고 진액이 모자라면, 자음제를 써야 하는데 오히려 회양제를 쓴다는 것이 이해가 안 되는 부분이다.

본초강목에는 부자(附子)의 주치(主治)를 설명하면서, 회양(回陽)과 축수(逐水)에 관한 2가지 효능이 있다고 기술되어 있다. "풍한사(風寒邪)로 인한 해역을 치료하고, 속을 따뜻하게 한다. 한습사(寒濕邪)로 앉은뱅이가 된 증상, 팔다리가 오그라들거나 무릎이 아파서 걷지 못하는 증상을 치료한다. 징가, 단단한 적취, 혈가를 깨뜨리고 금창을 치료한다. 허리와 등에 풍한이 든 증상, 다리가 아프고 차며 허약한 증상, 가슴과 배가 차고 아픈 증상, 곽란으로 인한 전근, 적백하리를 치료한다. 음경을 강하게 하고 기골을 튼튼하게 한다. 낙태시키게 하는 데에 온갖 약 가운데 으뜸으로 여긴다. 비위를 따뜻하게 하고, 비의 습과 신의 한기를 제거하며, 하초의 양허를 보해 준다. 장부에 가라앉은 한(寒), 삼양의 궐역을 제거하고 습이 지나쳐 생긴 복통, 위가 차서 회충이 요동하는 증상 등을 치료한다. 월경이 나오지 않는 것을 치료하고, 허한 것을 보해 주며 뭉친 것을 흩어 낸다. 독맥(督脈)에 병이 나거나 등이 뻣뻣하면서 싸늘해진 증상을 치료한다. 삼음의 상한, 음독으로 인한 한산(寒疝), 중한과 중풍, 담궐과 기궐, 유치(柔痓)와 전간, 어린아이의 만경풍, 풍습으로 인한 마비, 각기로 부어오른 증상, 두풍, 신궐(腎厥)로 머리가 아픈 증상, 갑작스런 설사로 인한 탈양(脫陽), 구리(久痢)와 비(脾泄), 한학(寒瘧)과 장기(瘴氣), 오랫동안 구역질이나 딸꾹질을 하는 증상, 반위와 열격, 옹저가 아물지 않는 증상, 오랜 누창과 냉창 등을 치료한다."

장원소는 부자의 축수(逐水) 작용에 무게를 둔 듯한 얘기를 한다. "부자는 백출을 좌약(佐藥)으로 삼는데, 그것은 한습을 제거하는 성약(聖藥)이기 때문이다. 습사(濕邪)를 치료하는 약에 부자를 조금 더해야 하는 것은 인경(引經) 작용을 하기 때문이다. 또한 명문(命門)의 화를 북돋아 음예(陰翳)를 제거하여 소변이 절도 있게 나오는 것은, 부자 때문이다."

우단(虞搏)[91]은 부자가 양의 성격을 가진 약이지만, 음을 회복하게 해주는 역할을 하고 있고 그 표현을 보혈제를 이끌고 혈분으로 들어가 자음한다고 하였다. 또한, 물웅덩이, 딱딱하게 뭉친 것들을 박살내는 힘을 가졌다고 한다. "부자의 웅장한 기질을 지니고 있어서 빗장을 깨뜨리고 장수를 사로잡는 기운이 있다. 기를 보해 주는 약을 이끌어 12경락으로 운행하게 하여 흩어 없어진 원양(元陽)을 회복하도록 한다. 혈을 보해 주는 약을 이끌어 혈분으로 들어가게 하여 부족한 진음(眞陰)을 자양시킨다. 발산시키는 약을 이끌어 주리(腠理)를 열어 표(表)에 있는 풍한을 몰아낸다. 따뜻하게 하는 약을 이끌어 하초에 도달하게 하면 몸속의 냉과 습을 제거한다."

---

91) 명대(明代)의 명의(名醫)로서 의학정전(醫學正傳), 의학권여(醫學權輿)를 저술함.

길익동동은 부자(附子)의 효능을 '축수(逐水)'라고 했다. 축수(逐水)라고 한 이유를 '상한론(傷寒論)'의 계지부자거계가출탕(桂枝附子去桂加朮湯)의 조문에서 "처음 1회 복용하고 온몸이 저린 듯한 느낌이 있으면 반나절 지나서 다시 복용한다. 3회 복용이 다하여 그 사람이 어지러운 느낌이 든다고 하여도 괴이한 것이 아니다. 부자와 백출이 피부를 돌아다니면서 수기(水氣)를 쫓는 것이 다하지 않아서 그런 것이다"라고 쓰여 있다. 즉, 부자와 백출이 병을 일으킨 수기(水氣)를 쫓아내면, 환자가 어지럽게 되고, 다 쫓아내면 병이 낫는다는 말이다.

요즘에 부자(附子)는 회양(回陽)보다는 축수(逐水)로 많이 쓴다. 무릎 관절에 물이 차서 퉁퉁 부은 경우에 부자를 넣으면 관절의 물이 쏙 빠진다. 부자는 이럴 때, 분명히 축수 효능이 있는 것이다. 축수(逐水)는 대개 공하(攻下)법을 의미한다. 강하게 사수(瀉水)하는 약으로 수음(水飮)을 몰아내는 방법이다. 복수(腹水), 흉협(胸脇)의 적수(積水) 등의 실증(實證)에 쓴다. 그런데 부자의 축수는 어떠한가? 몸 안에 모여 있거나 차 있는 물을 빼낸다. 특히 관절 사이에 숨어있는 물을 빼는 원리는 극초단파가 체내 깊숙이 파고 들어가서 진동을 일으키며 건조시키고 열을 발생시키는 원리와 유사하다.

부종이 있을 경우, 축수를 위해 마황을 사용할 수도 있다. 마황은 땀을 내게 한다. 땀은 체온을 조절시키는 작용을 한다. 땀이 피부에서 증발되면서 온도를 내려주기에 고열일 때, 효과적이다. 자동차의 과열된 엔진을 식히기 위한 냉각수, 라디에이터와 유사한 작용을 한다. 그런데 마황이 많이 들어간 대청룡탕을 썼더니 간혹 몸이 떨리고 기운이 없어지는 등의 부작용이 발생하는 경우가 있다. 옛날 사람들은 원하지 않던 부정적 효과가 나타나는 것을 "궐(厥)"이라 표현했다. 요즘 얘기로는 그냥 부작용인 것이다. 성무기(成無己)[92]는 마황을 써서 땀이 많이 난 후 나타나는 부작용에 대해,

---

[92] 성무기(成無己)는 여진족이 중국 북부에 1115년에 세워 1234년까지 존재했던 금나라에 살았던 의학자다. 지금의 산동성(山東省) 료성(聊城)의 서쪽에 살던 사람이다. 대대로 한의원을 하던 집안 출신으로 장중경(張仲景)의 '상한론(傷寒論)'에 대해 전면적으로 주해(注解)를 붙이고 분석하여 1144년에 '주해상한론(注解傷寒論)'10권을 지었는데 '상한론'을 전면적으로 주해(注解)한 현존하는 최초의 책이다.

한다망양(汗多亡陽)보다 한발 더 나아가 진액망양(津液亡陽)이라는 용어를 썼다. 그 이유는 혈허(血虛)인 체질인데 땀을 뺐으니 진액이 고갈되어 양기까지 없어졌다는 논리인 것이다. 이럴 때에는 부자와 같은 약을 써서 양기부터 채우고 자음제를 써야 한다는 것이다.

문제는 부자의 2가지 효능 중에 하나가 축수인데, 마황으로 물을 많이 빼내서 부작용이 발생했는데, 왜 축수(逐水)기능이 있는 부자를 써야만 하는가? 세 가지 추론이 가능하다. 첫 번째는 부자의 기능이 2가지 있는데, 하나는 축수이고 하나는 회양이다. 이미 물이 많이 빠져 있는 상태이기에 축수(逐水)기능은 작동하지 않고 회양기능만 작동하여 망양현상을 해소한다는 추론이다. 두 번째는 부자의 기능은 오로지 축수(逐水)이고 축수(逐水)과정에서 발생하는 것이 열이기에 회양부분은 무시해도 된다는 것이다. 다만, 축수의 위치가 부자는 전자레인지처럼 속부터 바싹 마르게 하고 마황은 오븐처럼 겉부터 바싹 마르게 하기에 축수(蓄水)의 위치를 잘 살펴서 약을 써야 한다는 추론이다. 세 번째는 마황은 표피에 기체로 되어 있는 습기를 차갑게 하여 물로 응축시킨 뒤, 피부로 그 물을 발산시키는 방식으로 축수(逐水)하고 부자는 진동과 화학반응로 어딘가 갇혀있는 물을 기체로 만든 뒤 끄집어내어 퍼지게 하여, 몸속의 이치로 자연스럽게 물로 응축되어 빠지게 만드는 축수(逐水)법이 완전히 다르다는 추론이 있다.

옛날부터 부자(附子)를 잘 쓰는 사람이 명의라는 말이 있을 정도로, 부자의 효능이 회양(回陽)이든 축수(逐水)이든 혹은 해열(解熱)이든 간에, 중초를 뚫어 주고 차가운 기운을 위로 가게 하면서 따뜻한 기운을 아래로 내려주는 명약(名藥)이다. 부자는 몸속 물의 상태를 정상적으로 리셋(reset) 시켜 주는 묘한 약재다. "시각장애인이 코끼리 만지듯" 부자 효과의 일부분만을 보고 회양(回陽), 축수(逐水), 해열(解熱)을 말하는 건 아닌지 모르겠다. 그럼에도 불구하고 부자의 부작용을 무서워하여 부자의 사용을 꺼리게 하는 경향이 있다. 백출, 사인, 진피, 반하, 지실 등의 소도(疏導) 지제를 적절하게 함께 사용하거나 방풍으로 독성을 중화시키면, 부자의 부작용은 거의 나타나지 않는다.

결국, 한의학은 물(水)에 대해 공부하는 학문이다. 물이 정상적으로 움직이는 상태가 생리(生理)이고 물이 비정상적으로 운행되는 상태를 병리(病理)라 하며, 물을 다시 정상적으로 작동하게 만드는 노력을 약리(藥理)라 한다. 물이 필요에 따라 액체도 되고, 기체도 되고, 고체도 되지만, 본질은 물(水)이다. 한(寒), 열(熱), 조(燥), 습(濕), 풍(風) 등은 물의 상태가 정상적이 않음을 스스로 감지하게 하는 느낌일 뿐이지, 본질이 될 수 없다. 음기도 물에서 나오고 양기도 물에서 나온다. 음양도 세상의 삼라만상도 물의 조화라는 얘기다. 정적(靜的)인 물도 필요하고 동적(動的)인 물도 필요하다. 물은 순환하면서 깨끗하게 보존된다. 한의학도 물처럼 계속 흐르고 발전하고 유연해졌으면 좋겠다.

참고문헌

- 고엽협 외 5인, 『교감하는 마음치료 이야기』, 한국경제신문, 2020.
- 김경일 역, 『상한론』, 바다출판사, 2015.
- 김길수, 『한방 살빼기』, 동아일보사, 1994.
- 김동일 역(원저자 진자명), 『교주부인양방역해』, 정담, 2011.
- 김덕방, 『침구극비전』, 한국한의학연구원, 2015.
- 김민후, 『도해교감 사암도인침법』, 소강, 2001.
- 김선호, 『본경소증』, 주민출판사, 2012.
- 김일훈, 『신약』, 나무, 1986.
- 김정렬, 『동의사상신편』, 청담, 2002.
- 김재섭, 『탈모증 다스리는 한방』, 도서출판 한방미디어, 2001.
- 길익동동, 『약징』, 예남매, 2011.
- 남산당 편집부, 『편주의학 입문』, 남산당, 2007.
- 마쓰모토 미쓰마사, 서승철 옮김, 『고혈압은 병이 아니다』, 에디터, 2015.
- 박병호 외 2인 번역, 『서경번 비위론 임상』, 의성당, 2008.
- 박태민 역, 『황제내경 영추 장지총 집주』, 책밥풀, 2019.
- 변정환, 『부인대전양방』, 법문북스, 2014.
- 셔차오휘, 장메이, 『증광 태평혜민 화제국방 총론석의』, 산서과학기술출판사, 2013.
- 소훈, 『여과경륜 신해』, 보명books, 2006.
- 송계 저, 오준로 역 『장진요편』, 한국한의학연구원, 2017.
- 신재용, 『태양인 이제마의 사상체질 한방요법』, 학원사, 2001.
- 신해용, 『국역 단방비요경험신편』, 한국한의학연구원, 2015.
- 염순새 저, 김동일 역, 『태산심법』, 동국대학교출판부, 2004.
- 왕청임 저, 백유상 외 1인 옮김, 『의림개착』, 법인문화사, 2016.
- 왕회은, 『태평성혜방 5권』, 서울 한성사, 1979.
- 유승원, 『한방약 조제법』, 아이템북스, 2011.
- 이규준, 『소문대요』, 대성의학사, 1999.
- 이규준, 『석곡산고, 석곡심서, 포상기문』, 한국한의학연구원, 2009.

- 이수광, 『신의 이제마』, 일송북, 2002.
- 이시진, 『본초강목』, 꿈이있는집플러스, 2022.
- 이영준, 『국역 춘감록 Ⅰ,Ⅱ』, 한국한의학연구원, 2008.
- 이영훈, 『기적의 식단』, 북드림, 2019.
- 이정현 역, 『명의경험록』, 2016.
- 이제마, 『동의수세보원』, 하음출판사, 2023.
- 이진태 편, 『국역 단곡경험방』, 한국한의학연구원, 2007.
- 이케다 마사카즈 저, 김은아 역, 『금궤요략』, 청홍, 2009.
- 이한영, "중경서 독법 강해(상/하)", 2006.
- 장개빈, 『현토주석 경악전서』, 한미의학, 2011.
- 장태경, 『우잠잡저』, 한국한의학연구원, 2010.
- 저자 미상, 『국역 의본, 별초단방』, 한국한의학연구원, 2007.
- 전을 저, 안홍식 등 역, 『소아약증직결』, 여강출판사, 2002.
- 정대협, 『비급 천금요방』, 도화현, 2017.
- 정대협, 『천금익방』, 도화현, 2017.
- 조정준, 『급유방』, 여강출판사, 1993.
- 주민출판사 편집부, 『류편황제내경』, 주민출판사, 2009.
- 주석원, 『몸의 원리 8체질 이야기』, 씨앗을 뿌리는 사람, 2007.
- 진몽뢰, 장정석, 『고금도서집서 의부전록』, 유페이퍼, 2013.
- 진오충(陳敖忠), 『천방치백병』, 인민군의출판사, 1994.
- 진주표, 『주석 의학강목』, 법인문화사, 2010.
- 채득기 외(원작) 조선윤춘년(편자), 『국역 사의경험방·의가필용』, 한국한의학연구원, 2007.
- 키토제닉 다이어트 카페, 『오늘의 키토식』, 길벗, 2019.
- 포산, 『야채박록』, 한국한의학연구원, 2018.
- 황도연, 『방약합편』, 여강출판사, 2007.
- 황도연, 『의종손익 상하』, 북피아, 1993.
- 허영, 허언, 『국역 진양신방』, 2009.
- 허임, 『침구경험방』, 허임기념사업회, 2013.
- 허준, 『동의보감』, 남산당, 1998.
- 허준, 『언해구급방』, 한국한의학연구원, 2009.
- 허준, 『역대의학성씨 해제』, 한국한의학연구원, 2010.
- 히구치 준소 저, 오준호 역, 『한객치험』, 한국한의학연구원, 2021.
- MBC 스페셜 〈지방의 누명〉 제작진, 『지방의 누명』, 디케이제이에스(DKJS), 2017.

한의학의 재조명

초판인쇄 2023년 05월 24일
초판발행 2023년 05월 30일
저　　자 홍창의
발 행 인 권호순
발 행 처 시간의물레
등　　록 2004년 6월 5일
주　　소 경기도 파주시 숲속노을로 150, 708-701
전　　화 031-945-3867
팩　　스 031-945-3868
전자우편 timeofr@naver.com
블 로 그 http://blog.naver.com/mulretime
홈페이지 http://www.mulretime.com
I S B N 978-89-6511-442-0 (93510)
정　　가 40,000원

* 이 책의 저작권은 저자에게 출판권은 시간의물레에 있습니다.
* 잘못된 책은 바꿔드립니다.